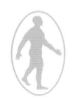

主编 高士濂

实用解剖图谱

UPPER LIMB
ATLAS OF PRACTICAL ANATOMY

上肢分册 (第三版)

上海科学技术出版社

内容提要

　　本书为一部描绘人体形态结构的解剖学图谱，运用造型艺术手段，将人体形态结构的基本面貌有选择地、尽可能完美地呈现给广大读者。

　　图谱包括上肢分册和下肢分册两部，共分为概论、上肢和下肢 3 篇。其中，概论篇精辟地论述了管状骨、关节、骨骼肌、腱、动静脉、周围神经等宏观和微观结构及应用要点，从整体的角度刻画局部；上肢篇包括肩、臂、肘、前臂和手 5 个部分；下肢篇包括髋、股、膝、小腿和足 5 个部分。

　　上肢分册共分 7 章，50 余万字，511 幅图片。图谱遵循理论联系实际的原则，将形态学理论有机地组合在一起，在基础知识和临床实践之间架起一座桥梁；从应用角度出发，描绘了上肢的系统概貌、表面解剖、层次局解、入路局解、断面局解、关节形态与运动、骨骼、血管、淋巴管 X 线解剖等内容，汇集形态、功能、体征、损伤机制于一书，方便广大临床读者参考使用。

　　本图谱可供骨科、手外科、神经外科、普通外科临床医师，以及解剖学工作者和医学院校学生，在医学临床、教学和科研中参考使用。

编者名单

主　　编　　高士濂

副 主 编　　高沁怡　柏树令

编　　者　　李春林　曹郁琦　李 吉　郭光文　孙尔玉

绘　　画　　王 序　姚承璋　李洪珍　吴宝至　赵国治　刘元健　余健民

标本制作　　何尚仁　段坤昌

摄　　影　　邵景旭

作者简介

主编的著作

《生理解剖挂图》

1964 年、1968 年，人民卫生出版社

《人体解剖挂图》

1973 年，人民卫生出版社

《人体解剖图谱》

上海科学技术出版社

第一版　1973 年

● 获 1978 年全国科学大会奖状

第二版　1989 年

● 获 1990 年度华东地区科技图书一等奖

第三版　2000 年

第四版　2005 年

第五版　2007 年

《实用解剖图谱》（上肢分册）

上海科学技术出版社

第一版　1980 年

● 获 1984 ~ 1986 年度华东地区科技图书一等奖

第二版　2003 年

第三版　2012 年

《实用解剖图谱》（下肢分册）

上海科学技术出版社

第一版　1985 年

● 获 1984 ~ 1986 年度华东地区科技图书一等奖

第二版　2004 年

第三版　2012 年

《骨关节手术入路彩色图谱》

1986 年，上海科学技术出版社

● 与《骨关节手术入路结构显示的研究》同获国家卫生部 1988 年度科技进步二等奖

《人类生殖调节图谱》

1991 年，辽宁科学技术出版社

● 获 1991 年北方十省市优秀科技图书一等奖；1993 年全国人口科学奖一等奖；1999 年辽宁省科技进步一等奖

《REGIONAL ANATOMY》(vice editor)

1991 年，Jilin Science & Technology Press

《实用脑血管图谱》

科学出版社

第一版　2002 年

第二版　2008 年

第三版　2012 年

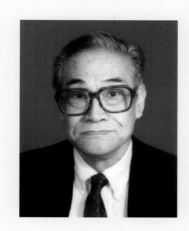

高士濂

• 1928 年 9 月生　汉族　北京市人　中国医科大学解剖学教授，现离休

• 1991 年获国家教委颁发的"从事高校科技工作四十年，成绩显著"的荣誉证书，以及镌有"老骥伏枥，志在千里，桃李不言，下自成蹊"的大理石雕

• 1992 年起享受国务院特殊津贴

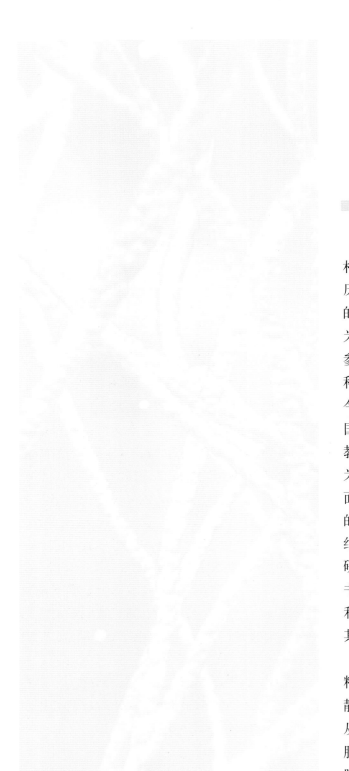

前 言

《实用解剖图谱》（上肢分册）和（下肢分册）相继于 1980 年和 1985 年问世，2004 年再版，历经漫长的时间和实践检验，赢得了各方专家的好评，尤其博得了临床骨科医师的青睐，成为一套与《坎贝尔骨科手术学》相媲美的必备参考读物。有学者认为，本书是最经典的"骨科的解剖学图谱"；也有学者如此评价："这是迄今我国医学界出版的最优秀的图谱，代表着我国的水平。"美国斯坦福大学解剖学兼外科学教授 R. A. Chase 也给予本图谱极大的赞美，认为其极具科学性和艺术性，他尤其欣赏手部断面的近远端的对应画面，他赠送我一本他编著的《手外科学》及有关腱组组合的研究资料（已纳入书中）。北京积水潭医院王澍寰院士的手研究资料和王亦聪教授的膝研究资料亦纳入本书中。30 多年来，本书得到了广大读者的关怀和厚爱，作者在此表示衷心的感谢，并力求使其日臻完善，以飨读者。

全书分为概论、上肢、下肢三篇。概论篇精辟地论述了管状骨、关节、骨骼肌、腱、动静脉、周围神经等宏观和微观结构及应用要点，从整体的角度刻画局部；上肢篇包括肩、臂、肘、前臂和手五个部分；下肢篇包括髋、股、膝、小腿和足五个部分。

本图谱遵循理论联系实际、面向临床应用和结构功能制约的原则，体现了如下特色：

● 上肢篇和下肢篇描述了系统概貌、表面解剖、层次局解、入路局解、断面解剖、骨骼形态、关节结构与运动、肌肉作用、X 线解剖、血液供应和神经分布等内容；汇集了形态、功能、体征、检查、损伤机制和治疗原则于一书，使用起来较为方便。

● 用大量临摹写生，绘制了各部各面由浅及深的连续层次结构，有的部位达 7～8 层，从中可以了解皮肤、筋膜、肌肉、血管、神经与骨骼、关节的相互关系，同时展示了血管神经的变异和分型。做手术前必须对这些知识充分了解，做到心中有数。

● 入路局解不在于展示繁多的病变切口和术式，而是展示各部各面有代表性的部位，予以逐层照相，与层次局解相对照，可为手术提供参考。

● 肢体横断面和纵断面解剖，尤其是横断面近、远端的对应画面，做断肢再植手术时参考大有裨益。

● 新生儿及儿童的关节 X 线造影显示了骨化点出现及干骺接合情况，为判断骨龄及儿童发育提供依据，尤以腕骨发育顺序为典型。新生儿和婴儿足骨骨化远未完成，只有通过距骨、跟骨、跖骨轴线的交角变化，才能判定是正常足、扁平足或是马蹄内翻足。书中还展示了手足的籽骨和副骨。

● 本书对手部解剖很为重视，除描绘了手的整体观、腕、掌、指、拇指各区外，对腕管、尺管、掌筋膜间隙、屈指肌腱的分区及血液供应、手指皮系韧带、屈指肌腱腱纤维鞘和腱滑液鞘、屈指肌腱的腱系膜和腱纽、指背腱膜、骨、肌、腱、神经损伤所致的手畸形以及腱的移接等，作了充分的论述，以满足手外科临床需要。

● 上肢的灵活性与下肢的稳固性在结构上表现得特别明显，体现着形态与功能的制约关系。例如，上肢带骨仅借胸锁关节和肋锁韧带固定于躯干骨，其余部位以肌肉相连；肩关节头大盂浅，囊松弛薄弱；肘关节为速度杠杆，力点靠近支点，使手产生大范围运动；桡骨环状韧带围拥着桡骨颈，使颈在环内旋转自如；桡骨小头不参与桡腕关节的组成而代之以关节盘，有利于腕的旋转；拇指腕掌关节的鞍状关节面保证拇指的对掌与复位功能等，皆有利于上肢的灵活运动。而在下肢，骶髂关节几乎骨化；髋关节头大窝深，镶有髋臼唇，囊厚坚韧；膝关节为车轴屈戌关节，只有在屈曲状态下小腿才能回旋。髌骨宛如井沿的滑车，髌股关节的压应力在蹲踞时可三倍于体重，但髌骨仍升降自如。膝关节囊内、外面都配备有多层稳固装置；腔内的半月板可弥补关节面的不相适应，并有交叉韧带，而半月板和髌骨都有使其稳固的结构。腓骨不属于被动的支持结构，可传递地面冲击力的 1/6，但它仅有 2 mm 范围的上下、内外、前后和旋转运动。足关节为重力杠杆，足弓可缓解震荡，但体重落于弓顶，小腿三头肌成为提起足跟的唯一动力。距跟舟关节结构复杂而微妙，它承受着全身最大的力，距下关节和距跟舟关节 8 个关节面形成了圆柱形平面关节，其运动轴从跟骨的后下外指向前上内，从而实现了全足的内翻（内收＋跖屈＋外旋）和外翻（外展＋背屈＋内旋）运动，巧妙至极。

对于这些特点，本书都有详细的描述。

● 本图谱对四肢各种动作提供了主动肌、辅助肌、拮抗肌和固定肌的活动情况。矫形外科医师将要解决的一个重要课题，乃是肌肉功能的恢复和肌力的重建问题。进行肌腱移接时，必须选择相当强壮的移接肌肉；考虑拮抗肌力的平衡；采取跨过关节的满意位置；处理好移接肌腱的松紧。这一切有赖于对肌肉功能的了解。

● 在下肢，与支撑和步行相关，本书描述了下肢机构轴即下肢力轴线；股骨颈将大、小转子（力附着处）支出于骨盆范围之外以加大力臂，而本身借股骨距增强了支持功能；分析了髋关节在额状面和矢状面上力的平衡，膝关节伸直至最后 10º ～ 15º 时发生了扣锁机制，使膝非常稳定；分析了作用于膝关节的力以及步行周期不同时相中关节和肌肉的运动情况，从而为肌腱移接和矫形手术提供参考。描述了形成"内八字"和"外八字"步态的原因。

● 植皮为矫形外科手术的重要内容。本图谱展示了皮肤微循环血管树，展示了刃厚皮片、中厚皮片、全厚皮片、超薄皮瓣（筋膜瓣）、肌皮瓣等画面，并对静脉皮瓣的机制和选取部位、前臂各种带蒂筋膜瓣等作了描绘。在下肢，对股部、小腿部各面及足背区皮瓣的血液供应和神经分布，对阔筋膜张肌、缝匠肌、股薄肌、股直肌、腘绳肌、腓肠肌、比目鱼肌等的血管神经分布，对髂骨翼、髌骨、腓骨、胫骨、距骨等骨骼的血管神经分布，均进行了描绘，从

而为游离皮瓣、游离肌瓣和游离骨瓣的移植提供参考。

● 书中描绘了上、下肢主要神经的干内记载，这些图画有利于神经吻接。

● 上肢分册开头有几幅全身外貌和十四经络穴位图以及相应的文字说明，书的末尾有十四经络穴位表，有兴趣于经络穴位的西医学者们可以参考。

● 本书名虽为图谱，但文字描述占有相当分量。文字部分除描述形态、结构、功能特征外，国人体质测量数据尽录其中，数字无处不在，诸如关节测量、运动范围、结构类型百分比、肌、腱长短、肌门位置、肌力大小、收缩距离、血管神经粗细、分支位置和数目等不一而足，皆具有应用价值。

● 本图谱图像丰富多彩。有大量临摹新鲜标本的写生图，有新鲜标本逐层解剖后的彩色照相，有光镜照相、电镜照相、X 线像、SPECT像，有生体照相、体征照相、铸型照相等。这些图像精细准确、柔活逼真、栩栩如生、令人可信，再配合以简洁明快、寓意深邃的线条模式图，往往收到良好的效果。

高士濂

2012 年 1 月

目 录

第一篇 概 论

第二篇　上　肢

第一章　上肢整体观

第二章　肩部

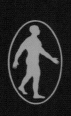

实用解剖图谱 · 上肢分册
UPPER LIMB ATLAS OF PRACTICAL ANATOMY

第一篇 概论 INTRODUCTION

第一节　全身体表和经络穴位

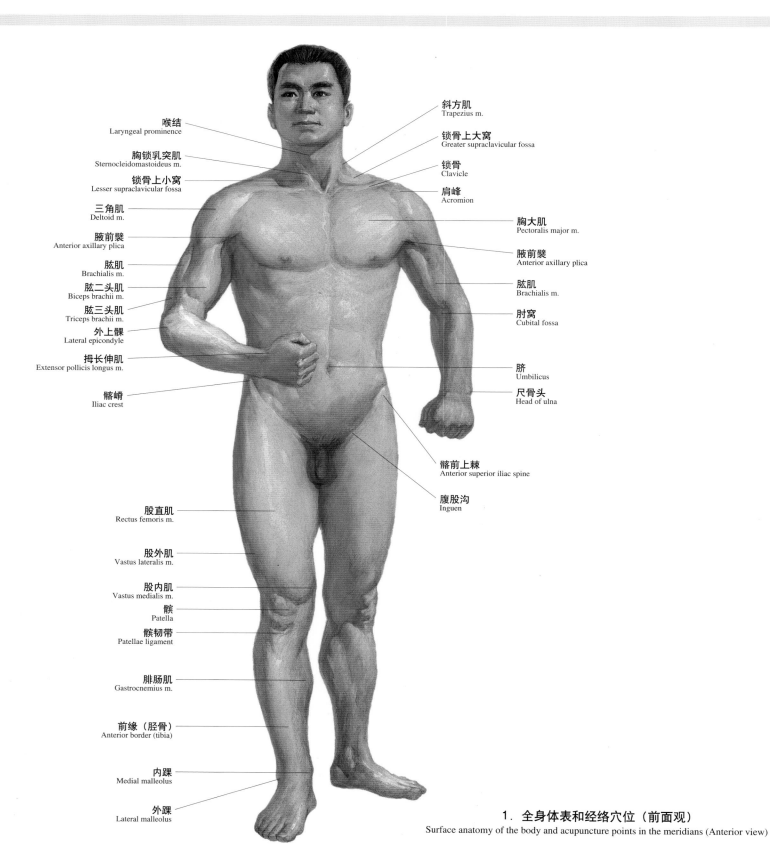

喉结
Laryngeal prominence

胸锁乳突肌
Sternocleidomastoideus m.

锁骨上小窝
Lesser supraclavicular fossa

三角肌
Deltoid m.

腋前襞
Anterior axillary plica

肱肌
Brachialis m.

肱二头肌
Biceps brachii m.

肱三头肌
Triceps brachii m.

外上髁
Lateral epicondyle

拇长伸肌
Extensor pollicis longus m.

髂嵴
Iliac crest

股直肌
Rectus femoris m.

股外肌
Vastus lateralis m.

股内肌
Vastus medialis m.

髌
Patella

髌韧带
Patellae ligament

腓肠肌
Gastrocnemius m.

前缘（胫骨）
Anterior border (tibia)

内踝
Medial malleolus

外踝
Lateral malleolus

斜方肌
Trapezius m.

锁骨上大窝
Greater supraclavicular fossa

锁骨
Clavicle

肩峰
Acromion

胸大肌
Pectoralis major m.

腋前襞
Anterior axillary plica

肱肌
Brachialis m.

肘窝
Cubital fossa

脐
Umbilicus

尺骨头
Head of ulna

髂前上棘
Anterior superior iliac spine

腹股沟
Inguen

1. 全身体表和经络穴位（前面观）
Surface anatomy of the body and acupuncture points in the meridians (Anterior view)

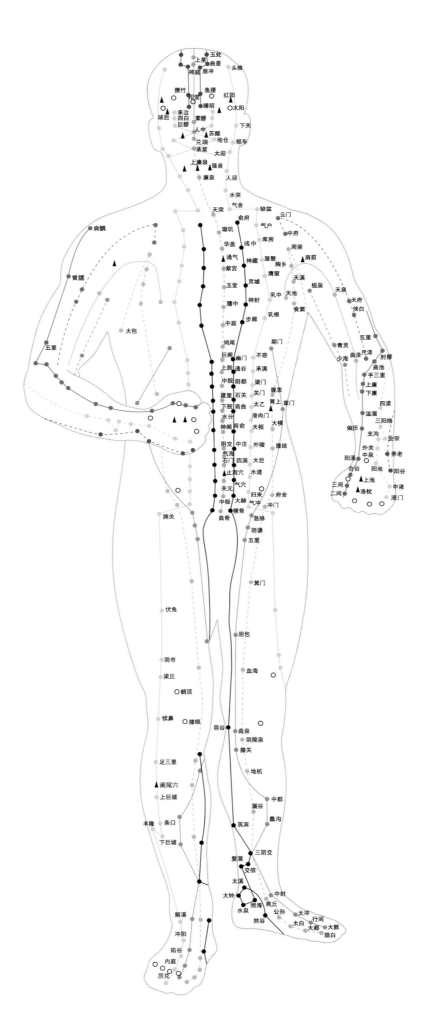

图　例

手太阴肺经	- - - - - - -
手少阴心经	- - - - - - -
手厥阴心包经	——————
手阳明大肠经	——————
手太阳小肠经	- - - - - - -
手少阳三焦经	- - - - - - -
足太阴脾经	- - - - - - -
足少阴肾经	——————
足厥阴肝经	——————
足阳明胃经	——————
足太阳膀胱经	——————
足少阳胆经	- - - - - - -
督　脉	——————
任　脉	- - - - - - -
经　穴	●
奇　穴	○
新　穴	▲

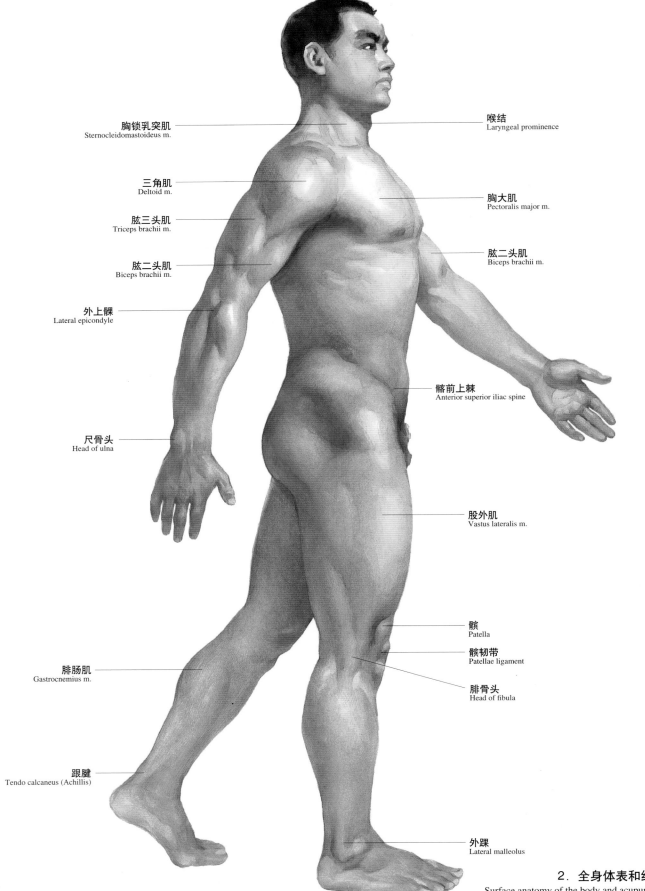

胸锁乳突肌
Sternocleidomastoideus m.

喉结
Laryngeal prominence

三角肌
Deltoid m.

胸大肌
Pectoralis major m.

肱三头肌
Triceps brachii m.

肱二头肌
Biceps brachii m.

肱二头肌
Biceps brachii m.

外上髁
Lateral epicondyle

髂前上棘
Anterior superior iliac spine

尺骨头
Head of ulna

股外肌
Vastus lateralis m.

髌
Patella

髌韧带
Patellae ligament

腓肠肌
Gastrocnemius m.

腓骨头
Head of fibula

跟腱
Tendo calcaneus (Achillis)

外踝
Lateral malleolus

2．全身体表和经络穴位（侧面观）
Surface anatomy of the body and acupuncture points in the meridians (Lateral view)

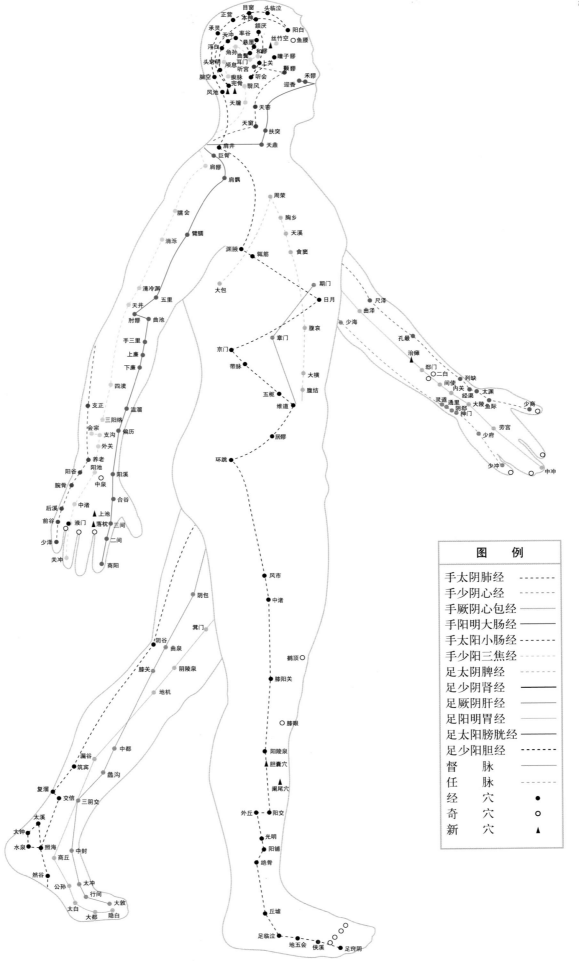

图 例

手太阴肺经 --------
手少阴心经 --------
手厥阴心包经 ————
手阳明大肠经 ————
手太阳小肠经 --------
手少阳三焦经 --------
足太阴脾经 --------
足少阴肾经 ————
足厥阴肝经 ————
足阳明胃经 ————
足太阳膀胱经 ————
足少阳胆经 --------
督　脉 ————
任　脉 --------
经　穴　●
奇　穴　○
新　穴　▲

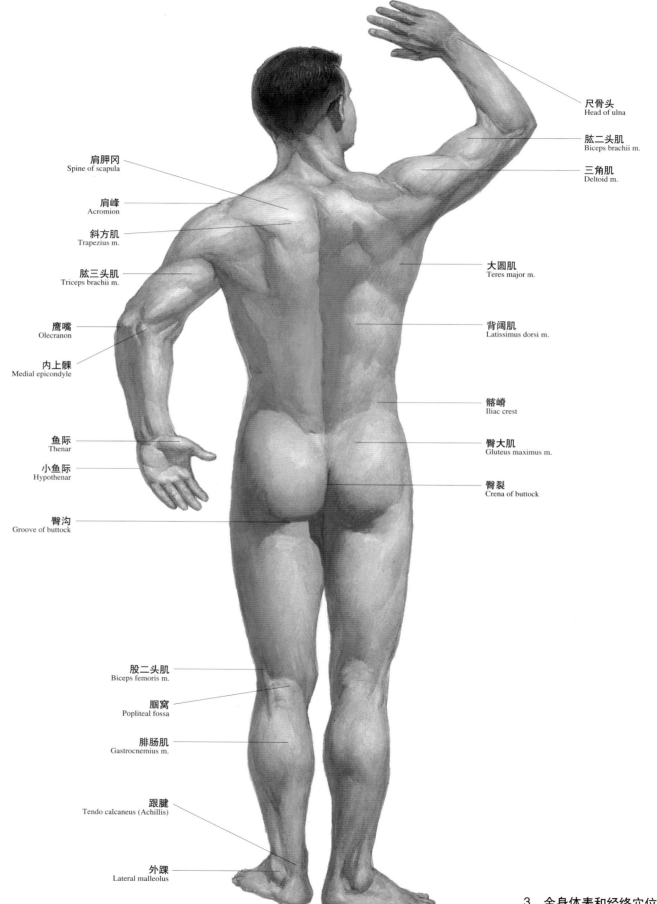

尺骨头
Head of ulna

肱二头肌
Biceps brachii m.

三角肌
Deltoid m.

肩胛冈
Spine of scapula

肩峰
Acromion

斜方肌
Trapezius m.

大圆肌
Teres major m.

肱三头肌
Triceps brachii m.

鹰嘴
Olecranon

背阔肌
Latissimus dorsi m.

内上髁
Medial epicondyle

髂嵴
Iliac crest

鱼际
Thenar

臀大肌
Gluteus maximus m.

小鱼际
Hypothenar

臀裂
Crena of buttock

臀沟
Groove of buttock

股二头肌
Biceps femoris m.

腘窝
Popliteal fossa

腓肠肌
Gastrocnemius m.

跟腱
Tendo calcaneus (Achillis)

外踝
Lateral malleolus

3. 全身体表和经络穴位（后面观）
Surface anatomy of the body and acupuncture points in the meridians (Posterior view)

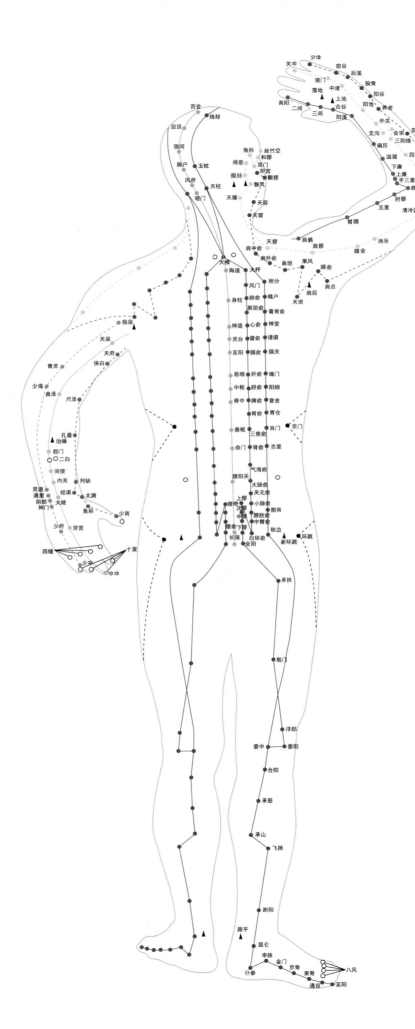

图 例

手太阴肺经	- - - - - -
手少阴心经	- - - - - -
手厥阴心包经	——————
手阳明大肠经	——————
手太阳小肠经	- - - - - -
手少阳三焦经	- - - - - -
足太阴脾经	- - - - - -
足少阴肾经	——————
足厥阴肝经	——————
足阳明胃经	——————
足太阳膀胱经	——————
足少阳胆经	- - - - - -
督　脉	——————
任　脉	- - - - - -
经　穴	●
奇　穴	○
新　穴	▲

十二经脉的循行分布

表里相合

手太阴肺经与手阳明大肠经相表里；

手少阴心经与手太阳小肠经相表里；

手厥阴心包经与手少阳三焦经相表里；

足太阴脾经与足阳明胃经相表里；

足少阴肾经与足太阳膀胱经相表里；

足厥阴肝经与足少阳胆经相表里；

相表里的两经都在四肢末端交接，阴经行于四肢内侧面，阳经行于四肢外侧面，相表里的脏和腑在生理上相互配合，在病理上相互影响，在治疗上相互发挥作用。

走向、交接

手三阴经，从胸走手；

手三阳经，从手走头；

足三阳经，从头走足；

足三阴经，从足走腹、上胸。

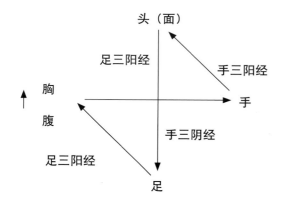

流注次序

十二经脉分布于全身的上、下、内、外，其中的气血阴阳是流动不息、循环贯注的，其流注有一定的次序，从手太阴肺经开始，一直流动到足厥阴肝经，再回流到手太阴肺经，形成一个"阴阳相贯，如环无端"

的状态。具体为：

手太阴肺经 → 手阳明大肠经 → 足阳明胃经 → 足太阴脾经 → 手少阴心经 → 手太阳小肠经 → 足太阳膀胱经 → 足少阴肾经 → 手厥阴心包经 → 手少阳三焦经 → 足少阳胆经 → 足厥阴肝经 → （手太阴肺经）

一、手太阴肺经

起于腹部中焦，下络大肠，循胃的幽门，穿膈，属于肺。上至喉，后横行至胸部外上的中府，走向腋下，沿臂前外缘的天府、侠白，过肘横纹桡侧的尺泽，再下经孔最、列缺、经渠，到桡动脉搏动处的太渊，经鱼际，到拇指桡侧端的少商。本经首穴中府，末穴少商，每侧11穴，9穴分布于上肢前缘，2穴分布于胸上部，该经主治咳、喘、咯血、咽喉疼痛、胸部胀满、发热恶寒、气息不足等呼吸系统疾患。

二、手阳明大肠经

起自示指桡侧端的商阳，沿示指桡侧上行，经第一、二掌骨间隙的合谷，进入拇长伸肌腱和拇短伸肌腱之间的阳溪，继沿上肢前外缘的偏历、文溜、下廉、上廉、手三里至肘外侧的曲池，再沿臂外侧至肩峰前下方的肩髃，经项部第一胸椎棘突下方，再经前方的锁骨上缘入体内，络于肺，过膈，属大肠。有一支脉从锁骨上窝经颈前的天鼎、扶突至面颊，入下牙龈，复返至口角，经上唇中央的人中，至对侧鼻孔旁的迎香。右脉左行，左脉右行。本经属大肠，首穴商阳，末穴迎香，共20穴。15穴分布于上肢桡侧，5穴在颈面部，主治胃肠等腹部疾病如腹痛、大便秘结或腹泻以及口、牙、鼻、喉等病。

三、足阳明胃经

起自鼻翼外侧的迎香，上行至鼻根，旁行入眼内眦，与足太阳膀胱经相交，向下沿鼻外侧的承泣和四白，入牙龈内，在颏唇沟内交会至对侧，再向后沿下颌出大迎，再沿下颌角的颊车，上行耳前的下关、经颧弓上行至头维。其支脉从大迎向前下至人迎（颈动脉搏动处），从喉旁的气舍，横行至缺盆（锁骨上大窝中央），从此进入体内，贯穿膈。本经属于胃，络于脾。缺盆的直行脉沿乳头中线的乳中、乳根，继沿腹中线旁开2寸下降，直达腹股沟脉动处的气冲。在气冲与来自胃幽门的分支会合。由此下内行至大腿前面的髀

关，再至膝前面的犊鼻，再经足三里至下巨墟，最终至足背第二趾外侧的厉兑。胫部分支：从足三里分出，下行至第三趾外侧端。足背分支：从足背的冲阳，达足大趾内侧的隐白，与足太阴脾经相接。

本经属胃络脾，并与心和小肠有联系。首穴承泣，末穴厉兑，每侧共45穴，30穴在头面部和胸腹部，15穴在下肢前外面。本经主治消化、呼吸、循环和神经系统等疾病如咽喉肿痛、鼻衄、卒中（中风）、胃脘痛、呕吐、腹胀满、水肿、下肢外侧疼痛、足背痛、中趾麻木等症。

四、足太阴脾经

本经起自足大趾内侧端的隐白、沿足赤白肉际上行，经内踝前下方的商丘，上行于内踝上方3寸的三阴交，至内踝上8寸的漏谷，继上行于胫骨内侧髁后下方的阴陵泉、股内侧的血海、箕门，至腹股沟外侧的冲门（髂外动脉搏动处稍外）进入腹部。属于脾，络于胃。经脉由冲门继续上行，经府舍、腹结、大横、腹哀，继传至胸侧壁的食窦、天溪，至第二肋间隙的周荣，最后横行向后至腋下的大包（第六肋间隙）。

本经首穴隐白、末穴大包，每侧21穴，11穴分布于下肢内侧面，10穴分布于腹、胸侧壁，主治脾、胃、泌尿、生殖系统等疾病。如胃脘痛、食则呕、腹胀、身心乏力、大便溏泄、股、膝肿胀厥冷、足大趾麻木等。

五、手少阴心经

起自心中，走出后属心系，向下穿过膈，络小肠。其分支从心系分出，挟食管上行，连于目。其直行主干又从心系上肺，向下浅出腋下的极泉，经肘内侧的少海，沿前臂后内缘及豌豆骨突起，至小指桡侧端的少冲。

本经首穴极泉，末穴少冲，每侧9穴，8穴分布于上肢掌面尺侧，1穴在胸上部，主治胸、心、循环系统病症和精神神经方面病症如心痛、心悸、口渴、目黄、失眠、神志失常以及胸肋痛等症。

六、手太阳小肠经

本经起始于小指尺侧端的少泽，沿手掌尺侧缘的前谷、后溪、腕骨，过腕内侧的阳谷，沿前臂后内缘上行，经尺骨鹰嘴与肱骨内上髁之间的小海，沿臂后内缘上行，经肩关节后下方的肩贞、冈下窝中央的天宗、冈上窝中央的秉风，继向上内经肩外俞、肩中俞，交会于足阳明胃经的缺盆（位锁骨上大窝）。进入胸中，

沿食管达到胃，直属小肠。一条支脉从缺盆上颈，经面颊和眼外眦，至耳的听宫，另支从面颊经颧骨、鼻旁至眼内角的睛明，与足太阳膀胱经相接。

本经首穴少泽，末穴听宫，每侧 19 穴，8 穴分布于上肢背内缘，11 穴分布于肩、颈、面部。本经主治小肠、面、耳、眼、肩、臂等部的病症，如耳聋、咽喉肿痛、肩背疼痛、颈项转动不利、目眩、热病、癫痫等症。

七、足太阳膀胱经

本经起始于内眼角的睛明，上行经攒竹（眶上切迹）、眉冲（入发际 0.5 寸），直至头顶，交会于督脉的百会，一分支从头顶到耳上角，一分支从头顶入颅，联系脑，返回出来，经通天、络却、玉枕，下行过颈后的天柱、从天柱开始，分两路，一路经大杼（第一胸椎棘突下方、旁开 1.5 寸），沿棘旁 1.5 寸直下，经 24 个脏腑俞穴至腰骶部的上、次、中、下髎和会阳，进入棘旁的肌肉。本经络于肾，下属膀胱。再下外行通过臀下缘的承扶、股后面的殷门，至腘窝的委阳和委中，另一支从第二胸椎棘突下旁开 3 寸的附分直下，经 13 个穴至委中，从委中沿小腿后面下行，至外踝后面的昆仑，折向前，经足背外侧缘，至小趾外侧端的至阴。

本经首穴睛明，末穴至阴，每侧 67 穴，49 穴分布头面项背腰部督脉的两侧，18 穴分布于下肢后面及足外缘。本经属膀胱，络于肾，与心、脑有联系，主治泌尿、生殖、呼吸、循环、消化及精神方面的疾病及热性病，如恶寒、发热、鼻塞、头痛、项背腰臀及下肢后面疼痛、小趾麻木等症。

八、足少阴肾经

本经起始于足心的涌泉，斜行于舟骨粗隆下方的然骨，绕内踝与跟腱之间的大溪，上行经复溜、交信和筑宾，达腘窝内侧的阴谷，然后由大腿内后缘入脊内，穿过脊柱，属肾，络膀胱，还联系肝和肺，沿喉上行至舌根旁。其体表支脉传到脐下 5 寸、前正中线旁开 0.5 寸的横骨。由横骨上传，经 10 穴到脐上 6 寸的幽门，再斜向上外达步廊，（前正中线旁开 2 寸、第 5 肋间隙），由此上行 4 穴，终于俞府（锁骨下缘）。

本经首穴涌泉，末穴俞府，每侧 27 穴，10 穴分布于下肢内后面，余 17 穴配布于腹胸部的任脉两侧。主治泌尿、生殖、神经系统等方面疾病，如舌干、咽

喉肿痛、气喘、惊恐不安、遗尿、遗精、月经不调、小腹痛、便秘、泄泻、腰腹疼痛等症。

九、手厥阴心包经

本经起自胸中，属于心包络，过膈下行，通过上腹、下腹，联络三焦。在胸中支脉出现在乳头外 1 寸第四肋间隙的天池，上行至腋窝，继下降于臂内侧的天泉，至肘横纹中的曲泽（肱二头肌腱尺侧缘），再经前臂的郄门、间使、内关、大陵，入掌心的劳宫，最后到达中指桡侧端的中冲。

本经首穴天池，末穴中冲，每侧 9 穴，8 穴在上肢前面正中线上，1 穴在胸部，主治胸、心等循环系统及神经等方面疾病，如心痛、面赤、烦心、胸肋胀满、腋下肿痛、臂肘挛急等症。

十、手少阳三焦经

本经起自无名指尺侧端的关冲，过手背的中渚，经腕背的阳池、前臂的外关、支沟等穴，直上穿过肘后，循臂外侧的天井、清冷渊，上行至肩髎（肩峰后下方），然后经锁骨上大窝的缺盆进入胸中，于任脉的膻中（两乳头连线中点）络于心包，向下过膈，属三焦。胸中支脉从膻中走出缺盆，经项，沿耳后翳风上行至耳上方，再向下走向面部的颧髎。另一支脉从耳后翳风入耳中，出耳前，经上关，至眼外眦的丝竹空。

本经属三焦，络心包，首穴关冲，末穴丝竹空，每侧 23 穴，13 穴分布于上肢背面中线上，10 穴在颈和头侧部。主治胸、心、肺、喉等疾病，如耳聋、咽喉肿痛、外眦痛、肩背肘外侧疼痛、腹胀、水肿、遗精等。

十一、足少阳胆经

本经起自眼外角的瞳子髎，外行经耳前的听会、上关，上行至颔厌，下行至耳后的完骨，外折向上行，至眉上的阳白，复返向耳后的风池，再沿颈侧面至肩井，经缺盆下入胸中，过膈，络肝，属胆。一支脉从缺盆分出，向下至腋窝的渊腋和辄筋，沿胸侧的日月、京门、带脉，下行至髋外侧的环跳，再向下沿股外侧的风市、中渎、膝阳关，至膝外侧的阳陵泉，直下经腓骨前面的数个穴位，达外踝前下方的丘墟，沿足背外侧面达第四趾外侧端的足窍阴。

本经属胆，络肝，与心有联系，首穴瞳子髎，末穴足窍阴。每侧 44 穴、29 穴在头侧、胸侧和臀，15

穴分布下肢外侧面。主治肝胆胸肋病症、热性病及神经系统病等，如口苦、黄疸、头痛目眩、惊悸、失眠、腋下和胸肋疼痛及下肢外侧疼痛等症。

十二、足厥阴肝经

本经起自足大趾末节外侧的大敦，沿足背内侧向上，经内踝前 1 寸的中封，上行于小腿内侧面的蠡沟和中都，继行于膝内侧的膝关和曲泉，沿大腿内侧进入阴毛处的阴廉（耻骨结节下方），绕过生殖器，上行终于腹侧部的期门（第六肋间隙）。

本经属肝，络胆，与肺、胃、肾、眼、喉等有联系。首穴大敦，末穴期门，每侧 14 穴，12 穴分布于下肢内侧，2 穴配布于腹胸部。主治泌尿、生殖、肝胆、神经系统疾病，如胸肋胀满、小腹疼痛、咽部、眩晕、口苦、情志抑郁等症。

十三、任脉

任脉分布于身体前面中央，一般认为起源于小腹内胞宫，出于会阴，经阴阜向上，过耻骨联合上方的曲骨、中极、关元，向上达神阙（脐中央），再沿脐上的下脘、中脘、上脘等穴达膻中（平乳头线），经胸骨上窝的天突，喉上方的廉泉，达颏唇沟内的承浆。

本经俞穴共 24 穴，首穴会阴，末穴承浆，主治神经、呼吸、消化、泌尿、生殖等系统疾病，如月经不调、胎动不安、小腹坠胀、遗精、阳痿、赤白带下、痛经、昏迷、癫狂、遗尿、疝气、咳嗽、气喘、胸痛等。少数俞穴有强身壮体作用。

十四、督脉

督脉起于小腹内胞宫，出于会阴，向后行于尾骶部的长强，沿脊柱上行经腰俞、命门、至阳等 11 穴至大椎（第七颈椎棘突下方）。继上行经哑门（后发际上 0.5 寸）、风府（枕外隆凸直下方）等穴至颅顶的百会，经前额下行，经上星、神庭、印堂至鼻尖的素髎，过人中，终于龈交（上唇系带与上牙龈的交界处）。

本经与任脉同起于胞宫，下部与足少阴肾经和足太阳膀胱经脉会合，贯脊，属肾。上部也与足太阳膀胱经同行，前与任脉会合，因而与肾、脑、脊柱、生殖器等脏腑相关。本经首穴为长强，末穴为龈交，共 28 穴。主治运动、神经、泌尿、生殖等系统疾病。如脊柱强直、脊背疼痛酸软、眩晕、健忘、遗精、阳事不举、直至神志昏迷等。

第二节　管　状　骨

肱骨近端　额状断

骺线
Epiphysial line

股骨近端　额状断

骺线
Epiphysial line

松质
Spongy substance

密质
Compact substance

胸椎体　额状断

跟骨　矢状断

关节囊
Articular capsule

关节软骨
Articular cartilage

骨膜
Periosteum

骨髓
Bone marrow

骨髓腔
Marrow cavity

4.　骨的形态构造
Form and structure of the bones

长 骨 的 形 态 构 造

长骨（Long bone）呈圆柱形或三棱形，中间部分称骨干 Diaphysis（或体 Body），两端称骺（Epiphysis），干与骺相接处称干骺端（Metaphysis）。常常是一骨的骨端呈球形的头（Head），另一骨的骨端呈相应的窝（Fossa）。头借稍缩窄的颈（Neck）与体相连。关节面上膨大而凸起的骨面称髁（Condyle），髁上方的骨突称上髁（Epicondyle），上髁位关节上方，供韧带和肌肉附着。

骨由骨组织、骨膜、骨髓及血管神经等构成，在体内起支持和保护作用，并作为肌肉运动的杠杆，骨髓还具有造血功能。

一、骨组织

骨组织由细胞和间质构成。骨的细胞可分三种，即骨细胞、成骨细胞和破骨细胞，它们具有吸收骨质和产生新骨的作用。

1. **骨细胞（Osteocyte）** 是扁卵圆形的多突起细胞，胞体占据间质的腔隙（Lacunae）中，突起伸入腔隙周围的骨小管（Canaliculi）内，小管呈放射状，与邻近小管通连。陷窝和小管中含有组织液，骨细胞的营养代谢都通过小管来运输，在周围环境改变时，骨细胞可变为成骨细胞和破骨细胞。骨细胞的重要功能之一是调控细胞外钙、磷的浓度。

（1）成骨细胞（Osteoblast）：常见于骨发育期，由间充质细胞繁殖而来，呈柱形或立方形，成排地配列于新形成的骨质的表面，胞质嗜碱性，核居细胞一端，有细小突起与邻近细胞相连。成骨细胞分裂繁殖时可产生细胞间质而成骨组织，成骨细胞埋于其中即成为骨细胞。

（2）破骨细胞（Osteoclast）：是一种多核的巨大细胞，胞体直径可达 50 μm，胞质嗜酸性。破骨细胞可能由成骨细胞或骨细胞融合而来，一般认为它们与溶解和吞噬骨质有关。

2. **间质** 是由纤维和基质形成的层板状结构，称骨板（Lamina）。骨的纤维大多属于胶原纤维，规则而平行地形成板层，相邻板层的纤维方向以一定角度相互交叉，借以增强骨的坚固性。基质由有机物和无机盐组成。有机物是少量黏多糖蛋白，无机盐是骨盐（磷酸钙和碳酸钙），占成人骨重的 60%～70%。骨盐在骨内不断更新，并与血中的钙磷含量密切相关。当维生素 D 缺乏时，影响钙的吸收，因此血中的钙、磷含量降低，致使骨盐入血，引起骨质软化。

骨组织根据骨板的排列方式可分骨密质和骨松质两种。

（1）骨密质（Compact substance）：由各种骨板紧密排列而成，坚硬耐压，存在于长骨的骨干和其他骨的表面。骨干表面有数层环形骨板，称外环形骨板（Outer circumferential lamellae），外面与骨膜紧密相接，有隧道横向穿过骨板，大的为滋养孔（Nutrient

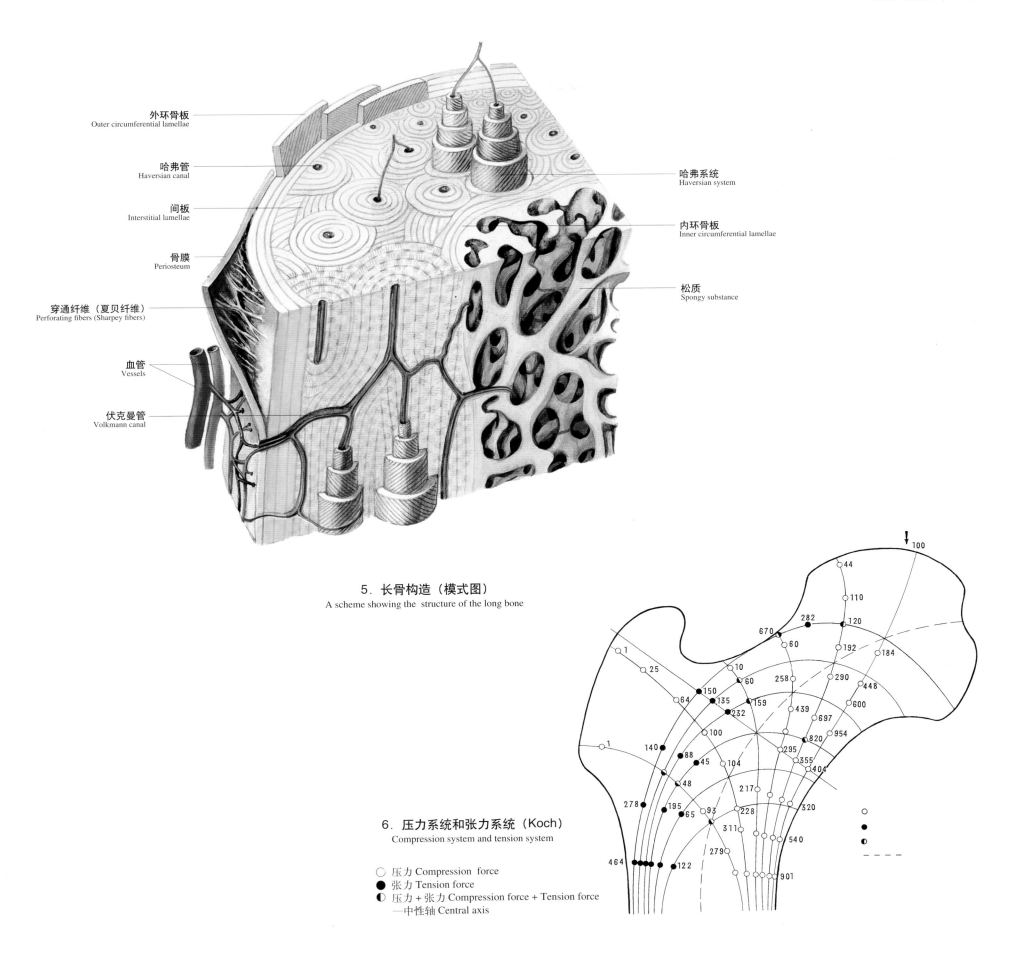

外环骨板
Outer circumferential lamellae

哈弗管
Haversian canal

间板
Interstitial lamellae

骨膜
Periosteum

穿通纤维（夏贝纤维）
Perforating fibers (Sharpey fibers)

血管
Vessels

伏克曼管
Volkmann canal

哈弗系统
Haversian system

内环骨板
Inner circumferential lamellae

松质
Spongy substance

5. 长骨构造（模式图）
A scheme showing the structure of the long bone

6. 压力系统和张力系统（Koch）
Compression system and tension system

○ 压力 Compression force
● 张力 Tension force
◐ 压力 + 张力 Compression force + Tension force
― 中性轴 Central axis

7. 哈弗系统（横断）（Schmol 法 ×120）*
A transverse section of Haversian system

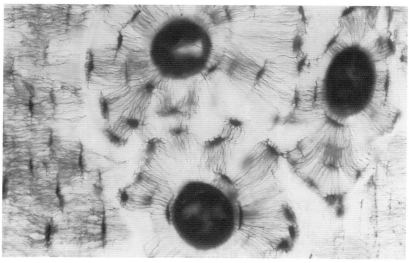

8. 哈弗系统（纵断）（Schmol 法 ×140）*
A longitudinal section of Haversian system

9. 骨细胞腔隙及骨小管（大历紫浸染 ×144）*
Osteocyte lacunae and their canaliculi (impregnated with dahlia violet)

* 白求恩医科大学标本

foramen），系贯穿骨干至髓腔的粗管，小的为伏克曼管（Volkmann canal），骨膜的血管神经由此进入骨内。在髓腔周围平行排列的骨板称内环骨板（Inner circumferential lamellae），层数不等，厚薄不同，因髓腔凹凸不平而排列不甚规则。其内层衬有骨内膜，也有伏克曼管穿过。

内、外环骨板之间是密质的主要部分，由许多哈弗系统（Harversian system）构成。哈弗系统呈厚壁圆筒状，与骨干平行排列，中央有一细管，称哈弗管（Harversian canal），围绕哈弗管有 5～20 层哈弗骨板呈同心圆配列，每层厚 3～7 μm，骨板间有许多陷窝和小管容藏骨细胞。哈弗管中央有小动静脉、淋巴管和神经通行，哈弗管中的血管与伏克曼管、骨外膜、骨内膜及髓腔中的血管彼此通连。此外，在哈弗系统之间，充填一些不完整的骨板，方向不定，排列不规则，大都缺乏哈弗管，称此为间板（Interstitial lamellae），是骨发生过程中遗留下的残缺不全的骨板。

（2）骨松质（Spongy substance）：系由骨板排列成大小不等的骨小梁，小梁相互交织，其配置方向符合于力的传递方向。在骨干，小梁通常与骨长轴呈 45° 角交错；在骨端，常近于直角与表层密质交错。这种排列方式便于将所受压力变为均等分力，使落于骨端表面任一点的重力均匀地传递到骨的其余部分。

以股骨上端为例（图 6），松质构成两个清晰的小梁系统，一为压力系统（Compression system），另一为张力系统（Tension system）。压力系统起自骨干内面，其下群小梁纤细而薄，排列疏松，向上外弓形放散达大转子及颈的近侧区，上群小梁坚固而厚，向上放射达股骨头关节面的上区。张力系统起自骨干外面，呈凸向上内的平滑曲线，与压力系统直角相交，依次终于大转子上面、头下区和股骨颈的下壁。张力小梁比压力小梁较为纤细，显然是压力小梁在相应点比张力小梁承担较大负荷。例如在图 6 的断面上，其上位的张力小梁每平方英寸的张力为 150 磅，下位的压力小梁每平方英寸的压力为 404 磅。

二、骨膜

骨膜（Periosteum）是包裹骨质的纤维组织膜。包在骨表面的为骨外膜（Periosteum），衬于髓腔周围的叫骨内膜（Endosteum）。骨外膜一般可分两层。外层主要含粗大的胶质纤维束，彼此交织成网，借穿通纤维（又称 Sharpey 纤维）向内穿入外环骨板，与骨紧密结合。在肌腱或韧带附着处，此种纤维是腱纤维的延续部分。内层主要为细胞成分，纤维较少。在成骨时期，内层细胞密布成层，甚为活跃，直接参与骨的生成。成年时，细胞趋于稳定状态。骨折后，内层细胞又变为成骨细胞，恢复造骨能力。骨内膜为薄层结缔组织，衬于髓腔表面。骨内膜的细胞除有造骨功能外，还可能造血。

骨膜分布有丰富的血管神经，经伏克曼管和哈弗管进入骨内，营养骨组织及骨髓。骨膜对骨的生长发育及营养有着重要作用。

骨的再生能力很强。骨折时，血管破裂出血，在断端间形成血肿，于伤后 6～8 小时凝结成含有网状纤维素的凝血块，以后大部转变成软骨并有成骨细胞侵入，进行软骨内骨化，产生新骨，形成中间骨痂。另一方面，从伤后 24 小时起，骨外膜和骨内膜的细胞增生，进行膜内骨化，产生新骨附于骨质表面，分别称外骨痂和内骨痂。当内、外骨痂与中间骨痂完全融合后，骨折即达临床愈合，一般需 4～8 周。在早期骨性骨痂中，小梁排列不规则，随着伤肢在劳动和运动中的力学需要，小梁不断改建，遂成为适应功能需要的骨组织。因此，骨科手术时应妥为保护骨膜，不使血肿扩大，减少软骨内骨化（因其进程缓慢），促进膜内骨化，以利骨折早期愈合。

三、骨髓

骨髓（Bone marrow）充填于骨髓腔和松质网眼内，可分红骨髓及黄骨髓。胎儿及幼儿都是红骨髓，内有丰富的血管和血窦，在血窦周围纤维组织网眼中充满发育各期的血细胞，呈红色，有造血功能。5 岁以后，长骨髓腔内的红骨髓逐渐为脂肪组织所代替，失去造血能力，呈黄色，称黄骨髓。当严重失血或贫血时，黄骨髓仍可转化为红骨髓继续造血。但在长骨的骨骺、短骨和扁骨内部仍为红骨髓，终身保持造血功能。

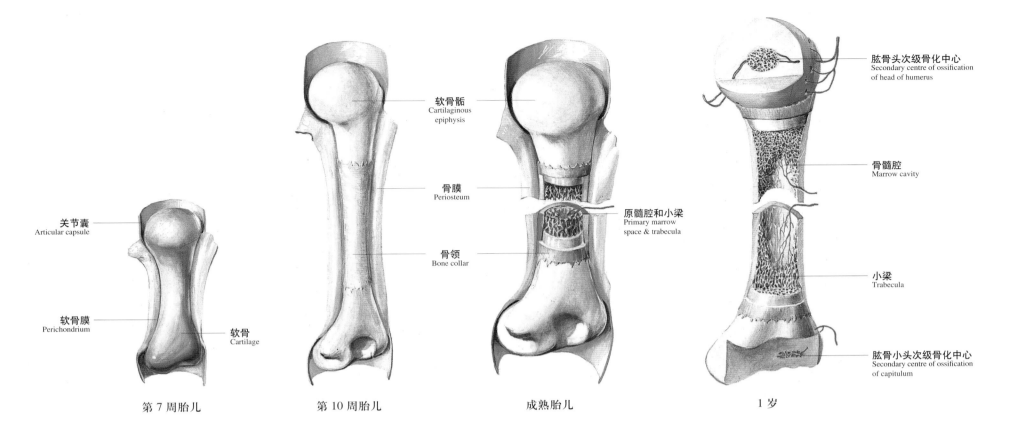

| 第 7 周胎儿 | 第 10 周胎儿 | 成熟胎儿 | 1 岁 |

关节囊 Articular capsule
软骨膜 Perichondrium
软骨 Cartilage
软骨骺 Cartilaginous epiphysis
骨膜 Periosteum
骨领 Bone collar
原髓腔和小梁 Primary marrow space & trabecula
肱骨头次级骨化中心 Secondary centre of ossification of head of humerus
骨髓腔 Marrow cavity
小梁 Trabecula
肱骨小头次级骨化中心 Secondary centre of ossification of capitulum

中起重要作用。另外，物理（创伤、压力、运动、X 线……）、内分泌（垂体、甲状腺、性腺）、维生素、药物（钙、磷、氟、磺胺……）及遗传等因素失调，皆可导致上述关系紊乱而影响骨的发育。例如，垂体生长激素过多，骺软骨板繁殖活跃，引起巨大畸形或肢端肥大；维生素 D 或钙过少，软骨钙化受抑制，儿童引起佝偻病，成人则为骨质软化；性腺激素低下时骨细而长，软骨发育不全时长骨短而粗等。

8. 骨移植　自体骨与异体骨都可用于骨移植，但以自体骨为佳，这是因为异体新鲜骨移植抗原性高，自体骨移植无明显免疫反应，不需供体与受体配型。骨松质一般用于骨不连的植骨，以填充骨髓腔隙的缺损。骨密质则可用于结构性缺损的植骨。新鲜冻干骨的移植，因保留了骨形态发生蛋白（Bone morphogenetic protein，BMP），可促进骨诱导。关节软骨的保存可用甘油或二甲亚砜（DMSO）试剂，使软骨细胞存活可达 40% ～ 50%。带血供的骨移植由于保留了大量活细胞及丰富血运，从而改变了过去骨移植愈合的爬行替代方式，成骨细胞在旧小梁上形成新骨，使小梁生长迅速，爬行替代在塑形中逐渐完成。合成的替代物内，羟磷灰石和磷酸三钙均可促进骨形成，使愈合加快。同时，可改善受区血循环状态，用以治疗某些缺血性疾病。

传统的带血供的活骨移植可分两类。一是带知名血管的骨瓣移植，如腓骨、髂骨、肋骨等，可带蒂转移或进行吻合血管的游离移植；二是带肌蒂的骨瓣移植，利用肌肉在附着处的血管对骨的营养作用而植骨，如旋前方肌骨瓣、股方肌骨瓣等。

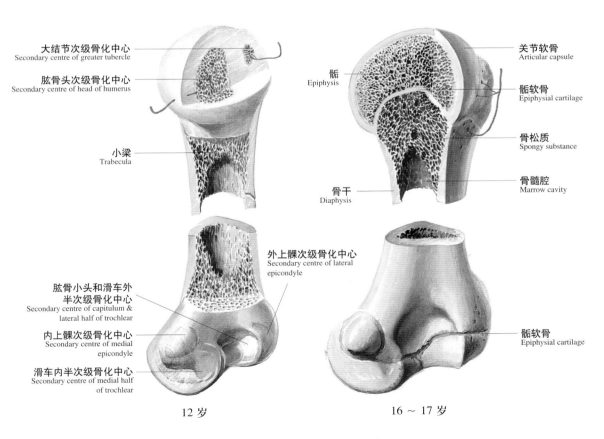

大结节次级骨化中心 Secondary centre of greater tubercle
肱骨头次级骨化中心 Secondary centre of head of humerus
小梁 Trabecula
肱骨小头和滑车外半次级骨化中心 Secondary centre of capitulum & lateral half of trochlear
外上髁次级骨化中心 Secondary centre of lateral epicondyle
内上髁次级骨化中心 Secondary centre of medial epicondyle
滑车内半次级骨化中心 Secondary centre of medial half of trochlear
关节软骨 Articular capsule
骺 Epiphysis
骺软骨 Epiphysial cartilage
骨松质 Spongy substance
骨髓腔 Marrow cavity
骨干 Diaphysis
骺软骨 Epiphysial cartilage

| 12 岁 | 16 ～ 17 岁 |

14．肱骨骨化阶段（半模式图）
Stages in the ossification of the humerus (Semi-diagrammatic)

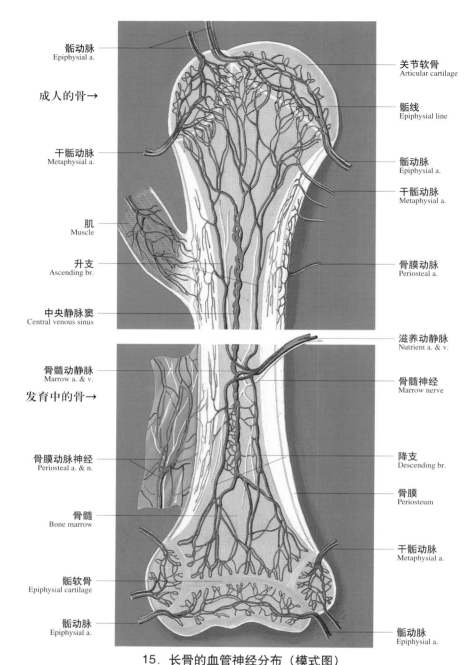

骺动脉
Epiphysial a.

成人的骨→

干骺动脉
Metaphysial a.

肌
Muscle

升支
Ascending br.

中央静脉窦
Central venous sinus

骨髓动静脉
Marrow a. & v.

发育中的骨→

骨膜动脉神经
Periosteal a. & n.

骨髓
Bone marrow

骺软骨
Epiphysial cartilage

骺动脉
Epiphysial a.

关节软骨
Articular cartilage

骺线
Epiphysial line

骺动脉
Epiphysial a.

干骺动脉
Metaphysial a.

骨膜动脉
Periosteal a.

滋养动静脉
Nutrient a. & v.

骨髓神经
Marrow nerve

降支
Descending br.

骨膜
Periosteum

干骺动脉
Metaphysial a.

骺动脉
Epiphysial a.

15. 长骨的血管神经分布（模式图）
The distribution of the vessels and nerves of the long bone (Diagrammatic)

近年来，研究发现深筋膜血管与骨膜血管具有广泛联系，可以进行以筋膜为蒂的骨膜骨瓣移植，手术简便，可进行顺行移植或逆行转位移植，因而得到广泛应用，尤其在手外科。

骨 的 血 管 神 经

长骨的血液供应来源有三，即滋养动脉、骨膜动脉及骨端的干骺动脉和骺动脉。

1. **滋养动脉（Nutrient artery）** 多为一条，担负着长骨血运的50%以上。滋养动脉入骨前，行程迂曲，可使其不致因运动而受损伤。它经滋养孔入髓腔后成为骨髓动脉，分升、降支沿骨内膜行向两端，反复分支与干骺动脉和骺动脉吻合。途中

发支滋养骨髓，是骨髓窦状血管系统的供血者。细静脉汇入中央静脉窦。滋养动脉另向外周发出皮质支，组成哈弗系统的血管，于密质中纵斜行，约滋养骨密质的内2/3部。

2. **骨膜动脉（Periosteal arteries）** 主要来自邻近肌动脉，在骨膜中形成血管弓或网，滋养骨膜，并发支入骨密质，约滋养密质的外1/3部。过去曾否认骨膜动脉分布于密质，但用电镜、荧光镜等方法经大量实验研究已予以证明。

3. **干骺动脉（Metaphysial arteries）和骺动脉（Epiphysial arteries）** 是多数小血管，滋养干骺端、骺、骺板（骺线）和关节软骨，担负长骨血运的20%～40%。它们从邻近的动脉和关节周围的血管弓发出，沿关节囊附着线穿干骺端者为干骺动脉。如果关节囊附着于骺，沿关节面周边的骨孔入骺者为骺动脉。骺动脉进入骨松质中自由分支吻合，形成小动脉网和静脉窦。在关节软骨细胞柱下面形成许多毛细血管襻，滋养关节软骨。成人长骨的骺动脉的分支与干骺动脉和滋养动脉的分支密切吻合。在发育中的骨，骺动脉与干骺动脉、滋养动脉分布于骺软骨的每一侧，除有少数吻合支相连外，多数不相吻合。

从外科观点来看，长骨的干骺端（Metaphysis）具有一些重要特征：它是长骨的最大生长活动区；有极为分散的血液供应，至成年，各组血管才在此区吻合，是一贫血区；关节囊、韧带、肌腱等附着于此区。因此，干骺端在运动中易受损伤。有时损伤虽较轻微，但却是易罹病患的一个重要因素。另外，干骺端由于紧邻骺软骨，有时儿童可产生骺分离，除非进行完好复位，否则长骨的生长即行停止。干骺端的一部分常位于关节囊内，干骺端的疾病可波及关节，或相反，关节的疾病可波及干骺端。

短小的长骨如指、趾骨，只有一个骺和一个干骺端。其血液分布亦有些特点：在成长期，短的长骨主要由滋养动脉供给，滋养动脉进入骨干中部后，迅即分成血管丛。因此，结核和指炎常起始于骨的中部。在成人，短的长骨除滋养动脉外，骨膜动脉营养此等骨的较大部分，指炎等在成人即不多见。短的长骨的另一端没有干骺血管，仅有骺血管。

扁骨（如肩胛骨和髂骨）的滋养动脉入骨后，发许多分支分布于整个扁骨。骨膜的血管较为丰富重要。

血管对骨的发育和生长起重要作用。血管促进软骨细胞的分化，骨质的形成、吸收和重建，有机质的形成和钙化，供应成骨的代谢和营养，促进骨折愈合等；许多软骨和骨疾患都与血管密切有关。例如，骺动脉终支分布到软骨细胞增生区，形成血管襻，此处在骺分离时血运中断，软骨即停止增生，可引起骺早期闭合，产生骨端畸形。创伤性关节炎或大骨节病，其关节软骨的一部分细胞坏死后，深面血管襻的内皮细胞变得活跃，血管增生，侵入关节软骨的细胞变性区而成骨，遂使关节软骨不断增生，骨端增大。干骺动脉终支和滋养动脉终支分布到骺软骨板的软骨变性区，此处血运中断，基质不能钙化，肥大细胞堆积，造成骨质软化。骨折愈合中的软骨骨痂和膜成骨痂都是伴血管而形成的。

应当指出，心搏动力对于推进骨内血流的作用已微不足道，而邻近肌肉的间断的重复的收缩则是促进骨内微循环的重要因素。脊髓灰质炎、弛缓性截瘫和长期石膏固定等因神经损伤、肌肉废用和贫血，往往诱发骨质疏松和骨折延期愈合。实践证明，中西医结合治疗骨折时，遵循局部与整体、动与静的辨证原则，采用小夹板、复位固定架等方法，已取得显著效果。实基于既牢固固定又促进骨内微循环的作用，有其深刻的理论依据。

淋巴管伴骨膜血管网分布，骨质内未证明淋巴管的存在。

骨膜、骨密质和骨内膜中有丰富感觉神经分布。丰富的神经分布于骨膜各层。骨膜损伤及炎症时极为疼痛。纤细的有髓及无髓纤维伴血管进入骨内，甚至进入哈弗系统的血管周围间隙。骨髓中多为有髓纤维。

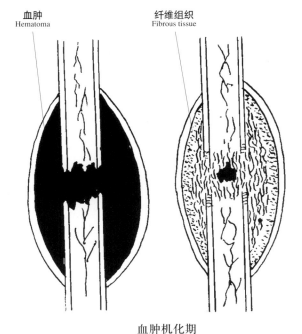

血肿
Hematoma

纤维组织
Fibrous tissue

外骨痂
Outer bony scab

内骨痂
Inner bony scab

桥梁骨痂
Bridge bony scab

原始骨痂
Primary bony scab

骨痂塑形
Plasticization of bony scab

血肿机化期
Organized period of hematoma

原始骨痂期
Primary bony scab period

骨痂塑形期
Plastic period of bony scab

16. 骨折的愈合
Healing of fracture

骨折的愈合

骨折愈合是指骨折断端间的组织修复过程，经过处置重新获得连结并恢复功能者为骨折愈合，否则即为骨折延迟愈合或不愈合。骨折愈合必须具备3个条件：断端紧密接触、正确的固定和骨折端有足够的血液供应。骨折愈合一般可分3期。

1. **血肿机化期** 骨断裂后，产生血肿。骨折端由于损伤和血供中断，有几毫米的骨质发生坏死，骨细胞消失。伤后6～8小时，断端间形成含有纤维蛋白的血凝块，它和损伤坏死的软组织引起无菌性炎症反应。新生的毛细血管和吞噬细胞和成纤维细胞等侵入血凝块和坏死组织进行清除、机化，演变成肉芽组织，继而形成纤维组织，将骨折端初步粘连在一起，这一过程大致在2～3周内完成。

骨折后24小时，断端附近的骨外膜开始增生、肥厚，约1周后，即开始形成与骨干平行的骨样组织，逐渐向骨折处延伸增厚，即膜性骨化。与此同时髓腔内的骨内膜也有同样的组织学变化，由于血供不良，生长缓慢。此期之末，骨折断端已有纤维组织相连，临床上称之为骨折纤维性愈合。

2. **原始骨痂期** 骨折断端间和髓腔内的纤维组织在局部血运不佳的情况下，大部分转变为软骨组织，软骨细胞经过增生、变性、钙化而成骨，即软骨性骨化。骨外膜的膜性骨化及部分软骨性骨化产生的新生骨，称外骨痂；髓腔内的软骨性骨化及骨内膜的膜性骨化产生的新生骨，称内骨痂。内、外骨痂将断端的骨皮质及由血肿机化而形成的纤维组织夹在中间。其后，纤维组织经软骨而骨化，形成桥梁骨痂。

骨痂中的新生血管，连同破骨细胞和成骨细胞一面清除坏死组织，一面形成新骨，两者交替进行。软骨细胞和成骨细胞释放出的磷酸酶（骨酶），可以水解血浆内的磷酸，释出磷酸盐，与原溶解于血肿内的钙结合为磷酸钙，沉积后使骨样组织转为骨组织。

内、外骨痂与桥梁骨痂的融合，即意味着原始骨痂的完全形成，这一阶段需要6～10周。

3. **骨痂塑形期** 原始骨痂由排列不规则的骨小梁组成，经破骨细胞吸收死骨和不需要的骨组织，完成爬行替代过程，原始骨痂被改造成为成熟的板状骨，髓腔也为骨痂所封闭，一般需8～12周完成。

骨结构按应力需要进行重新改造，多余的骨痂被吸收，不足的部位予以补充，髓腔重新开放，最后，骨折痕迹消失，这一时期需2～4年。

骨折延迟愈合和不愈合

骨折经过治疗，过了正常愈合时间尚未形成骨性愈合，即为骨折延迟愈合。再经一定治疗时间仍无骨性愈合，则可能成为骨折不愈合。经临床检查和X线摄片可予证实。造成延迟愈合及不愈合的因素有：①骨折本身条件差，如大块骨缺损、软组织严重剥脱等。②断端的应力干扰，如肌肉收缩或肢体重力和活动造成的成角、扭转应力和剪力。③血运太差。④感染。⑤人为的干扰，如粗暴的手法整复、手术造成的骨膜广泛剥离、过度牵引、固定不合要求或时间过短以及错误的锻炼等。所以在治疗时应排除各种不利因素，加强有利因素，实在不愈合则需手术治疗。

放射性核素骨显像

将亲骨性放射性核素及标记化合物注入体内，可使骨骼显像。它不仅能显示骨骼的形态，而且能反映局部骨骼的血液供应和代谢情况。它对于各种骨骼疾病的部位、范围、分布类型，尤其是对转移性骨肿瘤的早期诊断和疗效监测具有重要价值。

1. **原理** 骨骼由有机物和无机物组成。有机物占1/3，包含骨细胞、细胞间质和骨胶原，赋与骨以弹性。胶原占有机物的90%，是由三联螺旋结构形成的多孔物，可降低骨的溶解性，提高其张应力。而糖蛋白可促进骨的钙化，在成骨过程中起重要作用。无机物占骨重的2/3，沉积于胶原纤维中，主要成分是钙盐，包括羟磷灰石晶体和磷酸骨钙，使骨具有坚固性和耐压性。羟磷灰石晶体 $Ca_{10}(PO_4)_6(OH)_2$ 由钙离子、磷离子和羟基组成，占无机质绝大部分，其他离子有镁、钠、钾、氟、锶等。羟磷灰石类似离子交换树脂，能经常和血液中的上述离子进行交换。骨显像剂就是以可与羟磷灰石进行交换的阴、阳离子为基础而研制的。由于无机盐大都沉积于胶原纤维中，上述阴、阳离子也会在胶原纤维和羟磷灰石表面结合或吸附，因此，当骨骼病损时，病损区的骨骼可随局部血流量、骨骼无机盐代谢和成骨活跃程度而出现成骨或溶骨两种变化。

在成骨损伤的新骨形成处，可以沉积较多的晶体，晶体表面可吸附像 ^{99m}Tc-MDP 一类的亲骨显像剂，因此，在骨显像上表现为放射性聚集的"热区"，而溶骨部位在骨显像上则表现为放射性缺损的"冷区"。因此，局部骨骼有病变时，均可在骨显像上显示局部放射性异常，据此可对骨骼疾病作出诊断和定位。

2. **影响因素** ^{99m}Tc 标记的磷酸盐在骨骼内的沉积量主要受骨骼的更新速率、成长中心的病变及血流量的影响。血流灌注是运送显像剂至病变部位的先决条件。血流每增加 3～4 倍，显像剂沉积可增加 30%～40%。标记的放射性药物在骨中的最初集聚主要与血供有关。交感神经的兴奋性对骨吸收放射性药物也有影响，主要也与骨动脉的开放和闭合有关。

骨 显 像 的 临 床 适 应 证

骨显像是诊断恶性肿瘤骨转移的高度灵敏的手段，对有恶性肿瘤病史并伴有骨瘤的患者应及时检查，可早期发现骨转移灶并及早治疗，以延长患者生命。

骨显像对股骨头无菌性坏死也能提供有价值的诊断和信息。对其他良性骨病，如骨创伤和移植、骨和关节的感染性疾病、代谢性和特异性骨病等也存在着很大的应用潜力。

骨 显 像 与 X 线 骨 片 的 比 较

（1）X 线检查分辨率高，对骨病的结构和形态变化能做较精确的判断，对各种骨关节疾病的诊断和鉴别具有重要价值。成像方便，价格适宜，长期为临床所用；放射性核素骨显像是一灵敏的临床诊疗手段，自骨显像剂 ^{99m}Tc-MDP 和 ^{99m}Tc-HMDP 广泛应用以来，仅有 20 余年历史，发展前景广阔。

（2）X 线检查系基于骨质脱钙或钙质沉积导致骨矿物质含量（骨密度）变化而做出对骨病的判断；放射性骨显像则基于骨的功能性变化，即局部骨骼血流量、矿物质代谢及成骨反应上。一般认为，骨质局部脱钙达 50% 左右或钙量远远超过正常时，X 线平片才能清楚显示，故 X 线平片对骨早期病变不敏感，常呈阴性反应，而骨显像在大多数疾病早期，只要局部血流和代谢变化达到 10%～20% 时，即可见亲骨示踪剂的分布异常，具有很高的敏感性，能在骨 X 线检查和酶试验出现异常前更早地显示病变的存在。例如，转移性骨瘤一般能比 X 线和 CT 检查提早 3～6 个月发现骨转移灶，而且假阴性率在 3% 以下，假阳性率在 5% 以下。在疾病的进行期和病变发展到一定阶段时，两种方法显像皆呈阳性。

（3）在疾病的静止期，局部血流恢复正常，无机盐代谢和成骨反应近乎停止，此时，显影剂浓聚不明显，骨显像多数表现为正常。而 X 线平片可见骨质密度明显异常。因当时骨质钙量尚不能恢复正常所致。另外，在一些骨质致密但代谢不活跃的病变（如慢性炎性病变、过量矿物质沉着、骨质破坏但无新骨形成）在 X 线片上可见到明显的征象，但在骨显像图上却无异常征象。

（4）X 线摄片（包括 CT）只能探查局部病变。放射性核素可进行全身骨骼的

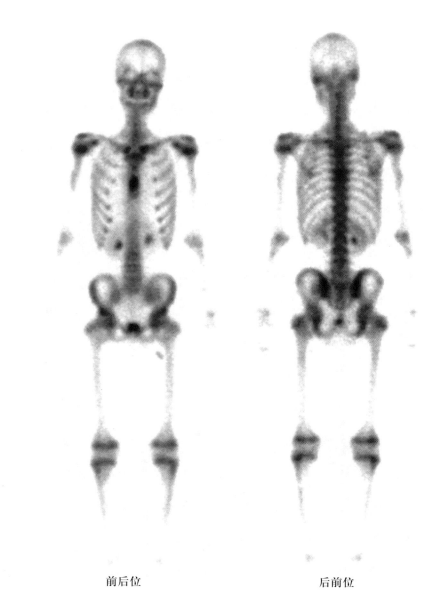

前后位　　　　　　　　后前位

17. 正常核素骨显像（全身检查，男，15 岁）
Normal radionuclide bone imaging (Whole body review. Male. 15 years)

成像，显示全身骨骼的形态和代谢变化，能评价示踪剂的累积率和骨的破坏率，获得定量的参数。故能评价骨组织的修复率和病变愈合情况。

（5）骨显像的主要缺点是特异性不高，几乎所有骨病都会表现代谢异常，而在图上出现示踪剂的浓聚或缺损，据此难以作出明确的骨病诊断，只有结合临床其他资料，才能得到较肯定的诊断。

正 常 骨 显 像

静脉注射 ^{99m}Tc 标记的磷酸盐放射性药物后 2～3 小时，可获得质量最佳的局部或全身骨显像，其标志是肋骨清晰可辨，脊柱显影清晰。

各部骨骼由于大小、形状不同，松质含量、血供及代谢不同，故显像剂的沉积量也不一致。扁骨的放射性集聚浓于长骨，长骨骨骺浓于骨干，粗大长骨浓于细小长骨，大关节比小关节显像清晰。

正常骨显像中，全身骨骼的放射性呈均匀性和对称性分布，这是最重要的标准。

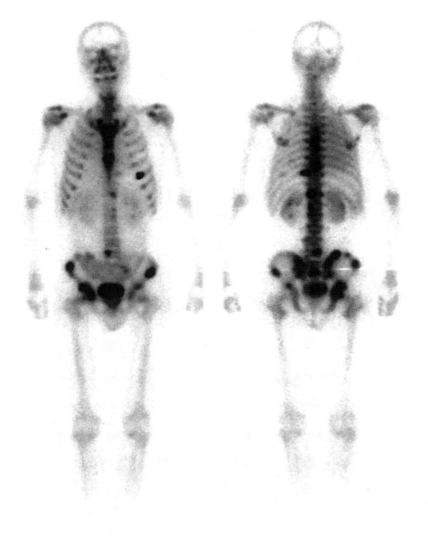

前后位　　　　　　　后前位

18．肺癌骨转移－全身骨扫描
Bone metastases from lung carcinoma (whole body bone scan)

　　患者男性，39 岁，发烧 20 天，咳嗽、咯痰、双肩疼，胸科诊断为左肺癌，申请全身骨扫描。全身核素显像可见胸骨体，多个胸椎体，第一、二、五腰椎，骨盆多处，左第四、八、九、十一后肋，左第六前肋，右肩胛骨下角等多处点、片状核素异常浓聚区。

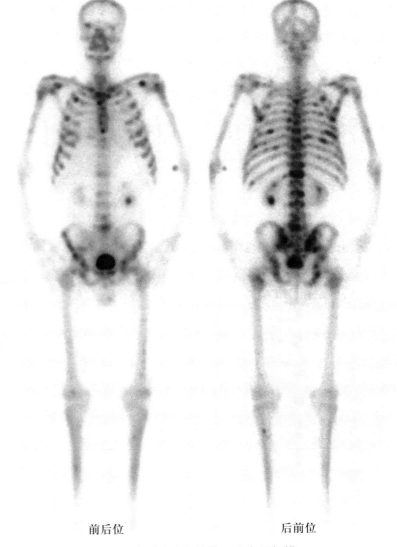

前后位　　　　　　　后前位

19．前列腺癌骨转移－全身骨扫描
Bone metastases from prostate carcinoma (whole body bone scan)

　　患者男性，55 岁，泌尿科诊断前列腺癌申请全身骨扫描，核素显像见到脊柱、双侧肋骨、双侧肩胛骨、双侧肱骨、双侧骶髂关节、双侧坐骨、左股骨大转子等多处呈核素分布浓聚区。

颅骨、颅底、上颌骨和下颌骨能清楚显示，但颅骨的对称性分布常不均匀，在评价颅骨病变时必须慎重。鼻咽部和鼻旁窦区血流量较多，放射性浓聚也相对较高。胸骨、锁骨、肩胛骨、肋骨、脊柱、髋骨、骶骨等亦能清楚显示。脊柱的放射性有时不一致，颈椎下部可见一放射增高区，常表示此部呈退行性改变。尺骨和桡骨、胫骨和腓骨常不能分辨开。大关节的放射性呈对称性浓聚，肌腱附着区浓聚性增高。在肩胛下角、双侧骶髂关节、胸锁关节和坐骨常出现局部摄取量增加，可能是重力作用的结果。

异 常 骨 显 像

　　骨显像出现放射性不均匀和不对称，与邻近和对侧比较呈现局部的或弥散的放射性集聚增高（热区）或降低（冷区）现象即为异常骨显像。其中以放射性浓聚为多见，可在中轴骨或四肢骨，可呈局限性或弥散性，可为单个、数个或多个，可为点状、片状、团块状、不规则形或整块骨。另外，全身骨骼普遍的放射性增加或减少也属异常表现。

　　"热区"现象可见于良恶性骨病的早期和破骨、成骨过程的进行期。常见的原因有：骨折和创伤、炎症（如骨髓炎、骨脓肿）、良性肿瘤（如骨样骨瘤）、恶性肿瘤（如成骨肉瘤、骨肉瘤）、各种转移性骨肿瘤、代谢骨病（如骨质疏松症和骨软化症）、股骨头无菌性坏死、关节炎等。

　　"冷区"现象可见于单纯的破骨过程或破骨活性明显大于成骨活性时。其中 80%～90% 为恶性骨肿瘤和转移性骨肿瘤，多见于胸骨、胸椎和骨盆。良性骨病有早期骨缺血性坏死等。

双能股骨密度

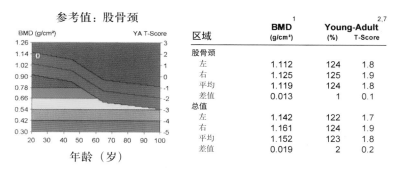

参考值：股骨颈

BMD (g/cm²) ... YA T-Score

年龄（岁）

区域	BMD[1] (g/cm²)	Young-Adult[2,7] (%)	T-Score
股骨颈			
左	1.112	124	1.8
右	1.125	125	1.9
平均	1.119	124	1.8
差值	0.013	1	0.1
总值			
左	1.142	122	1.7
右	1.161	124	1.9
平均	1.152	123	1.8
差值	0.019	2	0.2

股骨颈骨矿密度（BMD）平均为 1.119 g/cm²（20～30 岁女子股骨颈骨矿密度在 0.96～0.97 g/cm² 即属正常），标准差（SD）为 0.019（股骨颈扫描标准差在 1 SD±0.014 g/cm² 即属正常。WHO 规定 20～40 岁白人女子标准差＞－1.0 属正常）。

前后位脊椎骨密度

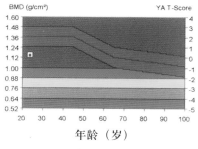

参考值：L2～L4

BMD (g/cm²) ... YA T-Score

年龄（岁）

区域	BMD[1,6] (g/cm²)	Young-Adult[2] (%)	T-Score
L1	1.111	105	0.4
L2	1.195	107	0.6
L3	1.107	99	-0.1
L4	1.152	103	0.3
L2～L4	1.151	103	0.3

L2～L4 椎骨骨矿密度为 1.151 g/cm²，L2～L4 椎骨的标准骨矿密度为 1.096 g/cm²。

20. 骨密度测定（女，23 岁半，身高 176 cm，体重 85 kg）
Bone densitometry (Female. 23 years and a half. height 176 cm. weight 85 kg)

骨 密 度 测 定

骨密度（Bone density）即骨量，是指骨矿物质和骨基质的总和。在临床上，一般以骨矿物质的含量代替骨量进行骨密度测定。骨密度测定（Bone densitometry）主要是针对骨密度降低或增高两方面进行的。临床上大量出现的是骨密度降低，骨密度广泛增高较少（如甲状旁腺功能亢进），因此，测量的重点集中于前一种，主要针对的是骨质疏松。

骨量与年龄有关。成年人骨量最多，30 岁左右达到高峰。中年以后，每年大约以 1% 的速度递减，致使骨密度与骨强度均日益下降。绝经后的妇女，骨量丢失比同龄男子明显，几年下来可丢失骨量的 5%～10%。50 岁后，男性骨矿含量每年平均降 0.5%（0.25%～1.0%），女性降 2%～3%。80 岁时，男女骨量比峰值期减少 30%～40%。一些全身和局部疾病也可导致骨量的降低。准确测量骨量的变化对人体保健、疾病的早期诊断、确定治疗方案及监测疗效等都有着重要意义。

骨的矿物质含量或骨密度的测定 20 世纪 60 年代以前采用的是 X 线片法，包括皮质厚度法、股骨颈骨纹指数法、光密度测定 X 线片法等，这些方法比较粗糙。60 年代以后发展了单光子吸收法（1963）、双光子吸收法（1966）、相干散射法（1973）、定量 CT 法等。近几年还发展了定量超声测定法和定量磁共振测定法，使骨密度测定达到了很高的精确度。一般说来，性别、年龄、体重、运动、饮食、营养以及检查方法和仪器等都影响着正常人的骨矿含量测定值。今援引几组正常人骨矿含量数值供参考（参见下表）。

286 例健康成人前臂中远 1/3 部位骨密度测定值（g/cm²）（单光子吸收法）（略去标准差）

年龄组（岁）	男		女	
	桡 骨	尺 骨	桡 骨	尺 骨
20～	0.963	0.973	0.823	0.843
30～	0.994	0.997	0.941	0.980
40～	0.989	0.985	0.861	0.879
50～	0.942	0.940	0.749	0.790
60～	0.876	0.905	0.652	0.694
70～	0.846	0.889	0.569	0.660

正常人椎骨骨矿密度（BMD）值（mg/ml）（定量 CT 法）

年龄组	男		女	
	骨松质	骨密质	骨松质	骨密质
中青年组	148.3 (90.5～258.8)	327.9 (167.2～405.5)	165.3 (108.4～240.0)	324.8 (255.5～463.2)
老年前期组	134.9 (70.0～199.9)	343.2 (223.8～439.5)	165.3 (68.6～179.3)	313.8 (204.9～392.0)
老年组	92.6 (34.0～143.9)	336.2 (222.5～747.5)	82.3 (43.5～146.3)	258.7 (186.3～326.5)

正常人股骨近端各部骨矿密度 (BMD) 值 (g/cm²)（双能 X 线吸收法）（略去标准差）

年龄组（岁）	股骨颈		Ward 区 *		大转子	
	男	女	男	女	男	女
10 ～	0.995	0.958	0.930	0.924	0.839	0.804
20 ～	1.060	0.971	0.967	0.923	0.877	0.785
30 ～	1.037	0.967	0.899	0.892	0.846	0.776
40 ～	0.951	0.917	0.810	0.800	0.803	0.759
50 ～	0.912	0.837	0.758	0.707	0.807	0.694
60 ～	0.844	0.779	0.677	0.618	0.753	0.696
70 ～	0.867	0.673	0.722	0.518	0.803	0.612

* 在大转子、小转子和转子间嵴之间的区域，小梁缺乏，骨质薄弱，称此区为 Ward 区，是股骨颈骨折好发部位。

骨 质 疏 松 症

骨质疏松症 (Osteoporosis) 是一种骨量减少、结构退化、脆性增加，易诱发骨折的骨代谢疾病。在全世界，其发病率居常见病的第七位。在我国，40 ～ 59 岁的女性，发病率为 27.08%，男性为 8.45%；60 岁以上的女性，发病率为 40% ～ 50%，男性为 26% ～ 56%。

骨质疏松症有原发性、继发性和特发性三大类。原发性骨质疏松症包括孕产期、哺乳期、绝经后骨质疏松症、卵巢功能低下引起的骨质疏松症、老年性骨质疏松症等；继发性骨质疏松症主要是由于某种疾病或药物引发的骨质疏松症，如成骨不全引起的、糖尿病等代谢病引起的、过多服用糖皮质激素等药物引起的、骨折和打石膏等失用性引起的、营养缺乏引起的等；特发性骨质疏松症多见于 8 ～ 14 岁的青少年，原因不明。无论哪种骨质疏松症都表现为骨量减少、皮质变薄、小梁细少、髓腔扩大被脂肪和造血组织填充，从而导致脆性增加，只要轻微外力（如扭转身体、持物、开窗）就会发生骨折。

在评估、诊断骨质疏松方面，骨密度测定是目前公认的最重要手段，用定量 CT 法（QCT）测量脊柱的松质骨是判定正常骨与疏松骨最为敏感的方法。其诊断标准为：与当地同性别的骨密度峰值相比，减少 13% ～ 14% 为骨量减少，减少 25% 以上为骨质疏松，减少 37% 以上为骨质疏松症。

骨质疏松症的临床表现：①以腰背痛为多见，67% 的患者伴有带状痛，10% 有四肢麻木，屈伸腰时，肋间神经痛，这是由于骨吸收增加、椎体压缩变形所致。②驼背、后凸、侧弯、鸡胸等身体变形。③骨折。

现今已有许多药物和方法可减少或中止骨质的丢失，并可使易于骨折的部位重新储备骨质，以减少骨折发生。因此，早期发现骨质疏松，早期预测骨折发生的危险性，可以给临床提供及时准确的资料，以尽早进行预防和治疗。合理的膳食、提高钙的摄入量、适当地运动、多接受光照和雌激素等药物都是防治骨质疏松症的重要措施。

双能股骨密度

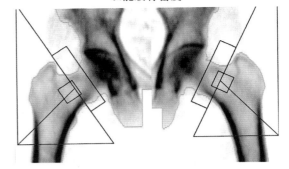

参考值：股骨颈

区域	BMD [1] (g/cm²)	Young-Adult [2,7] (%)	T-Score
股骨颈			
左	0.580	64	-2.7
右	0.550	61	-2.9
平均	0.565	63	-2.8
差值	0.030	3	0.2
总值			
左	0.632	68	-2.5
右	0.569	61	-3.0
平均	0.601	64	-2.8
差值	0.063	7	0.5

股骨颈骨矿密度平均为 0.565 g/cm²，正常为 0.673 g/cm² 左右。

前后位脊椎骨密

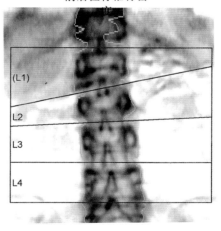

参考值：L2 ～ L4

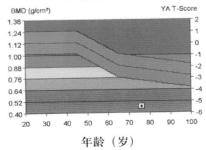

区域	BMD [1,6] (g/cm²)	Young-Adult [2] (%)	T-Score
L1	0.427	40	-5.3
L2	0.457	41	-5.5
L3	0.480	43	-5.3
L4	0.479	43	-5.3
L2 ～ L4	0.473	42	-5.4

L2 ～ L4 骨矿密度为 0.473 g/cm²，正常应为 0.823 g/cm²。L2 呈压缩骨折。

21.　骨质疏松症（女，75 岁，身高 144 cm，体重 37 kg）
Osteoporosis (Female. 75 years. height 144 cm. weight 37 kg)

第三节 关 节

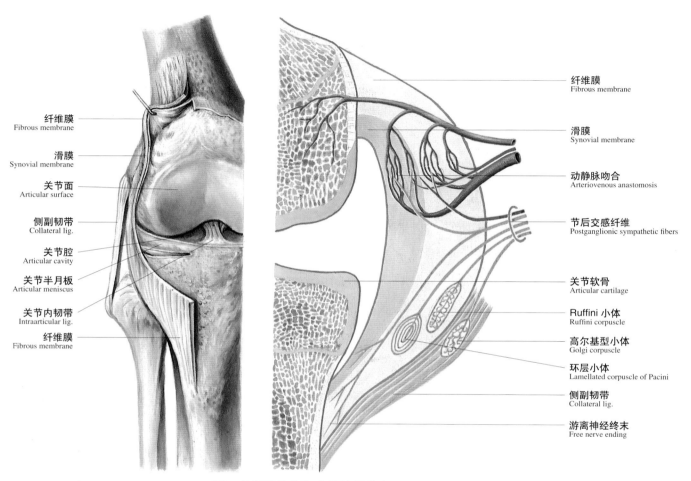

纤维膜
Fibrous membrane

滑膜
Synovial membrane

关节面
Articular surface

侧副韧带
Collateral lig.

关节腔
Articular cavity

关节半月板
Articular meniscus

关节内韧带
Intraarticular lig.

纤维膜
Fibrous membrane

纤维膜
Fibrous membrane

滑膜
Synovial membrane

动静脉吻合
Arteriovenous anastomosis

节后交感纤维
Postganglionic sympathetic fibers

关节软骨
Articular cartilage

Ruffini 小体
Ruffini corpuscle

高尔基型小体
Golgi corpuscle

环层小体
Lamellated corpuscle of Pacini

侧副韧带
Collateral lig.

游离神经终末
Free nerve ending

22. 关节的构造和血管神经分布
The structure and the distribution of the vessels and nerves of the joint

关节（Articulation）或称动关节（Diarthrosis）。每一关节在骨端形成了关节面，面上覆有关节软骨，周围包以关节囊，中间形成关节腔，腔内含少量滑液。

依关节面形状，关节可分枢轴关节、滑车关节、屈戌关节（以上为一轴性）、椭圆关节、鞍状关节（以上为二轴性）、球窝关节、杵臼关节（以上为三轴性）及平面关节（或称微动关节）等。

一、关节软骨

关节软骨（Articular cartilage）多为透明软骨，但下颌关节、肩锁关节和胸锁关节为纤维软骨。关节软骨可承受应力、吸收震荡、传递负荷、减少摩擦。软骨厚度随关节大小、承受压力及摩耗程度而不同，平均厚 2～3 mm（1～7 mm）。

关节软骨由软骨细胞和基质组成，细胞埋藏于基质内。基质成分 70%～75% 为水分，其余为胶原、黏多糖蛋白和硫酸软骨素。硫酸软骨素可影响基质的质地和弹性。胶原原纤维穿行于基质内，浅层者与关节表面平行，有较大孔隙，允许滑液分子通过；中层原纤维斜行无序；深层原纤维垂直于关节面，并穿越软骨的钙化基层，紧密系缚于软骨下骨板。关节软骨基层钙化区系因软骨深层完成软骨性骨化所形成的区域，它与邻近的软骨下骨板合并从而使软骨牢牢依附于关节面上。软骨边缘则与关节囊和滑膜紧密连结。

软骨中缺乏血管、淋巴管和神经，靠滑液的弥散进行营养代谢。在交替松弛与压力状态下，滑液可进入和逸出软骨。软骨游离面在滑液的润泽下可使摩擦减少到最小程度，比冰和冰之间的滑度大 3 倍，比上油的钢面之间的滑动大 10 倍。软骨在长期缺乏压力（如慢性关节不全脱位或关节运动受限）或连续过重压力下将萎缩。在经受持续 6 天的压力后，将产生溃疡和破坏。软骨由于经久摩擦，也不可避免地产生耗损。创伤、疾病和生化学过程将加重它的破损和消蚀，极大地影响着关节的功能。

在软骨最深层也有一些由软骨下骨板来的小血管；在软骨周围的滑膜内还有一些血管环，供应软骨边缘。这就说明骨性关节炎时在软骨边缘产生骨赘的原因。

有的关节，在关节窝周边存在着半月板（如膝关节），有的存在着关节盘（如桡尺远侧关节、胸锁关节和下颌关节）。肩关节关节盂周缘镶有环形的盂唇（Glenoid labrum），髋关节中镶有髋臼唇（Acetabular labrum），它们都由纤维软骨构成，以加深关节窝并使关节稳固。

二、关节囊

关节囊（Articular capsule）为包绕关节腔的结缔组织，分两层，外为纤维膜，内为滑膜。

1. 纤维膜（Fibrous membrane） 厚而坚韧，浅纤维束多纵行，深纤维束多环行。纤维膜附着于关节面周缘的骨膜或稍远些，厚薄不一，有的部位被韧带增强，成为强韧的结缔组织索，缺少弹性，可限制过度的异常运动。但有的韧带与关节囊分离（如膝关节的腓侧副韧带）。纤维膜有的部位被邻近的肌腱或其扩展部所代替，可同样加固关节囊。但有的部位纤维囊出现裂口，滑膜由此突出形成憩室，构成滑液囊或腱滑液鞘。

2. 滑膜（Synovial membrane） 衬于囊的内面，薄而滑润，紧贴关节软骨边缘而终。滑膜也覆盖囊内关节面周边裸露的骨面。囊内如有韧带或肌腱通过，也被滑膜所包裹。滑膜还可突出纤维膜裂隙形成滑液囊和腱滑液鞘。

滑膜呈粉红色，湿润光滑，并形成指状突起——绒毛（Villi），绒毛富含毛细血管和胶原组织，对炎症或刺激可增生变厚。滑膜还可形成肥厚的皱襞（Folds）和脂肪垫（Fat pads），突入于关节腔中，既填充了腔内间隙，又成为散热组织。

滑膜一般由浅表的内膜和深部的内膜下层组成。内膜有两类细胞，一类是吞噬细胞，另一类是分泌透明质酸的分泌细胞。内膜下层含有蜂窝组织、成纤维细胞、脂肪细胞及弹力纤维等。滑膜下层可形成绒毛和皱襞，具有可屈性，能改变关节腔的形态。粘连性关节炎可丧失其可屈性和活动性。

滑膜具有丰富的毛细血管和毛细淋巴管，控制、调节营养物的进入和废物的排出。滑膜可分泌一种清亮无色黏稠性液体——滑液（Synovia），呈碱性，是一种血浆透析液和细胞分泌液的混合，内含单核细胞、淋巴细胞、巨噬细胞、多形核白细胞及游离滑膜细胞，偶尔出现红细胞，多因关节损伤所致。吞噬细胞能够移除细菌及关节残屑。滑液可营养关节软骨、关节盘并使关节面滑润。

三、关节腔

关节腔（Articular cavity）为关节面与滑膜围成的裂隙，并非空腔而为滑液所充填。韧带装置、肌紧张、大气压力以及滑液的黏着性使骨端的关节面经常保持接触，而在肌肉松弛、关节囊松弛、肢体处于离心力作用下以及关节囊破裂时，关节面又可脱离接触，有的甚至可分离1～2cm远（如肩关节），形成关节松弛症。

四、关节的血管神经供应

分布于关节囊及周围的感觉神经可感知关节的位置、压力和运动的变化。当关节骨折、存在"关节鼠"、囊和韧带撕裂以及关节炎时可产生剧烈疼痛。分布于关节的感觉神经有以下几种。

1. Ruffini 型包囊螺旋终末 分布于纤维膜浅部，可感知关节位置和压力的变化，进行姿势管理，在髋关节中较多。

2. Pacini 型环层小体 存在于囊的深层，亦感受关节运动和压力的变化。

3. Golgi 型小体 分布于囊韧带中，有高的感受阈值，借肌肉的抑制反射可防止关节的过度伸张。

4. 游离神经终末 分布于关节囊的血管以及关节囊靠近骨膜的部位，感受痛觉。

关节囊分布有丰富的血管，于纤维膜和滑膜中形成毛细血管网和动静脉吻合。节后交感纤维分布于血管外膜及关节囊，使血管舒张，调节血液循环。

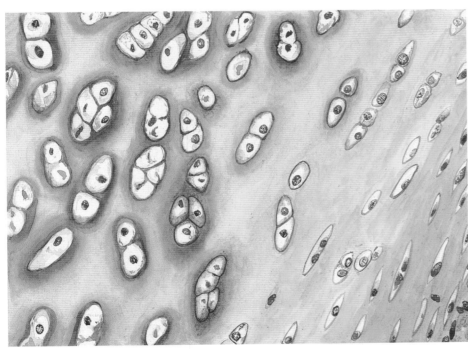

23. 透明软骨
Hyaline cartilage

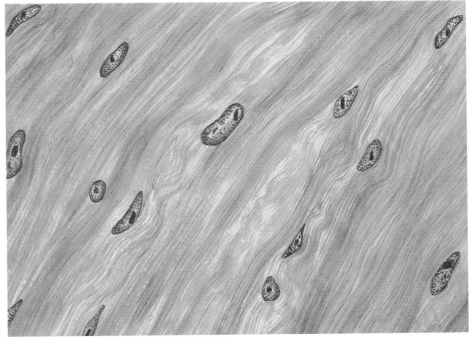

24. 纤维软骨
Fibrous cartilage

软骨基质具有弹性且半透明，呈嗜碱性反应，染色呈蓝色。软骨细胞位于基质小腔内，细胞因制片收缩使小腔出现空间。细胞外包有软骨细胞囊，因含丰富的硫酸软骨素而呈强嗜碱性反应，而染成蓝紫色，叫细胞晕。软骨中央部分的细胞大而圆，愈近边缘，细胞愈扁而小。

软骨基质中存在大量成束的胶质纤维，纤维束间夹着少量成串的软骨细胞。纤维软骨没有明显的软骨膜。

第四节　骨　骼　肌

骨　骼　肌

人体骨骼肌约 600 余块，大小不同，形态各异，其结构的基本单位是肌纤维（Muscle fibres）。肌纤维是一种多核的细胞，呈长圆柱形，两端钝圆，一般长

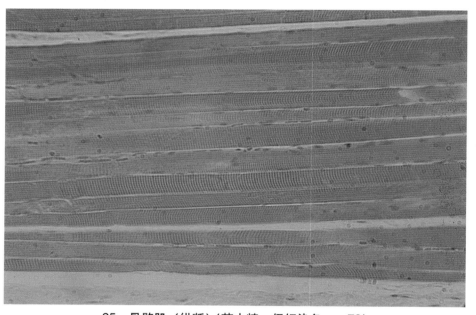

25. 骨骼肌（纵断）（苏木精－伊红染色　×72）
A longitudinal section of the skeletal muscle (stained with haematoxylin-eosin, H.E.)

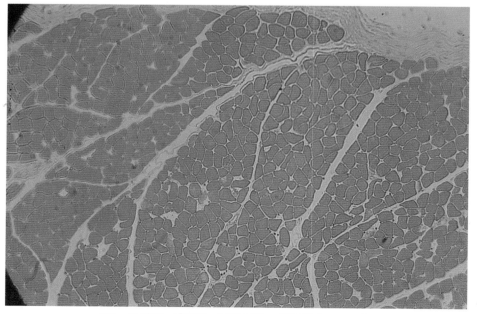

26. 骨骼肌（横断）（苏木精－伊红染色　×72）
A transverse section of the skeletal muscle (stained with haematoxylin-eosin, H.E.)

3 ～ 40 mm，宽为 10 ～ 100 μm。每条肌纤维被透明均质薄膜包裹，称肌纤维膜（Sarcolemma）；无数条肌纤维组成肌束（Muscle bundles），被胶质纤维和弹力纤维包裹，称肌束膜（Perimysium）；若干肌束组成肌肉（Muscles），再被结缔组织包裹，称肌外膜（Epimysium）。各膜彼此连续，神经和血管随肌外膜进入肌内。肌肉一端或两端借腱附于骨膜或真皮。

肌纤维由核、肌浆、肌原纤维等组成。肌浆（Sarcoplasm）主要成分为肌红蛋白（Myoglobin），其他有线粒体、脂滴、糖原颗粒等；核多为椭圆形，数较多，可达一百至数百个，位于肌膜下方的肌浆周边。肌原纤维（Myofibrils）是肌收缩的最重要成分，为直径 1 ～ 2 μm 的细丝，平行配列于肌浆中。

在光学镜下观察，每条肌原纤维上都显有屈光不同、明暗相间的横纹，分别称明盘和暗盘，它们距离均等，规则地配列在同一平面上，使肌纤维显出横纹，因之又称横纹肌。暗盘为双屈光质，又称 A 带（A band），宽约 1.5 μm；明盘为单屈光质，又称 I 带（I band），宽约 0.8 μm，可随肌纤维的舒缩发生宽窄变化。I 带中间有一薄膜，表现为一暗线，称间膜或 Z 线。A 带中间有一条浅带称 H 带（H band 或 Hensen 带），H 带中央又有一条暗线，称中膜或 M 线（M line）。间膜（Z 线）与中膜（M 线）维持暗盘与明盘在同一平面上，当肌纤维收缩时，可使肌原纤维的相互位置不变。每两条 Z 线中间的一段肌原纤维，包括两个半段明带和一整个暗带，称肌节（Sarcomere），宽为 2 ～ 3 μm，是肌原纤维的收缩单位。

在电镜下观察，每条肌原纤维由更纤细的肌丝（Myofilament）组成。肌丝分粗细两种。粗的称肌球蛋白丝（Myosin filament），由肌球蛋白分子形成，直径为 10 nm，长约 1.5 μm，是构成暗带（A 带）的主要成分。在 A 带的中线处，肌球蛋白丝更垂直地伸出一些丝突，形成较暗的 M 线。细的称肌动蛋白丝（Actin filament），由肌动蛋白分子组成，直径 5 nm，长约 2 μm，它一端起自明盘的间膜（Z 线），另一端伸入肌球蛋白丝之间。在两侧的肌动蛋白丝之间的暗带（A 带）中形成较明亮的部分，即 H 带。收缩时，两种肌丝的长度不变，而是肌动蛋白丝在肌球蛋白丝之间向中线（M 线）滑动，因之，明盘变窄，暗盘不变。

肌原纤维周围为肌浆网所缠绕。肌浆网（Sarcoplasmic reticulum）是由薄膜所构成的连续管系统，扩布于肌浆中，其中与肌原纤维平行的纵行小管称肌小管（Sarcotubule），它覆盖在肌原纤维的 A 带上。肌小管在 A 带与 I 带联结处汇合成一横列的膨大的终池（Terminal cisternae），在两个终池中间，肌纤维膜内陷形成一横小管即 T 小管（T tubule），管腔约 20 μm，它环绕每条肌原纤维。如此并列的三管（即一条 T 小管和两条终池）称三联管（Trial），行于 A 带与 I 带中间。肌浆网和 T 小管的作用可能与肌纤维的兴奋传导有关。当肌膜感受到神经冲动时，可通过肌浆网和 T 小管把冲动传到每条肌原纤维，使肌原纤维收缩。

在电镜下肌原纤维的横断像有不同表现：

I 带　由肌动蛋白丝细点组成整齐六角形图案。

A 带　每一个肌球蛋白丝粗点周围有 6 个肌动蛋白丝细点环绕。彼此间隔为 10 ～ 20 nm。

H 带　仅由粗点组成的对称三角形图案。

M 线　三角形图案的粗点中间，彼此被细纹线勾连。

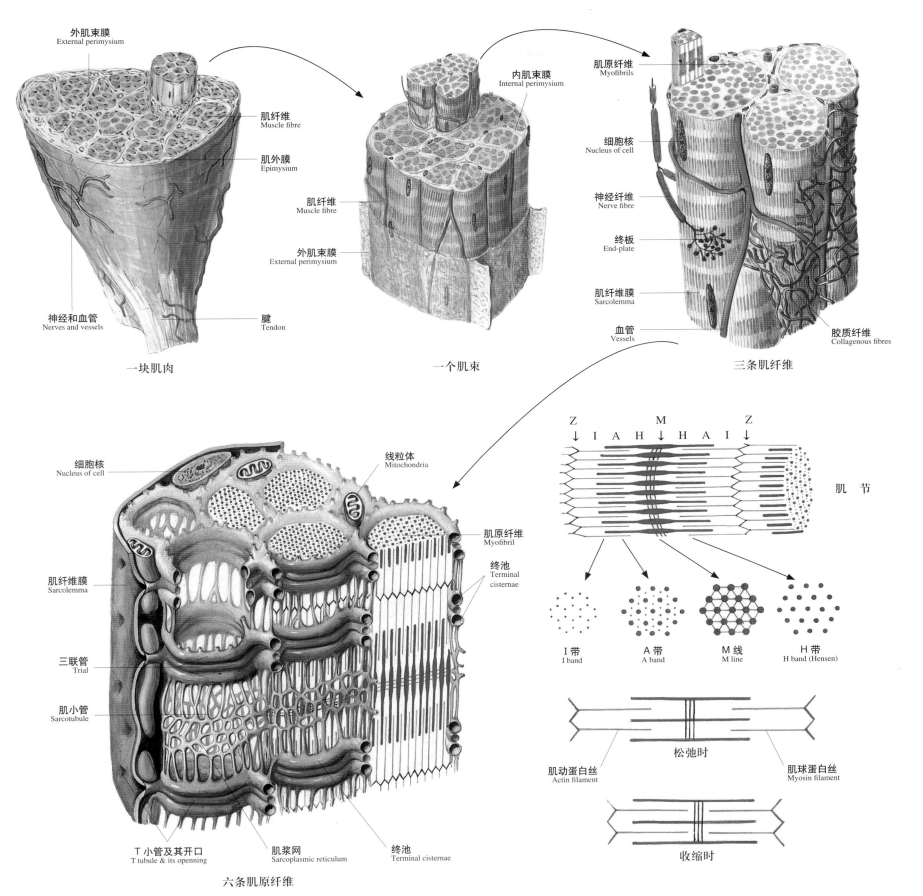

外肌束膜
External perimysium

肌纤维
Muscle fibre

肌外膜
Epimysium

神经和血管
Nerves and vessels

腱
Tendon

一块肌肉

内肌束膜
Internal perimysium

肌纤维
Muscle fibre

外肌束膜
External perimysium

一个肌束

肌原纤维
Myofibrils

细胞核
Nucleus of cell

神经纤维
Nerve fibre

终板
End-plate

肌纤维膜
Sarcolemma

血管
Vessels

胶质纤维
Collagenous fibres

三条肌纤维

细胞核
Nucleus of cell

肌纤维膜
Sarcolemma

三联管
Trial

肌小管
Sarcotubule

线粒体
Mitochondria

肌原纤维
Myofibril

终池
Terminal cisternae

T 小管及其开口
T tubule & its openning

肌浆网
Sarcoplasmic reticulum

终池
Terminal cisternae

六条肌原纤维

Z I A H M H A I Z

肌 节

I 带
I band

A 带
A band

M 线
M line

H 带
H band (Hensen)

松弛时

肌动蛋白丝
Actin filament

肌球蛋白丝
Myosin filament

收缩时

27. 骨骼肌的构造
The structure of the skeletal muscle

肌肉有红肌、白肌之分。红肌肌纤维较细，肌浆多，肌原纤维少，有较多的线粒体，肌肉呈红色。白肌肌纤维较粗，肌浆少，肌原纤维多，线粒体含量少，稍呈

白色。红肌收缩较慢，持续时间约75毫秒，作用持久，不易疲劳。白肌纤维收缩快，持续时间约25毫秒，易疲劳。但通常两种肌纤维在一块肌肉中混合存在。

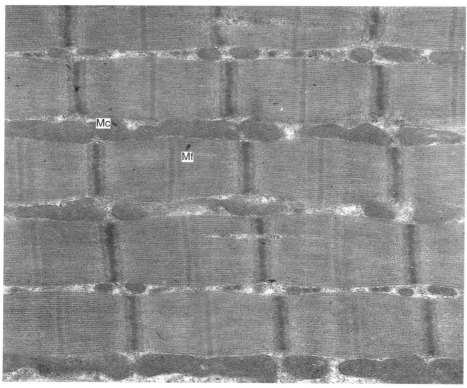

28．骨骼肌的电镜照片（纵断）（示肌原纤维　恒河猴　×35 700）
Electron micrograph of the skeletal muscle in longitudinal section to show the myofibrils (Rhesus monkey)

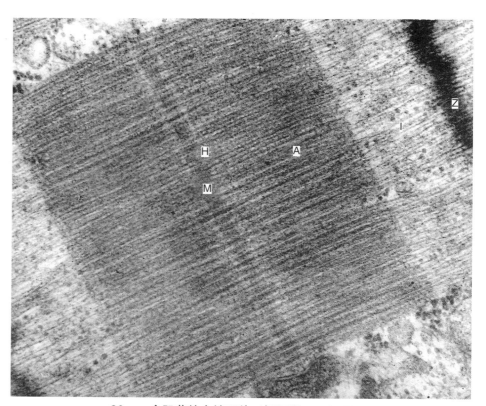

29．一个肌节的电镜照片（恒河猴　×65 900）
Electron micrograph of a sarcomere (Rhesus monkey)

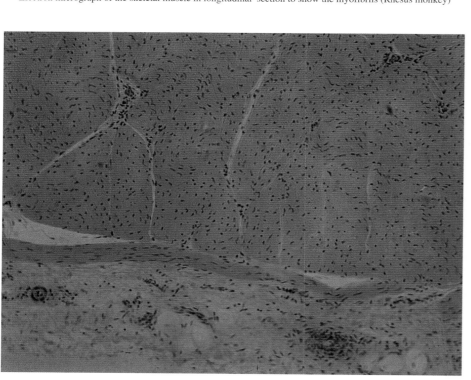

30．腱（横断）（苏木精－伊红染色　×120）
Tendon (Transverse section. H.E.)

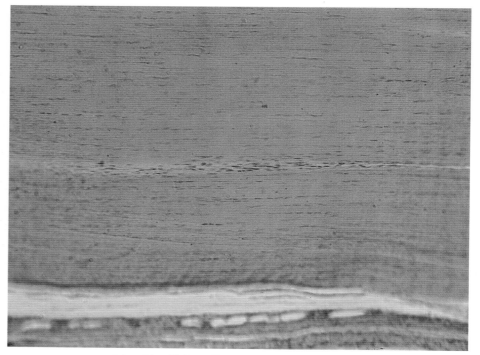

31．腱（纵断）（苏木精－伊红染色　×144）
Tendon (Longitudinal section. H.E.)

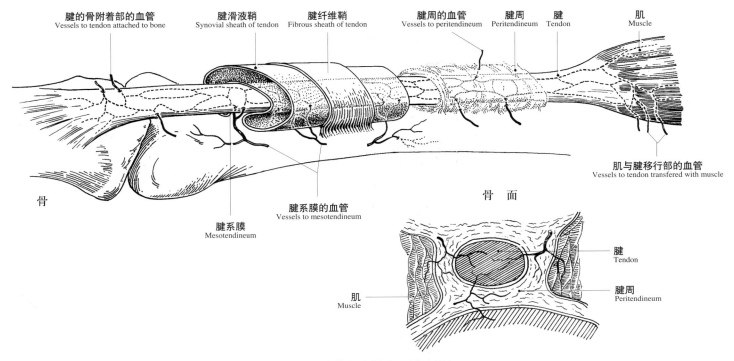

腱的骨附着部的血管
Vessels to tendon attached to bone

腱滑液鞘
Synovial sheath of tendon

腱纤维鞘
Fibrous sheath of tendon

腱周的血管
Vessels to peritendineum

腱周
Peritendineum

腱
Tendon

肌
Muscle

肌与腱移行部的血管
Vessels to tendon transfered with muscle

骨

腱系膜
Mesotendineum

腱系膜的血管
Vessels to mesotendineum

骨 面

腱
Tendon

肌
Muscle

腱周
Peritendineum

32．腱的血液供应（模式图）
The blood-supply of the tendon (Diagrammatic)

腱及其血液供应

腱是肌肉的延续部分，呈条索状，色亮白，弹性小，少血管，代谢低，但有极强的抗张力（一般为611～1 265 kg/cm²）和抗摩擦力。

腱组织由胶质纤维束、束间结缔组织——腱内膜（Endotenon）和腱束膜（Peritenon）（有血管、淋巴管和神经通行其中）以及外周结合组织——腱外膜（Epitenon）三部分构成。腱代谢水平虽较低，但它有血管分布并具有本身的微循环。

腱血管来源有四种：①腱与肌的移行部有较多血管入腱，向远近分支；血管或由肌质移行于腱。②在腱的骨附着部邻近的骨或骨膜的血管有分支入腱，数目较少。③在无鞘包裹的部位（如掌远端或前臂），血管来自腱周。腱周（Peritendineum, Paratenon）系疏松结缔组织，呈层状构造，与腱疏松结合，可随腱而移动。来自邻近的肌、筋膜或骨膜的血管，可经腱周分布于腱。④在滑液鞘包裹的部位，腱的血管系通过腱系膜（Mesotendineum）（如腕管部）和腱纽（Vinculum of tendon）（如指区）分布于腱。

血管在腱的胶质纤维束间纵行，有一条动脉和两条伴行静脉。血管呈节段形式分布，节段间有微弱吻合。腱起止部的血管仅滋养腱的近1/3和远1/3范围。通行腱系膜的血管，犹如小肠的动脉弓，有两三排，每支滋养1～2 cm距离。腱系膜在腱的血液供应中起重要作用。

了解腱的正常血液供应对腱外科极为重要。在肌

肉、腱、滑液囊、腱滑液鞘的外面有一个连续而完整的血管网，这是一个相对独立的供血系统。腱滑液囊和腱滑液鞘、腱系膜和腱纽是腱周组织的特殊分化结构，以适应腱的滑动和营养功能。行腱移植、腱移接或腱修补时，宜伴同腱系膜、腱周和腱纽，避免损伤其中的血管，否则有招致腱坏死的可能。

肌腱分类和移植

肌腱按结构及周围环境可分有滑膜肌腱和无滑膜肌腱两类，这两种肌腱可在一条肌肉中同时存在。

1. 无滑膜肌腱 被腱周（Paratenon）包绕，表面无滑膜，呈扁带状，银白色，松弛时表面有波纹，受牵拉时波纹消失，腱束与腱长轴平行，腱束间有较多结缔组织，并与腱周组织延续。腱周血管与束间血管具有广泛联系。这类肌腱居于骨筋膜鞘内（如前臂远端的手屈、伸肌腱）及掌和指的背面。

2. 有滑膜肌腱 被滑膜脏层包裹，呈带状、扁圆形或棱形，乳白色，质地坚韧，表面光滑无波纹，腱内以腱束为主，且交错编织，排列紧密，束间结缔组织和血管较少，血管多分布于腱的背侧，由腱系膜和腱纽中的血管供给，血供具有偏侧性、不均匀性和节段性。这类肌腱如腕掌侧滑液囊的手屈肌腱、指滑液鞘内的指浅、深屈肌腱及腕背侧滑液囊中的手伸肌腱。

上述两类肌腱的区别与力学环境有关。无滑膜肌

腱仅承受直线拉力，不产生位置变化，与周围组织无明显摩擦和阻力，肌腱受力均匀，从而建立了全方位、均匀分布的血供系统。有滑膜肌腱在狭窄的腱鞘内滑动，仅通过腱系膜和腱纽与周围联系。肌收缩时，腱除承受拉力外，其屈侧面还承受腱纤维鞘滑车压迫产生的剪切力和压应力，因之，腱内胶原纤维增多，腱束交错编织，受压部位血管减少或消失，更多依赖腱系膜和腱纽供血，导致血供偏侧性和节段性的特点。

肌腱移植（Tendon transplantation）是指游离的一段肌腱或其他代用材料，对缺损的肌腱进行修复的手术方法。不同肌腱缺失后，需正确选择移植材料和治疗措施。对无滑膜肌腱损伤后的治疗在于恢复其连续性和长度，由于腱本身及腱周组织血供丰富，采用无滑膜肌腱作为供体进行吻接后，愈合快且功能恢复良好。有滑膜肌腱损伤或缺失后，为避免移植后粘连，应尽可能选择有滑膜肌腱作为移植供体，并保持滑膜的完整性。由于有滑液分泌和营养，鞘内肌腱能够自行愈合，不会发生粘连，滑膜是防止粘连的重要屏障。

自体肌腱移植常用的肌腱有：掌长肌腱（平均长13 cm，宽3 mm）、跖肌腱（平均长31 cm，宽2 mm）、示指伸肌腱（平均长10 cm，宽3 mm）、小指伸肌腱（平均长11 cm，宽3 mm）和至第二趾的趾长伸肌腱（平均长30 cm，宽2.5 mm）。

此外，进行手指屈肌腱损伤修复或移植时，还应使腱纤维鞘关键部位的滑车保留或修复完好，以防屈指时指屈肌腱形成"弓弦"离位（见手指掌面局解）。

第五节　血　管

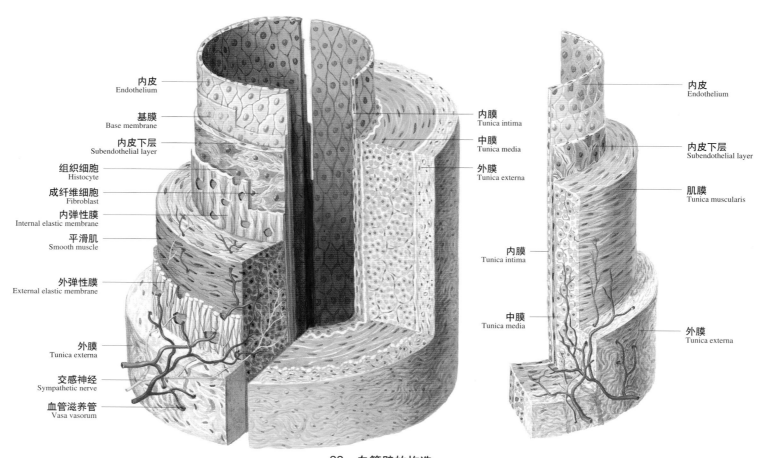

内皮
Endothelium

基膜
Base membrane

内皮下层
Subendothelial layer

组织细胞
Histocyte

成纤维细胞
Fibroblast

内弹性膜
Internal elastic membrane

平滑肌
Smooth muscle

外弹性膜
External elastic membrane

外膜
Tunica externa

交感神经
Sympathetic nerve

血管滋养管
Vasa vasorum

内膜
Tunica intima

中膜
Tunica media

外膜
Tunica externa

内皮
Endothelium

内皮下层
Subendothelial layer

肌膜
Tunica muscularis

内膜
Tunica intima

中膜
Tunica media

外膜
Tunica externa

33. 血管壁的构造
The structure of the walls of the blood vessels

左图左半为中动脉壁构造模式图，左图右半为中动脉壁写生示意图，右图为中静脉壁构造模式图。

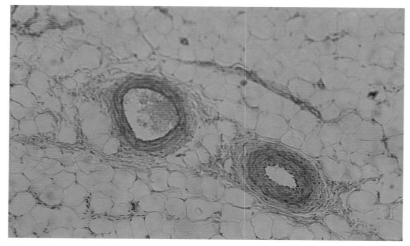

34. 小动静脉（苏木精－伊红染色　×120）
Small arteries and veins(stained with haematoxylin-eosin, H.E.)

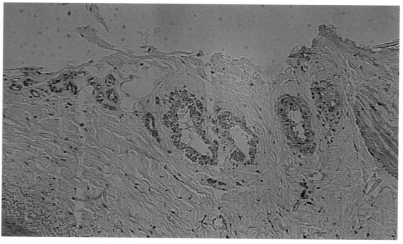

35. 淋巴管（苏木精－伊红染色　×120）
Lymph vessels (stained with haematoxylin-eosin, H.E.)

血管壁的构造

种 类	内 膜			中 膜	外 膜
	内皮层	内皮下层	内弹性膜		
大动脉（如主动脉、锁骨下动脉等）	内皮细胞为卵圆形或多角形	比其他血管厚，由纤维组织形成密网	较厚，常分两层以上，是由弹性组织组成的多孔膜	占管壁的主要部分，最厚，由弹性纤维组成的约50层弹性膜作螺旋状排列，其间夹有少量平滑肌	较中膜薄，由纵行和螺旋状排列的胶质纤维、小血管神经等构成，弹性纤维很少。外膜与中膜间有外弹性膜
中动脉（有肌性动脉之称，如桡动脉）	单层扁平上皮	为薄层疏松组织，含胶质纤维、弹性纤维和少数成纤维细胞	为厚的弹性纤维所构成的有孔的膜。在固定标本上，此膜横切面呈波浪形	最厚，含有25～40层环形平滑肌，其间夹有弹性纤维和胶质纤维	较中膜薄，是由胶质和弹性纤维构成的结缔组织。外弹性膜清晰，与中膜为界
小动脉（口径由400μm左右至30μm的微动脉）	口径60～70μm以上的小动脉，内膜包含内皮细胞和弹性纤维网的内弹性膜			含2～4层平滑肌	结缔组织和弹性纤维
小静脉（口径由40～50μm至数百微米）	40～50μm的小静脉，内膜是内皮细胞			稀松的环行平滑肌	为由胶质纤维和成纤维细胞等组成的结缔组织
	200～300μm的小静脉，内膜是内皮细胞			环形的平滑肌连续成层，随口径增大，肌纤维层数亦增多	较厚，由纵行胶质纤维和分散的弹性纤维组成
中静脉	内皮细胞短，呈多角形，此层向腔内突出形成静脉瓣	在较大的中等静脉内，有内皮下层，由胶质纤维和弹性纤维组成	为由纵行的弹性纤维构成的网	与同型动脉相比很薄，为由环形平滑肌、胶质纤维和弹性组织形成的网	较厚，构成静脉壁的主要部分，由胶质和弹性纤维组成，其中常有纵行肌纤维束
大静脉（如上、下腔静脉，肺静脉，门静脉）	内膜甚薄，有薄的内皮层	不明显	不明显	甚薄，平滑肌几乎不成层	最厚，构成壁的主要部分，由大量纵行平滑肌束、弹性纤维和结缔组织组成

1. **淋巴管的构造** 淋巴管的构造与静脉类似。较小的淋巴管内皮外方围有胶质纤维和弹性纤维。再大一些的出现少数平滑肌细胞。较大的淋巴管内膜由内皮和内皮下的纵行纤维网构成，腔内有由内膜形成的瓣膜，中膜由环行和少数纵行平滑肌纤维组成，外膜是最主要的一层，由细的胶质纤维、平滑肌和弹性纤维组成。淋巴毛细管与毛细血管相似，末端呈盲端，口径较毛细血管大，管壁由单层内皮细胞组成。

2. **血管壁的血管神经支配** 口径在 1 mm 以上的动静脉，由滋养动脉（Vasa vasorum）滋养。滋养动脉是很小的小动脉，起自动脉本身的分支或邻近动脉的分支，进入外膜形成毛细血管网，并向内滋养中膜外半。中膜内半和内膜无毛细血管，由其管腔的血液渗透进行营养。血管壁有丰富的神经供应，交感纤维在外膜形成神经丛入中膜，以纤细末梢分布于平滑肌纤维上，管理血管的收缩。感觉纤维分布于血管外膜的结缔组织，一部进入外膜、中膜甚至内膜，反复分支形成游离终末以及其他感觉装置，感受血压或血液性状的变化。

微 循 环

微循环（Microcirculation）是指微动脉和小静脉间的血液循环，即毛细血管循环。血液通过微循环向组织细胞提供氧、激素、维生素和营养物质，带走代谢产物，并可调节组织和血管内的含水量。因此微循环是执行循环系统基本功能的基本结构。近年来，由于休克的微循环学说的建立，更引起人们对它的重视。

基于各器官组织功能的不同，各部微循环结构也不一样。典型的微循环由以下几部组成。

（1）微动脉（Arterioles）：是小动脉的分支，口径 18～25μm，管壁有完整的平滑肌层及较少的弹力纤维和胶质纤维，受交感神经和内分泌作用而收缩舒张，是调节微循环灌流量的"总开关"。

（2）后微动脉（Metarterioles）：系微动脉的延伸部分，口径 12～15μm，管壁平滑肌较稀疏。

（3）前毛细血管（Precapillaries）：是后微动脉的锐角分支，口径 10～12μm，很短，直接与真毛细血管相续。有环形平滑肌，称前毛细血管括约肌（Precapillary sphincters），其作用宛如微循环的"分开关"。

（4）真毛细血管（True capillaries）：口径 8～10μm，由单层内皮细胞借黏合质黏合而成，迂回曲折，组成毛细血管网，穿行于细胞之间。

（5）微静脉（Venules）：口径比真毛细血管粗，为 20～30μm，壁薄无平滑肌，故无主动收缩力。从微静脉趋近到小静脉时逐渐有稀疏的平滑肌。

（6）小静脉（Small veins）：口径 30～50μm，管壁逐渐有由稀疏到完整的平滑肌层。

（7）通毛细血管：为后微动脉的延伸，直接与微静脉相通，是经常开放的血流直捷通路（Thoroughfare channel），平滑肌逐渐消失只由一层内皮和结缔组织构成。

据推算，人体真毛细血管总长约 10 万 km，可绕地球两圈半，超过全身血管总长的 90%。口径若以 10μm 计算，其总容量为 7.85 L，总表面积约 3 142 m²。正常静息时，只有 1/20 毛细血管开放，仅含全身血量的 6%～7%（300～350 ml），故微循环有极大潜能。

微循环的血管受交感神经和体液所调节，其中缺少平滑肌的真毛细血管和微静脉主要由血液中的血管活性物质所调节。这种物质可分两类，即血管收缩物

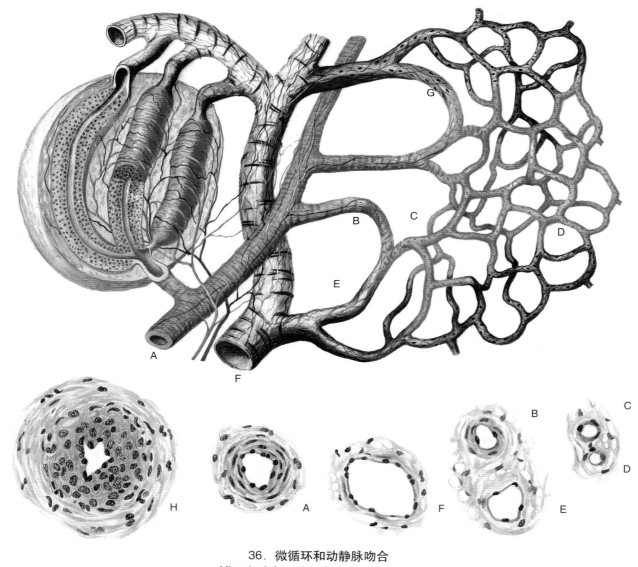

36. 微循环和动静脉吻合
Microcirculation and arterio-venous anastomoses

| A. 微动脉 Arterioles | C. 前毛细血管 Precapillaries | E. 微静脉 Venules | G. 直捷通路 Thoroughfare channels |
| B. 后微动脉 Metarterioles | D. 真毛细血管 True capillaries | F. 小静脉 Small veins | H. 动静脉吻合 Arterio-venous anastomoses |

阴茎、卵巢、甲状腺、肾上腺、泪腺、耳郭、耳蜗、鼓室侧壁等。

动静脉吻合的构造，简单者输入小动脉仅经一吻合支（动脉段和静脉段），即导入输出静脉，复杂者吻合支可有 3～4 条。吻合支迂曲或直行，口径 10～30 μm，管壁极厚，可达 40～60 μm。吻合支的构造特点是管壁中存在有大量类上皮细胞，即变形的平滑肌细胞，有亮的胞质和大的核，类上皮细胞外周包以环形平滑肌，薄壁的丝球状静脉包裹着吻合支，外面缠以有髓感觉纤维和无髓交感纤维。整个血管球外面并为一结缔组织囊包裹。

动静脉吻合支具有重要的功能特征。其收缩频率独立于邻近动脉的收缩频率，比小动脉收缩快且对刺激反应灵敏。交感纤维可使吻合支收缩，间接地升高血压，并增强代谢过程的强度。吻合支的舒张或是由于类上皮细胞释放乙酰胆碱型物质入血，局部作用于循环，或是通过轴突反射完成的。吻合支可调节局部温度。周围温度高时，吻合支收缩，血液灌入毛细血管，温度再高时，不但毛细血管充盈，吻合支亦行扩张，将血液更快地汇入小静脉引起散热或发汗，发汗多的部位多为吻合支集聚的部位。人们见到，狗"热喘"时常伸舌以补偿散热，因狗舌中有大量吻合支存在。周围温度降低时，小动脉收缩，但吻合支舒张，积极参与放热过程，保持皮肤温度，对环境进行适应。当然，在极度寒冷环境下，由于小血管痉挛，血流慢，皮肤发青变冷，吻合支可能成为闭锁状态，而导入冻伤过程。其后，血管麻痹，皮肤变红而肿胀，最初收缩的吻合支可能又敞开。

动静脉吻合支有丰富的感觉纤维分布，粗径及中径有髓纤维沿吻合支表面蔓延分支，穿过吻合支外膜消失髓鞘，呈攀状终末，另一些纤维分布于类上皮细胞中间。实际上，似应把动静脉吻合看成为机械（压力）感受器和化学感受器，对机体中产生的各种刺激给予反射性反应。

在某些疾病（如动脉硬化、闭塞性脉管炎、糖尿病等）时，动静脉吻合支亦可导入病理变化，产生局部血循环紊乱、血流停滞、血栓形成及坏死。血管球瘤（Glomangioma）为动静脉吻合支本身产生的病理过程，这类癌肿系吻合支的类上皮细胞过度生长，不断增加对感觉末梢的压迫，极为疼痛。

质（如肾上腺素、去甲肾上腺素、5-羟色胺、血管紧张素及肾素等）和血管舒张物质（如组胺、乳酸、核苷酸及血管运动徐缓素等）。这一调节机制严格地适应着组织代谢的需要。静息时，组织代谢率低，耗氧少，代谢产物积蓄慢，因此只有少数真毛细血管交替开放，大部血液由直捷通路流入静脉。活动时，代谢率升高，耗氧量大，代谢产物迅速积聚，故大量毛细血管开放，以满足组织的需要。现在已知，休克是一种全身性病理反应，其主要特征为小动脉痉挛、微循环灌血不足；而休克进一步发展时，则毛细血管普遍扩张，血液淤滞于微循环中，由此造成组织缺氧、循环衰竭、代谢紊乱及各系统功能障碍。临床宜根据休克各期特点而采取相应措施。

动静脉吻合

动静脉吻合（Arterio-venous anastomoses）系指微动脉（或小动脉）与小静脉间的直接通路，血液由微动脉经此吻合可避过毛细血管直接流入小静脉。它们广泛存在于人体下列各部：皮肤（尤其是指、趾皮肤；甲床每平方厘米可有 10 个左右，其他部皮肤如腋、肘、腹股沟、膝、会阴等处也有动静脉吻合存在）、长骨、短骨、扁骨、骨髓、关节囊的纤维层和滑膜层、心肌、尾骨球（即介于骶中动、静脉分支间的许多动静脉吻合）、鼻腔黏膜、鼻中隔、鼻甲、鼻尖、肺及胸膜、颊黏膜、唇、腭帆、食管、胃壁各层、肠黏膜下层、肠系膜、颌下腺、舌下腺、腮腺、胰、肾被膜和肾实质、

人皮肤微循环血管树

皮肤血供有三个来源：直接皮动脉、经肌间隔或肌间隙的间接皮动脉和肌皮动脉。所有皮动脉干穿出深筋膜后垂直或迂曲上行，由粗变细，并发出五级三

维树状分支。一级为深筋膜层的干式血管，网眼较大；二级为浅筋膜层分支，粗支行于脂肪小叶间隔中，并发支进入脂肪小叶内吻合成网；三级分支分布于真皮网状层，形成一些散在的毛细血管团，并带有囊状扩张；四级分支位于真皮乳头层基底部，血管吻合成多角形网眼及短小的血管襻，五级分支为一些麻花形或发卡形血管襻，由四级网眼发出深入真皮乳头内。

皮肤微循环五级血管树分布为皮肤的温度调节、损伤、再造和移植等提供了形态学基础。皮肤移植外科

中的刃厚皮片只限于真皮，只含有真皮乳头层毛细血管网。中厚皮片达真皮网状层，含有血管树的第五、四级分支和少量第三级分支。全厚皮片包括真皮网状层，含有血管树的第五、四级分支和大部分第三级分支。超薄皮瓣深入到浅筋膜，包含血管树的全部第五、四、三级分支和一部分第二级分支。筋膜瓣则包含了血管树的全部五级分支的血管。

应用皮肤微循环血管树理论还可判断不同程度的烧伤和冻伤。Ⅰ度仅累及表皮，真皮乳头内的血管出

血、扩张和渗出。浅Ⅱ度达真皮乳头层，累及血管树的第五、四级分支，血管渗出增多，造成局部水肿，部分渗出液积聚于表皮与真皮之间，形成水泡。深Ⅱ度达网状层，损害涉及到血管树的第五、四、三级分支，局部感觉神经遭受破坏，痛觉迟钝。Ⅲ度损伤达皮下组织或深及肌肉、骨骼，可累及血管树的全部第五、四、三级分支及部分第二、一级分支。感觉终末全遭破坏，无痛觉，随后形成焦痂，不进行皮肤移植修复，损伤难以恢复。

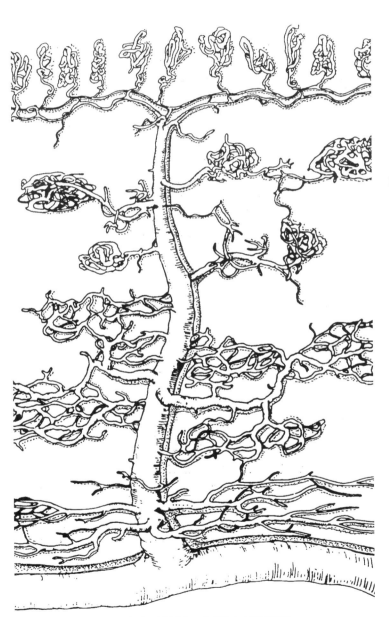

37. 人皮肤微循环血管树（模式图）
Microcirculatory vascular tree of human skin (Diagrammatic)

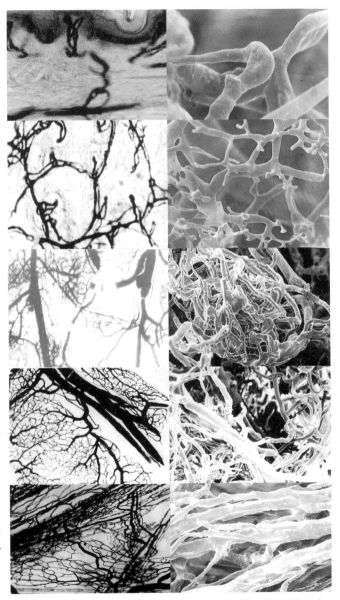

五、真皮乳头内毛细血管襻（球）
Capillary loops (balls) in dermal papillae

四、真皮乳头层基底部毛细血管网（球）
Capillary networks in basal papillary layer of dermis

三、真皮网状层毛细血管团
Capillary ball in reticular layer of dermis

二、浅筋膜层网状分支
Reticular branches in superficial fascial layer

一、深筋膜层干式血管
Trunk-type vessels in deep fascial layer

38. 人皮肤微循环五级血管分支的光镜（左）和扫描电镜照片（右）
Light (left) and scanning electron micrograph (right) of microcirculatory five grade rami of human skin

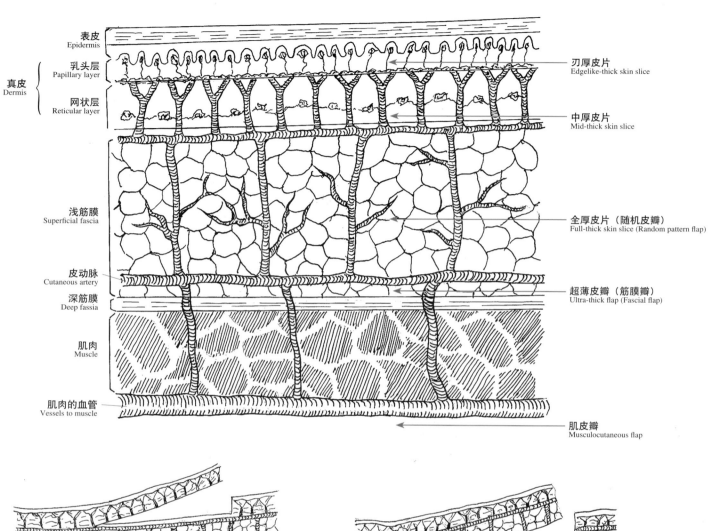

表皮
Epidermis

乳头层
Papillary layer

真皮
Dermis

网状层
Reticular layer

浅筋膜
Superficial fascia

皮动脉
Cutaneous artery

深筋膜
Deep fassia

肌肉
Muscle

肌肉的血管
Vessels to muscle

刃厚皮片
Edgelike-thick skin slice

中厚皮片
Mid-thick skin slice

全厚皮片（随机皮瓣）
Full-thick skin slice (Random pattern flap)

超薄皮瓣（筋膜瓣）
Ultra-thick flap (Fascial flap)

肌皮瓣
Musculocutaneous flap

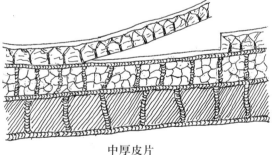

中厚皮片
Mid-thick skin slice

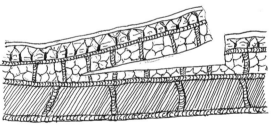

全厚皮片（随机皮瓣）
Full-thick skin slice (Random pattern flap)

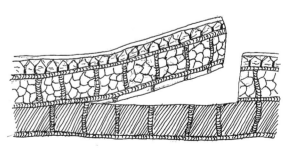

超薄皮瓣（筋膜皮瓣）
Ultra-thick flap (Fascial flap)

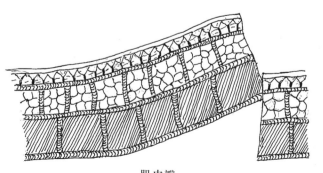

肌皮瓣
Musculocutaneous flap

39. 皮瓣与皮肤各层的关系（模式图）
Skin flaps in relation to the skin layers (Diagrammatic)

第六节　周围神经

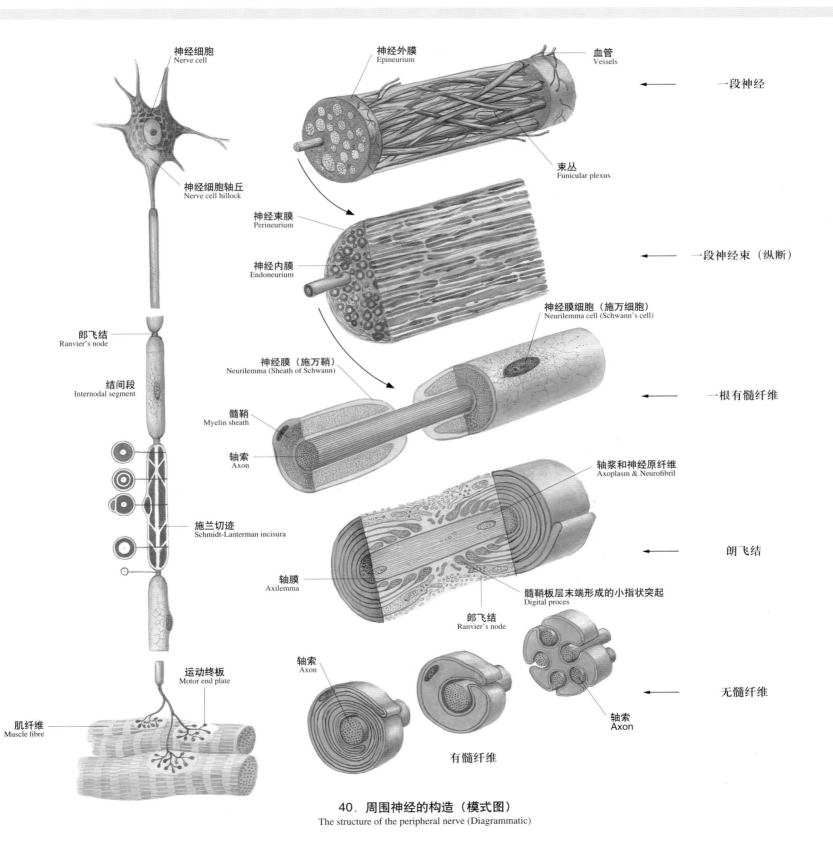

神经细胞
Nerve cell

神经细胞轴丘
Nerve cell hillock

郎飞结
Ranvier's node

结间段
Internodal segment

施兰切迹
Schmidt-Lanterman incisura

运动终板
Motor end plate

肌纤维
Muscle fibre

神经外膜
Epineurium

血管
Vessels

一段神经

束丛
Funicular plexus

神经束膜
Perineurium

神经内膜
Endoneurium

一段神经束（纵断）

神经膜细胞（施万细胞）
Neurilemma cell (Schwann's cell)

神经膜（施万鞘）
Neurilemma (Sheath of Schwann)

髓鞘
Myelin sheath

轴索
Axon

一根有髓纤维

轴浆和神经原纤维
Axoplasm & Neurofibril

轴膜
Axilemma

髓鞘板层末端形成的小指状突起
Digital proces

郎飞结
Ranvier's node

朗飞结

轴索
Axon

无髓纤维

轴索
Axon

有髓纤维

40．周围神经的构造（模式图）
The structure of the peripheral nerve (Diagrammatic)

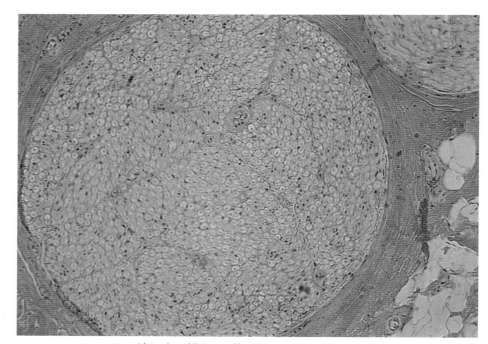

41. 坐骨神经（横断）（苏木精－伊红染色 ×72）
A transverse section of the sciatic nerve (stained with haematoxylin-eosin, H.E.)

42. 神经束（横断）（苏木精－伊红染色 ×144）
A transverse section of a nerve bundle (stained with haematoxylin-eosin, H.E.)

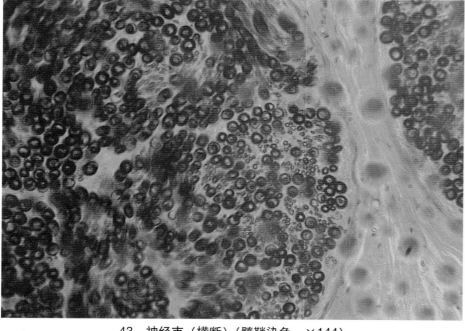

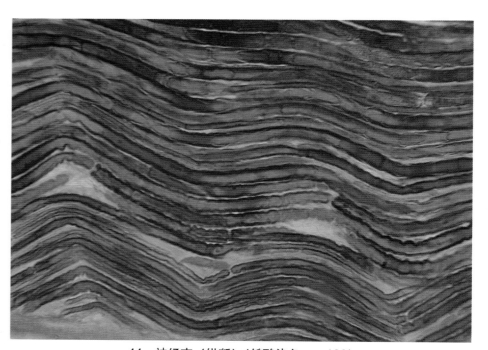

43. 神经束（横断）（髓鞘染色 ×144）
A transverse section of a nerve bundle (stained by Weigert-Pal method)

44. 神经束（纵断）（锇酸染色 ×120）
A longitudinal section of a nerve bundle (stained with osmic acid)

周 围 神 经

一、周围神经的构造

周围神经（Peripheral nerve）即解剖学所称的神经或神经干。每条周围神经包含有无数的神经纤维（如感觉纤维、运动纤维、交感纤维、副交感纤维）及结缔组织、血管、淋巴管等。神经纤维在周围神经中集聚成大小不同的神经束（Nerve funiculus，Nerve bundle），束外面包以薄而致密的纤维组织鞘，称神经束膜（Perineurium），束膜的结缔组织深入神经束内，将神经纤维分隔成许多群，叫神经内膜（Endoneurium），神经内膜尚可发出多数疏松组织引导血管并包于每根神经纤维的周围。若干神经束集聚在一起再由结缔组织包裹，称神经外膜（Epineurium）。这三层膜（外膜、束膜、内膜）在临床上系神经纤维瘤（Neurofibroma）的起源部位。

神经束断面呈圆形，大小不等，直径为 0.04 ～ 3.5 mm。在肢体近段的神经，束较粗，多由混合纤维组成。在行程中，束相互编织吻合、分支、形成束丛（Funicular plexus），束丛存在的意义在于将适当脊髓节段来源的传入和传出纤维组合到每一分支中。神经束膜由纵、环、斜行的弹力纤维和胶质纤维组成7～15层的同心板，膜的厚度为1.0～62.5 μm。束膜可保护神经纤维，抵抗和维持束内的压力，神经干的张力和弹性主要来源于束膜，同时，液体和离子亦可通过束膜进行扩散。神经外膜亦由胶质纤维、弹性纤维、脂肪等组成，纤维多在外周纵行，脂肪组织大量存在于束间。整个神经外膜组织的数量不同，依人、依神经和依经行不同部位而变化。胖人神经内脂肪组织含量较多；坐骨神经脂肪组织含量较多，而正中神经、尺神经脂肪组织含量较少。一般说来，外膜组织占神经横断面的30%～75%。神经外膜可为神经束提供疏松的基质环境，在神经束不被拉紧的情况下允许束在神经内自由伸展；整个神经被牵拉，神经外膜可有缓冲的余地，直到其弹性界限，才波及到神经束的牵张伸直。总之，在各种内外界因素作用下，对神经束起着保护作用。

了解神经束与神经外膜组织的含量比例对神经的吻接和修补具有重要意义。一条神经断离后，简单地缝合其外膜，其功能效果是得不到保障的。如果外膜组织含量大，再生轴突可无限制地长入外膜组织中，在那里以盲端而终，形成瘤状瘢痕，受损神经功能恢复速度慢且不完全。晚近，由于显微外科的发展，一条神经损伤后，采用神经束的端端对合，收效良好。

1. **神经纤维（Nerve fibre）** 神经纤维即神经元的突起，主要由轴突的延长部分和套在外面的鞘状结构组成。一条完整的神经纤维由轴索、髓鞘和神经膜三部分构成，称有髓纤维（Myelinated fibre）。有些神经纤维，轴索仅由神经膜包裹，没有形成明显的髓鞘，称无髓纤维（Nonmyelinated fibre）。

2. **轴索（Axon）** 是神经纤维的中轴，表面覆以薄膜，为轴膜（Axilemma），膜内有浆，称轴浆（Axoplasm），是清澈的液体，浆中有神经原纤维（Neurofibril）和线粒体等。神经原纤维贯其全长，其末梢终于各组织器官。

3. **髓鞘（Myelin sheath）** 是包在轴索外面的圆筒状厚膜，由髓磷脂和蛋白质等构成。新鲜的髓鞘是一种半流动的物质，呈亮白色，此种脂类很易为氯仿、乙醚等脂溶性药物所溶解，遗留下一些网状结构的蛋白质，称神经角蛋白（Neurokeratin）。髓鞘若用锇酸染之成为黑色，横断面呈黑色圆环。在纵断面上，髓鞘显现一些斜行或漏斗形裂隙，称施兰切迹（Schmidt-Lanterman incisura）。髓鞘不是连续的，在神经纤维一定距离处即中断数微米，此处纤维较窄，神经膜直接包裹轴索，称郎飞结（Ranvier's node），神经纤维可由此处发出侧支。两结间的完整一段，称结间段（Internodal segment）。不同类型的脊髓神经纤维，其结间段长短不一，可由50 μm到1 000 μm。髓鞘可防止兴奋扩散，起绝缘作用。

4. **神经膜（Neurolemma，或称施万鞘 Schwann sheath）** 是包在神经纤维外面的一层薄膜，由一层神经胶质细胞即神经膜细胞（施万细胞）所构成。每一结间段有一个神经膜细胞，其核呈长圆形，细胞质极薄，成为神经膜。神经膜细胞有营养和保护作用，并能产生髓鞘，在神经纤维损伤后的再生过程中起重要作用。

电镜下观察，髓鞘是神经膜细胞的胞膜螺旋形卷绕轴索、呈多层明暗相间的同心圆板层结构，其间有密度很大的暗板，由神经膜两层胞膜的蛋白质分子构成。明板由类脂分子构成。在郎飞结处，髓鞘的板层结构消失，板层末端形成小指状突起围在轴索表面。髓鞘的施兰切迹是板层结构出现的一些断裂层，即并合的神经膜细胞的胞膜在此处分离，其间被细胞质所充填。无髓纤维是一条或多条轴索被包在一个神经膜细胞内，胞膜不作反复卷绕，故未形成板层结构的髓鞘。

二、神经纤维的类型

神经纤维依其口径、传导速度、易感性及对损伤反应的不同，可分3类。

1. **A类纤维** 依感觉和运动成分，可分为2类

（1）A类传入（感觉）纤维：Ⅰ、Ⅱ、Ⅲ型。

Ⅰ型：直径20 μm以上，传导速度每秒100 m，对缺氧最敏感，损伤后恢复较慢。包括肌梭的Ⅰa型和腱器官的Ⅰb型原发性感觉纤维。

Ⅱ型：包括皮肤的触觉纤维和梭内肌的纤维（口径5～15 μm，传导速度20～90 m/s）。

Ⅲ型：包括分布毛囊的轻触觉受体、血管壁的受体和身体某些组织的痛觉受体（1～7 μm，12～30 m/s）。

（2）A类传出（运动）纤维：α、γ纤维。

α纤维：支配梭外肌纤维，口径17 μm，传导速度50～100 m/s，分布到快"颤搐"肌。

γ纤维：由脊髓前角γ运动神经元发出，口径2～10 μm，速度3～15 m/s，支配梭内肌纤维。

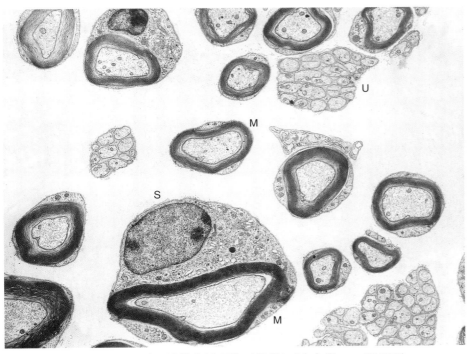

45. 有髓及无髓纤维的电镜照片（横断）（大白鼠 ×10 000）
Electron micrograph of the myelinated and the nonmyelinated fibres (Transverse section. Rat)

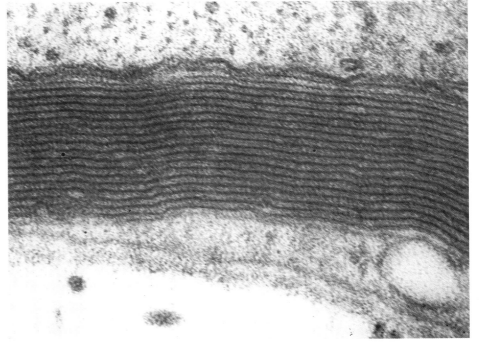

46. 有髓纤维的电镜照片（横断）（示髓鞘层板，大白鼠 ×117 000）
Electron micrograph of the myelinated fibre to show myelin lamellae (Transverse section. Rat)

47．无髓纤维的电镜照片（横断）（大白鼠　×40 000）
Electron micrograph of a nonmyelinated fibre in transverse section (Rat)

A. 轴索 (Axon)　　　　Ms. 神经膜卷入形成的轴索系膜（Mesaxon）

2. B 型纤维　有薄的髓鞘，但口径细（1～3 μm），传导速度 3～15 m/s，如交感节前纤维。

3. C 型纤维　为无髓纤维，口径 0.2～1.5 μm，传导速度很慢，0.3～1.6 m/s，如交感节后纤维、后根的内脏和体躯的无髓纤维及传导痛、温、味、嗅的纤维等，最细的 C 类纤维见于嗅系中。

三、周围神经的血液供应

周围神经全长有不间断的、丰富的血液供应。这些神经滋养动脉（A. rteriae nervorum）多来自与神经伴行的有名称的动脉、动脉肌支和皮支以及动脉网等。如尺神经依次由腋动脉、肱动脉、尺侧上、下副动脉、尺侧返动脉后支、尺动脉等的分支分布。它们在神经全长形成延续的管道。神经滋养管的起始部位、行程、数目和大小有很大变化，而且两侧不对称。一般呈 70°～90°角由动脉干发出，行程较短（常为 5～15 mm），有的短而卷曲的滋养动脉紧紧地将神经与动脉干攀附在一起；有的滋养动脉口径较粗，最大的可达 1 mm，它们沿神经表面行一很长距离，中途不接受其他分支。如坐骨神经伴行动脉（Companion a. of sciatic n.）很粗很长，且有名称；正中神经由腋动脉接受分支后，可一直延续到肘，中途不接受其他分支。如果滋养管较细，它只在神经表面行一短距离，依次有血管于不同间隔进入神经。有许多滋养管达神经后呈"T"形分成一短升支和一长降支；有的血管可穿过一条神经，滋养另一结构，这种情况可见于小腿远 1/3 的胫神经。

神经滋养管在神经内的分布也不同。有些大神经的神经外膜表面可见一条或数条纵行的浅血管链，为小动脉，它们借横行或斜行的吻合支，形成大的网眼，向神经内部发出分支。有些神经沿肌肉下降时，由肌支分布来的一些小血管在神经表面形成稠密血管网。这些浅血管伸入束间，以小动脉形式直行、斜行或稍为扭曲而行，较大的小动脉可在束间行一长距离，反复分支并被新进入的动脉增强；较小的小动脉迅即伸入束内分为微动脉、后微动脉、前毛细血管和毛细血管而滋养神经纤维。手术中对神经周围的血管尤其是较大的滋养管避免粗暴地牵拉或破坏，以保证神经的充分血液供应。有时神经滋养管由于某些原因的出血亦可导致神经功能的障碍。

脊神经(Spinal nerves) 共31对(颈1～8、胸1～12、腰1～5、骶1～5、尾1)。每一脊神经由运动性的前根（Ventral root）和感觉性的后根（Dorsal root）在椎间孔处合成，后根在椎间孔处有一膨大的脊神经节（Spinal ganglion）。脊神经出椎间孔后分前、后两支。后支（Dorsal ramus）较细，穿横突间隙或骶后孔后行，继分内侧支和外侧支，内侧支（Medial branch）向棘突而行，分布于骨、关节和肌肉，末梢浅出达皮肤；外侧支后行，只分布关节和肌肉。但颈1，骶4、5，尾1只有外侧支而无内侧支，此时，外侧支则达皮肤。前支（Ventral ramus）粗大（颈1、颈2前支较小），向外前行，互相结合形成丛。颈1～4前支组成颈丛；颈5～8、胸1前支组成臂丛；胸12、腰1～4前支组成腰丛；腰4、5、骶1～5、尾1组成骶尾丛（胸2～11

前支不形成丛，单独走行），支配颈、胸、腹、四肢的肌肉和皮肤。

脊神经前支出椎间孔不远，借白、灰交通支（White & gray ramus communicans）与交感干的神经节相连（颈部、下腰部和骶部的脊神经只有灰交通支而无白交通支），其中含有支配内脏的纤维。

每一脊神经中主要包含4种纤维成分：

1. **躯体传出纤维**（Somatic efferent fibres） 起自脊髓前角运动神经元，经前根入脊神经，大的α神经元末梢终于骨骼肌纤维（梭外肌纤维）的运动终板，小的γ神经元末梢分布于肌梭中的梭内肌纤维。两者共同管理肌肉紧张和运动。

2. **躯体传入纤维**（Somatic afferent fibres） 传导皮肤、筋膜、肌肉、关节、韧带和骨膜等的感觉。纤

维起自脊神经节中的假单极神经细胞，其中央突入脊髓，周围突组成脊神经，末梢终于上述结构中的各型感受器（游离神经终末、触觉小体、环层小体、温觉小体、毛囊终末、肌梭、腱器官）等。

3. **内脏传出纤维**（Visceral efferent fibres） 来自胸髓及上三个腰髓侧柱的交感神经元。节前纤维经前根、脊神经、白交通支至相应交感节，成突触，节内细胞发节后纤维经灰交通支回脊神经，并随脊神经分布于脉管、腺体和立毛肌，使腺体分泌、血管运动并调节皮肤和肌肉的营养。

4. **内脏传入纤维**（Visceral afferent fibres） 纤维亦起自脊神经节假单极神经元，中央突入脊髓，周围突随脊神经、白交通支、交感节等分布于内脏。

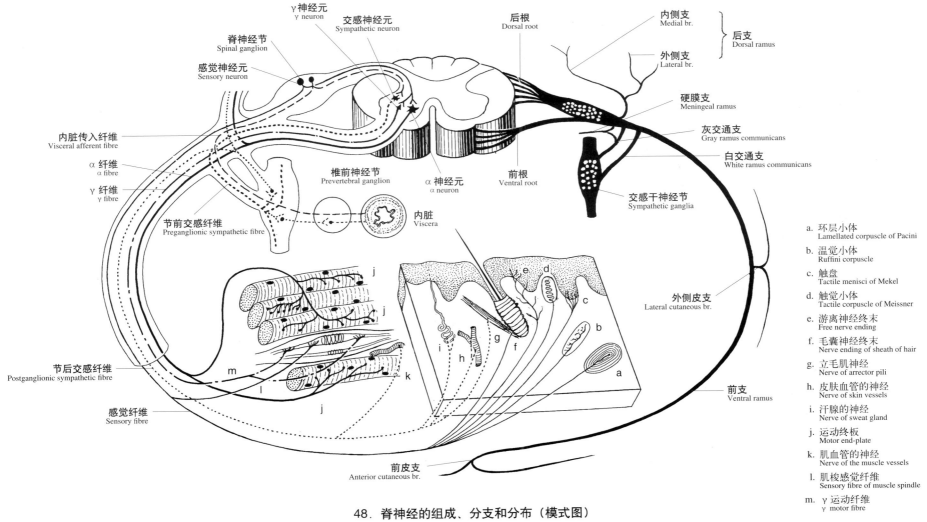

a. 环层小体
   Lamellated corpuscle of Pacini
b. 温觉小体
   Ruffini corpuscle
c. 触盘
   Tactile menisci of Mekel
d. 触觉小体
   Tactile corpuscle of Meissner
e. 游离神经终末
   Free nerve ending
f. 毛囊神经终末
   Nerve ending of sheath of hair
g. 立毛肌神经
   Nerve of arrector pili
h. 皮肤血管的神经
   Nerve of skin vessels
i. 汗腺的神经
   Nerve of sweat gland
j. 运动终板
   Motor end-plate
k. 肌血管的神经
   Nerve of the muscle vessels
l. 肌梭感觉纤维
   Sensory fibre of muscle spindle
m. γ运动纤维
   γ motor fibre

48. 脊神经的组成、分支和分布（模式图）
The formation, branches and distribution of the spinal nerves (Diagrammatic)

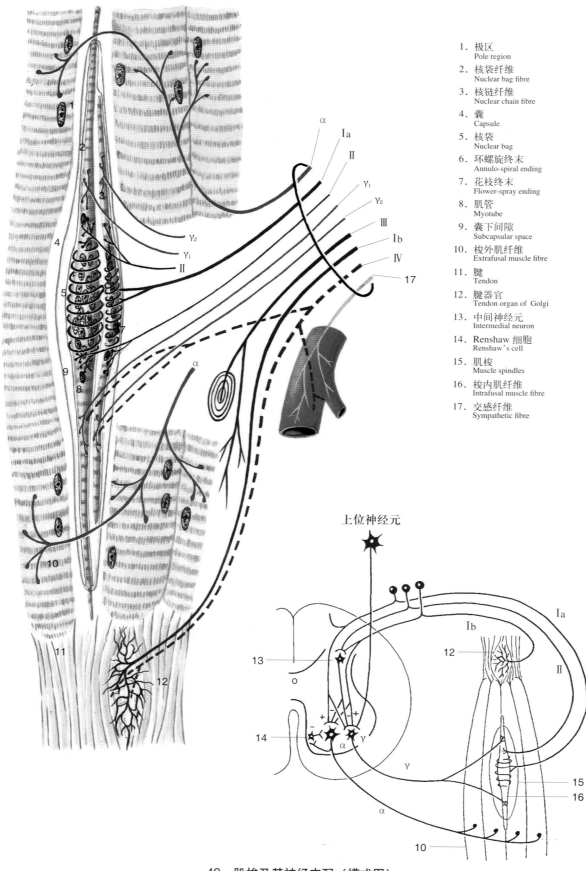

1. 极区
   Pole region
2. 核袋纤维
   Nuclear bag fibre
3. 核链纤维
   Nuclear chain fibre
4. 囊
   Capsule
5. 核袋
   Nuclear bag
6. 环螺旋终末
   Annulo-spiral ending
7. 花枝终末
   Flower-spray ending
8. 肌管
   Myotube
9. 囊下间隙
   Subcapsular space
10. 梭外肌纤维
    Extrafusal muscle fibre
11. 腱
    Tendon
12. 腱器官
    Tendon organ of Golgi
13. 中间神经元
    Intermedial neuron
14. Renshaw 细胞
    Renshaw's cell
15. 肌梭
    Muscle spindles
16. 梭内肌纤维
    Intrafusal muscle fibre
17. 交感纤维
    Sympathetic fibre

49. 肌梭及其神经支配（模式图）
A muscle spindle and its innervations (Diagrammatic)

肌 梭

　　肌梭（Muscle spindles）又称神经肌梭（Neuromuscular spindles），是骨骼肌中的重要感受装置，可报道肌肉张力的信息，调整姿势和反射，并对肌肉活动进行精细调节。肌梭存在于所有随意肌中，但在维持姿势的抗重肌（如股直肌、腓肠肌）及活动灵巧的肌肉（如蚓状肌、骨间肌及指屈肌）中数量更为丰富。肌梭呈长梭形，一般长 5～6 mm，存在于肌纤维中间。每一肌梭由 4～10 根特化的肌纤维即梭内肌纤维（Intrafusal muscle fibres）、外面包以结缔组织囊组成，囊壁分内、外两层，两层间隙中充有淋巴。各型神经纤维分布于肌梭中。

　　梭内肌纤维比周围的梭外肌纤维显著细小，含有丰富的肌浆和较少的肌原纤维，一般染色较为苍白。梭内肌纤维可分两型：一型较大，长为 7～8 mm，宽约 25 μm，中部赤道区有一膨大，其中含有许多核，缺乏肌原纤维，所以没有收缩力，此膨大部称核袋（Nuclear bag），核袋向两端延续一段距离，形成有核的缩窄部，称肌管（Myotube），肌管再向两极延伸变细，伸出囊外，抵于梭外肌纤维的肌内膜，形成有横纹的极区（Polar region）。此种纤维称核袋纤维（Nuclear bag fibre）。另一型较小，长为 2～4 mm，宽 10 μm，无膨大，核沿中轴排成一链，称此为核链纤维（Nuclear chain fibre）。

　　肌梭中主要分布有两型感觉纤维。Ia 型为大径有髓纤维，口径 8～12 μm，传导速度快（每秒数十米），有环螺旋终末（Annulospiral endings）缠绕于核袋和核链纤维上，兴奋阈值较低，可感受较弱的牵张刺激。Ⅱ型感觉纤维较细，口径 5～10 μm，有薄的髓鞘，传导速度每秒 3～5 m，以花枝终末（Flower-spray endings）分布于肌管及核链纤维上。

　　起自脊髓前柱的 γ 细胞的 γ 纤维管理肌梭运动，它们比 α 纤维细（1～7 μm），传导速度每秒 15～50 m（α 纤维传导速度每秒 50～110 m）。γ 纤维又分两群：口径 2.5～4 μm 的 γ₁ 纤维分布于核袋纤维上，呈分散的终板终于两极区；1.5～2 μm 粗的 γ₂ 纤维形成终末联结网而不是终板，分布于近赤道部核链纤维上。γ 纤维可使梭内肌纤维收缩，调节梭内肌纤维的牵张感受性。此外，有谓支配梭外肌纤维的 β 纤维的侧支也分布于梭内肌纤维上（Gray，1973）。

　　除上述外，分布于肌和肌梭的神经纤维尚有：Ⅲ型感觉纤维，以 Pacini 小体和游离终末分布于肌的血管和肌的结缔组织中，成为压力和痛觉感觉器（Paintal, A.S.，1960）。Ⅳ型感觉纤维，为无髓传入纤维，也参与血管、Pacini 小体、腱器官和肌梭的神经支配，可能感受毒性刺激和温度的变化（Iggo, A., 1961）。也有人认为交感刺激可改变牵张受体的阈值，因而认为极细的交感纤维支配梭内肌纤维（Hunt, C.C., 1960）。

肌梭在肌肉的活动中起着重要的作用。

1. 肌梭参与牵张反射 当肌肉每时每刻受到牵拉时，即或小如 1 g 的张力，肌梭也常规地受到刺激，另如敲打肌腱时，肌肉可突然伸长 10 μm 左右，也能刺激肌梭。梭内肌纤维感受刺激后，产生发放，通过 Ⅰa 纤维传入脊髓，借侧支兴奋 α 神经元（包括协同肌的神经元和拮抗肌的神经元），引起梭外肌纤维收缩，对协同肌起促进作用，对拮抗肌起抑制作用，从而维持体位和姿势的平衡。

2. 肌梭可支持广泛的能量活动 后根传入纤维不仅兴奋 α 神经元，同时兴奋 γ 神经元。γ 神经元兴奋

时，γ 纤维支配的梭内肌纤维两极部收缩，肌梭向两极方向牵拉，张力集中于核袋上，于是环螺旋终末受到刺激，经 Ⅰa 纤维传向脊髓，兴奋 α 神经元，使梭外肌纤维产生运动。γ 运动系统赋予肌梭以较大敏锐性，梭外肌纤维的长度被梭内肌纤维的长度所决定，而梭内肌纤维的长度又被 γ 运动系统所控制。γ 系统发放频率的大小，决定着肌肉收缩的速度和强度，发放频率越大，肌收缩越迅速而激烈。

3. 通过自发性抑制可对肌肉实行保护性机制 Ⅰa 纤维与Ⅱ型纤维的感受阈不同，前者低，后者高。例如猫的比目鱼肌伸展 10 μm 时，Ⅰa 纤维即发放冲动，当伸展 160 μm 时，Ⅱ型纤维才发放冲动。此时，Ⅱ型纤维，还有 Golgi 腱器官发放冲动沿 Ⅰb 纤维入脊髓使兴奋升高的 α 神经元受到抑制，而使拮抗肌的 α 神

经元兴奋，即兴奋屈肌，抑制伸肌，产生一"阴性反馈"，这样，即令强烈收缩的肌肉松弛下来，成为一种保护性机制，防止肌肉因过度紧张而断裂，临床上称之为"摺刀反射"。

γ 运动系统不仅在脊髓平面完成，同时受脊髓上位中枢（如小脑、网状结构、前庭系统、苍白球、尾状核、中脑、丘脑下部以及大脑皮质）的控制。了解肌梭的结构与功能，对临床上的肌张力增强（如 Parkinson 病、破伤风、脊髓灰质炎的牵缩畸形、针麻手术中的肌紧张等）、肌张力减退（如重症肌无力、肌萎缩、脊髓灰质炎的肌麻痹等）可能具有理论和实际意义。基于肌梭的重要作用，国内有些研究者认为，针麻时产生针感的物质基础，在周围，可能部分地与肌梭有关。

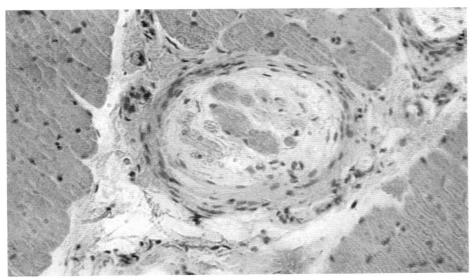

50．肌梭（横断）（苏木精-伊红染色 ×144）
Muscle spindle (Transverse section. H.E.)

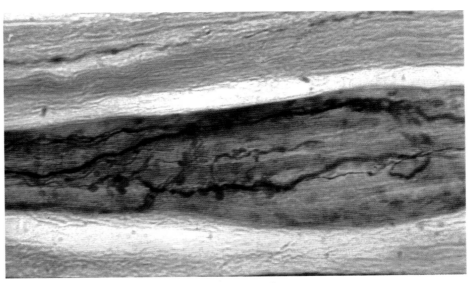

51．肌梭（纵断）（银染 ×120）
Muscle spindle (Longitudinal section. Silver method)

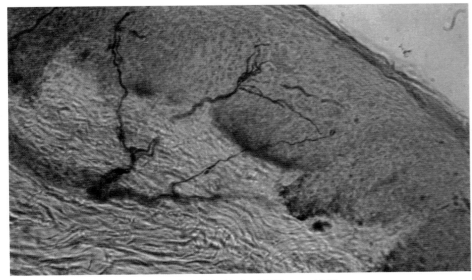

52．游离神经终末（银染 ×120）
Free nerve ending (Silver method)

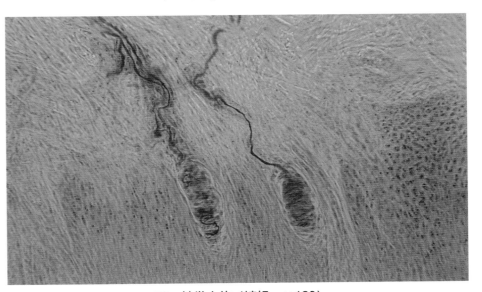

53．触觉小体（镀银 ×120）
Tactile corpuscle of Meissner (Impregnated with silver)

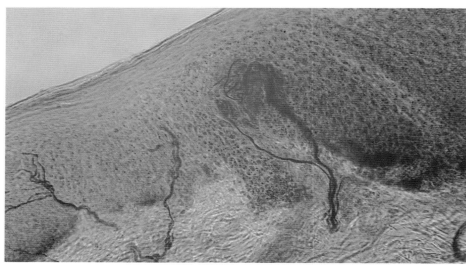

54. 游离神经终末（Gros 法　×120）
Free nerve ending (Gros method)

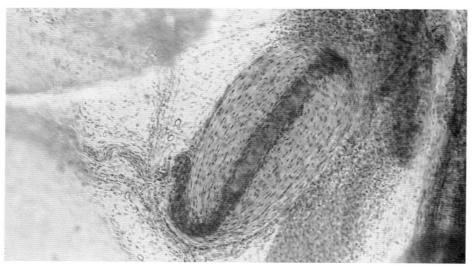

55. 环层小体（纵断）（苏木精－伊红染色　×120）
Lamellated corpuscle of Pacini (Longitudinal section. H.E.)

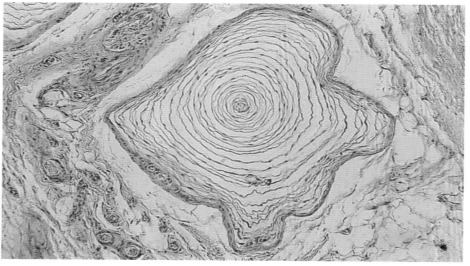

56. 环层小体（横断）（苏木精－伊红染色　×120）
Lamellated corpuscle of Pacini (Transverse section. H.E.)

其 他 感 觉 神 经 终 末

　　1. **游离神经终末**（Free nerve endings）　是裸露的轴突终树，延续为有髓的感觉纤维，有较高的刺激阈，传导速度较慢。分布于皮肤、筋膜、韧带、腱、血管被膜、关节囊、骨膜和软骨膜、肌内膜间隙、骨的哈弗系统等处的结缔组织中，与痛觉传导有关。在有毛皮肤，亦有游离终末呈栅状缠绕毛根鞘，形成毛囊终末。

　　2. **触觉小体**（Tactile corpuscle of Meissner）　为 30～100 μm 的椭圆形小体，分布于真皮乳头表层，外包以弹性纤维的结缔组织被膜，内有横列的扁平细胞。神经纤维失去髓鞘，进入小体后螺旋形走行于细胞中间，司触觉。此种小体广泛分布于手足的皮肤、口唇、睑缘、舌尖等处。

　　3. **触盘**（Tactile menisci of Mekel）　存在于有毛皮肤的表皮深层或毛囊的外根鞘，形成簇状终末，终端呈凹盘状，附于膨大而明亮的上皮细胞（Mekel 触细胞）下（见图 48）。

　　4. **环层小体**（Lamellated corpuscle of Pacini）　存在于手掌和指的掌面、足和趾的跖面、骨膜、骨间膜和关节囊等处，呈圆形或卵圆形，宽 0.1～0.5 mm，长达 2 mm，大者肉眼可见。囊由约 30 层同心圆的叶状结缔组织膜和扁平细胞组成。每层膜厚约 0.2 μm。中央轴呈圆柱形，粗径有髓纤维先失去髓鞘，裸纤维入囊后纵贯轴的全长。此种小体感受深部压觉。

　　5. **球状小体**（Bulbous corpuscle of Krause）　为圆形或卵圆形小体，直径约 50 μm，外被结缔组织囊，内有一条或数条无髓纤维分布。存在于皮肤乳头和皮肤与黏膜相接处，也存在于血管和神经干外膜中，司触觉和冷觉。

　　6. **腱器官**（Tendon organ of Golgi）　位于肌－腱移行处，为纺锤形膨大，长 0.5 mm，宽 0.1 mm，表面有发育很好的被膜，神经纤维穿入膜后消失髓鞘，在腱纤维上反复分支，其作用可传递肌肉舒缩程度的信号（见图 49）。

　　7. **温觉小体**（Ruffini corpuscle）　略呈扁纺锤形，有包囊，裸露轴突入囊后反复分支呈树枝状，末端形成扣状小结。一般认为与温觉有关（见图 48）。

运 动 单 位 和 运 动 终 板

　　每一个 α 运动神经元和它所支配的肌纤维群称为一个运动单位（The motor unit）。一个运动单位所包括的肌纤维数量变化很大。小的肌肉（如眼外肌和镫骨肌），每一神经元仅支配数条肌纤维，而大的肌肉（如股四头肌和臀大肌），一个运动单位包括数百根肌纤维。每一运动单位既是一个生理单位又是一个解剖单位。当一个运动神经元兴奋时，其所支配的肌纤维全部收缩，而一个神经元受损时，其支配的肌纤维皆陷于麻痹。

　　运动终板（Motor end-plate）系运动纤维末梢与肌纤维膜形成突触的效应器结构，即神经－肌接头（Neuro-muscular junction）。通常每条肌纤维接受一个运动纤维分支，但也有认为接受两个或更多终末的（Hunt & Kuffler，1954；walker，1957）。终板系卵圆形的板状结构，一般长为 40～60 μm，厚约 10 μm，多存在于肌纤维的中段和肌细胞核较多的部位。

　　每根运动纤维到达肌纤维时，丧失髓鞘。轴索末端呈叶状分支贴附于肌纤维膜上。神经末梢处的肌纤维膜凹陷成槽，轴索末端呈杵状膨大嵌入槽内。槽的肌纤维膜再度向肌浆内陷，肌纤维表面遂形成许多锯齿状裂隙，而使肌纤维膜形成许多绒毛样皱襞，称此为接头皱襞（Junctional folds）。槽和接头皱襞即构成光学镜下所见的神经下器（Subneural apparatus）。但轴突膜与肌纤维膜并不融合。突触区的轴突

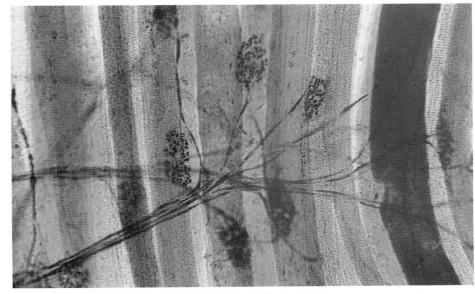

57．运动终板（镀银 ×120）
Motor end-plate (Impregnated with silver)

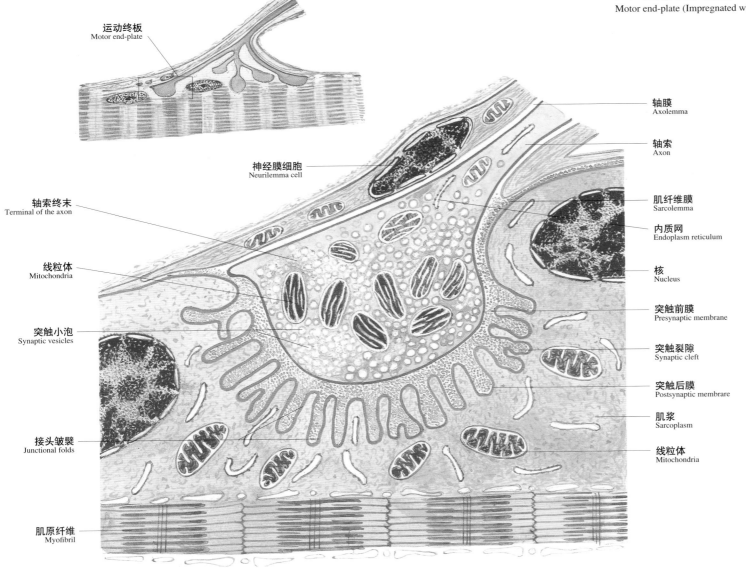

运动终板
Motor end-plate

轴膜
Axolemma

轴索
Axon

神经膜细胞
Neurilemma cell

肌纤维膜
Sarcolemma

轴索终末
Terminal of the axon

内质网
Endoplasm reticulum

核
Nucleus

线粒体
Mitochondria

突触前膜
Presynaptic membrane

突触小泡
Synaptic vesicles

突触裂隙
Synaptic cleft

突触后膜
Postsynaptic membrare

接头皱襞
Junctional folds

肌浆
Sarcoplasm

线粒体
Mitochondria

肌原纤维
Myofibril

58．运动终板（模式图）
A schema showing the motor end-plate

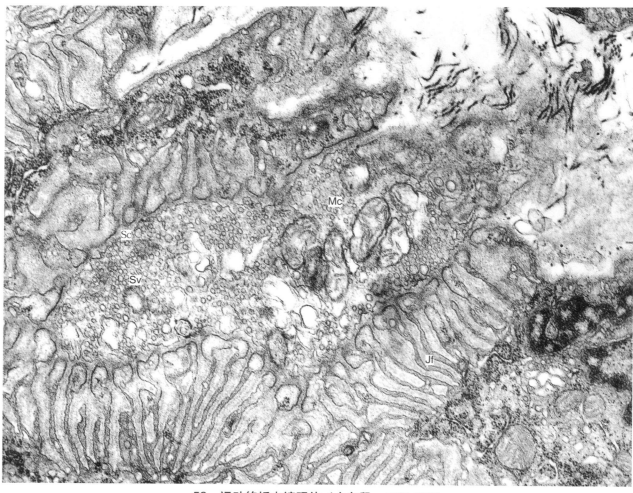

Sv. 突触小泡
Synaptic vesicles

Sc. 突触裂隙
Synaptic cleft

Mc. 线粒体
Mitochondria

Jf. 接头皱襞
Junctional folds

59. 运动终板电镜照片（大白鼠　×21 200）
Electron micrograph of motor end-plate (Rat)

膜称突触前膜（Presynaptic membrane），槽处肌纤维膜称突触后膜（Postsynaptic membrane），两膜之间的裂隙称突触裂隙（Synaptic cleft），宽 40～60 nm，其间充填有无定形基质。神经膜形成一盖膜覆盖在终板区表面，向周围延续并与肌纤维膜相融合。

在轴索末端，含有丰富的线粒体和大量突触小泡（Synaptic vesicles）（直径 30～40 μm），在突触后膜深面的肌浆中，也有线粒体和核的分布，但没有突触小泡。

一般认为，终板处神经冲动的传递是借化学物质即乙酰胆碱而实现的。当冲动传到末梢时，轴索末端的突触小泡释放出乙酰胆碱，经扩散，透过突触前膜，进入裂隙，从而使突触后膜通透性增高，去极化引起肌肉动作电位，并很快扩散到整个肌纤维膜外表，影响 T 系统，引起肌肉收缩。乙酰胆碱在终板区存在的时间不超过几毫秒，它很快被胆碱酯酶所破坏，终板又恢复极化状态。

有些神经系统疾患神经末梢产生乙酰胆碱障碍时，不能诱发肌肉动作电位，称去极化阻滞，可引起肌肉收缩无力，例如重症肌无力、肉毒中毒等；有些抗胆碱酯酶药物及有机磷可抑制胆碱酯酶活性，不能破坏乙酰胆碱，造成乙酰胆碱蓄积，可引起肌痉挛；有些药物如箭毒、琥珀酸胆碱等可抑制乙酰胆碱的作用，而引起肌肉松弛。

神经纤维的变性和再生

一、变性

神经元是一营养单位，当切除神经元细胞体或当神经元陷入不可恢复的损伤后，其轴突即产生变性（Degeneration）和消失。当一条周围神经断裂后，轴突远段因与胞体脱离，失去营养，其轴索和髓鞘亦很快发生变性，即所谓进行性变性（Anterograde degeneration），或称 Wallerian 变性。此时，轴索膨胀迂曲，48 小时后开始断裂，形成碎片，最后崩解成颗粒；同时，髓鞘也断裂成类脂质块；终末前纤维和终末突触亦呈各种不规则形态，称此为终末变性（Terminal degeneration）。损伤后约 5 天，出现吞噬细胞，将崩解的碎片吞噬、消化，只留下空而塌陷的施万鞘。随后，施万细胞核变大，胞质增多，又使塌陷的施万鞘变粗。此种 Wallerian 变性遍及损伤的远段。神经纤维发生 Wallerian 变性后，神经传导作用即行消失。损伤的近段也发生变化，称退行性变性（Retrograde degeneration），如果是切割伤，逆行变性只波及一、两个节间段，如果是牵拉、压轧伤，变性的距离稍长。如损伤靠近胞体，则可引起胞体的变性；胞体肿大、核移向边缘、尼氏体溶解，最后整个胞体萎缩消失。

切断神经元轴突产生进行性变性，通常不影响次一个神经元的变性。但在中枢神经某些特定的核（如外侧膝状体等部位），切断神经元轴突，经过长时间后，也影响突触后神经元发生变化，形成超越神经元变性（Transneuronal degeneration）。

营养缺乏或各种毒素引起的神经代谢改变（如维生素 B 缺乏、尿毒症、中毒性神经病等）也可引起神经变性，开始时轴突呈节段性脱髓鞘，以后远端可发生 Wallerian 变性，但可迅速恢复。

压迫性、缺血性神经病变及感染性多发性神经炎亦可引起节段性脱髓鞘，引起部分或全部传导阻滞，但常在数周后恢复。

二、再生

轴突损伤变性后，神经膜细胞增殖，断端如果及时吻接，在 3～4 周内形成一空隙的管鞘——神经内膜管，成为轴索再生（Regeneration）时的导管。

轴索断端开始肿大，由于来自胞体的压力，进入远端的神经内膜管，由近及远地生长直达终末器官。俟神经髓鞘等恢复完善时，才达到功能的恢复。神经修复对合得越准确，长入施万内膜管并达到终末的轴索越多，功能恢复越好。但不论修复多好，最后神经纤维的直径及数目均较正常时小且少。如果损伤后未行吻接，增生的纤维组织包埋着大量再生神经纤维，在近侧断端形成球状膨大，称假性神经瘤。时间过长，近端神经纤维可以萎缩变细，传导速度降低。

神经纤维再生的速度决定于断裂和瘢痕的大小、断端缝合的质量及缝合的早晚、有无组织嵌入及肌肉萎缩程度。也随不同神经和神经的不同部位而异。在最好的条件下，再生速度平均每日可生长 3 mm，在恢复的末期较慢，平均每日约生长 1 mm。

肌肉失去神经支配后，很快萎缩，肌横纹逐渐消失，间质逐渐增多，最后肌纤维消失，代之以脂肪和纤维组织。轴索退变后，肌纤维中的运动终板可保存一年，以后逐渐消失。若终板入路受阻或终板消失，轴索长入肌纤维后，需重新形成终板，功能恢复将推迟。

感觉纤维的感受器，如 Pacini 环层小体和 Meisner 小体，在伤后 9 个月仍可找到。延迟数年的神经修复，有的仍可恢复感觉功能。

神经再生过程中，自主神经先恢复，表现为皮肤颜色及质地的好转，其次是模糊的痛觉和压觉，再次是精细触觉和定位痛觉。肌肉先有压痛，然后恢复肌张力，最后恢复肌力。一般在损伤和修复部位邻近的肌肉先恢复，故可依此进行检查。

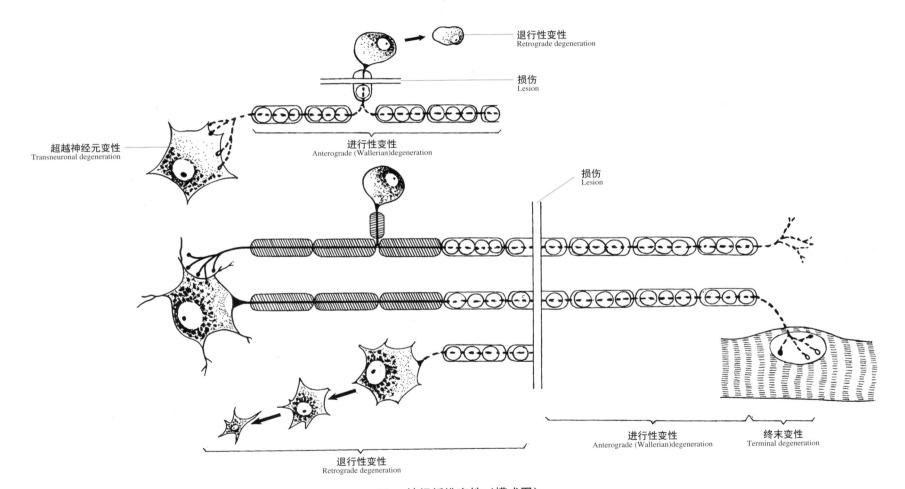

60. 神经纤维变性（模式图）
A schema to show degeneration of the nerve fibre

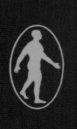

实用解剖图谱 · 上肢分册
UPPER LIMB ATLAS OF PRACTICAL ANATOMY

第二篇 上肢 UPPER LIMB

第一章　上肢整体观

第一节　上肢体表

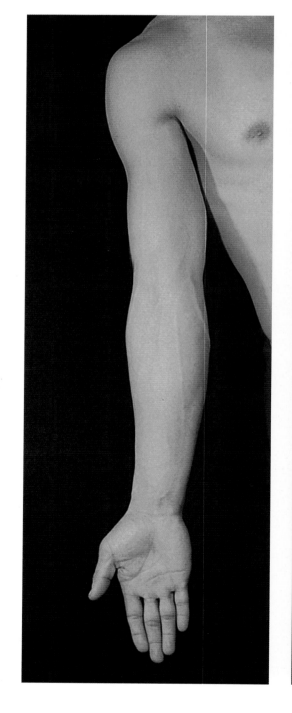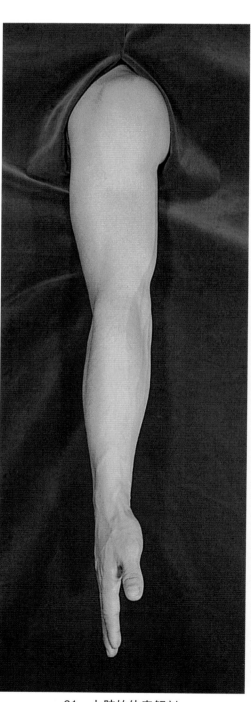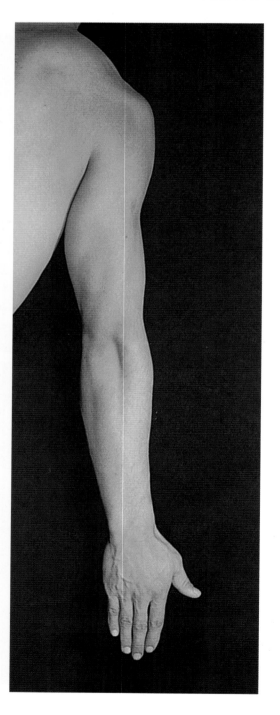

61. 上肢的体表解剖
Surface anatomy of the upper limb

第二节　上肢骨及骨化中心

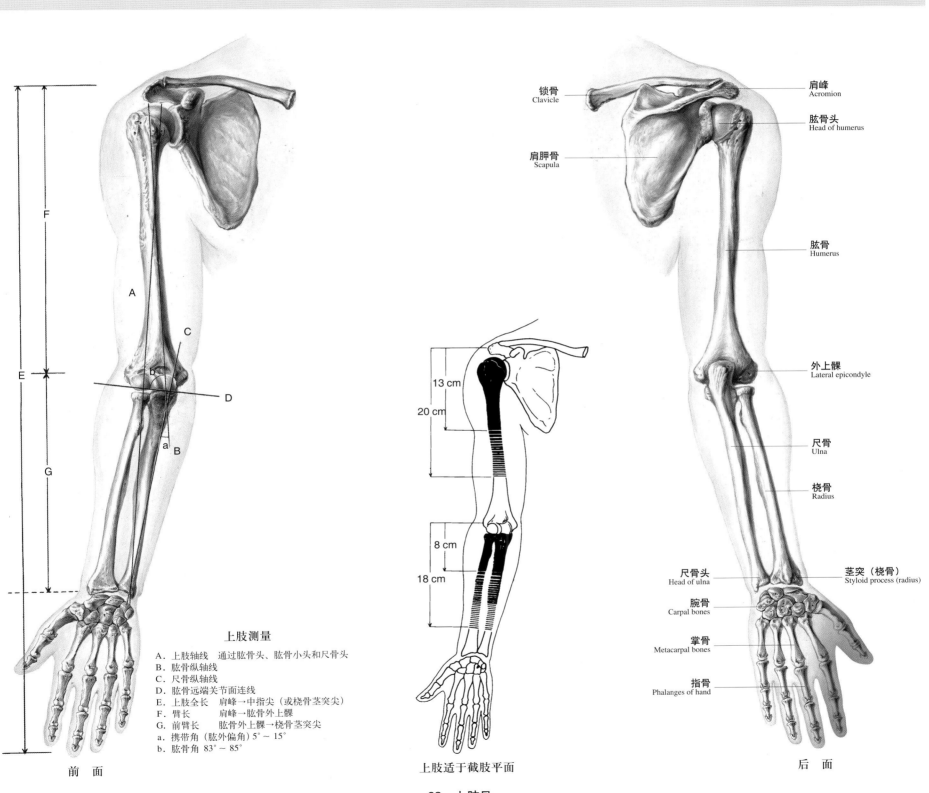

上肢测量

A. 上肢轴线　通过肱骨头、肱骨小头和尺骨头
B. 肱骨纵轴线
C. 尺骨纵轴线
D. 肱骨远端关节面连线
E. 上肢全长　肩峰→中指尖（或桡骨茎突尖）
F. 臂长　肩峰→肱骨外上髁
G. 前臂长　肱骨外上髁→桡骨茎突尖
a. 携带角（肱外偏角）5°～15°
b. 肱骨角 83°～85°

前　面

上肢适于截肢平面

后　面

13 cm
20 cm
8 cm
18 cm

锁骨　Clavicle
肩胛骨　Scapula
肩峰　Acromion
肱骨头　Head of humerus
肱骨　Humerus
外上髁　Lateral epicondyle
尺骨　Ulna
桡骨　Radius
尺骨头　Head of ulna
茎突（桡骨）　Styloid process (radius)
腕骨　Carpal bones
掌骨　Metacarpal bones
指骨　Phalanges of hand

62．上肢骨
The bones of the upper limb

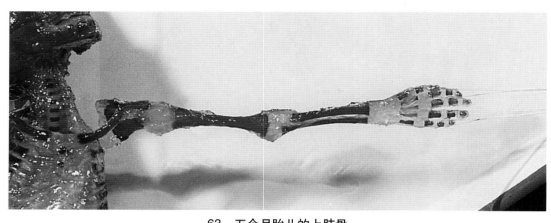

63. 五个月胎儿的上肢骨
The bones of the upper limb of a foetus, aged 5 months

四肢骨在发生上，除锁骨以外，都是在软骨的基础上出现骨化点，由骨化点向周围扩展，最后软骨全转化为骨（仅关节面上保留一层关节软骨）。了解骨化点的出现及接合时期，对临床检查诊断有实际意义。

四肢骨的发生

骨名	骨化点出现部位	出现年龄	接合部位	接合年龄
肩胛骨	肩胛骨体	胎第 8 周		
	喙突	1 岁（上端）10 岁（下端）	喙突与体接合	15 岁
	肩峰	14 ~ 15 岁	肩峰与体接合	16 ~ 18 岁
	内缘、下角	14 ~ 15 岁	与体接合	18 岁
	关节盂	14 ~ 15 岁	与体接合	18 岁
肱骨	肱骨头	初生至 1 岁		
	大结节	7 个月至 2 岁	大、小结节与头结合	4 ~ 8 岁
	小结节	2 ~ 4 岁	大、小结节接合	3 ~ 5 岁
	体	胎 7 ~ 8 周	近端骺接合	16 ~ 18 岁
	小头及外半滑车	7 个月至 1 岁	远端骺接合	15 ~ 18 岁
	外上髁	11 ~ 13 岁	外上髁与小头、滑车接合	14 ~ 16 岁
	内半滑车	10 ~ 13 岁	滑车内、外半接合	14 ~ 16 岁
	内上髁	6 ~ 9 岁	内上髁与内半滑车接合	15 ~ 18 岁
尺骨	鹰嘴	9 ~ 12 岁	鹰嘴与体接合	14 ~ 17 岁
	体	胎 8 周	尺骨头与体接合	17 ~ 20 岁
	尺骨头	7 ~ 10 岁		
桡骨	桡骨头	5 ~ 9 岁	头与体接合	14 ~ 18 岁
	体	胎 8 周	体与远端接合	17 ~ 20 岁
	远端	1 ~ 3 岁		
腕骨	头状骨	初生至 1 岁		
	钩骨	初生至 1 岁		
	三角骨	2 ~ 5 岁		
	月骨	3 ~ 7 岁		
	舟骨	5 ~ 7 岁		
	大多角骨	4 ~ 7 岁		
	小多角骨	4 ~ 10 岁		
	豌豆骨	10 ~ 16 岁		
掌骨	第一掌骨近端	2 ~ 3 岁	近端骺与体接合	16 岁
	掌骨体	胎 3 个月		
	第二至五掌骨远端	2 ~ 3 岁	远端骺与体接合	17 岁
指骨	指骨底	1 ~ 4 岁	骺与体接合	16 ~ 17 岁
	指骨体	胎 3 个月		

注：上肢骨化点出现年龄，女性比男性平均早 1 ~ 2 岁，接合年龄平均早 2 ~ 3 岁。

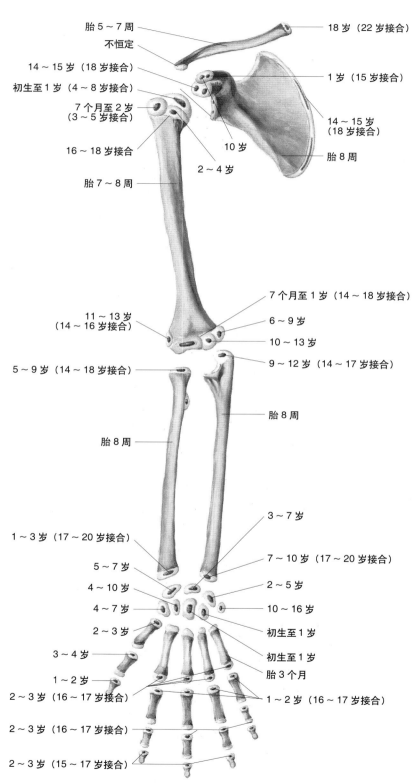

胎 5 ~ 7 周
不恒定
14 ~ 15 岁（18 岁接合）
初生至 1 岁（4 ~ 8 岁接合）
7 个月至 2 岁（3 ~ 5 岁接合）
16 ~ 18 岁接合
2 ~ 4 岁
胎 7 ~ 8 周
18 岁（22 岁接合）
1 岁（15 岁接合）
14 ~ 15 岁（18 岁接合）
10 岁
胎 8 周
11 ~ 13 岁（14 ~ 16 岁接合）
5 ~ 9 岁（14 ~ 18 岁接合）
7 个月至 1 岁（14 ~ 18 岁接合）
6 ~ 9 岁
10 ~ 13 岁
9 ~ 12 岁（14 ~ 17 岁接合）
胎 8 周
胎 8 周
1 ~ 3 岁（17 ~ 20 岁接合）
5 ~ 7 岁
4 ~ 10 岁
4 ~ 7 岁
2 ~ 3 岁
3 ~ 4 岁
1 ~ 2 岁
2 ~ 3 岁（16 ~ 17 岁接合）
2 ~ 3 岁（16 ~ 17 岁接合）
2 ~ 3 岁（15 ~ 17 岁接合）
3 ~ 7 岁
7 ~ 10 岁（17 ~ 20 岁接合）
2 ~ 5 岁
10 ~ 16 岁
初生至 1 岁
初生至 1 岁
胎 3 个月
1 ~ 2 岁（16 ~ 17 岁接合）

64. 上肢骨化中心的出现及干骺接合时期（模式图）
The times of the appearance of the centres of ossification and of the union of the epiphyses with shafts in the bones of upper limb (Diagrammatic)

第三节 上 肢 肌

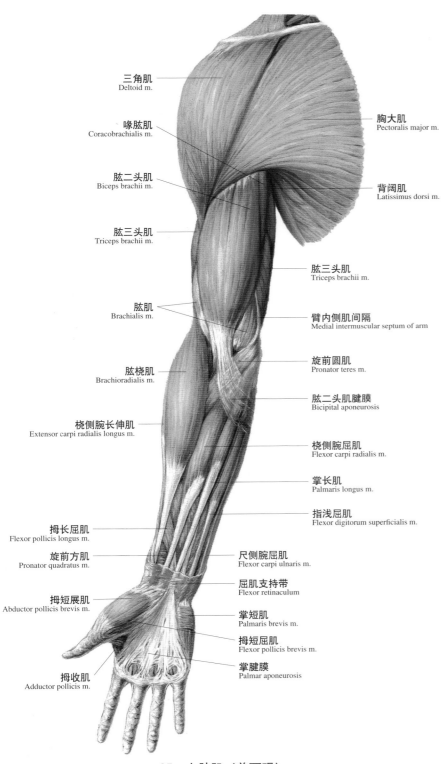

三角肌
Deltoid m.

喙肱肌
Coracobrachialis m.

肱二头肌
Biceps brachii m.

肱三头肌
Triceps brachii m.

肱肌
Brachialis m.

肱桡肌
Brachioradialis m.

桡侧腕长伸肌
Extensor carpi radialis longus m.

拇长屈肌
Flexor pollicis longus m.

旋前方肌
Pronator quadratus m.

拇短展肌
Abductor pollicis brevis m.

拇收肌
Adductor pollicis m.

胸大肌
Pectoralis major m.

背阔肌
Latissimus dorsi m.

肱三头肌
Triceps brachii m.

臂内侧肌间隔
Medial intermuscular septum of arm

旋前圆肌
Pronator teres m.

肱二头肌腱膜
Bicipital aponeurosis

桡侧腕屈肌
Flexor carpi radialis m.

掌长肌
Palmaris longus m.

指浅屈肌
Flexor digitorum superficialis m.

尺侧腕屈肌
Flexor carpi ulnaris m.

屈肌支持带
Flexor retinaculum

掌短肌
Palmaris brevis m.

拇短屈肌
Flexor pollicis brevis m.

掌腱膜
Palmar aponeurosis

65. 上肢肌（前面观）
The muscles of the upper limb (Anterior aspect)

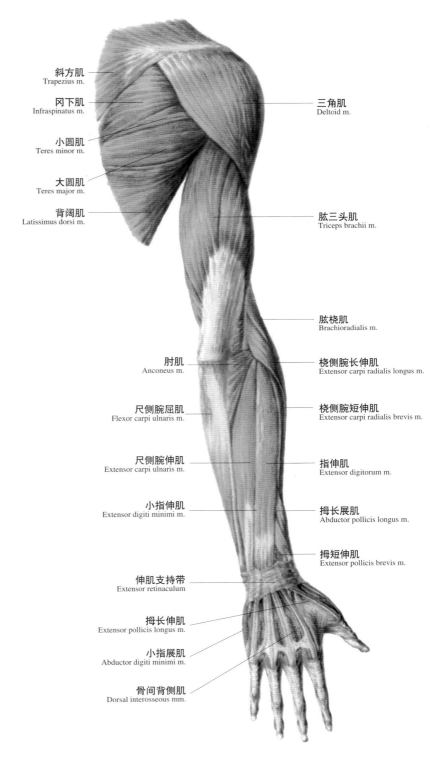

斜方肌
Trapezius m.

冈下肌
Infraspinatus m.

小圆肌
Teres minor m.

大圆肌
Teres major m.

背阔肌
Latissimus dorsi m.

肘肌
Anconeus m.

尺侧腕屈肌
Flexor carpi ulnaris m.

尺侧腕伸肌
Extensor carpi ulnaris m.

小指伸肌
Extensor digiti minimi m.

伸肌支持带
Extensor retinaculum

拇长伸肌
Extensor pollicis longus m.

小指展肌
Abductor digiti minimi m.

骨间背侧肌
Dorsal interosseous mm.

三角肌
Deltoid m.

肱三头肌
Triceps brachii m.

肱桡肌
Brachioradialis m.

桡侧腕长伸肌
Extensor carpi radialis longus m.

桡侧腕短伸肌
Extensor carpi radialis brevis m.

指伸肌
Extensor digitorum m.

拇长展肌
Abductor pollicis longus m.

拇短伸肌
Extensor pollicis brevis m.

66. 上肢肌（后面观）
The muscles of the upper limb (Posterior aspect)

上肢肌肉（前面）

肌 肉			起 始	抵 止	作 用	神经及节段
背浅肌		斜方肌	上项线、枕外隆凸、项韧带、胸椎棘突等	锁骨肩峰端、肩峰及肩胛冈	提降肩或拉肩胛骨向后；肩胛骨固定时两侧肌收缩可使头后仰	副神经，颈丛 C2～4
		背阔肌	下 6 个胸椎及全部腰椎棘突、骶中嵴等部	肱骨小结节嵴	内收、内旋和后伸肱骨，也可上提躯干	胸背神经 C6～8
		肩胛提肌	上 4 个颈椎横突	肩胛骨上角	上提肩胛骨或使颈屈向同侧	肩胛背神经 C3～5
		菱形肌	下位颈椎及上位胸椎棘突	肩胛骨内侧缘	拉肩胛骨向内上	肩胛背神经 C4、5
胸肌	胸上肢肌	胸大肌	锁骨内半、胸骨及上 6～7 肋软骨	肱骨大结节嵴	内收、内旋肱骨或提肋助吸气	胸外侧神经 C5～T1
		胸小肌	第三～五肋骨前端	肩胛骨喙突	拉肩胛向前下或提肋助吸气	胸内侧神经 C6～8
		锁骨下肌	第一肋胸骨端上面	锁骨肩峰端下面	拉锁骨向下内增强胸锁关节	锁骨下神经 C4～5
		前锯肌	第一～九肋骨	肩胛骨内侧缘	拉肩胛骨向前提肋助吸气	胸长神经 C5～7
肩肌		三角肌	锁骨外 1/3、肩峰及肩胛冈	肱骨三角肌粗隆	使臂外展、前屈和后伸	腋神经 C5、6
		冈上肌	冈上窝	大结节上压迹	使臂外展	肩胛上神经 C4、5
		冈下肌	冈下窝	大结节中压迹	使臂外旋	肩胛上神经 C4～6
		小圆肌	肩胛骨外侧缘	大结节下压迹	使臂外旋	腋神经 C5、6
		大圆肌	肩胛下角背面	肱骨小结节嵴	使臂内收内旋	肩胛下神经 C5、6
		肩胛下肌	肩胛骨肋面	肱骨小结节	使臂内收内旋	肩胛下神经 C5、6
臂肌	前群	肱二头肌	长头：盂上结节；短头：喙突	桡骨粗隆	屈臂和前臂，并使前臂旋后	肌皮神经 C5、6
		喙肱肌	喙突	肱骨中部前内面	使臂内收前屈	肌皮神经 C6、7
		肱肌	肱骨下半前面	尺骨粗隆	屈前臂	肌皮神经 C5、6
	后群	肱三头肌	长头：盂下结节；内侧头：桡神经沟以下骨面；外侧头：桡神经沟以上骨面	尺骨鹰嘴	伸前臂	桡神经 C6～8
		肘肌	肱骨外上髁	鹰嘴外侧面	伸前臂、紧张肘关节囊	桡神经 C5～7
前臂肌前群	浅层	肱桡肌	肱骨外缘下部、臂外侧肌间隔	桡骨茎突	屈肘并使前臂旋前	桡神经 C5～7
		旋前圆肌	肱头：内上髁；尺头：尺骨冠突	桡骨中部前内面	同上	正中神经 C6～8
		桡侧腕屈肌	肱骨内上髁、前臂筋膜	第二、三掌骨底掌面	屈腕、前臂旋前	正中神经 C6～8
		掌长肌	同上	掌腱膜	紧张掌腱膜	正中神经 C6、7
		指浅屈肌	肱尺头：内上髁、尺骨冠突；桡头：桡骨前面	第二～五指中节指骨底	屈腕、使手内收	正中神经 C6、7
		尺侧腕屈肌	肱头：内上髁；尺头：鹰嘴和尺骨后缘上 2/3	豌豆骨、钩骨及第五掌骨底	屈腕、使手内收	尺神经 C6、7
	深层	拇长屈肌	桡骨中部前面前臂骨间膜	拇指远节指骨底	屈拇指	正中神经 C7～T1
		指深屈肌	尺骨前面上 2/3 前臂骨间膜	第二～五指远节指骨底	屈指、屈腕	正中神经，尺神经 C7～T1
		旋前方肌	尺骨前面下 1/4	桡骨前面下 1/4	前臂旋前	正中神经 C7、8
前臂肌后群	浅层	桡侧腕长伸肌	肱骨外缘下方、外上髁嵴及肌间隔	第二掌骨底背面	伸腕、使手外展	桡神经 C6～8
		桡侧腕短伸肌	肱骨外上髁、桡骨环状韧带	第三掌骨底背面	同上	
		指伸肌	肱骨外上髁、前臂筋膜	第二～五指中、远节指骨底	伸指、伸腕	
		小指伸肌	肱骨外上髁	小指指背腱膜	伸腕、伸小指	
		尺侧腕伸肌	肱头：外上髁、桡侧副韧带；尺头：尺骨后缘	第五掌骨底背面	伸腕、使手内收	
	深层	旋后肌	外上髁、桡骨环状韧带等部	桡骨上 1/3 外面	前臂旋后	桡神经 C6～8
		拇长展肌	尺桡骨后面、前臂骨间膜	第一掌骨底	外展拇指、使手外展	桡神经 C7、8
		拇短伸肌	桡骨后面、前臂骨间膜	拇指近节指骨底	伸近节拇指、使拇指外展	
		拇长伸肌	前臂骨间膜、尺骨中部后面	拇指远节指骨底	伸拇指	桡神经 C7、8
		示指伸肌	尺骨后面、前臂骨间膜	示指中节指骨	伸示指	
手肌	外侧群	拇短展肌	屈肌支持带、舟骨	拇指近节指骨底、外侧籽骨	外展拇指	正中神经 C7、8
		拇短屈肌	浅头：屈肌支持带 深头：大、小多角骨	拇指近节指骨底，内、外侧籽骨	屈近节拇指	
		拇对掌肌	屈肌支持带、大多角骨	第一掌骨外侧缘	使拇指对掌	
		拇收肌	斜头：第二、三掌骨底掌面；横头：第三掌骨掌面	拇指近节指骨底、内侧籽骨	内收拇指、屈拇指	尺神经深支 C8～T1
	内侧群	掌短肌	掌腱膜尺侧缘	手尺侧缘皮肤	紧张掌腱膜	尺神经浅支 C8～T1
		小指展肌	豌豆骨等部	小指近节指骨	外展小指	
		小指短屈肌	钩骨、屈肌支持带	小指近节指骨	屈小指近节	尺神经深支 C8～T1
		小指对掌肌	小指近节指骨	第五掌骨内缘	使小指对掌	
	中间群	1～4 蚓状肌	指深屈肌腱桡侧	第二～五指指背腱膜外侧缘	屈掌指关节，伸指间关节	正中神经，尺神经 C8～T1
		骨间掌侧肌（4）	掌骨近掌面	第一、二、四、五指近节指骨底，指背腱膜	2 和 4 指向中指靠拢	尺神经 C8～T1
		骨间背侧肌（4）	掌骨体相对面	第二～四指近节指骨底，指背腱膜	2 和 4 指由中指散开	尺神经 C8～T1

第四节　上肢血管

上肢动脉

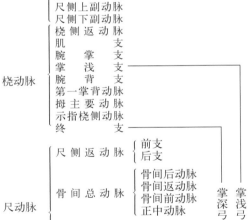

锁骨下动脉
- 肩胛上动脉
  - 关节支
  - 肩峰支
  - 滋养支
  - 肌支
- 颈横动脉
  - 浅支
  - 深支
- 胸上动脉

腋动脉
- 胸肩峰动脉
  - 肩峰支
  - 三角肌支
  - 胸肌支
  - 锁骨支
- 胸外侧动脉
- 肩胛下动脉
  - 胸背动脉
  - 旋肩胛动脉
- 旋肱前动脉
- 旋肱后动脉

肱动脉
- 肱深动脉
  - 肱骨滋养动脉
  - 三角肌支
  - 中副动脉
  - 桡侧副动脉
- 主要滋养动脉
- 肌支
- 尺侧上副动脉
- 尺侧下副动脉

桡动脉
- 桡侧返动脉
- 肌支
- 腕掌支
- 掌浅支
- 腕背支
- 第一掌背动脉
- 拇主要动脉
- 示指桡侧动脉
- 终支

尺动脉
- 尺侧返动脉
  - 前支
  - 后支
- 骨间总动脉
  - 骨间后动脉
  - 骨间返动脉
  - 骨间前动脉
  - 正中动脉
- 肌支
- 腕掌支
- 腕背支
- 掌深支
- 终支

（掌深弓　掌浅弓）

肩胛动脉吻合：由肩胛上动脉、颈横动脉和旋肩胛动脉组成。

肘 关 节 网：由桡侧副动脉、中副动脉、尺侧上副动脉、尺侧下副动脉、桡侧返动脉、尺侧返动脉和骨间返动脉组成。

腕 掌 侧 网：由桡动脉腕掌支、尺动脉腕掌支和骨间前动脉组成。

腕 背 网：由桡动脉腕背支、尺动脉腕背支、骨间前动脉和骨间后动脉组成。

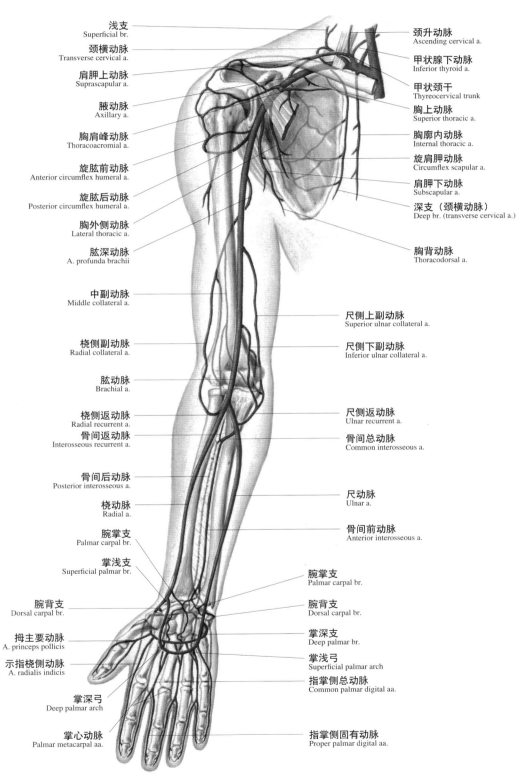

浅支 Superficial br.	颈升动脉 Ascending cervical a.
颈横动脉 Transverse cervical a.	甲状腺下动脉 Inferior thyroid a.
肩胛上动脉 Suprascapular a.	甲状颈干 Thyreocervical trunk
腋动脉 Axillary a.	胸上动脉 Superior thoracic a.
胸肩峰动脉 Thoracoacromial a.	胸廓内动脉 Internal thoracic a.
旋肱前动脉 Anterior circumflex humeral a.	旋肩胛动脉 Circumflex scapular a.
旋肱后动脉 Posterior circumflex humeral a.	肩胛下动脉 Subscapular a.
胸外侧动脉 Lateral thoracic a.	深支（颈横动脉）Deep br. (transverse cervical a.)
肱深动脉 A. profunda brachii	胸背动脉 Thoracodorsal a.
中副动脉 Middle collateral a.	尺侧上副动脉 Superior ulnar collateral a.
桡侧副动脉 Radial collateral a.	尺侧下副动脉 Inferior ulnar collateral a.
肱动脉 Brachial a.	
桡侧返动脉 Radial recurrent a.	尺侧返动脉 Ulnar recurrent a.
骨间返动脉 Interosseous recurrent a.	骨间总动脉 Common interosseous a.
骨间后动脉 Posterior interosseous a.	尺动脉 Ulnar a.
桡动脉 Radial a.	骨间前动脉 Anterior interosseous a.
腕掌支 Palmar carpal br.	
掌浅支 Superficial palmar br.	腕掌支 Palmar carpal br.
腕背支 Dorsal carpal br.	腕背支 Dorsal carpal br.
拇主要动脉 A. princeps pollicis	掌深支 Deep palmar br.
示指桡侧动脉 A. radialis indicis	掌浅弓 Superficial palmar arch
掌深弓 Deep palmar arch	指掌侧总动脉 Common palmar digital aa.
掌心动脉 Palmar metacarpal aa.	指掌侧固有动脉 Proper palmar digital aa.

67．上肢动脉（模式图）
A diagram showing the arteries of the upper limb

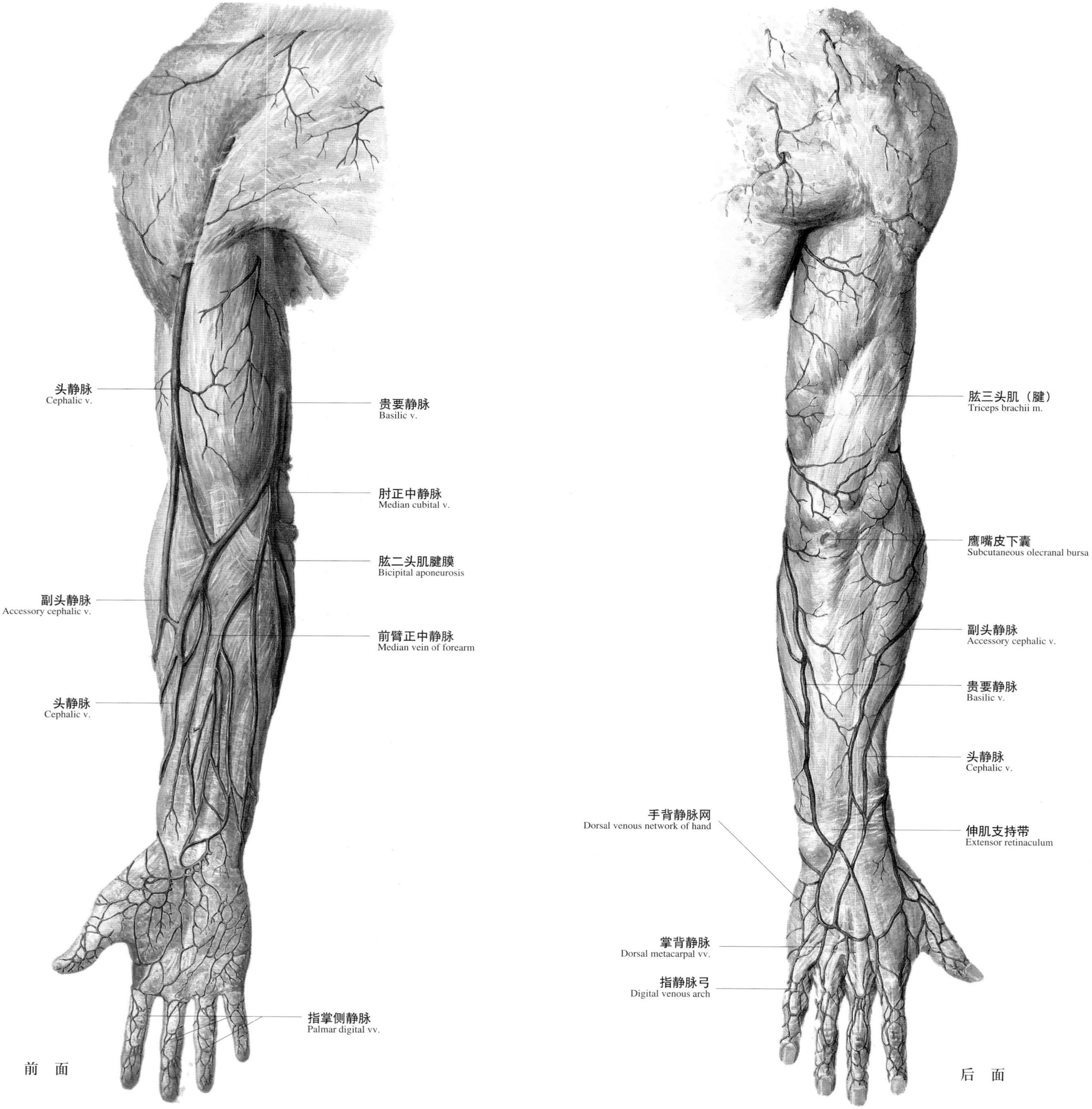

头静脉
Cephalic v.

贵要静脉
Basilic v.

肘正中静脉
Median cubital v.

肱二头肌腱膜
Bicipital aponeurosis

副头静脉
Accessory cephalic v.

前臂正中静脉
Median vein of forearm

头静脉
Cephalic v.

指掌侧静脉
Palmar digital vv.

前　面

肱三头肌（腱）
Triceps brachii m.

鹰嘴皮下囊
Subcutaneous olecranal bursa

副头静脉
Accessory cephalic v.

贵要静脉
Basilic v.

头静脉
Cephalic v.

手背静脉网
Dorsal venous network of hand

伸肌支持带
Extensor retinaculum

掌背静脉
Dorsal metacarpal vv.

指静脉弓
Digital venous arch

后　面

68．上肢浅静脉
The superficial veins of the upper limb

上肢动脉的体表标志和摸脉点及止血点

动脉名称	体表标志	摸脉点和止血点
锁骨下动脉	自胸锁关节至本侧锁骨中点引一弓形线，弓背最高点距锁骨约 1 cm	于锁骨上窝中点向下压，将动脉压在第一肋骨上
腋动脉	上肢外展 90°，由锁骨中点到肘窝中点稍远方的连线，为二动脉的投影	在臂中部肱二头肌内侧沟，将肱动脉压在肱骨上或在臂中部缚以布带，可防止上肢出血
肱动脉		
桡动脉	自肘窝中点稍下至桡骨茎突的连线	在腕上方桡侧腕屈肌腱外侧可摸到脉搏，为主要摸脉点
尺动脉	自肘窝中点稍下至豌豆骨桡侧缘的连线	在尺侧腕屈肌和指浅屈肌腱间可摸到动脉搏动
掌浅、深弓	握拳时，中指尖所指的位置与掌浅弓的位置一致，掌深弓在其近侧约 1 cm	
指掌侧固有动脉	手指近掌面侧缘	在手指根部两侧压迫，可阻止指尖的出血

上肢浅、深静脉的交通与静脉瓣的配布

上肢浅、深静脉吻合的数量依静脉系统是网型或干型而不同。网型者浅、深静脉吻合支较多，干型者较少。网型的上肢静脉，由于有大量吻合，静脉干丧失了一定程度的独立性。

在手部，手掌浅静脉与掌浅静脉弓有不显著的吻合；手背浅静脉借两个吻合与掌深静脉弓相连，一个通过第一掌骨间隙，另一个经小鱼际肌下方联系着掌深静脉弓的内端与贵要静脉的起始部；掌深静脉弓通过掌骨间隙与手背深静脉有吻合。

在前臂，于茎突稍近侧，贵要静脉起始部与尺静脉相连，头静脉起始部与桡静脉相连。此二吻合的近侧尚有一对以上的吻合支联系着同样的静脉。在前臂上 1/3 部，亦有 2～3 个吻合，其中，头静脉或肘正中静脉与深静脉的吻合支最大而恒定，依其静脉瓣的配布方向，表明血流是由深静脉流向浅静脉。

在臂部，贵要静脉与尺侧上副静脉有吻合，有时与肱深静脉有吻合，头静脉也借 2～3 吻合支与肱静脉或肱深静脉肌支相连。有时头静脉与贵要静脉之间有横支相交通。

临床及实验材料表明，感染可沿静脉扩散。由于浅深静脉间有多数联系，吻合支的血流方向多是由深静脉流向浅静脉，所以，血栓性静脉炎及其他感染的扩散径路较为广泛，试图结扎静脉以阻止感染的蔓延往往不能获得预期的效果。静脉瓣的数目亦随个体和部位而有变化。

指静脉和掌深静脉弓没有静脉瓣，手背浅静脉每隔 2～2.5 cm 配列一静脉瓣。前臂浅、深静脉瓣较多，瓣间距离为 1.5～2 cm，在前臂上 1/3 部，这一距离减小，瓣增多。臂部每隔 3～4 cm 配列一静脉瓣，头静脉行于三角胸肌沟中的一段有 3～4 个瓣，有时甚至有 5 个。

静脉瓣的配布与静脉功能密切相关，当肌肉收缩、筋膜紧张、肢体作各种运动时，静脉瓣对保证血液回流起重要作用。如攥拳时手部血液大部分由深静脉流向手背浅静脉，手背浅静脉因筋膜紧张而受到压迫，又驱血液入前臂浅静脉。行于肌沟中的桡、尺静脉由于肌收缩的压迫，又将血液推向近侧或驱入浅静脉，前臂和臂的浅静脉亦因固有筋膜的压迫而驱血向上，因此，瓣膜的发育程度与肌-筋膜的影响有很大关系，静脉经常受到肌肉筋膜压迫的部位，瓣膜即发达；反之，瓣膜很少。

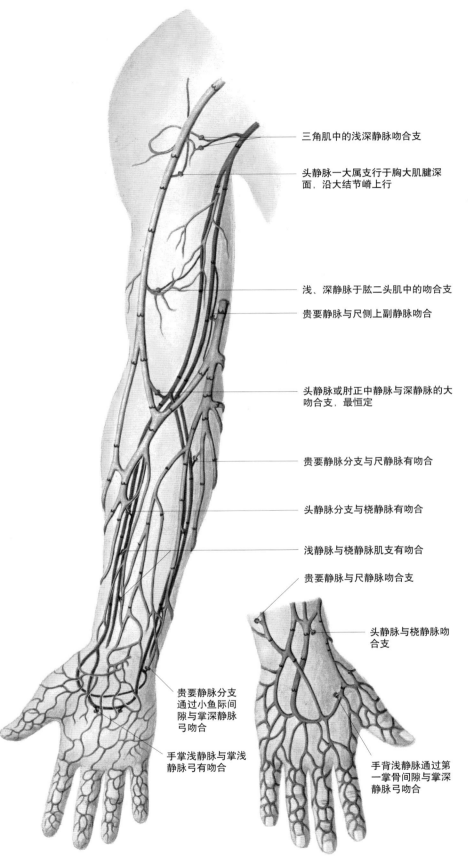

三角肌中的浅深静脉吻合支

头静脉一大属支行于胸大肌腱深面，沿大结节嵴上行

浅、深静脉于肱二头肌中的吻合支

贵要静脉与尺侧上副静脉吻合

头静脉或肘正中静脉与深静脉的大吻合支，最恒定

贵要静脉分支与尺静脉有吻合

头静脉分支与桡静脉有吻合

浅静脉与桡静脉肌支有吻合

贵要静脉与尺静脉吻合支

头静脉与桡静脉吻合支

贵要静脉分支通过小鱼际间隙与掌深静脉弓吻合

手掌浅静脉与掌浅静脉弓有吻合

手背浅静脉通过第一掌骨间隙与掌深静脉弓吻合

69. 上肢浅深静脉的交通与静脉瓣的配布（模式图）

The communications between the superficial and deep veins and the distribution of the veins valves in the upper limb
(Diagrammatic)

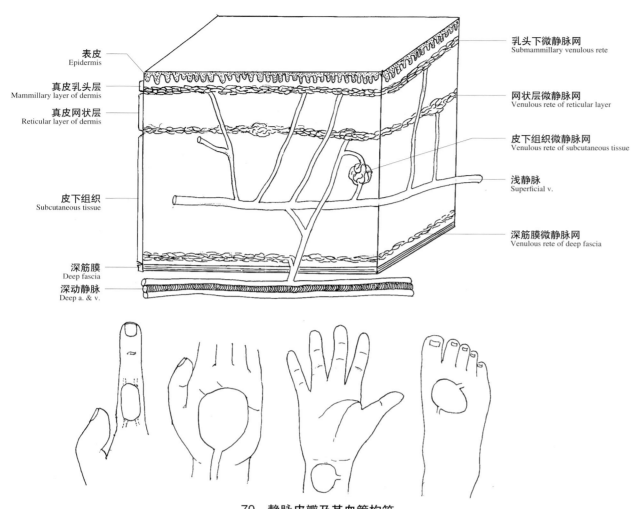

1. 指背静脉皮瓣 通常带蒂转移以修复指端、指侧、指掌侧及手掌部的软组织缺损,包括骨、肌等外露性创面。皮瓣范围内有两条指背静脉(口径约1.0 mm),将其中一条(以尺侧为好)保留在供区以保证手指的静脉回流。皮瓣逆向转移后,将另一条静脉近侧与指动脉吻合,形成动脉化静脉皮瓣。对指掌侧和手掌部的缺损,可保留近侧静脉蒂,静脉远侧予以切断,以增加转移幅度,与受区血管可作吻合或不吻合。

2. 手背静脉皮瓣 切取时不宜破坏手背静脉弓,至少在供区保留一条较大的浅静脉干,以防手指静脉淤血。以头静脉为蒂的手背静脉皮瓣可修复鱼际和虎口部的软组织缺损。

3. 前臂静脉皮瓣 多循头静脉、贵要静脉或前臂正中静脉行程切取,可逆向或顺向修复腕部或肘部的软组织缺损。宜作血管吻合,以恢复皮瓣中的静脉血回流,提高存活率。

4. 游离静脉皮瓣 应用于手外科时皮瓣多取自前臂屈侧、足背和小腿部,这些部位皮下脂肪较薄,血管口径与手部相近。转移到受区后,应注意静脉瓣膜方向,一般予以倒置,以利于恢复顺向血流。

70. 静脉皮瓣及其血管构筑
The venous flap and its vascular architecture

静脉皮瓣

通常,皮瓣本身有一套动静脉系统,移植到受区后,经血管吻合并长入新生血管,从而建立起稳定的循环。但动脉和静脉对皮瓣的存活并非同等重要。阻断动脉后,大部皮瓣仍可存活,阻断静脉后,皮瓣则坏死。看来,静脉回流对皮瓣存活有更大作用。研究表明,皮瓣既可从动脉血获得营养而存活,又可单独从静脉获得营养而存活。据此,提出了静脉皮瓣的概念,即仅靠静脉系统而维持早期存活的皮瓣。

静脉皮瓣多取自四肢,仅带有皮肤、浅筋膜和浅静脉,没有动脉管,属非生理性皮瓣,移植后与受区建立新的血循环通道,即转为正常的生理性皮瓣。按血供方式可分动脉化静脉皮瓣(Arteriolized venous flap)(即将皮瓣的静脉近端与受区的动脉吻合,皮瓣由动脉血营养)和单纯静脉皮瓣(由静脉血营养,皮瓣静脉的两端只要保持通畅,即能存活)。后者又分单根轴型静脉皮瓣和多根网状静脉皮瓣。按形式可分带蒂静脉皮瓣、岛状静脉皮瓣和游离静脉皮瓣。

静脉皮瓣之所以能够存活可能从三方面获得营养:①通过血管蒂血流营养。②皮瓣受区的血浆扩散。③受区的新生血管长入。有的研究认为,动脉化静脉皮瓣是通过皮肤微静脉构筑而获取营养,即动脉化静脉→乳头下微静脉网→非伴行浅静脉。乳头下微静脉网口径30~50 µm,黏滞度低,阻力小,在一定压力下,可向较远部位流动(图70)。

目前,关于静脉血如何进入皮肤微静脉进行物质代谢还有不同看法。或认为通过反流的静脉血在毛细血管中往返流动完成代谢交换。皮肤是低氧耗、低血流器官,每100 g皮肤组织只要有1~2 ml血流灌注即能存活;或认为静脉血是经开放的动静脉吻合进入皮肤微循环的,肢端皮肤动静脉吻合丰富,每平方厘米含有200~500个动静脉吻合。

动脉化静脉皮瓣血流不稳定不均匀,术后常有过度灌注性肿胀,因此,增加输出道,改善静脉回流,可增加其存活率。对单纯静脉皮瓣,增高其入流压力及提高其血氧含量,可提高其临床价值。

近20年来,先后将前臂浅静脉、小隐静脉、足背

静脉皮瓣的血管构筑

皮肤的血循环方式是小动脉供血后,经毛细血管汇集成微静脉(Venules)和小静脉(Small veins),一部分微静脉和小静脉与皮动脉伴行,穿深筋膜后,直接汇入深静脉;另一部在皮下组织中逐级汇合,成为非伴行浅静脉。

静脉皮瓣的血管构筑包括三层微静脉网。①乳头下微静脉网:位真皮乳头层和网状层交界处,由微静脉(20~30 µm)和小静脉(30~50 µm)组成,小静脉穿过网状层于皮下组织中形成非伴行浅静脉,并汇合成浅静脉干。②网状层微静脉网:围绕皮肤附属器形成团状或丛状血管网,进入血管团的微静脉口径15~20 µm,微静脉出血管团后最后汇合成一、二条50~70 µm口径的小静脉注入浅静脉。③皮下组织微静脉网:稀疏,围绕脂肪颗粒成网络状。一部分微静脉穿深筋膜注入深静脉,另部分汇入非伴行浅静脉。皮下脂肪厚者,网络稀疏,血液难以到达,对静脉瓣存活不利。

选择静脉皮瓣吻合血管时,不是静脉越粗大越好,一般以1~2 mm的中、小静脉为好,因为大的浅静脉干只是"经过"这一皮区,并没有接受该区的细小属支。

第五节　上肢淋巴管和淋巴结

上肢的淋巴管和淋巴结

手指掌面和背面的浅淋巴管流向手指侧缘的集合淋巴管，达指根，于指蹼处转而上行，经手背，沿腕背上升。

手掌的浅淋巴管极为丰富，可分别绕手的桡、尺侧缘流向手背或沿腕上升流向前臂前面。在掌腱膜与屈肌腱之间，有一较大集合淋巴管，通过掌腱膜行向鱼际，过拇收肌下缘沿第一骨间背侧肌表面上行，达腕背。故手指和手掌的感染可经手背波及腕背。

手的深淋巴管伴指动脉达掌浅、深弓，循与尺动脉、桡动脉、骨间前动脉、骨间后动脉伴行的四条淋巴管至前臂。循尺动脉的淋巴管注入尺动脉起始部的肘深淋巴结（Deep cubital lymph nodes），循桡动脉的淋巴管部分注入肘深淋巴结，部分循肱动脉淋巴管上升。循骨间前、后动脉的淋巴管注入肘深淋巴结。

腕背面的浅淋巴管上行逐渐偏向前臂两侧至前臂掌面。来自拇、示指及中指桡侧半的淋巴管偏向桡侧。来自环、小指和中指尺侧半的淋巴管偏向尺侧。

腕和前臂前面的浅淋巴管形成约30条集合淋巴管，分桡侧群、尺侧群和中间群三群。收纳中、环、小指淋巴的尺侧群上行注入肘浅淋巴结（Superficiar cubital lymph nodes），1～2个居肱骨内上髁上方、贵要静脉和前臂内侧皮神经内侧。其输出管随贵要静脉上行，于臂中部穿深筋膜，注入肱动脉淋巴管。中间群和桡侧群的浅淋巴管持续上行至臂前面。

在臂部，臂前面浅淋巴管约15条，向内上行，注入腋淋巴结中央群。臂后面浅淋巴管绕过臂内缘，亦达腋淋巴结中央群。臂外面浅淋巴管循头静脉上行，达腋淋巴结尖群。臂部深淋巴管有两三条，循肱动静脉上升，注入腋淋巴结外侧群。

鳞状上皮细胞癌（Squamous cell epithelioma）和黑色素瘤（Melanoma）多沿上肢淋巴管转移，可转到肘浅深淋巴结和腋淋巴结，进而上行。

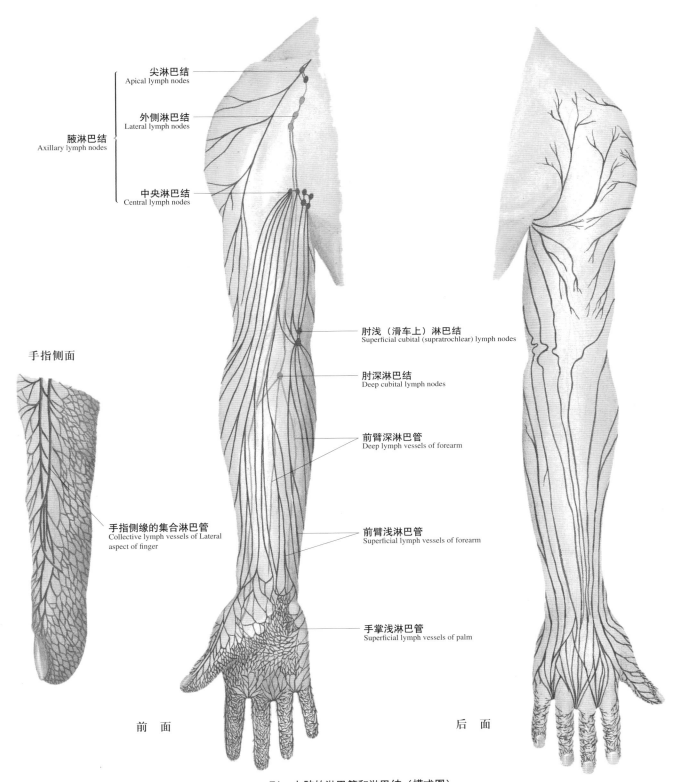

手指侧面

71. 上肢的淋巴管和淋巴结（模式图）
The lymph vessels and lymph nodes of the upper limb (Diagrammatic)

第六节　上肢神经

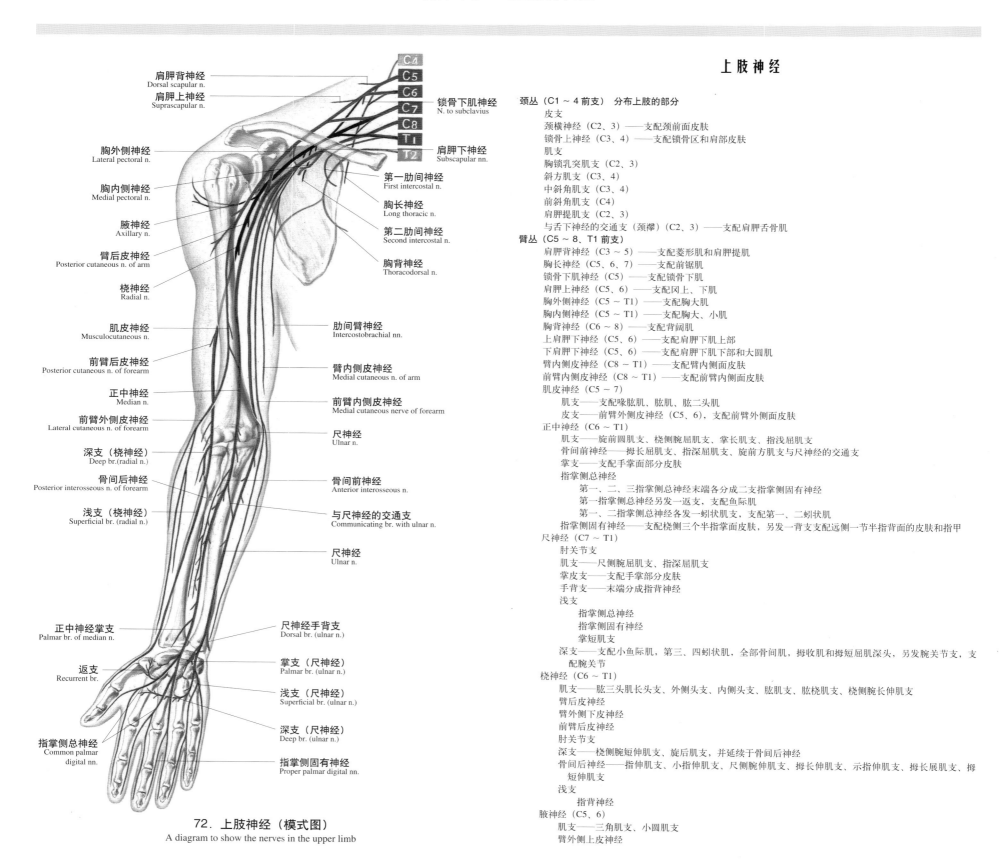

72. 上肢神经（模式图）
A diagram to show the nerves in the upper limb

图中标注：

肩胛背神经 Dorsal scapular n.
肩胛上神经 Suprascapular n.
胸外侧神经 Lateral pectoral n.
胸内侧神经 Medial pectoral n.
腋神经 Axillary n.
臂后皮神经 Posterior cutaneous n. of arm
桡神经 Radial n.
肌皮神经 Musculocutaneous n.
前臂后皮神经 Posterior cutaneous n. of forearm
正中神经 Median n.
前臂外侧皮神经 Lateral cutaneous n. of forearm
深支（桡神经）Deep br.(radial n.)
骨间后神经 Posterior interosseous n. of forearm
浅支（桡神经）Superficial br. (radial n.)
尺神经 Ulnar n.
正中神经掌支 Palmar br. of median n.
返支 Recurrent br.
指掌侧总神经 Common palmar digital nn.

C4 C5 C6 C7 C8 T1 T2
锁骨下肌神经 N. to subclavius
肩胛下神经 Subscapular nn.
第一肋间神经 First intercostal n.
胸长神经 Long thoracic n.
第二肋间神经 Second intercostal n.
胸背神经 Thoracodorsal n.
肋间臂神经 Intercostobrachial nn.
臂内侧皮神经 Medial cutaneous n. of arm
前臂内侧皮神经 Medial cutaneous nerve of forearm
尺神经 Ulnar n.
骨间前神经 Anterior interosseous n.
与尺神经的交通支 Communicating br. with ulnar n.
尺神经 Ulnar n.
尺神经手背支 Dorsal br. (ulnar n.)
掌支（尺神经）Palmar br. (ulnar n.)
浅支（尺神经）Superficial br. (ulnar n.)
深支（尺神经）Deep br. (ulnar n.)
指掌侧固有神经 Proper palmar digital nn.

上肢神经

颈丛（C1～4前支） 分布上肢的部分
皮支
　颈横神经（C2、3）——支配颈前面皮肤
　锁骨上神经（C3、4）——支配锁骨区和肩部皮肤
肌支
　胸锁乳突肌支（C2、3）
　斜方肌支（C3、4）
　中斜角肌支（C3、4）
　前斜角肌支（C4）
　肩胛提肌支（C2、3）
　与舌下神经的交通支（颈襻）（C2、3）——支配肩胛舌骨肌
臂丛（C5～8、T1前支）
　肩胛背神经（C3～5）——支配菱形肌和肩胛提肌
　胸长神经（C5、6、7）——支配前锯肌
　锁骨下肌神经（C5）——支配锁骨下肌
　肩胛上神经（C5、6）——支配冈上、下肌
　胸外侧神经（C5～T1）——支配胸大肌
　胸内侧神经（C5～T1）——支配胸大、小肌
　胸背神经（C6～8）——支配背阔肌
　上肩胛下神经（C5、6）——支配肩胛下肌上部
　下肩胛下神经（C5、6）——支配肩胛下肌下部和大圆肌
　臂内侧皮神经（C8～T1）——支配臂内侧面皮肤
　前臂内侧皮神经（C8～T1）——支配前臂内侧面皮肤
　肌皮神经（C5～7）
　　肌支——支配喙肱肌、肱肌、肱二头肌
　　皮支——前臂外侧皮神经（C5、6），支配前臂外侧面皮肤
　正中神经（C6～T1）
　　肌支——旋前圆肌支、桡侧腕屈肌支、掌长肌支、指浅屈肌支
　　骨间前神经——拇长屈肌支、指深屈肌支、旋前方肌支与尺神经的交通支
　　掌支——支配手掌面部分皮肤
　　指掌侧总神经
　　　第一、二、三指掌侧总神经末端各分成二支指掌侧固有神经
　　　第一指掌侧总神经另发一返支，支配鱼际肌
　　　第一、二指掌侧总神经各发一蚓状肌支，支配第一、二蚓状肌
　　指掌侧固有神经——支配桡侧三个半指掌面皮肤，另发一背支支配远侧一节半指背面的皮肤和指甲
　尺神经（C7～T1）
　　肘关节支
　　肌支——尺侧腕屈肌支、指深屈肌支
　　掌皮支——支配手掌部分皮肤
　　手背支——末端分成指背神经
　　浅支
　　　指掌侧总神经
　　　指掌侧固有神经
　　　掌短肌支
　　深支——支配小鱼际肌，第三、四蚓状肌，全部骨间肌，拇收肌和拇短屈肌深头，另发腕关节支，支配腕关节
　桡神经（C6～T1）
　　肌支——肱三头肌长头支、外侧头支、内侧头支、肱肌支、肱桡肌支、桡侧腕长伸肌支
　　臂后皮神经
　　臂外侧下皮神经
　　前臂后皮神经
　　肘关节支
　　深支——桡侧腕短伸肌支、旋后肌支，并延续于骨间后神经
　　骨间后神经——指伸肌支、小指伸肌支、尺侧腕伸肌支、拇长伸肌支、示指伸肌支、拇长展肌支、拇短伸肌支
　　浅支
　　　指背神经
　腋神经（C5、6）
　　肌支——三角肌支、小圆肌支
　　臂外侧上皮神经

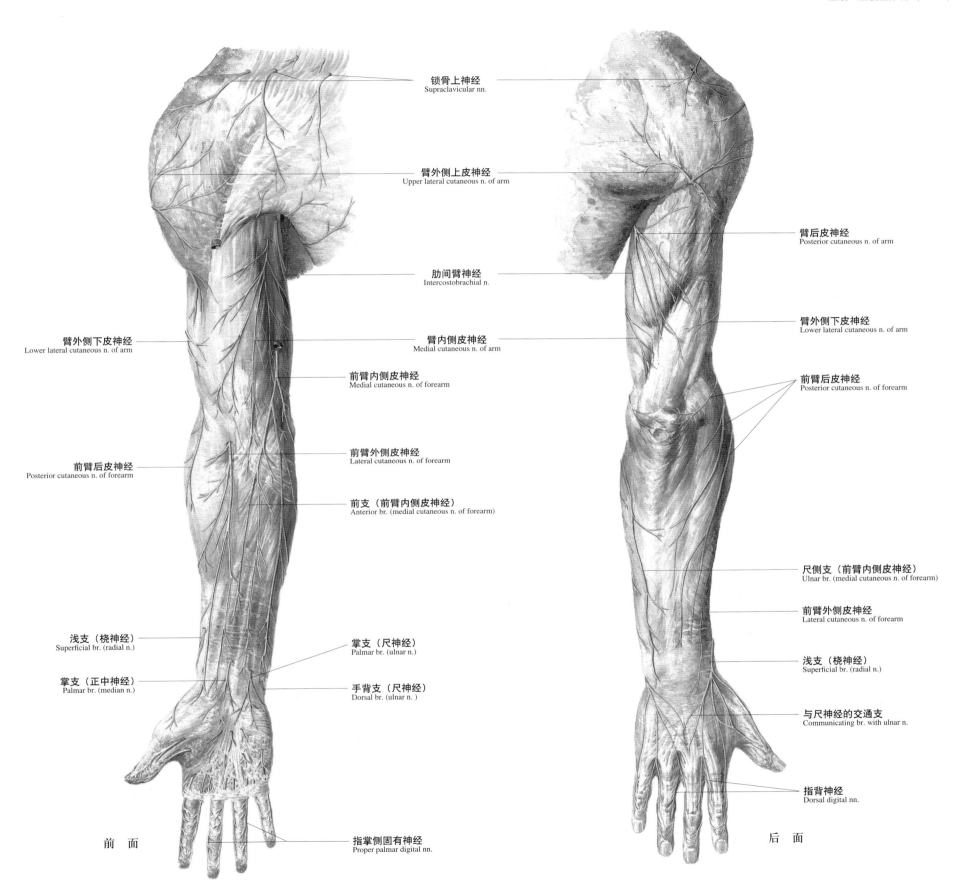

锁骨上神经
Supraclavicular nn.

臂外侧上皮神经
Upper lateral cutaneous n. of arm

臂后皮神经
Posterior cutaneous n. of arm

肋间臂神经
Intercostobrachial n.

臂外侧下皮神经
Lower lateral cutaneous n. of arm

臂外侧下皮神经
Lower lateral cutaneous n. of arm

臂内侧皮神经
Medial cutaneous n. of arm

前臂内侧皮神经
Medial cutaneous n. of forearm

前臂后皮神经
Posterior cutaneous n. of forearm

前臂外侧皮神经
Lateral cutaneous n. of forearm

前臂后皮神经
Posterior cutaneous n. of forearm

前支（前臂内侧皮神经）
Anterior br. (medial cutaneous n. of forearm)

尺侧支（前臂内侧皮神经）
Ulnar br. (medial cutaneous n. of forearm)

前臂外侧皮神经
Lateral cutaneous n. of forearm

浅支（桡神经）
Superficial br. (radial n.)

掌支（尺神经）
Palmar br. (ulnar n.)

浅支（桡神经）
Superficial br. (radial n.)

掌支（正中神经）
Palmar br. (median n.)

手背支（尺神经）
Dorsal br. (ulnar n.)

与尺神经的交通支
Communicating br. with ulnar n.

指背神经
Dorsal digital nn.

指掌侧固有神经
Proper palmar digital nn.

前　面

后　面

73．上肢皮神经
The cutaneous nerves of the upper limb

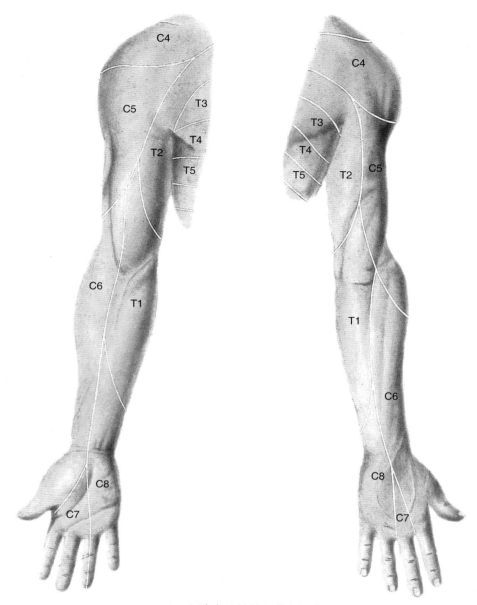

74. 上肢皮肤的神经节段分布
The segmental distribution of the spinal nerves to the skin of the upper limb

产生无痛区和无温觉区，但没有触觉丧失。电刺激后根引起的血管舒张区与皮节类似，但范围稍小。

在肢芽发生过程中，包着肢芽的皮节也随之延伸。来自于臂丛上部节段及下部节段的皮神经纤维分布于肢体的近侧（例如 C5 分布于臂上部外面，T1、T2 分布于臂内面和腋窝）；中间节段的皮神经纤维分布于肢体的远侧（例如 C6、C7 分布于前臂和手的桡侧前后两面，C8～T1 分布于前臂和手的尺侧前后两面）。皮神经的分布与皮节形式类似但稍有不同。因神经纤维经行于神经根、神经丛和周围神经过程中，进行重新分配和组合，一个神经节段可输送感觉纤维至一条以上的周围神经，或者是一条周围神经可包括来自几个脊髓节段的纤维。这可说明皮神经的分布区与皮节的关系，即：分布于皮节的纤维都包含在皮神经中，每条皮神经的分布区有时与一个皮节的分布区相同，更多时候比一个皮节的分布区范围广泛。而且，皮神经的分布形式系与肢体长轴平行，由近及远形成一延续的区域，比皮节的延续范围要长些。

熟悉皮节和皮神经的分布具有重要的应用意义：①可用以鉴别周围神经、神经根、中枢神经的病变。②可用以确定脊髓病变的部位。③可借以识别因内脏疾患所引起的反射性疼痛来源。④对新医疗法（如针刺）或为减轻神经痛而遮断（封闭、切断）神经根时，可作为选取部位的参考。

感觉障碍的解剖类型

依其范围和性状，可判断损伤部位，有助于临床定位诊断。

1. **末梢型** 见于末梢神经炎或多发神经炎，感觉障碍在肢体远端，呈手套或袜套式分布，运动和自主性功能同时受损。

2. **神经干型** 皮肤障碍区与受损的神经分布区相同，常伴有疼痛和感觉异常，如股外侧皮神经炎等。

3. **神经丛型** 感觉障碍区较神经干型大。例如臂丛上位型损害，多在上肢桡侧及手指产生感觉障碍，伴有疼痛及运动障碍。

4. **后根型** 产生节段性感觉减退或丧失，并常伴有神经根的投射性疼痛。

5. **后角型** 脊髓后角损害产生同侧节段性痛、温觉障碍，而肌、腱、关节等深感觉和触觉依然存在，系因深感觉纤维绕过后角直接进入后索未受损伤。称此为分离性感觉障碍。疼痛不如后根型明显。

6. **前连合型** 脊髓前连合是两侧脊髓丘脑束的交叉纤维所在，损害时产生两侧对称性节段性痛、温觉缺失或减退，而触觉及深感觉仍保留，亦呈分离性感觉障碍。

7. **传导束型** 脊髓中感觉传导束受损后，产生受损节段平面以下的感觉丧失或减退。发生于脑干、丘脑、内囊和皮质感觉中枢的病变，其感觉障碍各有特点。

上肢皮肤的神经节段分布

每一脊神经后根及其神经节所分布的皮肤区，称为一个皮节（Dermatome）。胚胎初期，身体的皮节像脊髓的节段一样，分布得很为规整。在成人，颈部和躯干的皮节保持着明显的节段状态，每节形成一个带状区，环绕身体，自背侧中线至腹侧中线；但四肢皮肤的节段分布稍为复杂，因脊髓的颈膨大和腰膨大发出的神经根形成神经丛——臂丛、腰丛、骶丛，而后分布到四肢，皮节是循肢体长轴而配列的。

每个皮节的分布范围因人稍有不同，且其边缘相互重叠。通常，每个皮节几乎由三节后根纤维分布，因此，一根脊神经的病变，局部感觉只稍有减退，当两个或更多的后根受损时，该区才出现感觉缺失。但神经根的刺激现象（自发性疼痛），在一个后根受到激惹时即可发生。

实验表明，每个节段的触觉纤维比痛觉和温度觉纤维分布范围广，因此切断后根后，触觉的消失区比痛觉和温度觉的消失区小，有时，切断两个相邻的后根，可

上肢肌肉的神经节段分布

肌节如同皮节，亦呈节段性。每一脊髓节的前角运动神经元所支配的肌肉即属于一个肌节（Myotome）。此种节段关系在躯干部较为规则，四肢肌的肌节因经过融合、转移、分层，围绕肢体分成前群、后群，有的部位分成三群，由近及远，围绕关节轴而运动，因此，四肢的每块肌肉常由数个肌节合成，每块肌肉总由几个相邻脊髓节通过周围神经进行支配。这样，即产生了肌肉的节段型（根型）神经支配和周围型神经支配两种情况。临床上可作为定位诊断的参考。例如，冈上肌和小圆肌麻痹提示 C5、6 节段或前根损害，而三角肌和小圆肌麻痹，则表示病变在腋神经。至于运动终板传导障碍或肌肉本身疾病产生的麻痹或萎缩，则不属于此二型。

1. **前角损害** 常见于脊髓灰质炎，依病毒侵袭前角运动神经元的范围和程度，呈节段型或根型肌肉弛缓性不全麻痹或全瘫，亦可见有肌束颤动（系运动神经元受激惹所致），疼痛和感觉障碍不明显。

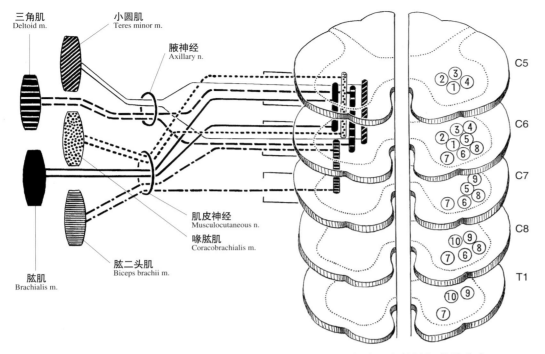

三角肌
Deltoid m.

小圆肌
Teres minor m.

腋神经
Axillary n.

肌皮神经
Musculocutaneous n.

喙肱肌
Coracobrachialis m.

肱二头肌
Biceps brachii m.

肱肌
Brachialis m.

（图中数字表示各肌的神经细胞柱）

1. 三角肌
Deltoid m.
2. 大、小圆肌
Teres major & minor mm.
3. 肱二头肌
Biceps brachii m.
4. 肱肌
Brachialis m.
5. 喙肱肌
Coracobrachialis m.
6. 肱三头肌
Triceps brachii m.
7. 胸大、小肌
Pectoralis major & minor mm.
8. 前臂伸肌
Extensor mm. of the forearm
9. 手肌
Muscles of the hand
10. 前臂屈肌
Flexor mm. of the forearm

各肌运动神经元在脊髓前柱的配置大致为：屈肌运动神经元居背侧，伸肌运动神经元居腹侧，肢体近段肌肉的运动神经元居脊髓近位节段，肢体远段肌肉的运动神经元居脊髓远位节段。

75. 上肢肌肉的神经节段分布
The segmental distribution of the spinal nerves to the muscles of the upper limb

上肢肌肉的神经节段 （续）

	C2	C3	C4	C5	C6	C7	C8	T1
背浅肌		斜方肌	斜方肌					
			肩胛提肌					
			菱形肌					
					背阔肌			
胸上肢肌			锁骨下肌					
				前锯肌				
					胸大肌			
					胸小肌			
肩肌				冈上肌				
				冈下肌				
				小圆肌				
				大圆肌				
				三角肌				
				肩胛下肌				
臂肌				肱二头肌				
				肱肌				
				喙肱肌				
				肘肌				
				肱三头肌				

	C2	C3	C4	C5	C6	C7	C8	T1
前臂肌				肱桡肌				
				旋后肌				
					桡侧腕长伸肌			
					桡侧腕短伸肌			
					指伸肌			
					小指伸肌			
					尺侧腕伸肌			
					拇长展肌			
						拇短伸肌		
						拇长伸肌		
						示指伸肌		
				旋前圆肌				
				桡侧腕屈肌				
					掌长肌			
						指浅屈肌		
						尺侧腕屈肌		
						拇长屈肌		
						指深屈肌		
						旋前方肌		
手肌							手肌	

2. **前根损害** 多继发于脊髓被膜或脊椎骨质的病变，后根亦常同时受累，呈节段型或根型障碍。

3. **神经丛损害** 依损伤的部位和范围，引起丛型分布的周围型运动麻痹，并伴有疼痛和感觉障碍。

4. **周围神经损害** 见于神经损伤或神经炎，引起该神经支配范围的运动、感觉和自主神经功能障碍。

上 肢 骨 的 神 经 支 配

骨、骨膜及关节囊、韧带等结构具有丰富的神经分布，神经来源于：①神经干的一级分支。②骨周围的或附着于骨的肌和腱的神经肌支。③贴近骨的血管周围丛的分支。骨和骨膜的神经分布亦表现出节段性，但与皮节相比有差异。所谓巩节（Scleratome）亦可适用于骨结构的神经节段区。

骨和骨膜等结构的感觉形式与皮肤的感觉形式不同。刺激这些深结构引起的疼痛看来不完全与特定神经根或周围神经分布区相适应，疼痛没有明显的定位，常表现为钝痛或胀痛，并且随刺激强度沿一定方向放散，通常不引起反射改变，也不伴有表面皮肤的感觉过敏或感觉丧失。在深部结构中，对痛刺激最敏锐的是骨膜，其次是韧带和关节囊，再次是腱和筋膜，痛阈最低的是肌肉的肌腹。

来自深结构的疼痛常伴有自主神经的征象，如疼痛强烈时可出汗、脉缓、血压降低，甚至恶心和呕吐，这些征象与皮肤疼痛较少关联，此表明深结构的神经支配与自主神经有着密切关系。

了解骨和骨膜的神经分布及其节段的知识对骨科手术、针刺治病、针麻穴位的选取及局麻等都有重要意义。上肢骨的神经分布如右表。

上 肢 的 自 主 神 经 分 布

上肢的血管、肌肉、骨、骨膜等接受交感神经支配。交感节前神经元位于第二～六胸髓侧角，其节前纤维经相应前根、白交通支和交感干神经节，沿交感干上升至星状神经节和颈中神经节交换神经元。颈中节与星状节发出灰交通支与臂丛各神经根联系并形成锁骨下动脉丛。具体为：C5、C6 根接受颈中节发来的 2～4 个灰交通支及来自椎动脉丛的纤维（有时来自椎动脉神经节的纤维），C7 根接受星状节发出的 1～3 灰交通支及椎动脉丛的纤维（有时来自椎动脉神经节的纤维），C8、T1 根各接受星状节发来的 1～6 支节后纤维。各根中交感纤维所占比例为：C5 根——1%～9%，C6 根——8%～27%，C7 根——15%～25%，C8 根——25%～45%，T1 根——15%～30%。C8 根所含交感纤维约占整个臂丛交感纤维的 40%～70%。臂丛中的交感纤维多为无髓，口径纤细，它们通过皮神经分布于皮肤的血管、汗腺和立毛肌，通过臂丛各神经干的深支和血管周围丛分布于上肢的血管、肌肉、韧带、骨、骨膜诸结构。

锁骨下动脉和腋动脉近段直接接受来自星状节的纤维，腋动脉远段接受臂丛来的交感纤维，肱动脉接受桡神经、正中神经、有时还有肌皮神经和尺神经发来的分支，桡动脉接受桡神经浅支的分支，尺动脉接受尺神经的分支，骨间前动脉接受骨间前神经的分支，骨间后动脉接受骨间后神经的分支，手部掌浅、深弓和指动脉则由正中神经和尺神经分支支配。

头静脉接受臂外侧皮神经、前臂外侧皮神经、前臂后皮神经、桡神经浅支、尺神经手背支的支配；贵要静脉接受臂内侧皮神经、前臂内侧皮神经支配。

上肢骨的神经分布

骨	神 经	分布区
锁 骨	锁骨上神经 胸内、外侧神经 胸锁乳突肌支 副神经斜方肌支 锁骨下神经	上面大部 上面小部 胸骨端上面 肩峰端上面 下面
肩胛骨	锁骨上神经 肩胛上神经 腋神经 肩胛背神经 副神经 肩胛下神经 胸长神经	喙突、上角 冈上、下窝、肩峰下面 外侧角、肩胛冈、肩峰 上角及内侧缘 肩胛冈 肩胛骨肋面、外侧角、下角 内侧缘
肱 骨	腋神经 肌皮神经 桡神经 肱动脉丛	大小结节、结节间沟、体上 1/3、三角肌粗隆、大结节嵴 体中、下 1/3 前面，内上髁 桡神经沟上、下部 桡神经沟
尺骨和桡骨	正中神经肌支 骨间前神经 骨间前动脉丛 尺神经 桡神经	前面大部 尺、桡骨近端前后面，喙突，鹰嘴 后面大部
手 骨	正中神经 桡神经浅支 骨间后神经 尺神经浅支 尺神经深支	第一掌骨掌面桡侧三个半指骨掌面及远侧一节半指骨背面 大多角骨掌面 第一掌、指骨桡侧缘 第一、二掌、指骨背面 第三掌骨和中、示指基节骨背面 舟骨、月骨、三角骨、小多角骨、头骨和钩骨背面 尺侧一个半指指骨掌面、豌豆骨、小多角骨、头骨和钩骨掌面 第二～五掌骨掌面

上述各支都形成血管周围丛，并随血管分支分布于肌肉、骨等各深部结构。

上肢各神经中所含交感纤维数量不同。支配手的正中神经和尺神经含交感纤维数量较多，而肌皮神经、桡神经和腋神经中含量较少。因此，不同神经损伤引起的交感效应亦不同，如损伤肌皮神经和桡神经引起的交感失调较轻，而损伤正中神经和尺神经，交感障碍即较明显，尤其是手和手指。交感神经功能失调在肢体表现为汗分泌障碍（该神经支配区出汗减少或无汗），皮肤、皮下组织、肌肉、骨关节营养障碍（如肌萎缩，皮肤菲薄、光滑、无红晕反应、出现溃疡，皮下组织纤维化，骨质疏松等），周围血管舒缩障碍（如肢端动脉痉挛症，即 Raynaud 病）等。

交感神经于肢体的分布区，不像躯体神经那样呈明显节段性，它们分布广阔，且不规则。这是由于：①交感节前神经元可与多个节后神经元成突触，中枢的局部活动可导致周围的广泛交感变化。②交感节后纤维随血管呈网状分布，反复分支，并可提供轴突反射扩布其影响。③交感末梢不像躯体神经形成特化的终末装置，而是释放出化学介体发挥其作用。

关于肢体的副交感神经支配，目前尚不清楚。伴随血管走行的尚有感觉纤维，血管源性放射痛与周围神经分布不相吻合，无明确定位，多发生于肢端，产生刺痛或灼痛、麻木、膨胀感等感觉异常，可能由于肢体血管神经束在不同部位受压迫（如斜角肌综合征、肋锁综合征、腕管综合征），或由于动静脉闭塞产生贫血、淤血、乏氧刺激末梢神经所致。

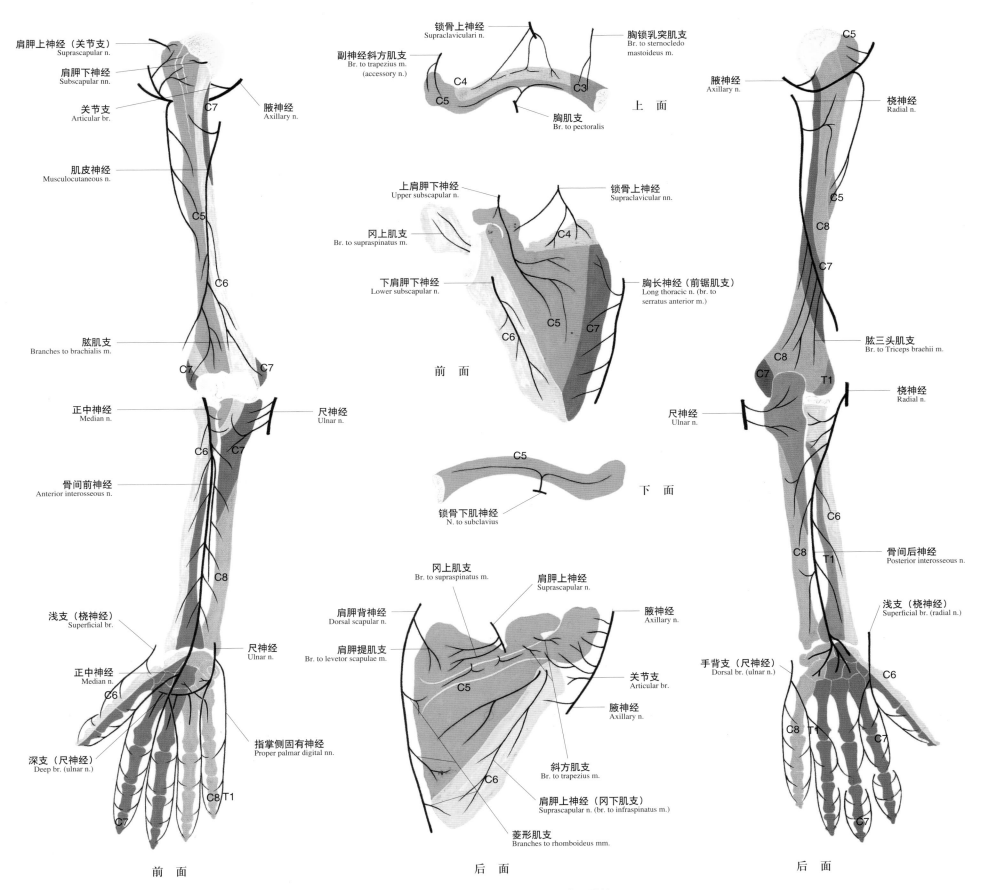

肩胛上神经（关节支）
Suprascapular n.

肩胛下神经
Subscapular nn.

关节支
Articular br.

腋神经
Axillary n.

肌皮神经
Musculocutaneous n.

肱肌支
Branches to brachialis m.

正中神经
Median n.

尺神经
Ulnar n.

骨间前神经
Anterior interosseous n.

浅支（桡神经）
Superficial br.

正中神经
Median n.

深支（尺神经）
Deep br. (ulnar n.)

尺神经
Ulnar n.

指掌侧固有神经
Proper palmar digital nn.

前面

锁骨上神经
Supraclaviculari n.

副神经斜方肌支
Br. to trapezius m.
(accessory n.)

胸锁乳突肌支
Br. to sternocledo
mastoideus m.

胸肌支
Br. to pectoralis

上面

上肩胛下神经
Upper subscapular n.

锁骨上神经
Supraclavicular nn.

冈上肌支
Br. to supraspinatus m.

下肩胛下神经
Lower subscapular n.

胸长神经（前锯肌支）
Long thoracic n. (br. to
serratus anterior m.)

前面

锁骨下肌神经
N. to subclavius

下面

冈上肌支
Br. to supraspinatus m.

肩胛上神经
Suprascapular n.

肩胛背神经
Dorsal scapular n.

腋神经
Axillary n.

肩胛提肌支
Br. to levetor scapulae m.

关节支
Articular br.

腋神经
Axillary n.

斜方肌支
Br. to trapezius m.

肩胛上神经（冈下肌支）
Suprascapular n. (br. to infraspinatus m.)

菱形肌支
Branches to rhomboideus mm.

后面

腋神经
Axillary n.

桡神经
Radial n.

肱三头肌支
Br. to Triceps brachii m.

桡神经
Radial n.

尺神经
Ulnar n.

骨间后神经
Posterior interosseous n.

浅支（桡神经）
Superficial br. (radial n.)

手背支（尺神经）
Dorsal br. (ulnar n.)

后面

76. 上肢骨的神经节段分布和周围神经供给
The segmental nerve distribution and the peripheral nerve supply of the skeleton of the upper limb

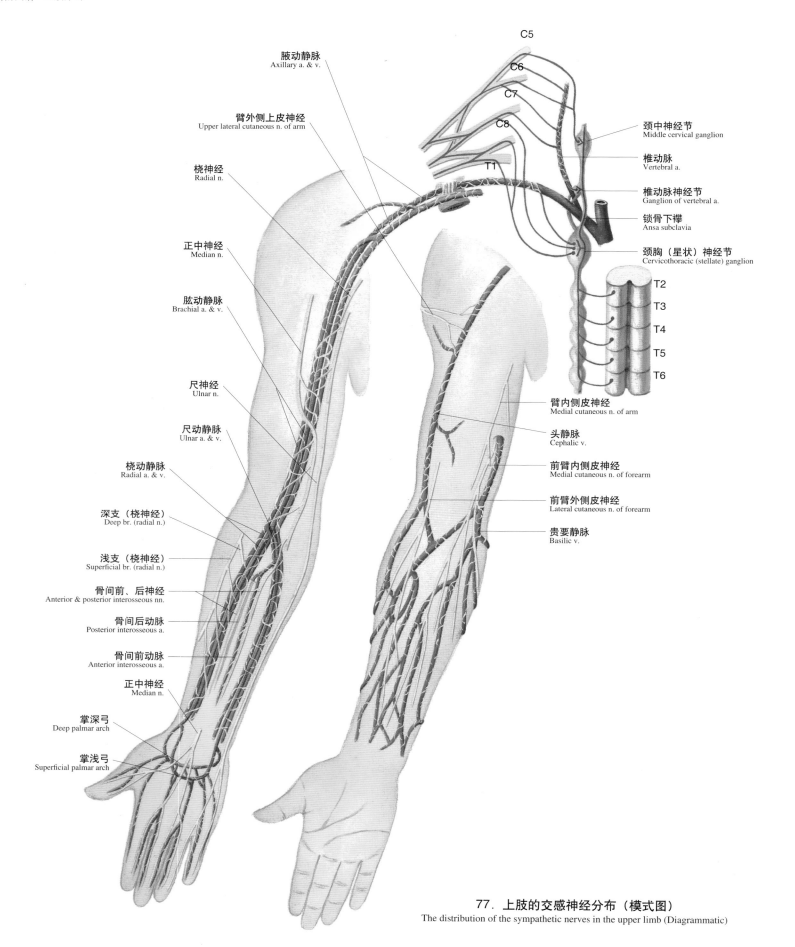

腋动静脉
Axillary a. & v.

臂外侧上皮神经
Upper lateral cutaneous n. of arm

桡神经
Radial n.

正中神经
Median n.

肱动静脉
Brachial a. & v.

尺神经
Ulnar n.

尺动静脉
Ulnar a. & v.

桡动静脉
Radial a. & v.

深支（桡神经）
Deep br. (radial n.)

浅支（桡神经）
Superficial br. (radial n.)

骨间前、后神经
Anterior & posterior interosseous nn.

骨间后动脉
Posterior interosseous a.

骨间前动脉
Anterior interosseous a.

正中神经
Median n.

掌深弓
Deep palmar arch

掌浅弓
Superficial palmar arch

C5
C6
C7
C8
T1

颈中神经节
Middle cervical ganglion

椎动脉
Vertebral a.

椎动脉神经节
Ganglion of vertebral a.

锁骨下襻
Ansa subclavia

颈胸（星状）神经节
Cervicothoracic (stellate) ganglion

T2
T3
T4
T5
T6

臂内侧皮神经
Medial cutaneous n. of arm

头静脉
Cephalic v.

前臂内侧皮神经
Medial cutaneous n. of forearm

前臂外侧皮神经
Lateral cutaneous n. of forearm

贵要静脉
Basilic v.

77. 上肢的交感神经分布（模式图）
The distribution of the sympathetic nerves in the upper limb (Diagrammatic)

第七节　上肢的分区

局部解剖学和应用解剖学根据体表某些结构标志和设定的线，将人体划分为若干部分和分区，上肢一般传统分区如图中虚线所示。上肢与颈、胸部的界限，前为三角胸肌沟，后为三角肌后缘，下为胸大肌、背阔肌、大圆肌下缘中点的连线。上肢可分肩部、臂部、肘部、前臂部和腕手部。各部又分为若干区。本书为了照顾整体联系、面向实践及描绘方便，在图中一般分区的基础上，做了一些调整，如图中实线所示，划分如下。

1. 肩部　为照顾上肢的血管、神经、肌肉和骨与颈和躯干的联系，将颈、胸、背部某些分区纳入此部描绘。

（1）锁骨区：为锁骨和锁骨上下的部位，包括图中的锁骨区、肩峰区、胸锁乳突肌区、颈外侧区和锁骨下区。

（2）肩前区：为肩关节前方的部位，指三角肌区前部。

（3）肩后区：为肩关节后方的部位，指三角肌区后部。

（4）肩上区：为肩关节上方和上内方的部位，前界锁骨、后界肩胛冈、内界颈根、外界肩峰、包括颈外侧区、肩胛上区和肩峰区。

（5）肩胛区：为肩胛骨及周围诸结构所在的区域。

（6）腋区：包括腋窝及周围四壁。

2. 臂部　上界为胸大肌和背阔肌下缘抵于肱骨内侧的连线，下界为通过肱骨内、外上髁近侧二横指的连线。自肱骨内、外上髁分别向上作二垂线，将臂部分为前后二区。

（1）臂前区：包括三角肌区前部结构。

（2）臂后区：包括三角肌区后部结构。

3. 肘部　通过肱骨内、外上髁连线上下各二横指的环行线为肘部的上、下界。经内、外上髁上下行的垂直线将肘部分为前后二区。

（1）肘前区：其中有肘窝。

（2）肘后区：其中有鹰嘴。

4. 前臂部　上界为肱骨内、外上髁连线远侧二横指的平行线，下界为经尺、桡二骨茎突近侧1 cm的环行线。自肱骨内、外上髁分别至尺骨茎突和桡骨茎突作两侧连线将此部分为前后二区：前臂前区、前臂后区。

5. 腕手部　上界为通过桡、尺骨茎突近侧1 cm的水平线与前臂部相接，腕区下界为通过豌豆骨远侧而与上线相平行的横线。余为手部。

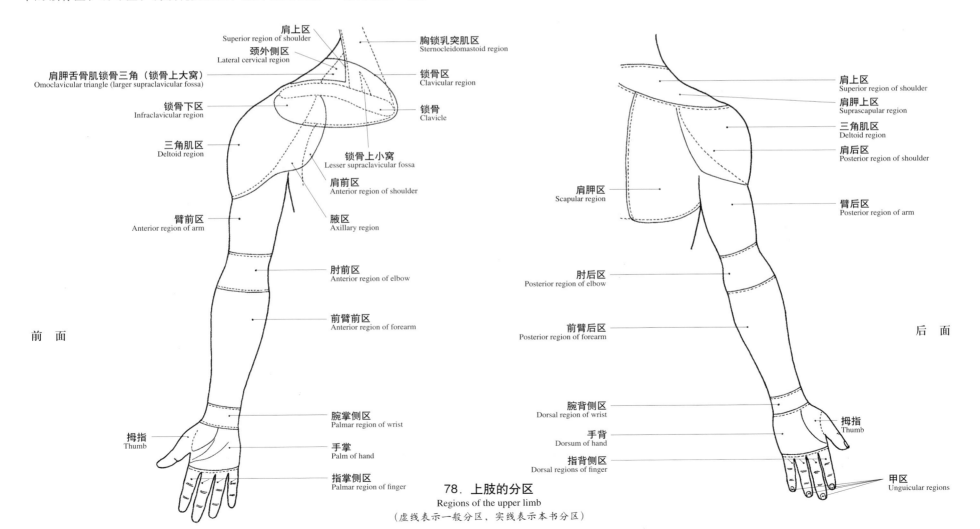

78. 上肢的分区
Regions of the upper limb
（虚线表示一般分区，实线表示本书分区）

第二章 肩 部

第一节 肩前区和锁骨区

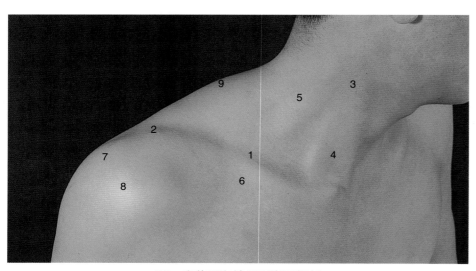

79. 肩前区和锁骨区表面解剖
Surface anatomy of the anterior region of shoulder and the clavicular region

1. 锁骨
   Clavicle
2. 肩峰
   Acromion
3. 胸锁乳突肌
   Sternocleidomastoid m.
4. 锁骨上小窝
   Lesser supraclavicular fossa
5. 颈外侧区
   Lateral cervical region
6. 锁骨下窝
   Infraclavicular fossa
7. 大结节
   Greater tubercle
8. 三角肌
   Deltoid m.
9. 斜方肌
   Trapezius m.

锁骨、肩峰、肩锁关节和胸锁关节隔滑动的皮肤和稀疏的颈阔肌可以摸到。"S"形的锁骨 (1) 居水平位，内半凸面朝前，外半凹面朝前，全程指向外后方。锁骨扁平的外端以斜面与肩峰 (2) 构成肩锁关节，抬臂时该处可见小凹陷。当头转向对侧时，可见隆起的胸锁乳突肌 (3) 斜向下内，以二头止于胸骨柄上缘和锁骨胸骨端，二头间的凹陷为锁骨上小窝 (4)。胸锁乳突肌后缘、斜方肌前缘和锁骨上缘之间构成颈外侧区 (Lateral cervical region) (5)。于成年男子，从体表可见发达的颈外静脉经此区下降。此区被肩胛舌骨肌下腹分成两个三角：上方为肩胛舌骨肌斜方三角（枕三角）(Omotrapezoid triangle)，下方为肩胛舌骨肌锁骨三角 (Omoclavicular triangle)，即锁骨上大窝。在肩胛舌骨肌斜方三角中，于锁骨上方约 2 cm 处的胸锁乳突肌后缘，摸之有一凹沟，称斜角肌沟，系前、中斜角肌之间的凹陷。臂丛由沟中走出，下行于锁骨上大窝的深部。肌沟和锁骨上大窝皆为臂丛麻醉部位。锁骨上大窝还通行有锁骨下动脉，指按此窝，将锁骨下动脉压于第一肋上面，可维持上肢一时性止血。

肩峰居肩的顶端，是测量上肢长度的标志。其尖稍突出于肩锁关节前方，外缘向后 5cm，为肩峰角，与肩胛冈相连。

锁骨中 1/3 下方的凹陷为锁骨下窝 (6)，深面的三角胸肌三角 (Deltoide-opectoral triangle)，是由三角肌、胸大肌和锁骨围成的三角，向下延续为三角胸肌沟 (Deltoideopectoral groove)，头静脉于三角处折入深静脉。

喙突位于三角肌前缘深面、锁骨下方 2.5 cm 处，以示指在该处向后外触摸，微有压痛。肩峰下方、喙突尖外侧 2.5 cm 处为肱骨小结节，旋转臂时，可感到它在指下滚动。肩峰下外方肩部最外的骨点为肱骨大结节。

肥厚的三角肌使肩的外貌圆隆。臂前屈时，肌的前缘可见。三角肌麻痹萎缩或肩关节脱位时，肩峰突出，形成"方肩"。锁骨外端突出而肩峰下陷者可见于胸锁关节脱位或锁骨骨折。肩峰、喙突、大结节三点连一三角形，两侧对比，可作为肩部脱位或骨折的诊断参考。

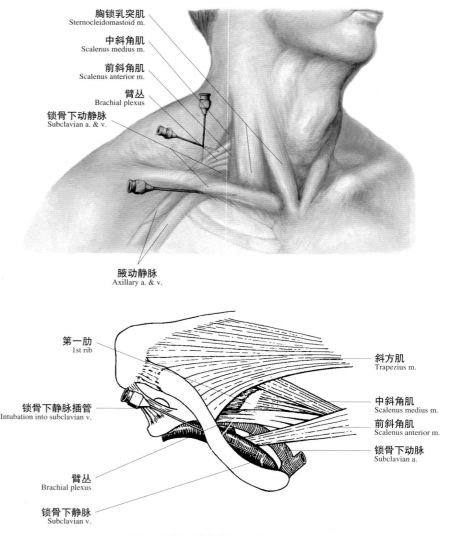

80. 臂丛阻滞与锁骨下静脉插管
Brachial-plexus block and subclavian vein intubation

一、锁骨上臂丛阻滞

第一肋水平围绕胸膜顶，横行于锁骨下方，约与锁骨中、内 1/3 处相交。臂丛出斜角肌间隙后下外行，约于锁骨中点深处越过第一肋。在锁骨中点上方，臂丛浅在且集中，穿刺宜在此处进行。患者仰卧，头转向健侧，尽量显出锁骨上窝，先摸清锁骨下动脉搏动点，紧靠其后外方、在锁骨中点上 1～2 cm 处即为穿刺点。用短细针（7 号、3.2 cm 长）向内下方刺入，沿第一肋上面前后移动针尖寻得异感，回抽无血液即可注入药液，深度约 2 cm，不要越过第一肋或其内后缘，避免损伤胸膜。

二、肌间沟臂丛阻滞

患者仰卧，头转向健侧，于胸锁乳突肌后缘扪得肌间沟，高约 1 cm，底宽 0.5 cm，为穿刺的主要标志。沟下缘可触及锁骨下动脉搏动，沟前方并有颈外静脉越过。宜丛锁骨下动脉上缘和颈外静脉前缘进针，刺入约 1.5 cm，获有异感，回抽无血液，即可注入麻醉剂。

三、锁骨下静脉插管

锁骨下静脉长约 2 cm，弓形跨过第一肋与胸膜顶上方，达胸锁关节后方与颈内静脉相会。始末两端都有静脉瓣。此段静脉前与颈固有筋膜、后与前斜角肌腱、上与锁骨下肌筋膜、下与第一肋骨骨膜紧贴，使静脉既得到固定又不易塌陷，内腔甚大，易于插管。患者仰卧，头转向对侧，于锁骨中线的锁骨下缘为穿刺点，进针方向与胸壁平行，针尖指向胸骨颈切迹。不应垂直或与胸壁成较大角度刺入，以免刺破胸膜或刺伤臂丛。成人一般刺入 3～5 cm，幼儿 1～3 cm，即达静脉，缓缓试抽，获得静脉血为止。

锁骨区局解（一）

颈阔肌为颈部皮肌，包于颈筋膜浅层中，稀疏的肌纤维延向下外逐渐变宽，越过锁骨达肩前区和锁骨下区。颈部手术后，应将切断的颈阔肌及浅层筋膜予以缝合，以免皮肤愈合后形成宽的瘢痕。颈横神经和锁骨上神经穿至皮下，管理此区皮肤感觉。此层还分布有颈前静脉和其他皮静脉小支。

锁骨区局解（二）

颈阔肌上翻，示其深面诸结构。

颈浅筋膜在项部形成鞘包裹斜方肌，至斜方肌前缘覆盖颈外侧区，继向前又形成肌鞘包裹胸锁乳突肌，于正中线与对侧相连，向下附着于胸骨柄及锁骨的前后缘。颈外静脉越过胸锁乳突肌浅面并沿颈外侧区下

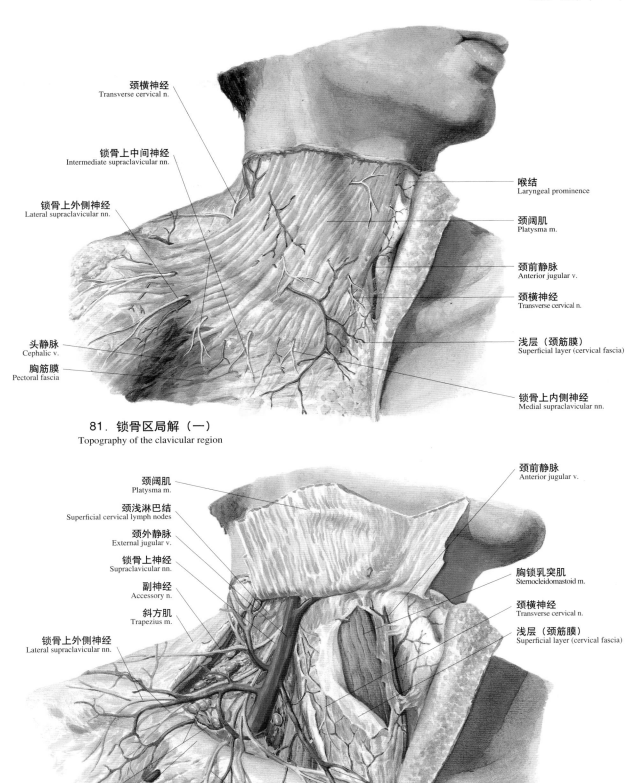

81. 锁骨区局解（一）
Topography of the clavicular region

颈横神经
Transverse cervical n.

锁骨上中间神经
Intermediate supraclavicular nn.

锁骨上外侧神经
Lateral supraclavicular nn.

头静脉
Cephalic v.

胸筋膜
Pectoral fascia

喉结
Laryngeal prominence

颈阔肌
Platysma m.

颈前静脉
Anterior jugular v.

颈横神经
Transverse cervical n.

浅层（颈筋膜）
Superficial layer (cervical fascia)

锁骨上内侧神经
Medial supraclavicular nn.

82. 锁骨区局解（二）
Topography of the clavicular region

颈阔肌
Platysma m.

颈浅淋巴结
Superficial cervical lymph nodes

颈外静脉
External jugular v.

锁骨上神经
Supraclavicular nn.

副神经
Accessory n.

斜方肌
Trapezius m.

锁骨上外侧神经
Lateral supraclavicular nn.

颈浅淋巴结
Superficial cervical lymph nodes

锁骨
Clavicle

头静脉
Cephalic v.

颈前静脉
Anterior jugular v.

胸锁乳突肌
Sternocleidomastoid m.

颈横神经
Transverse cervical n.

浅层（颈筋膜）
Superficial layer (cervical fascia)

前斜角肌
Scalenus anterior m.

锁骨上内侧神经
Medial supraclavicular nn.

锁骨上中间神经
Intermediate supraclavicular nn.

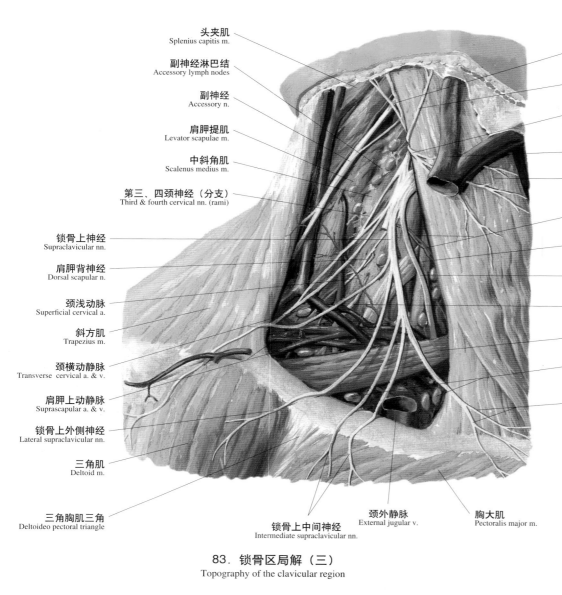

头夹肌
Splenius capitis m.

副神经淋巴结
Accessory lymph nodes

副神经
Accessory n.

肩胛提肌
Levator scapulae m.

中斜角肌
Scalenus medius m.

第三、四颈神经（分支）
Third & fourth cervical nn. (rami)

锁骨上神经
Supraclavicular nn.

肩胛背神经
Dorsal scapular n.

颈浅动脉
Superficial cervical a.

斜方肌
Trapezius m.

颈横动静脉
Transverse cervical a. & v.

肩胛上动静脉
Suprascapular a. & v.

锁骨上外侧神经
Lateral supraclavicular nn.

三角肌
Deltoid m.

三角胸肌三角
Deltoideo pectoral triangle

锁骨上中间神经
Intermediate supraclavicular nn.

颈外静脉
External jugular v.

胸大肌
Pectoralis major m.

枕小神经
Lesser occipital n.

耳大神经
Great auricular n.

颈横神经
Transverse cervical n.

颈外静脉
External jugular v.

胸锁乳突肌
Sternocleidomastoid m.

颈升动静脉
Ascending cervical a. & v.

前斜角肌
Scalenus anterior m.

膈神经
Phrenic n.

胸长神经
Long thoracic n.

下腹（肩胛舌骨肌）
Inferior belly (omohyoid m.)

颈横淋巴结
Transverse cervical lymph nodes

锁骨上内侧神经
Medial supraclavicular nn.

83．锁骨区局解（三）
Topography of the clavicular region

降，在锁骨上 2 cm 处穿入颈浅筋膜注入深静脉。颈丛各支（颈横神经、锁骨上神经）从胸锁乳突肌后缘中点穿出筋膜，向下散开，支配颈部皮肤。

斜方肌在肩和肩带运动中起重要作用，在暴露肩胛及颈部手术中常涉及斜方肌及副神经，副神经颅根起自延髓迷走神经背核和疑核，脊髓根起自上 3～5 个脊髓颈节，沿脊髓表面上升入枕骨大孔与颅根结合。副神经粗 2～3 mm，从颈静脉孔出颅，分内、外两支，内支加入迷走神经。外支是脊髓根，经颈内静脉前方及二腹肌后腹深面，在乳突尖下方 4～5 cm 处进入胸锁乳突肌上中 1/3 交界处深面，发支支配该肌（C2 感觉纤维亦参与）。主干出现于肌后缘中点稍上，行于颈外侧三角中，为颈深淋巴结（副神经淋巴结）所包围。然后与 C3、C4（混合性）偕行，在锁骨上 2～3 cm 处潜入斜方肌深面，绕过肩胛骨上角，沿肩胛骨内侧缘下行。C3、C4 主要支配斜方肌上、中部，副神经主要支配斜方肌中、下部。

副神经损伤往往与颈淋巴结活检或淋巴结清扫术有关，或与颈外侧三角手术有关。损伤后，斜方肌萎缩麻痹，肩胛骨下垂，抬肩困难。因斜方肌与前锯肌构成力偶使肩胛骨外旋，因此，造成肩外展障碍。

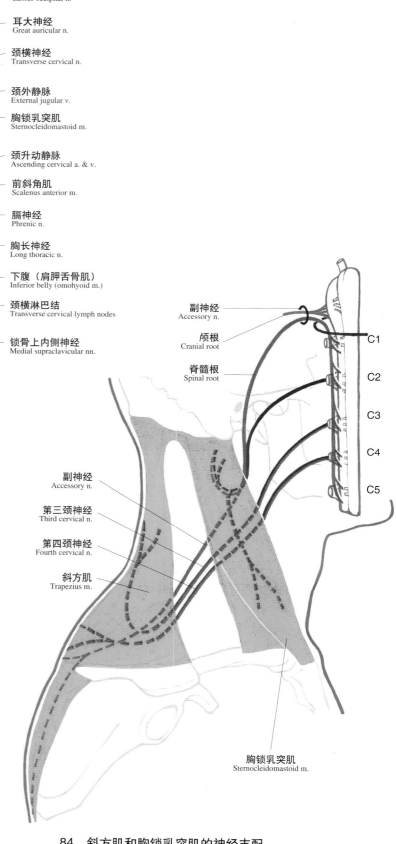

副神经
Accessory n.

颅根
Cranial root

脊髓根
Spinal root

副神经
Accessory n.

第三颈神经
Third cervical n.

第四颈神经
Fourth cervical n.

斜方肌
Trapezius m.

胸锁乳突肌
Sternocleidomastoid m.

C1
C2
C3
C4
C5

84．斜方肌和胸锁乳突肌的神经支配
The innervation of the trapezius and the sternocleidomastoid muscles

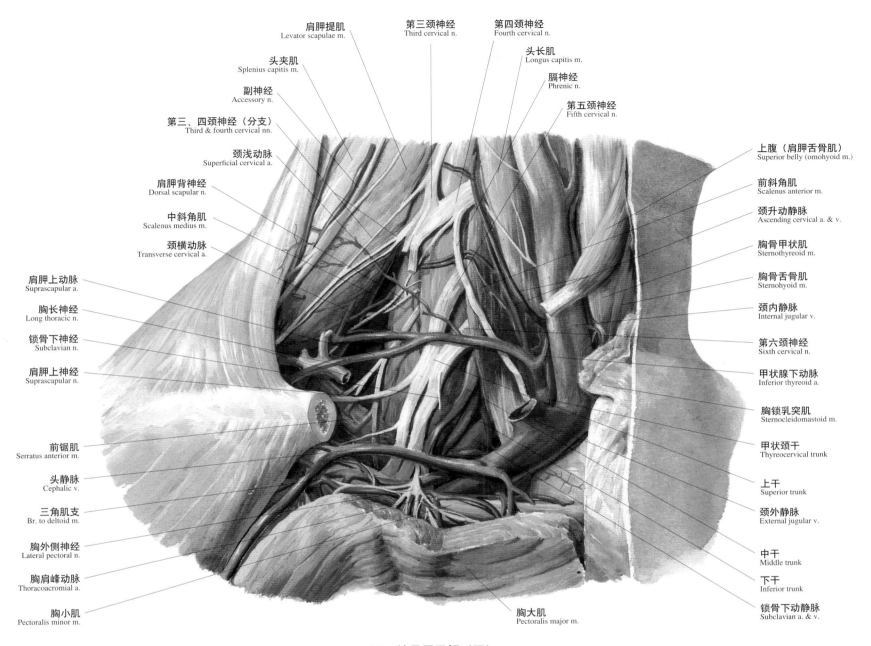

图中标注：

肩胛提肌 Levator scapulae m.
第三颈神经 Third cervical n.
第四颈神经 Fourth cervical n.
头长肌 Longus capitis m.
膈神经 Phrenic n.
头夹肌 Splenius capitis m.
副神经 Accessory n.
第五颈神经 Fifth cervical n.
第三、四颈神经（分支）Third & fourth cervical nn.
颈浅动脉 Superficial cervical a.
肩胛背神经 Dorsal scapular n.
中斜角肌 Scalenus medius m.
颈横动脉 Transverse cervical a.
肩胛上动脉 Suprascapular a.
胸长神经 Long thoracic n.
锁骨下神经 Subclavian n.
肩胛上神经 Suprascapular n.
前锯肌 Serratus anterior m.
头静脉 Cephalic v.
三角肌支 Br. to deltoid m.
胸外侧神经 Lateral pectoral n.
胸肩峰动脉 Thoracoacromial a.
胸小肌 Pectoralis minor m.
上腹（肩胛舌骨肌）Superior belly (omohyoid m.)
前斜角肌 Scalenus anterior m.
颈升动静脉 Ascending cervical a. & v.
胸骨甲状肌 Sternothyreoid m.
胸骨舌骨肌 Sternohyoid m.
颈内静脉 Internal jugular v.
第六颈神经 Sixth cervical n.
甲状腺下动脉 Inferior thyroid a.
胸锁乳突肌 Sternocleidomastoid m.
甲状颈干 Thyreocervical trunk
上干 Superior trunk
颈外静脉 External jugular v.
中干 Middle trunk
下干 Inferior trunk
锁骨下动静脉 Subclavian a. & v.
胸大肌 Pectoralis major m.

85．锁骨区局解（四）
Topography of the clavicular region

锁骨区局解（三、四）

图 83 显示颈外侧区浅部结构，颈筋膜气管前层已切除。图 85 中锁骨大部切除，胸锁乳突肌和肩胛舌骨肌下腹亦切除，显示颈外侧区深部结构。

颈外侧区的界限前为胸锁乳突肌后缘，后为斜方肌前缘，下为锁骨中 1/3，底为头夹肌、肩胛提肌和后、中、前斜角肌及覆盖各肌的颈筋膜气管前层（此筋膜已清除）。该筋膜将颈外侧区分为浅深两部，肩胛舌骨肌下腹又将此区分成上方的肩胛舌骨肌斜方三角和下方的肩胛舌骨肌锁骨三角。此区含有颈外静脉、副神经、颈丛、臂丛、颈外侧区淋巴结、锁骨下动静脉的分支等。

颈外静脉下端多经锁骨中点后方注入锁骨下静脉。副神经出现于胸锁乳突肌后缘中点稍上，在筋膜深面和肩胛提肌表面向下后行，于锁骨上 2 ～ 3 cm 处潜入斜方肌前缘深面，三、四颈神经分支与之偕行。颈丛约出现于胸锁乳突肌后缘中点，此处为颈丛阻滞的部位，由丛发出上行的枕小神经和耳大神经、前行的颈横神经和下行的锁骨上神经，锁骨上神经继分成外侧、中间、内侧各分支。除上述皮支外，颈丛还发一混合

性的膈神经沿前斜角肌浅面向内下斜行，经锁骨下动静脉之间入纵隔。手术中常以前斜角肌作为辨认膈神经的标志。颈外侧区淋巴结包括沿副神经配列的副神经淋巴结群（Accessory lymph nodes）和沿颈横动脉配列的颈横淋巴结群（Transverse cervical lymph nodes），后者亦称锁骨上淋巴结。颈部作淋巴结摘除术时，必需妥为保护副神经。臂丛自前、中斜角肌间隙走出后，向下外行，经颈横血管和肩胛舌骨肌下腹深面，趋向锁骨中点稍外方，可见臂丛于此区发出的肩胛背神经、胸长神经、肩胛上神经等。肩胛上动静脉横越此区入冈上窝。颈横动脉横越此区达肩胛骨上角。

肩带的关节和韧带

一、胸锁关节

胸锁关节（Sternoclavicular joint）是惟一连接上肢与躯干的结构，由锁骨的胸骨关节面下半与胸骨柄的锁骨切迹和第一肋软骨上部构成。胸骨端有一半高出于胸骨柄之上，两关节面不相适应，有一强厚的纤维软骨性关节盘将关节腔分为上下两部。关于盘上附于胸骨端关节面后缘，绕锁骨内缘向下外止于肋软骨与胸骨交界处。关节盘的存在可容许锁骨随意倾斜和旋转，并能缓冲来自外侧的震荡，防止锁骨向内上脱位。关节囊围绕关节周围，前后壁为胸锁前、后韧带（Anterior & posterior sternoclavicular ligg.）所增强。两侧锁骨胸骨端上缘借锁骨间韧带（Interclavicular lig.）相连。下方并有强韧的肋锁韧带（Costo-clavicular lig.）从锁骨的肋锁韧带压迹向下连到第一肋骨和肋软骨上。这些韧带从各方面增强关节，可限制锁骨脱位。当胸

锁韧带和肋锁韧带慢性松弛，也可发生胸锁关节半脱位甚至全脱位，但常见的为由直接和间接暴力引起的脱位。锁骨下肌连于第一肋软骨和锁骨下面，此肌的功能为固定胸锁关节，并牵引锁骨向前下。胸锁关节后面有胸骨舌骨肌和胸骨甲状肌所形成的肌垫，可保护其后面重要的静脉角、锁骨下动脉、气管、食管及胸膜顶等，后脱位可压迫上述结构，必须立即整复。

二、肩锁关节

肩锁关节（Acromioclavicular joint）是由肩峰内面与锁骨肩峰端构成的平面关节，关节面约50%呈垂直方向，其余为各种斜位。约有20%关节内存在纤维软骨性关节盘。关节囊较薄弱，上方被肩锁韧带（Acromioclavicular lig.）增强，斜方肌和三角肌的腱纤维束也从上方增强关节囊。

三、喙锁韧带

喙锁韧带（Coracoclavicular lig.）是由锁骨外端下面的粗糙面向下内连于喙突根部的强韧韧带，可分二

部：前外侧部为斜方韧带（Trapezoid lig.），后内侧部为锥状韧带（Conoid lig.）。斜方韧带呈四边形，近乎矢状位，起自喙突上面后部，止于锁骨肩峰端下面的斜方线。锥状韧带呈三角形，居额状位，起自喙突内缘后部，附于锁骨肩峰端下面的锥状结节，形似半个锥体，故名。二韧带间有时形成小黏液囊。喙锁韧带的作用是将锁骨牢固系于喙突，防止锁骨滑脱。它作为锁骨肩峰端的支点，可使肩带在其上活动。由于肩峰可沿肩锁关节前后滑动，只要喙锁韧带完好，肩峰就不致被挤到锁骨之下。同时，斜方韧带还能限制锁骨肩峰端向前滑动，锥状韧带可阻止其向后滑动。喙锁韧带的另一重要作用是提供肩胛骨外旋。当臂外展时，喙突向下，通过喙锁韧带的牵拉，促使锁骨沿其长轴旋转，没有锁骨这种外旋，臂的外展是受限的。喙锁韧带损伤并不引起肩锁关节脱位，当喙锁韧带与肩锁韧带联合损伤时，可引起脱位。喙突与锁骨之间有时形成喙突关节（占1%），可与肩锁和胸锁关节联合活动；也有时形成软骨韧带连结（占6.9%），这些结构的出现系由于少年时肩部即开始长期负重所致。

肩锁关节是肩关节复合体的应力集中点之一，在剪式应力下，关节软骨面易受损伤（包括职业性劳损和运动损伤），导致创伤性或退化性骨关节病。如软骨面摩损、剥脱、关节边缘形成骨赘、纤维囊增厚等，骨赘若往下生长，可导致肩峰下撞击征。

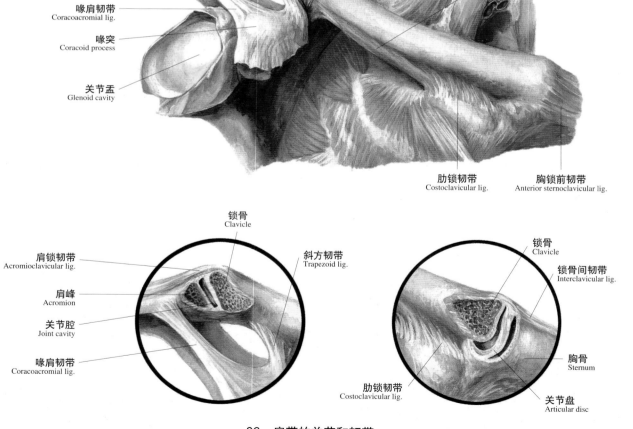

86. 肩带的关节和韧带
Joints and ligaments of the shoulder girdle

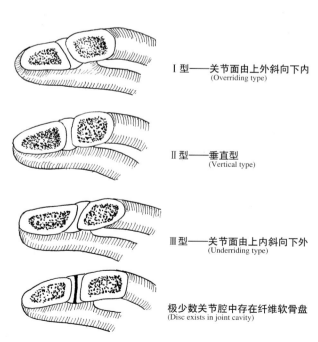

I 型——关节面由上外斜向下内
(Overriding type)

II 型——垂直型
(Vertical type)

III 型——关节面由上内斜向下外
(Underriding type)

极少数关节腔中存在纤维软骨盘
(Disc exists in joint cavity)

87. 肩锁关节关节面的三种形态
Three types of articular surface of the acromioclavicular joint

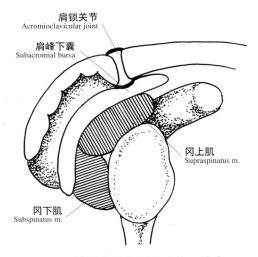

88. 肩锁关节增生导致肩峰下撞击
Proliferation of acromioclavicular joint bring about subacromial impingement.

锁 骨

　　为"S"形长骨，横位胸廓前上部，为上肢与躯干连接的纽带。它支撑肩胛骨居背外方，使肱骨远离胸壁，维持身体重心，保持肩部外观，保证上肢灵活运动，尤有利于手的活动。锁骨作为肩带支柱，能吸收来自手或肩外侧对身体中轴的冲击所造成的震荡。同时，锁骨尚可保护其下方通行的大血管神经束免受压迫。

　　锁骨分一体及两端。胸骨端呈钝三角形，其关节面与胸骨的锁骨切迹相关节。肩峰端扁平，借卵圆形关节面与肩峰成关节。中间部的体较细，略呈四角柱状，内侧部凸向前，外侧部凹向前。内侧部前上面有胸锁乳突肌锁骨部附着，前下面有胸大肌锁骨部附着，后面有胸骨舌骨肌和胸骨甲状肌附着。下面近胸骨端，有卵圆形粗面，为肋锁韧带压迹（Impression for costoclavicular lig.），有肋锁韧带抵止。锁骨中 1/3 下面有浅纵沟，为锁骨下肌附着处。沟的前、后锐缘有锁胸筋膜（Clavipectoral fascia）起始。外侧部扁平，前上面有斜方肌附着，前下面有三角肌附着。下面近后缘处有锥状结节（Conoid tubercle）和斜方线（Trapezoid line），分别为锥状韧带和斜方韧带附着处。

　　国人锁骨长度男性为 14.6 ～ 14.7 cm，女性为 12.9 ～ 13.3 cm。中央周径男性平均为 36.9 mm。女性为 31.5 mm。垂直径男性为 10.6 mm，女性为 9.4 mm。前后径男性为 12.3 mm，女性为 11.1 mm。

　　锁骨中 1/3 密质最厚，内有稀疏的松质小梁，为一坚强圆柱。两端密质极薄，有一相当大的漏斗形内侧端和扁平的外侧端。锁骨血运甚为丰富，主要由肩胛上动脉和胸肩峰动脉供给，肩胛上动脉发出滋养动脉在锁骨中 1/3 后面进入骨中，一般为 1 ～ 2 支。骨膜动脉较多，主要在锁骨两端进入，于骨内互相吻合成网。

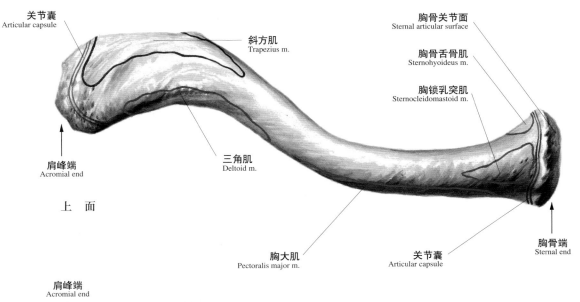

上 面

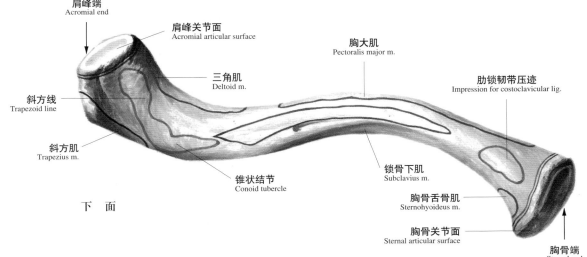

下 面

89. 锁骨
The clavicle

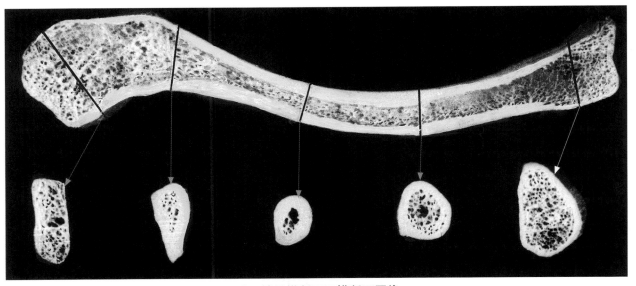

90. 锁骨纵断面及横断面图像
Photographs of the longitudinal and transverse sections of the clavicle

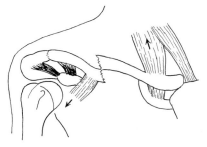

锁骨中 1/3 段骨折
Fracture of middle one-third of clavicle

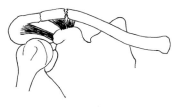

锁骨外 1/3 段骨折—Ⅰ型
Fracture of lateral one-third of clavicle—type Ⅰ

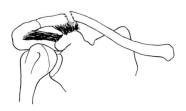

锁骨外 1/3 段骨折—Ⅱ型
Fracture of lateral one-third of clavicle—type Ⅱ

91. 锁骨骨折
Fractures of the clavicle

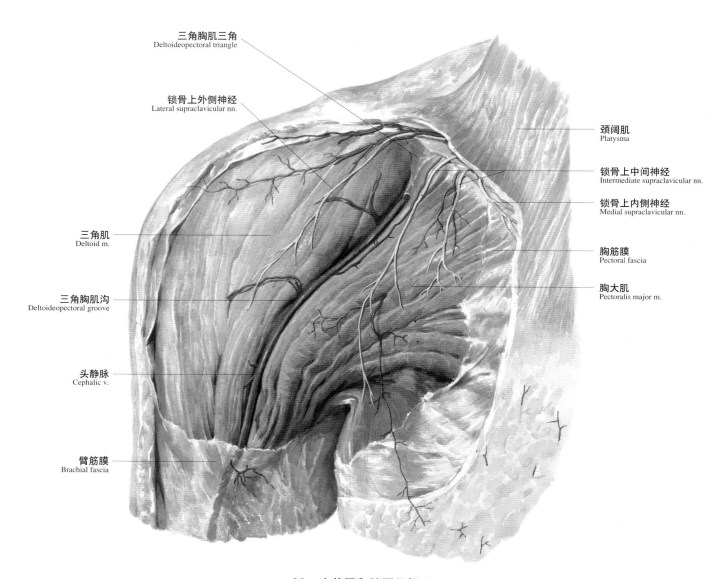

三角胸肌三角
Deltoideopectoral triangle

锁骨上外侧神经
Lateral supraclavicular nn.

三角肌
Deltoid m.

三角胸肌沟
Deltoideopectoral groove

头静脉
Cephalic v.

臂筋膜
Brachial fascia

颈阔肌
Platysma

锁骨上中间神经
Intermediate supraclavicular nn.

锁骨上内侧神经
Medial supraclavicular nn.

胸筋膜
Pectoral fascia

胸大肌
Pectoralis major m.

92. 肩前区和腋区局解（一）
Topography of anterior region of the shoulder and the axillary region

锁骨的淋巴汇入锁骨上、下淋巴结，锁骨的神经由胸前神经和锁骨上神经分支支配。

锁骨骨折

锁骨骨折约占全身骨折的 5% ~ 6%，多发生于儿童及青壮年。幼儿锁骨骨折多为青枝形骨折，骨膜未完全损伤，骨折处呈弓形向上的弯曲。成人骨折多由强烈暴力引起，愈合缓慢。

1. **锁骨中段骨折** 占锁骨骨折的 75% ~ 80%。锁骨呈"S"形，来自侧方的暴力在锁骨中部形成剪力，且常发生于锁骨由棱柱状向扁平形转移之处。近折段由于胸锁乳突肌的牵拉移向上后，远折段由于上肢重力及肌肉牵引而移向下内前。若暴力过大，可引起锁骨下动静脉撕裂和臂丛损伤。

2. **锁骨外 1/3 段骨折** 占 15%，可分为下列 3 型。

Ⅰ型 锁骨远、近折段无移位，被韧带保护。

Ⅱ型 有移位，近折段与喙锁韧带分离，由于斜方肌作用牵拉向上，远折段因上肢重力而下垂。远折段借韧带系于喙突和肩峰，可随肩胛骨运动而旋转，因之，此型骨折易产生延迟愈合或不愈合。

Ⅲ型 是一种关节面骨折，系受挤压所致。易被忽视而导致创伤性关节炎。

3. **锁骨内 1/3 段骨折** 占 5%，多发生于直接暴力。

肩前区和腋区局解（一）

锁骨上神经（C3、C4）分布于肩前面，臂外侧上皮神经（C5）分布于肩外面。覆被三角肌和胸大肌的筋膜很薄。头静脉行于三角胸肌沟中，沿途收纳一些属支，上行渐潜入沟内，至三角胸肌三角时折入深处，穿锁胸筋膜汇入腋静脉。头静脉既为肩前手术入路的一个标志，又为追寻腋血管的一个向导，有时还可以从头静脉插管入心脏。

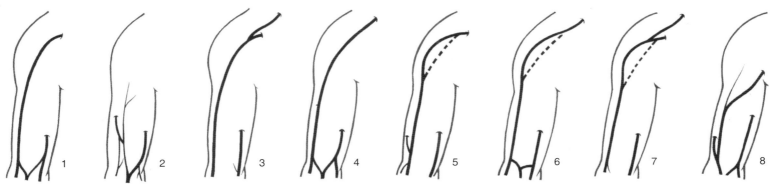

93. 头静脉于肩部的各种类型
Forms of the cephalic vein on the shoulder region

1. 正常型（占65.7%）
2. 头静脉于臂、肩部缺如或极细
3. 注入前发分支入颈外静脉
4. 越锁骨直入颈外静脉
5. 经三角胸肌沟外侧
6. 经三角胸肌沟外侧越锁骨入颈外静脉
7. 经三角胸肌沟外侧，于锁骨下窝分二支，一支入腋静脉，一支入颈外静脉
8. 于三角肌止点附近内上行，入腋静脉下段

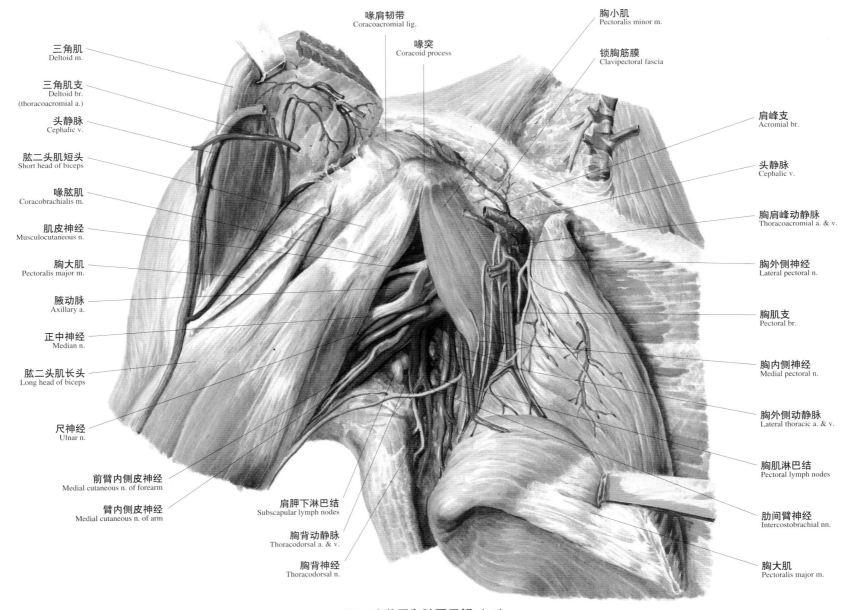

三角肌
Deltoid m.

三角肌支
Deltoid br.
(thoracoacromial a.)

头静脉
Cephalic v.

肱二头肌短头
Short head of biceps

喙肱肌
Coracobrachialis m.

肌皮神经
Musculocutaneous n.

胸大肌
Pectoralis major m.

腋动脉
Axillary a.

正中神经
Median n.

肱二头肌长头
Long head of biceps

尺神经
Ulnar n.

前臂内侧皮神经
Medial cutaneous n. of forearm

臂内侧皮神经
Medial cutaneous n. of arm

肩胛下淋巴结
Subscapular lymph nodes

胸背动静脉
Thoracodorsal a. & v.

胸背神经
Thoracodorsal n.

喙肩韧带
Coracoacromial lig.

喙突
Coracoid process

胸小肌
Pectoralis minor m.

锁胸筋膜
Clavipectoral fascia

肩峰支
Acromial br.

头静脉
Cephalic v.

胸肩峰动静脉
Thoracoacromial a. & v.

胸外侧神经
Lateral pectoral n.

胸肌支
Pectoral br.

胸内侧神经
Medial pectoral n.

胸外侧动静脉
Lateral thoracic a. & v.

胸肌淋巴结
Pectoral lymph nodes

肋间臂神经
Intercostobrachial nn.

胸大肌
Pectoralis major m.

94. 肩前区和腋区局解（二）
Topography of anterior region of the shoulder and the axillary region

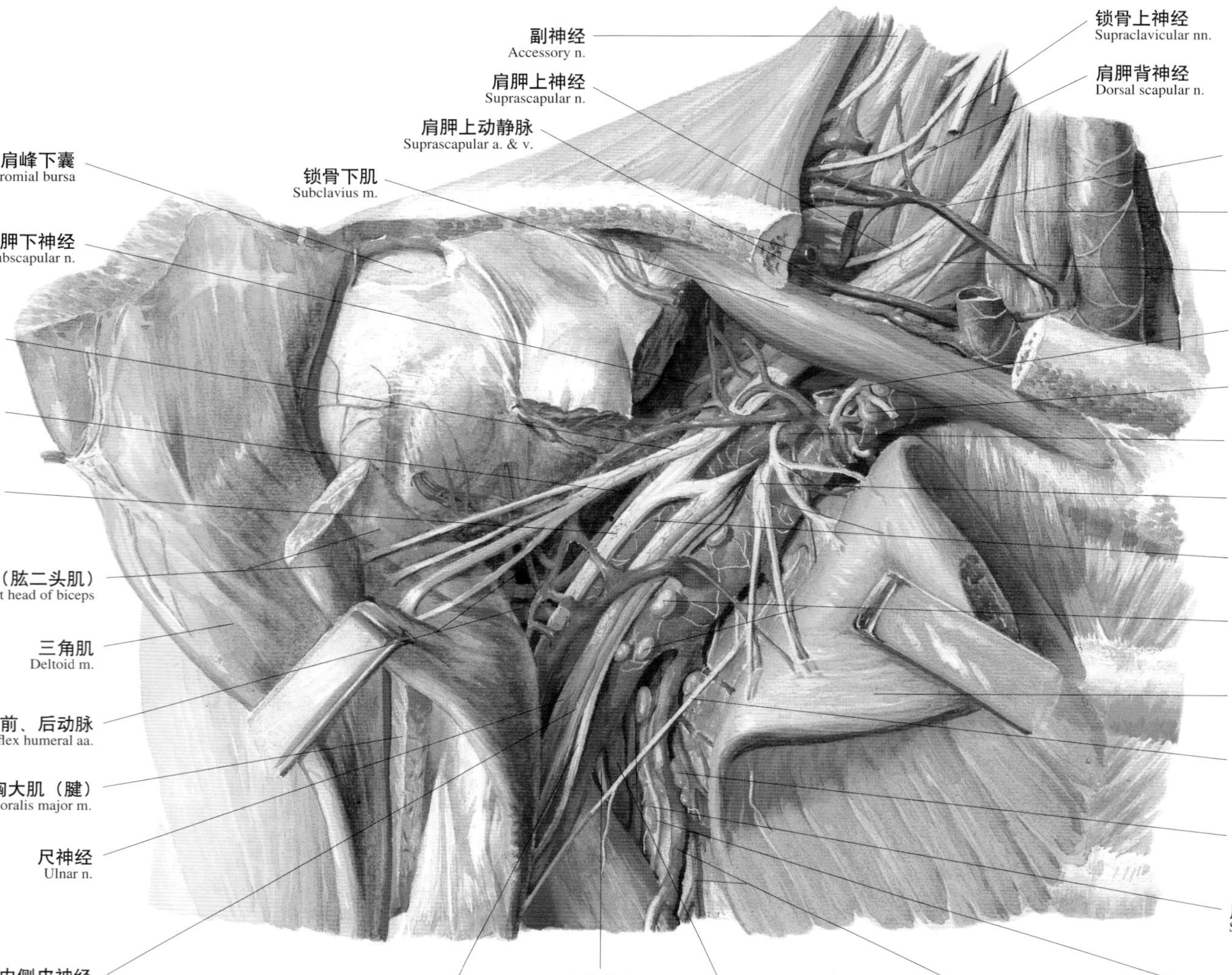

95. 肩前区和腋区局解（三）
Topography of anterior region of the shoulder and the axillary region

左侧标注（从上到下）：
- 肩峰下囊 Subacromial bursa
- 肩胛下神经 Subscapular n.
- 肌皮神经 Musculocutaneous n.
- 腋神经 Axillary n.
- 正中神经 Median n.
- 喙肱肌和短头（肱二头肌）Coracobrachialis & short head of biceps
- 三角肌 Deltoid m.
- 旋肱前、后动脉 Anterior & posterior circumflex humeral aa.
- 胸大肌（腱）Pectoralis major m.
- 尺神经 Ulnar n.
- 前臂内侧皮神经 Medial cutaneous n. of forearm

上方标注：
- 副神经 Accessory n.
- 肩胛上神经 Suprascapular n.
- 肩胛上动静脉 Suprascapular a. & v.
- 锁骨下肌 Subclavius m.
- 锁骨上神经 Supraclavicular nn.
- 肩胛背神经 Dorsal scapular n.

右侧标注（从上到下）：
- 颈横动脉 Transverse cervical a.
- 膈神经 Phrenic n.
- 锁骨下肌神经 N. to subclavius m.
- 胸外侧神经 Lateral pectoral n.
- 尖淋巴结 Apical lymph nodes
- 胸肩峰动脉 Thoracoacromial a.
- 胸内侧神经 Medial pectoral n.
- 腋动静脉 Axillary a. & v.
- 外侧淋巴结 Lateral lymph nodes
- 胸小肌 Pectoralis minor m.
- 肋间臂神经 Intercostobrachial nn.
- 胸肌淋巴结 Pectoral lymph nodes
- 肩胛下淋巴结 Subscapular lymph nodes
- 胸长神经 Long thoracic n.

下方标注：
- 臂内侧皮神经 Medial cutaneous n. of arm
- 胸背神经 Thoracodorsal n.
- 胸背动静脉 Thoracodorsal a. & v.
- 胸外侧动静脉 Lateral thoracic a. & v.

肩前区和腋区局解（二）

显示三角肌胸大肌深面以喙突为中心的诸结构。

喙突居锁骨外1/3下方，肱骨头内上方，指向前外下。喙突外缘有扁而坚韧的喙肩韧带与肩峰内下缘相连。喙突、肩峰和喙肩韧带组成喙肩弓，从上面保护肩关节。喙突内缘有胸小肌抵止；肱二头肌短头和喙肱肌起自喙突尖端，前者居外侧，后者居内侧。

胸小肌亦为术中判定方位的标志。头静脉、胸肩峰动脉和胸外侧神经通行于肌的上缘，腋血管神经束行于胸小肌深面并显露于下缘深处，胸肩峰动脉胸肌支和胸外侧神经行于胸大、小肌之间，胸内侧神经有二、三支穿过胸小肌，另有支绕胸小肌下缘分布于胸大肌。胸外侧神经主要支配胸大肌上半，胸内侧神经主要支配胸小肌和胸大肌下半。胸大肌移植术中需注意其神经支配。

在肱骨前面，有时可见较大静脉行于肱二头肌长头腱和胸大肌抵止腱的外侧，浅行汇入其头静脉，肱骨外科颈附近手术时宜注意并很好地止血。

肩前区和腋区局解（三）

臂丛从斜角肌间隙走出，居腋动脉上后外方，浅面有颈横动脉和肩胛上动静脉横过。腋血管神经束经过锁骨中1/3及锁骨下肌后方，向下外行，通过喙突内下方一横指处。腋鞘已清除，腋静脉居内侧，腋动脉在外侧，臂丛的外侧束、后束和内侧束及它们的分支分别围拥腋动脉的外、后、内方。肩胛背神经起自第五颈神经，穿出中斜角肌，向后行支配肩胛提肌和菱形肌。肩胛上神经发自臂丛上干，向外行经肩胛舌骨肌和斜方肌深面，达冈上、下窝，支配冈上，下肌。锁骨下神经起自臂丛上干，下行经锁骨后方支配锁骨下肌。肌皮神经平胸小肌下缘发自外侧束，穿喙肱肌深面并支配该肌。胸内侧神经从胸小肌深面支配胸小肌，并穿过该肌支配胸大肌。桡神经、胸长神经、胸背神经等隐约可见。肩峰下囊位于肩峰和喙肩韧带深面，已敞露一部。

图中还显示腋淋巴结的前群（胸肌淋巴结）、后群（肩胛下淋巴结）、外侧群（腋静脉淋巴结）和尖群（锁骨下淋巴结）。

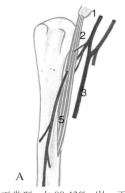 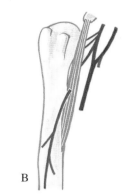 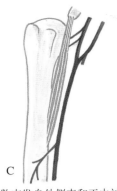 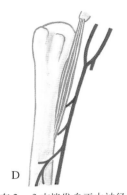 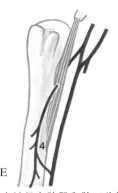

A　正常型，占 88.43%，以一干（平均粗 3.33 mm）发自外侧束，自发起至喙肱肌的距离平均 3.2 cm，穿喙肱肌入臂

B　以 2～5 支发自外侧束，短支支配喙肱肌，长支穿喙肱肌入臂

C　以数支发自外侧束和正中神经，上支支配喙肱肌，下支较粗，分布肱二头肌、肱肌和前臂皮肤

D　有 2～3 支皆发自正中神经，此型或称肌皮神经缺如

E　肌皮神经在肱肌和肱二头肌之间与正中神经有吻合支（占 9.3%）

96. 肌皮神经的各种类型（肌皮神经穿喙肱肌者占 93.06%，未穿者占 6.94%）
Types of the musculocutaneous nerve

1. 外侧束　2. 肌皮神经　3. 正中神经　4. 吻合支　5. 喙肱肌

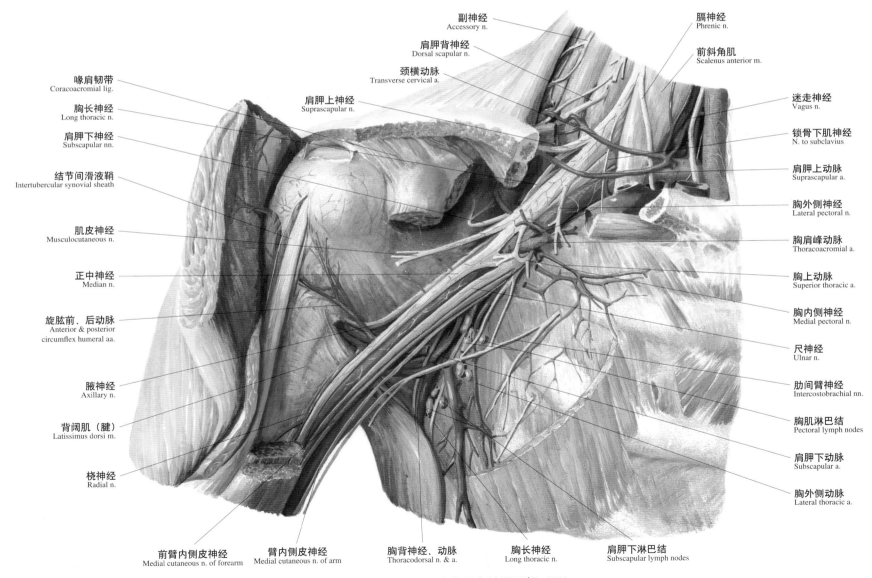

97. 肩前区和腋区局解（四）
Topography of anterior region of the shoulder and the axillary region

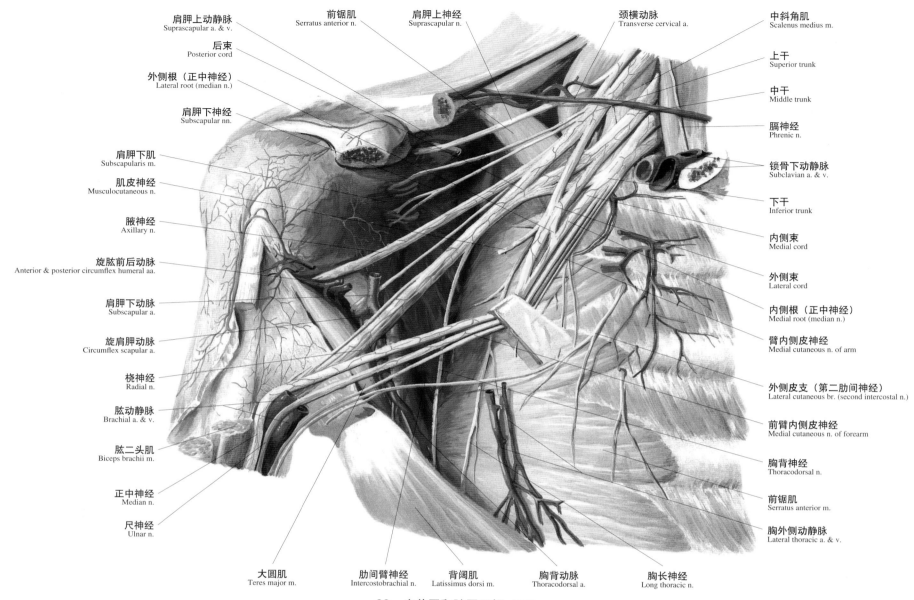

肩胛上动静脉
Suprascapular a. & v.

前锯肌
Serratus anterior n.

肩胛上神经
Suprascapular n.

颈横动脉
Transverse cervical a.

中斜角肌
Scalenus medius m.

后束
Posterior cord

上干
Superior trunk

外侧根（正中神经）
Lateral root (median n.)

中干
Middle trunk

肩胛下神经
Subscapular nn.

膈神经
Phrenic n.

肩胛下肌
Subscapularis m.

锁骨下动静脉
Subclavian a. & v.

肌皮神经
Musculocutaneous n.

下干
Inferior trunk

腋神经
Axillary n.

内侧束
Medial cord

旋肱前后动脉
Anterior & posterior circumflex humeral aa.

外侧束
Lateral cord

肩胛下动脉
Subscapular a.

内侧根（正中神经）
Medial root (median n.)

旋肩胛动脉
Circumflex scapular a.

臂内侧皮神经
Medial cutaneous n. of arm

桡神经
Radial n.

外侧皮支（第二肋间神经）
Lateral cutaneous br. (second intercostal n.)

肱动静脉
Brachial a. & v.

前臂内侧皮神经
Medial cutaneous n. of forearm

肱二头肌
Biceps brachii m.

胸背神经
Thoracodorsal n.

前锯肌
Serratus anterior m.

正中神经
Median n.

胸外侧动静脉
Lateral thoracic a. & v.

尺神经
Ulnar n.

大圆肌
Teres major m.

肋间臂神经
Intercostobrachial n.

背阔肌
Latissimus dorsi m.

胸背动脉
Thoracodorsal a.

胸长神经
Long thoracic n.

98. 肩前区和腋区局解（五）
Topography of anterior region of the shoulder and the axillary region

肩前区和腋区局解（四）

切除锁骨、锁骨下肌和腋静脉的一部，进一步显示臂丛的股、束和分支。

臂丛内侧束、外侧束及其终支形如"Y"形，在胸小肌下缘用手提起一根大神经，确认后，即可辨认其他神经。如先提起正中神经，手指循正中神经内侧根可至尺神经，循外侧根可至肌皮神经；若先提起尺神经，则循内侧根可达正中神经。图中可见腋动脉分支：胸上动脉，胸肩峰动脉，胸外侧动脉，肩胛下动脉，旋肱前、后动脉。腋淋巴结前群（胸肌淋巴结）、后群（肩胛下淋巴结）亦显示出。

肩前区和腋区局解（五）

肩和肩带牵向外，内、外侧束牵向内，显示臂丛后束和腋窝后壁及内侧壁。

腋窝后壁可见肩胛下肌、大圆肌和背阔肌，腋窝内侧壁可见前锯肌。前锯肌分三部：颅侧部起自第一、二肋骨及腱弓，止于肩胛骨上角；放散部起于第二、三肋骨及其腱弓，纤维呈扇状止于肩胛骨内侧缘；集合部起于第三～九肋骨，止于肩胛骨下角。

臂丛后束由上向下依次发出上肩胛下神经、胸背神经、下肩胛下神经、腋神经和桡神经。上肩胛下神经约2支，沿腋后壁至肩胛下肌上部。胸背神经沿肩

胛下肌腱缘伴肩胛下动脉和胸背动脉下行，适在胸壁与臂的中点进入背阔肌的腋面，摘除肩胛下淋巴结时注意避免损伤胸背神经。下肩胛下神经在旋肩胛动脉后方，分布于肩胛下肌下缘并延至大圆肌。腋神经为后束一终支，沿肩胛下肌表面向下外斜行，继伴旋肱后血管入四边间隙。腋神经行于肩胛下肌下缘时距该肌的肱骨抵止仅一横指余。肩前入路切断肩胛下肌时宜妥为保护腋神经。若抬起上臂并外旋，则绷紧的腋神经松弛，与止点的距离即减小。桡神经为后束的最大终支，行于腋动脉之后、腋后壁及臂腋角之前（臂腋角为肱三头肌长头腱面与背阔肌下缘愈合形成的腱纤维交角），于窝中发出肱三头肌长头支、内侧头支及

胸外侧神经
Lateral pectoral n.

头静脉
Cephalic v.

胸肩峰动脉
Thoracoacromial a.

胸内侧神经
Medial pectoral n.

锁胸筋膜
Clavipectoral fascia

前　面

锁骨
Clavicle

外侧束
Lateral cord

胸大肌
Pectoralis major m.

锁骨下肌
Subclavius m.

锁胸筋膜
Clavipectoral fascia

胸外侧神经
Lateral pectoral n.

胸小肌
Pectoralis minor m.

腋动脉
Axillary a.

腋静脉
Axillary v.

第一肋骨
First rib

头静脉
Cephalic v.

胸肩峰动脉
Thoracoacromial a.

肋间肌
Intercostalis mm.

前锯肌
Serratus anterior m.

矢状断

99. 锁胸筋膜及通行各结构（模式图）
A diagram showing the clavipectoral fascia and structures piercing it

臂后皮神经，有时还发出肱三头肌外侧头支。

胸长神经自 C5、6、7 臂丛干后面发出，居臂丛内后方，紧贴前锯肌表面下降，下段与胸外侧动脉伴行，沿途发支支配前锯肌每一肌齿。根治乳癌时必须保护此神经。

锁胸筋膜及通行各结构

胸大肌筋膜较薄，上附锁骨，内附胸骨，外续三角肌的筋膜，下续腋筋膜。胸大肌后面的深筋膜也与腋筋膜延续，先包裹胸小肌，继向上包裹锁骨下肌，在锁骨下肌和胸小肌之间的部分，筋膜增厚，称锁胸筋膜（Clavipectoral fascia）。锁胸筋膜后面与血管鞘融合，下附第一肋，外侧厚而致密，抵于喙突，与喙锁韧带交织并续于肱二头肌短头的筋膜。锁胸筋膜被血管神经所贯穿，从外向内为：胸外侧神经、头静脉和胸肩峰动脉。当臂强力外展、外旋或后伸时，喙突外移，锁骨下降，锁胸筋膜绷紧，易将腋血管神经束压于第一肋上。因此，当结扎腋动脉第一段时，宜将臂紧贴胸壁，使锁胸筋膜松弛，便于手术进行。

臂丛的组成、分支和变异

臂丛为上肢神经的总源，通常由五根、三干、六股、三束组成。根出椎间孔后，C5、C6 形成上干，C7 独成中干，C8 和 T1 的大部合成下干，干居斜角肌间隙中。三干各分前后二段。上干前股较粗，后股较细；中干前股较细，后股较粗；下干前股最粗，后股最细。上、中干前股合成外侧束，下干前股独成内侧束，三干后股组

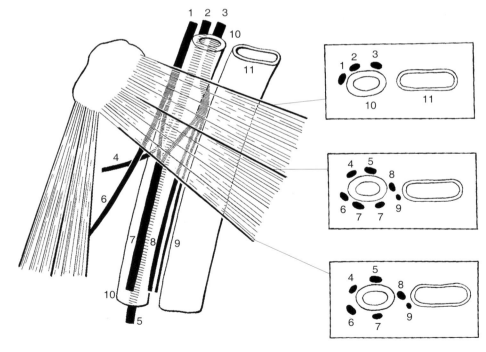

1. 外侧束
Lateral cord
2. 后束
Posterior cord
3. 内侧束
Medial cord
4. 腋神经
Axillary n.
5. 桡神经
Radial n.
6. 肌皮神经
Musculocutaneous n.
7. 正中神经
Median n.
8. 尺神经
Ulnar n.
9. 前臂内侧皮神经
Medial cutaneous n. of forearm
10. 腋动脉
Axillary a.
11. 腋静脉
Axillary v.

100. 臂丛与腋动静脉关系（模式图）
A plan to show the relationship of the brachial plexus to the axillary artery and vein

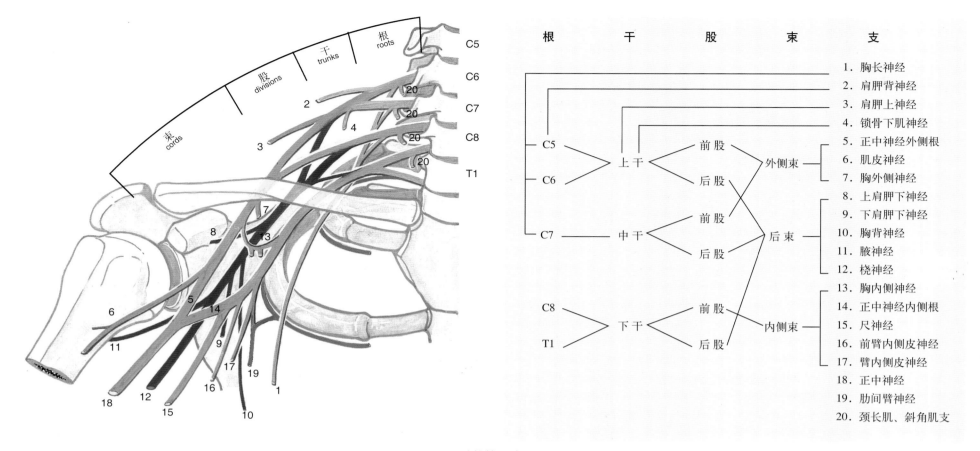

根	干	股	束	支

1. 胸长神经
2. 肩胛背神经
3. 肩胛上神经
4. 锁骨下肌神经
5. 正中神经外侧根
6. 肌皮神经
7. 胸外侧神经
8. 上肩胛下神经
9. 下肩胛下神经
10. 胸背神经
11. 腋神经
12. 桡神经
13. 胸内侧神经
14. 正中神经内侧根
15. 尺神经
16. 前臂内侧皮神经
17. 臂内侧皮神经
18. 正中神经
19. 肋间臂神经
20. 颈长肌、斜角肌支

101. 臂丛的组成和分支
Constitution and branches of the brachial plexus

成后束。股位于锁骨中 1/3 后方及第一肋上面,束起自第一肋外缘,伴腋动脉入腋窝。根、干、股、束皆发分支。

　　上述正常型臂丛占 88.54%。

　　臂丛与邻近的血管、肌肉、骨骼密切相依。血管的形成和消失、肌肉的分化、转移、愈合等对臂丛的形成产生影响。根、干、股、束皆可发生变异(见图 102)。

如根异位、前置型(由 C4 ~ T1 组成)、后置型(由 C5 ~ T2 组成)、双干型、四干型、中干双前股、上干双后股、二束型、三束合成前索、后束向外移位、腋动脉内侧异位、颈横动脉和肩胛上动脉穿过臂丛等,种类繁多,不一一列举。变异型臂丛共占 16.46%。了解臂丛在组成上及各神经在节段分布上的可变性,可供临床检查诊断及手术中参考。

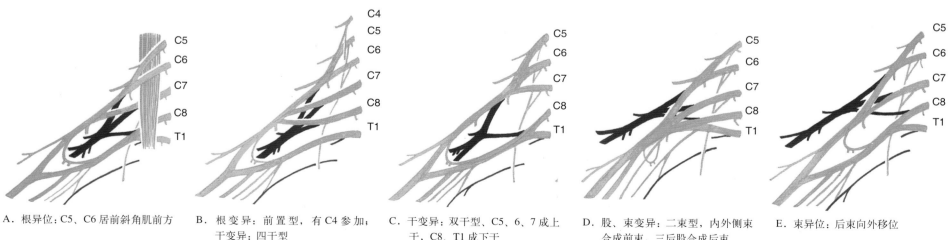

A. 根异位:C5、C6 居前斜角肌前方

B. 根变异:前置型,有 C4 参加;干变异:四干型

C. 干变异:双干型、C5、6、7 成上干,C8、T1 成下干

D. 股、束变异:二束型,内外侧束合成前束,三后股合成后束

E. 束异位:后束向外移位

102. 臂丛的主要变异
Principle variations of the brachial plexus

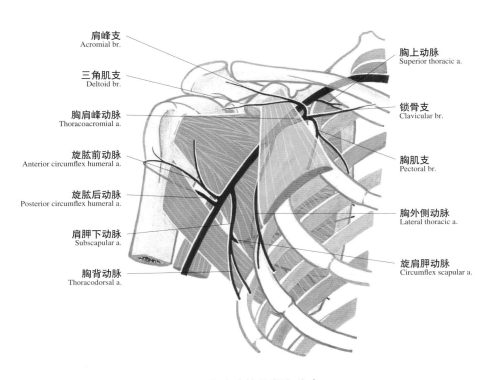

103. 腋动脉的分段和分支
Segments and branches of the axillary artery

肩峰支 Acromial br.
三角肌支 Deltoid br.
胸肩峰动脉 Thoracoacromial a.
旋肱前动脉 Anterior circumflex humeral a.
旋肱后动脉 Posterior circumflex humeral a.
肩胛下动脉 Subscapular a.
胸背动脉 Thoracodorsal a.
胸上动脉 Superior thoracic a.
锁骨支 Clavicular br.
胸肌支 Pectoral br.
胸外侧动脉 Lateral thoracic a.
旋肩胛动脉 Circumflex scapular a.

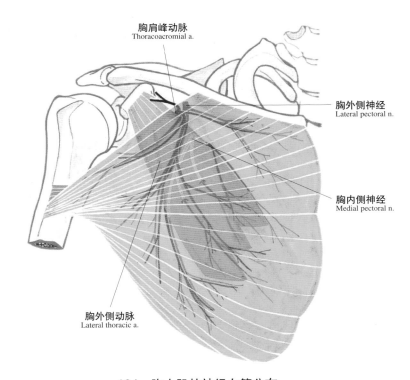

104. 胸大肌的神经血管分布
Distribution of the vessels and nerves in the pectoralis major muscle

胸肩峰动脉 Thoracoacromial a.
胸外侧神经 Lateral pectoral n.
胸内侧神经 Medial pectoral n.
胸外侧动脉 Lateral thoracic a.

腋动脉的分段、分支和分支类型

腋动脉从第一肋外缘延续于锁骨下动脉，至大圆肌下缘易名肱动脉，全长平均11.37 cm，可分三段：由起始至胸小肌上缘为第一段，平均长1.32 cm，被锁胸筋膜及胸大肌锁骨部掩盖。此段发出胸上动脉，分布于第一、二肋间隙。居胸小肌后方者为第二段，平均长2.74 cm，为臂丛各束包围，分支有胸肩峰动脉和胸外侧动脉。前者内上行，穿锁胸筋膜后分锁骨支、肩峰支、三角肌支和胸肌支；后者沿胸小肌下缘分布胸壁前外面。胸小肌远方者为第三段，平均长7.36 cm；

外有肌皮神经和正中神经外侧根，后有腋神经和桡神经，内为尺神经及前臂内侧皮神经。第三段发出肩胛下动脉及旋肱前、后动脉。肩胛下动脉最大，在肩胛下肌下缘或稍上发出，内下行分为胸背动脉及旋肩胛动脉。胸背动脉伴同胸背神经，达肩胛骨下角滋养邻近肌肉；旋肩胛动脉绕肩胛骨外侧缘，穿三边间隙至冈下窝，二支皆参与肩胛动脉网。旋肱前动脉于喙肱肌和肱二头肌长、短头深面外行，绕肱骨外科颈与旋肱后动脉及胸肩峰动脉吻合，滋养上述各肌及胸大肌。旋肱后动脉与腋神经偕行穿四边间隙，在三角肌深面与旋肱前动脉吻合，发支滋养肱骨大结节、肩关节后面、肩峰、肱三头肌及三角肌。

腋动脉分支类型涉及各支起始位置变化、支数变化（单干、共干）及变异新支等。分支数目为2～8支，5支最多，占45.6%，4支占27.4%，6支占25.3%（依1 157侧统计）。胸上动脉和胸肩峰动脉较为恒定。肩胛下动脉变异最为重要。单干起始者占59.34%（1 157侧统计），与其他动脉共干或分散型者（即胸背动脉和旋肩胛动脉单独起始）占40.64%。在肱骨头前脱位、外科颈骨折或贯通伤中，腋动脉易受损。腋动脉结扎术可在肩胛下动脉起始上方结扎最好，此时肩胛动脉网的侧支循环起重要作用；若在肩胛下动脉与旋肱前、后动脉之间结扎时，虽可在腋动脉与肱动脉分支系统间产生侧支循环，但效果不如前者理想。

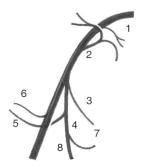
A. 胸外侧动脉、肩胛下动脉、旋肱后动脉共干

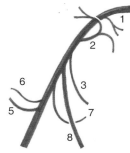
B. 胸背动脉和旋肩胛动脉单独起始，无肩胛下动脉

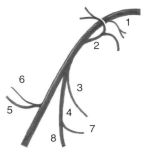
C. 胸外侧动脉与肩胛下动脉共干，旋肱前、后动脉共干

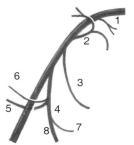
D. 肩胛下动脉和旋肱前、后动脉共干

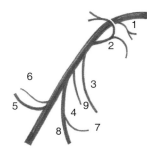
E. 存在上肩胛下动脉

1. 胸上动脉 Superior thoracic a.
2. 胸肩峰动脉 Thoracoacromial a.
3. 胸外侧动脉 Lateral thoracic a.
4. 肩胛下动脉 Subscapular a.
5. 旋肱后动脉 Posterior circumflex humeral a.
6. 旋肱前动脉 Anterior circumflex humeral a.
7. 旋肩胛动脉 Cinumflex scapular a.
8. 胸背动脉 Thoracodorsal a.
9. 上肩胛下动脉 Superior subscapular a.

105. 腋动脉分支的主要类型
Forms of the branches of the axillary artery

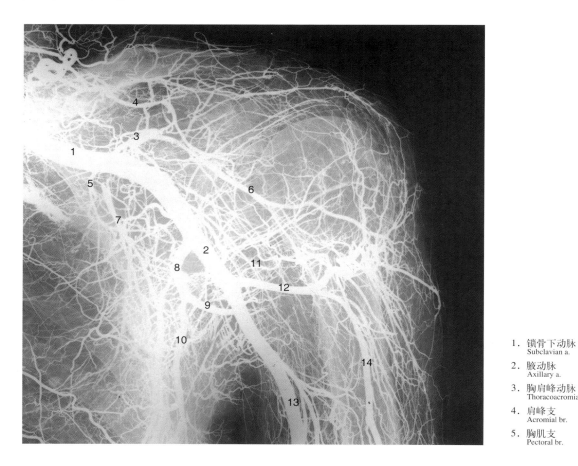

106．肩部动脉造影
A arteriogram of the shoulder region

1．锁骨下动脉 Subclavian a.	6．三角肌支 Deltoid br.	11．旋肱前动脉 Anterior circumflex humeral a.
2．腋动脉 Axillary a.	7．胸外侧动脉 Lateral thoracic a.	12．旋肱后动脉 Posterior circumflex humeral a.
3．胸肩峰动脉 Thoracoacromial a.	8．肩胛下动脉 Subscapular a.	13．肱动脉 Brachial a.
4．肩峰支 Acromial br.	9．旋肩胛动脉 Circumflex scapular a.	14．肱深动脉 A. profunda brachii
5．胸肌支 Pectoral br.	10．胸背动脉 Thoracodorsal a.	

第二节　肩后区和肩胛区

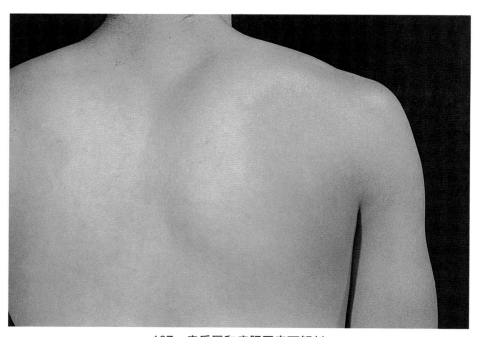

107．肩后区和肩胛区表面解剖
Surface anatomy of posterior region of the shoulder and the scapular region

肩后区和肩胛区表面解剖

　　肩胛部皮肤甚厚，与皮下组织紧密连结。布满肌肉的肩胛骨贴附胸廓，平对2～7肋。隆起的肩胛冈横贯中央，浅居皮下。冈的上方为斜方肌上纤维和冈上肌，冈的下方为三角肌后纤维和冈下肌。手指循肩胛冈向外可摸到肩峰后缘、后角、外缘，直达肩峰尖。臂外展时，斜方肌上纤维明显紧张，该肌麻痹或缺乏张力时肩下垂。冈根向内平第三胸椎棘突，可为计数椎骨的标志。肩胛骨内侧缘及上、下角均可摸到。扁薄的上角有肩胛提肌抵止，小菱形肌和大菱形肌分别止于内侧缘中、下部，此为肩部疾患的三痛点。当臂置于体侧时，检查者可握住厚而圆的下角，甚至可将手指置于下角和胸壁之间，但臂前伸时，由于背阔肌、大圆肌、前锯肌和菱形肌的紧张，即封闭了这一间隙。肩胛骨外侧缘因有大、小圆肌附着，难以摸到。

　　三角肌、斜方肌、大圆肌和背阔肌的筋膜很薄，冈下筋膜厚而坚韧。第一至第六胸神经后支的内侧皮支水平外行，以第三内侧皮支最长，管理肩胛区的感觉。锁骨上外侧神经（C3、C4）分布肩上后面，胆囊、肝、膈疾患时常通过此神经反射至右肩的皮肤，引起该处皮肤过敏。臂外侧上皮神经（C5）为腋神经后支的终末皮支，分布肩后外面，心脏疾患时常通过此神经反射至左肩疼痛。此神经于三角肌后缘上3/5与下2/5交界处稍上方穿出深筋膜，多数走向臂外侧上部（77.08%），少数沿三角肌后缘走向臂外侧（11.07%），两种方式并存者占6.25%（50例调查）。肩胛区有

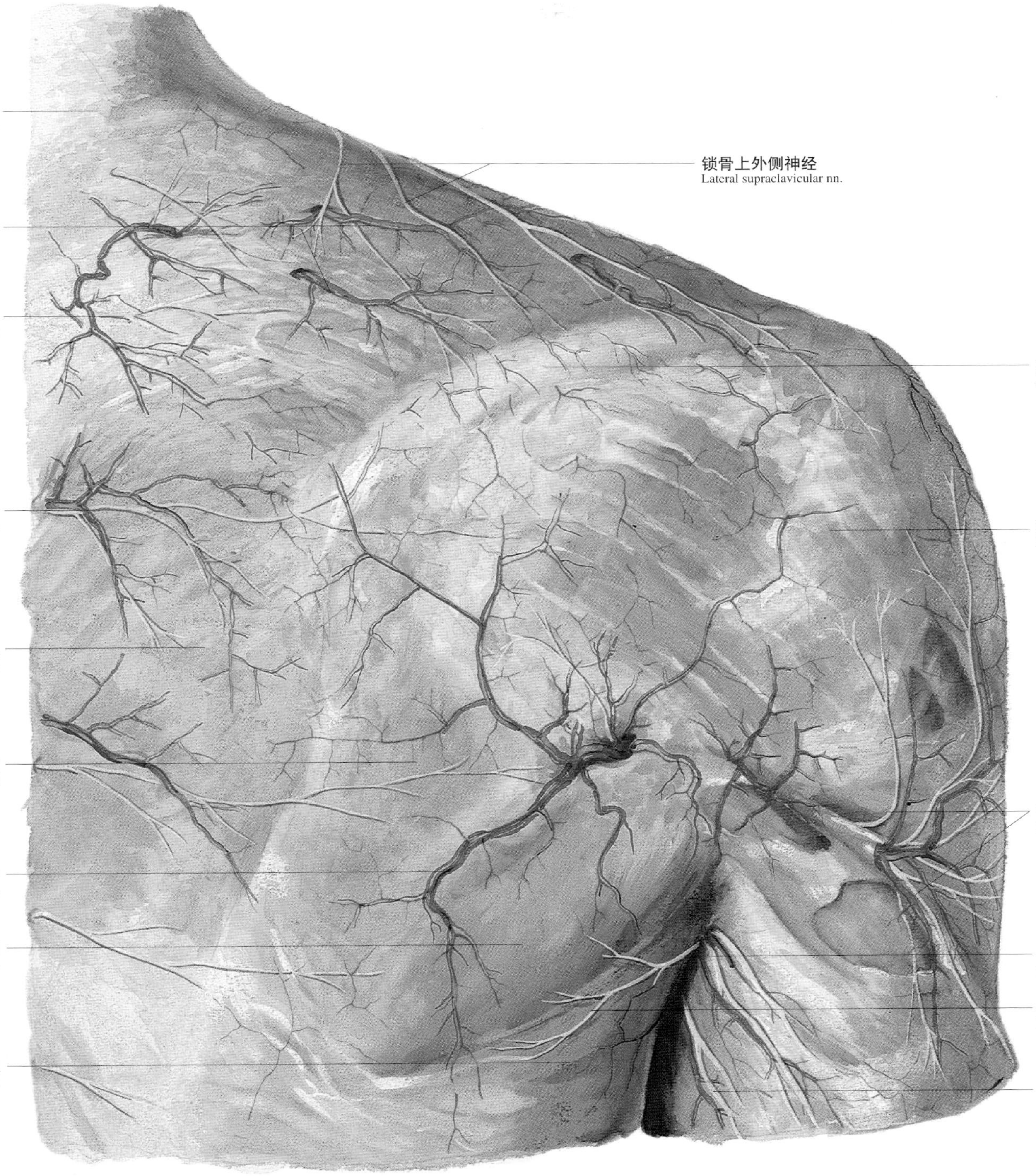

项筋膜
Nuchal fascia

锁骨上外侧神经
Lateral supraclavicular nn.

颈横动脉（分支）
Transverse cervical a.

内侧皮支（第二胸神经后支）
Medial cutaneous br. (dorsal br. of second thoracic n.)

肩胛冈
Spine of scapula

内侧皮支（第三胸神经后支）
Medial cutaneous br. (dorsal br. of third thoracic n.)

三角肌
Deltoid m.

斜方肌
Trapezius m.

冈下筋膜
Infraspinous fascia

臂外侧上皮神经
Superior lateral cutaneous n. of arm

旋肩胛动脉（皮支）
Circumflex scapular a.

大圆肌
Teres major m.

臂后皮神经
Posterior cutaneous n. of arm

外侧皮支（第二肋间神经）
Lateral cutaneous br.
(second intercostal n.)

背阔肌
Latissimus dorsi m.

肋间臂神经
Intercostobrachial n.

108. 肩后区和肩胛区局解（一）
Topography of posterior region of the shoulder and the scapular region

一些皮血管分布，其中以旋肩胛动静脉的皮支最粗，经三边间隙浅出皮下。

肩胛部皮瓣

肩胛部皮肤较厚，耐磨耐压，是修复足部皮肤缺损的较好皮瓣。旋肩胛动静脉皮支是其供应血管。旋肩胛动脉平均长 50 mm，口径 1.2～2.5 mm，出三边间隙，绕肩胛骨外缘，一般分升、横、降 3 个皮支，由此可形成以横支为主的肩胛背皮瓣，即在冈下窝范围所形成的横椭圆形皮瓣；以降支为主的肩胛旁皮瓣，即沿腋后襞斜向内下方的椭圆形皮瓣（20 mm×12 mm）和以横、降支为营养血管的全肩胛皮瓣。神经可选择第三或第四胸神经后支的内侧皮支即可。

斜方肌起始最为广阔，从枕骨、项韧带一直到腰椎棘突，实际可视为一组肌肉。肌的上部是肩带最有力的悬吊器。颈肩前屈（如阅读）时，上部纤维向后

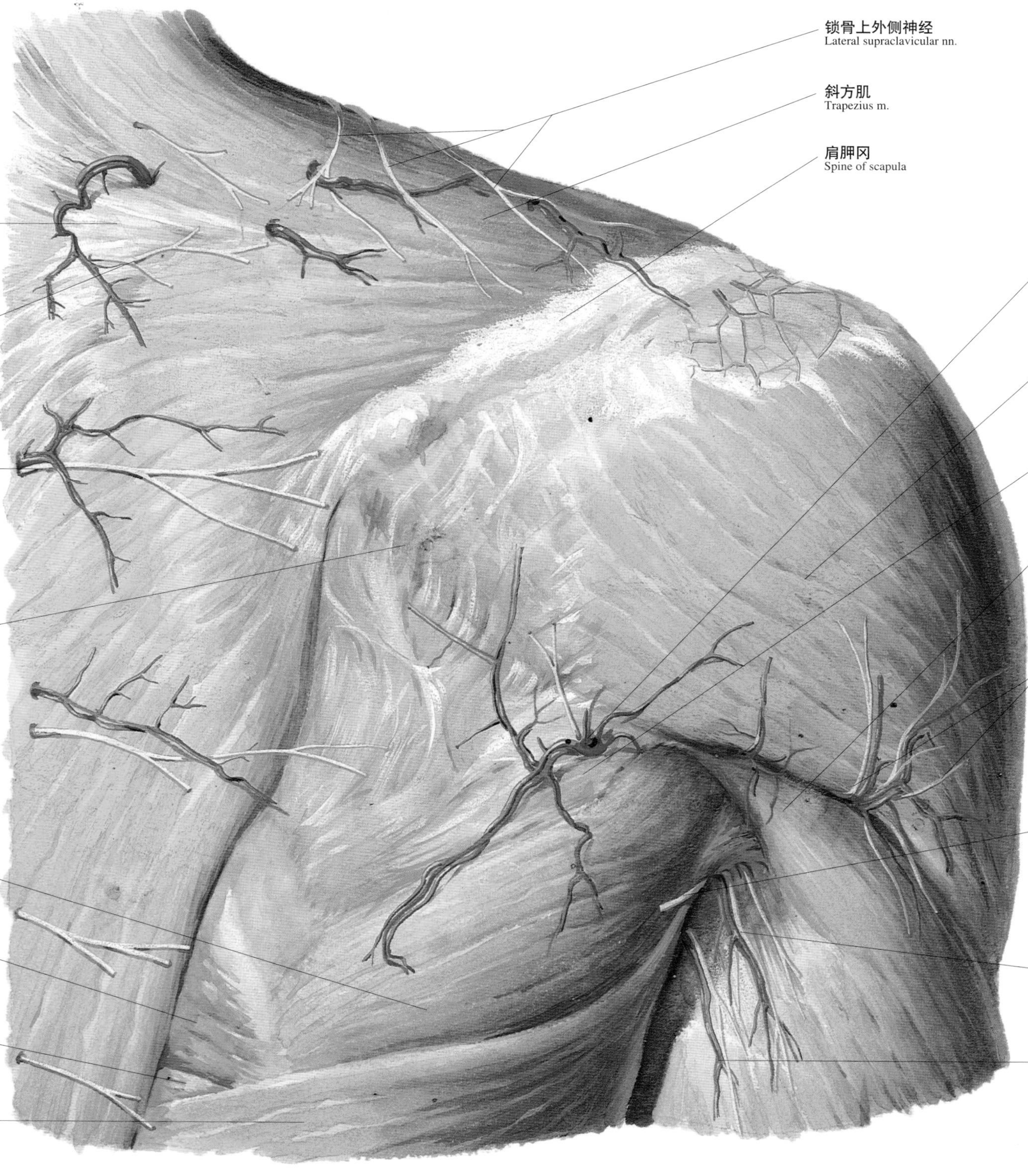

锁骨上外侧神经
Lateral supraclavicular nn.

斜方肌
Trapezius m.

肩胛冈
Spine of scapula

斜方肌的腱质区
Tendinous part of trapezius m.

旋肩胛动静脉
Circumflex scapular a. & v.

内侧皮支（第二胸神经后支）
Medial cutaneous br.
(dorsal br. of second thoracic n.)

三角肌
Deltoid m.

小圆肌
Teres minor m.

内侧皮支（第三胸神经后支）
Medial cutaneous br.
(dorsal br. of third thoracic n.)

肱三头肌长头
Long head of triceps brachii m.

冈下筋膜
Infraspinous fascia

臂外侧上皮神经
Superior lateral cutaneous n. of arm

外侧皮支（第二肋间神经）
Lateral cutaneous n. (second
intercostal n.)

大圆肌
Teres major m.

大菱形肌
Rhomboideus major m.

臂后皮神经
Posterior cutaneous n. of arm

听诊三角
Auscultatory triangle

背阔肌
Latissimus dorsi m.

肋间臂神经
Intercostobrachial nn.

109. 肩后区和肩胛区局解（二）
Topography of posterior region of the shoulder and the scapular region

牵拉；臂摇摆时，它悬吊着肩予以支持。肌的中部于中线与对侧相延续，形成菱形的腱膜，即斜方肌的腱质区。下部纤维亦以腱质止于肩胛冈。

三角肌后部（即从肩峰后角至肱骨三角肌粗隆连线以后的部分）起自肩胛冈下缘，腱较宽，并与冈下筋膜前部相连。冈下筋膜很厚，附着于骨缘，供冈下肌浅纤维起始，并包罩该肌于骨性纤维鞘中。图中可见旋肩胛动静脉绕过肩胛骨外侧缘，经三边间隙出现于肩胛区；腋神经的臂外侧上皮神经出现于三角肌后缘，分布于臂上外面皮肤；第二肋间神经的外侧皮支、肋间臂神经和桡神经的臂后皮神经分别分布于胸侧壁和臂的后内面。

肩后区和肩胛区局解（三）

斜方肌翻向内侧，可见第三、四颈神经和副神经依附斜方肌深面，绕肩胛骨上角上升下降并支配该肌。颈横动脉于肩胛提肌前缘分浅、深支。浅支行于斜方肌深面，滋养邻位肌肉；深支经肩胛提肌深面，绕过肩胛骨上角，继行于菱形肌深面，沿肩胛骨内侧缘下降直达下角，滋养菱形肌、背阔肌及斜方肌，并与肩胛上、下动脉及肋间动脉背支吻合。

肩胛提肌起自上4个颈椎棘突，止于肩胛骨内侧角。大、小菱形肌与肩胛提肌同属一层。小菱形肌起自第五、六颈椎棘突，止于肩胛骨内缘上部。大菱形肌扁阔，起自上4个胸椎棘突，几乎止于内缘全长。两肌可内收、内旋并上提肩胛。上述三肌皆由肩胛背神经（C3～5）支配。

背阔肌位于腰背部，纤维向上外越过肩胛骨下角，止于肱骨小结节嵴。受胸背神经和胸背动脉供应。由于肌宽大，血管蒂较长，是较理想的肌皮瓣移植材料。小圆肌起自肩胛骨外侧缘，止于大结节下压迹，由腋神经后支支配。大圆肌起自肩胛骨外侧缘下部，经肱三头肌长头前方，止于结节间沟内侧唇，由肩胛下神经支配。

三角肌翻向外，肩胛冈及冈上、下肌切除一部，显示冈上、下窝及肩关节囊后面。

冈上肌极厚，中部断面呈三角形，冈下肌亦较厚，二肌分别起自冈上、下窝和冈上、下筋膜，它们与小圆肌一道抵止于肱骨大结节。肩胛上动静脉沿肩胛舌骨肌下腹深面达肩胛骨上缘，经肩胛上横韧带上方入冈上窝，继弓形绕过冈盂切迹入冈下窝，参与肩胛动脉网。肩胛上神经与同名动脉伴行，经过肩胛上横韧带下方的肩胛切迹入冈上窝，发支支配冈上肌及肩关节囊和肩锁关节，继入冈下窝，发支支配冈下肌。

旋肱后动静脉和腋神经及其发出的臂外侧上皮神经出四边间隙经行于三角肌深面，旋肩胛动静脉出三边间隙达冈下窝。

肩胛骨皮瓣

最适合修复前足皮肤骨骼的缺损。前足缺损将严重影响足弓前支撑点，有碍站立和步行。切取肩胛骨外缘的条形骨块可起支撑作用，特别是同时截取肩胛骨下角，使骨块呈"L"形的骨皮瓣，可同时修复足的纵弓和横弓。肩胛骨外缘长约13.4 cm，在2 cm范围内约1 cm，切取长度不超过12 cm。先于三边孔

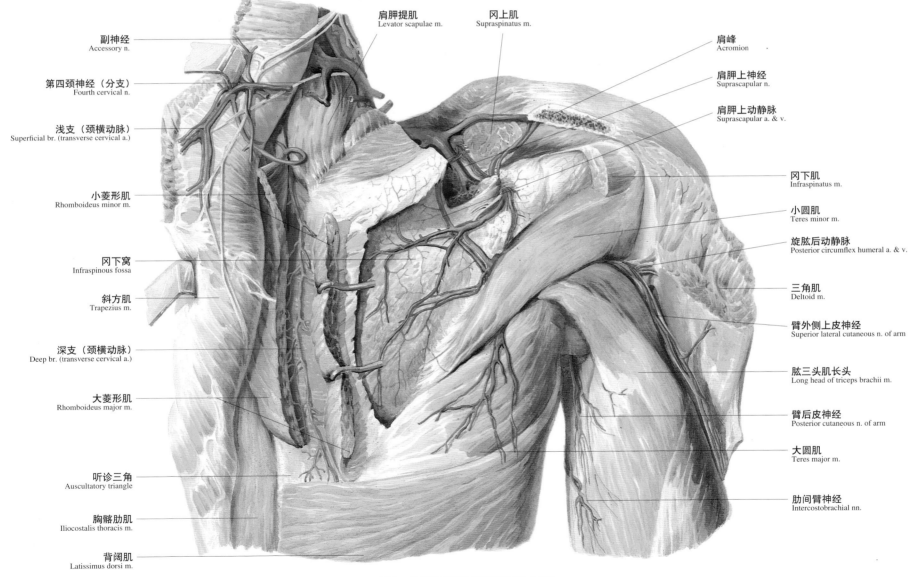

副神经
Accessory n.

第四颈神经（分支）
Fourth cervical n.

浅支（颈横动脉）
Superficial br. (transverse cervical a.)

小菱形肌
Rhomboideus minor m.

冈下窝
Infraspinous fossa

斜方肌
Trapezius m.

深支（颈横动脉）
Deep br. (transverse cervical a.)

大菱形肌
Rhomboideus major m.

听诊三角
Auscultatory triangle

胸髂肋肌
Iliocostalis thoracis m.

背阔肌
Latissimus dorsi m.

肩胛提肌
Levator scapulae m.

冈上肌
Supraspinatus m.

肩峰
Acromion

肩胛上神经
Suprascapular n.

肩胛上动静脉
Suprascapular a. & v.

冈下肌
Infraspinatus m.

小圆肌
Teres minor m.

旋肱后动静脉
Posterior circumflex humeral a. & v.

三角肌
Deltoid m.

臂外侧上皮神经
Superior lateral cutaneous n. of arm

肱三头肌长头
Long head of triceps brachii m.

臂后皮神经
Posterior cutaneous n. of arm

大圆肌
Teres major m.

肋间臂神经
Intercostobrachial nn.

110. 肩后区和肩胛区局解（三）
Topography of posterior region of the shoulder and the scapular region （三）

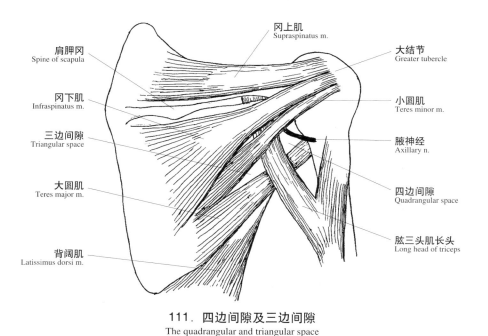

肩胛冈
Spine of scapula

冈上肌
Suprapinatus m.

冈下肌
Infraspinatus m.

三边间隙
Triangular space

大圆肌
Teres major m.

背阔肌
Latissimus dorsi m.

大结节
Greater tubercle

小圆肌
Teres minor m.

腋神经
Axillary n.

四边间隙
Quadrangular space

肱三头肌长头
Long head of triceps

111. 四边间隙及三边间隙
The quadrangular and triangular space

找到旋肩胛动脉，作为血管蒂游离，切断外缘的小圆肌，剥离大圆肌，用线锯截取 2 cm 宽的骨条。如跖趾骨还存在，骨瓣可行嵌入移植；如跖趾骨已丧失，只能进行插入移植，即将骨瓣近端插入远侧跗骨或距骨中。

四边间隙综合征

四边间隙（Quadrangular space）是肩关节后方的一个约拇指大小的间隙，上界为肩胛下肌（前）和小圆肌（后），下界为大圆肌，内界为肱三头肌长头，外界为肱骨外科颈。腋神经由此间隙出现于肩后部，腋神经的损伤也常发生于此。肌组织因暴力损伤，发生水肿、粘连及瘢痕形成，均可造成对腋神经的卡压，肱三头肌长头外侧缘距腋神经仅 5mm，臂外旋时，肱三头肌长头腱外移，使四边间隙更为狭窄，加重了对腋神经的卡压。腋神经断裂常常是该处直接的锐器伤或火器伤所致。

四边间隙综合征表现为肩后外部持续隐痛，臂外展90°或被动外旋时都诱发疼痛并加重，三角肌及小圆肌麻痹，久之出现萎缩。

第三节　肩 上 区

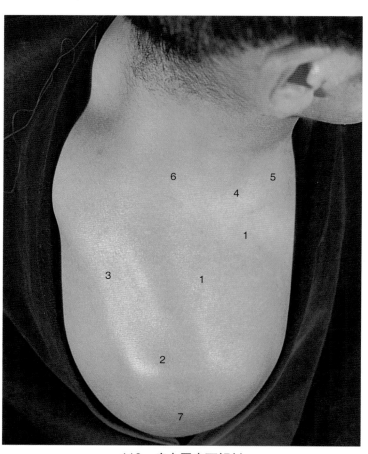

1. 锁骨
   Clavicle
2. 肩峰
   Acromion
3. 肩胛冈
   Spine of scapula
4. 锁骨上大窝
   Greater supraclavicular fossa
5. 胸锁乳突肌
   Sternocleidomastoid m.
6. 斜方肌
   Trapezius m.
7. 三角肌
   Deltoid m.

112. 肩上区表面解剖
Surface anatomy of superior region of the shoulder

肩上区表面解剖

肩上区内连颈根，呈半圆坡状，坡度因人而异。前方的锁骨和肩锁关节、外侧的肩峰和后方的肩胛冈围成开口向内的"V"形，它们构成肩上面的骨性标志，可见到和摸到。锁骨中部上方的凹陷为肩胛舌骨肌锁骨三角（锁骨上大窝），深处有臂丛和腋血管通行。再上为肩胛舌骨肌斜方三角（枕三角），两者合为颈外侧区。颈外侧区前界为胸锁乳突肌后缘，后界为斜方肌前缘。当耸肩或外展臂时，可见斜方肌和冈上肌的肥厚肌隆起。三角肌起于锁骨外1/3、肩峰外缘和肩胛冈下缘，形成肩部圆隆外貌。当臂抗阻力外展时，可见三角肌被腱隔分成数个隆起。

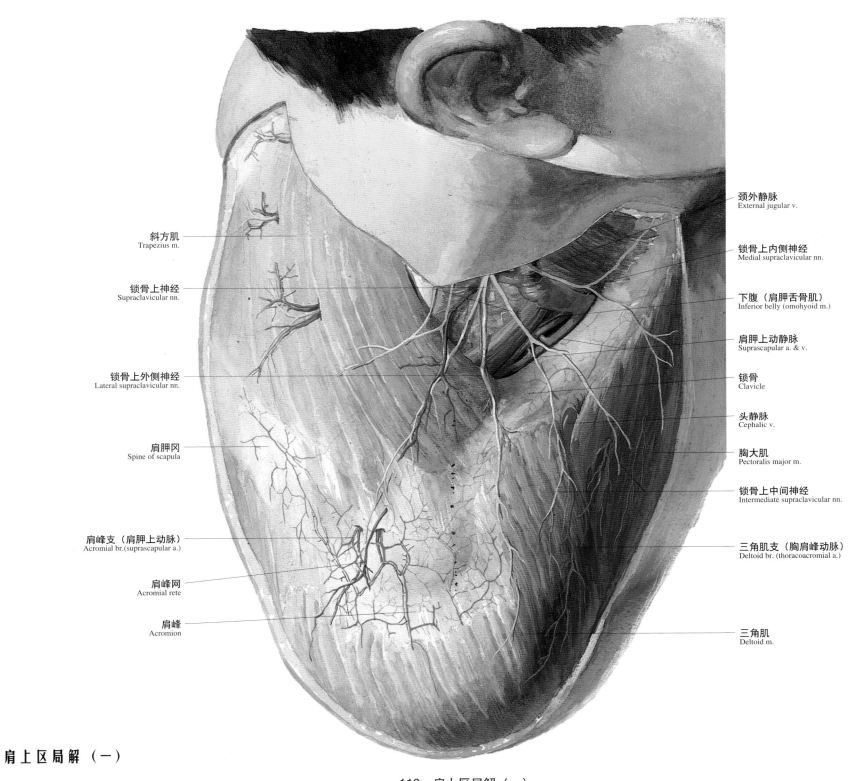

颈外静脉
External jugular v.

锁骨上内侧神经
Medial supraclavicular nn.

下腹（肩胛舌骨肌）
Inferior belly (omohyoid m.)

肩胛上动静脉
Suprascapular a. & v.

锁骨
Clavicle

头静脉
Cephalic v.

胸大肌
Pectoralis major m.

锁骨上中间神经
Intermediate supraclavicular nn.

三角肌支（胸肩峰动脉）
Deltoid br. (thoracoacromial a.)

三角肌
Deltoid m.

斜方肌
Trapezius m.

锁骨上神经
Supraclavicular nn.

锁骨上外侧神经
Lateral supraclavicular nn.

肩胛冈
Spine of scapula

肩峰支（肩胛上动脉）
Acromial br.(suprascapular a.)

肩峰网
Acromial rete

肩峰
Acromion

113. 肩上区局解（一）
Topography of superior region of the shoulder

肩上区局解（一）

斜方肌止于锁骨外 1/3 上缘、肩峰内缘和肩胛冈上缘。三角肌起自锁骨外 1/3 下缘、肩峰外缘和肩胛冈下缘。两肌隔骨相对。锁骨上外侧神经、锁骨上中间神经和锁骨上内侧神经（C3、C4）分布于肩的后面、上面和前面。肩峰皮下囊已切除，显现出肩峰网。于三角胸肌沟中可见头静脉末段。

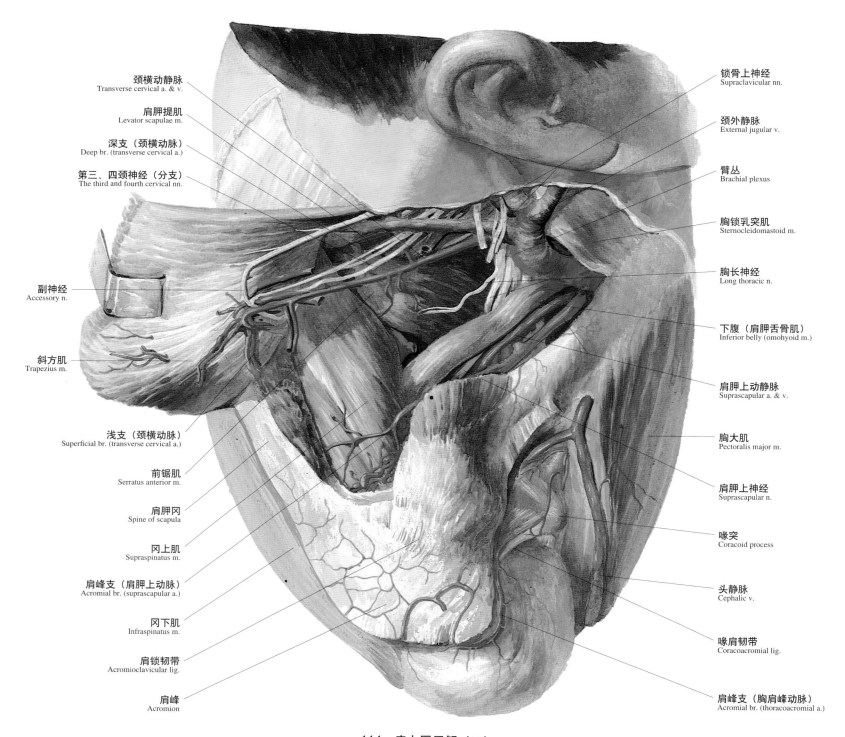

颈横动静脉
Transverse cervical a. & v.

肩胛提肌
Levator scapulae m.

深支（颈横动脉）
Deep br. (transverse cervical a.)

第三、四颈神经（分支）
The third and fourth cervical nn.

副神经
Accessory n.

斜方肌
Trapezius m.

浅支（颈横动脉）
Superficial br. (transverse cervical a.)

前锯肌
Serratus anterior m.

肩胛冈
Spine of scapula

冈上肌
Supraspinatus m.

肩峰支（肩胛上动脉）
Acromial br. (suprascapular a.)

冈下肌
Infraspinatus m.

肩锁韧带
Acromioclavicular lig.

肩峰
Acromion

锁骨上神经
Supraclavicular nn.

颈外静脉
External jugular v.

臂丛
Brachial plexus

胸锁乳突肌
Sternocleidomastoid m.

胸长神经
Long thoracic n.

下腹（肩胛舌骨肌）
Inferior belly (omohyoid m.)

肩胛上动静脉
Suprascapular a. & v.

胸大肌
Pectoralis major m.

肩胛上神经
Suprascapular n.

喙突
Coracoid process

头静脉
Cephalic v.

喙肩韧带
Coracoacromial lig.

肩峰支（胸肩峰动脉）
Acromial br. (thoracoacromial a.)

114．肩上区局解（二）
Topography of superior region of the shoulder

肩上区局解（二）

　　斜方肌从止端翻向后，三角肌及肩峰下囊切除，显示深层结构。

　　此区大致可分三部分。后部为冈上区，强大的冈上肌起自冈上窝，经肩峰下面止于大结节上压迹；中间部的内侧有肩胛提肌和前锯肌最上部（为起自第一、二肋骨及腱弓的最大肌齿，止于肩胛骨上角），图中可见胸长神经一分支支配该肌齿，外侧有肩胛舌骨肌下腹，止于肩胛骨上缘。前部可见胸锁乳突肌起始部。此区有两对重要的神经和血管：副神经（C3、C4 偕行）和颈横动静脉，颈横动脉由甲状颈干发出后，先经由中斜角肌、臂丛和肩胛提肌围成的三角区，继在肩锁关节内侧三横指及锁骨上三横指处进入斜方肌。颈横动脉干平均长 49.4 mm，外径 2.38 mm。分浅、深支，浅支供应斜方肌上、中部，深支供应肌的中、下部，奔向肩胛骨上角上升和下降；肩胛上神经和肩胛上动静脉经锁骨上大窝，分别过肩胛上横韧带下、上方达冈上、下窝。

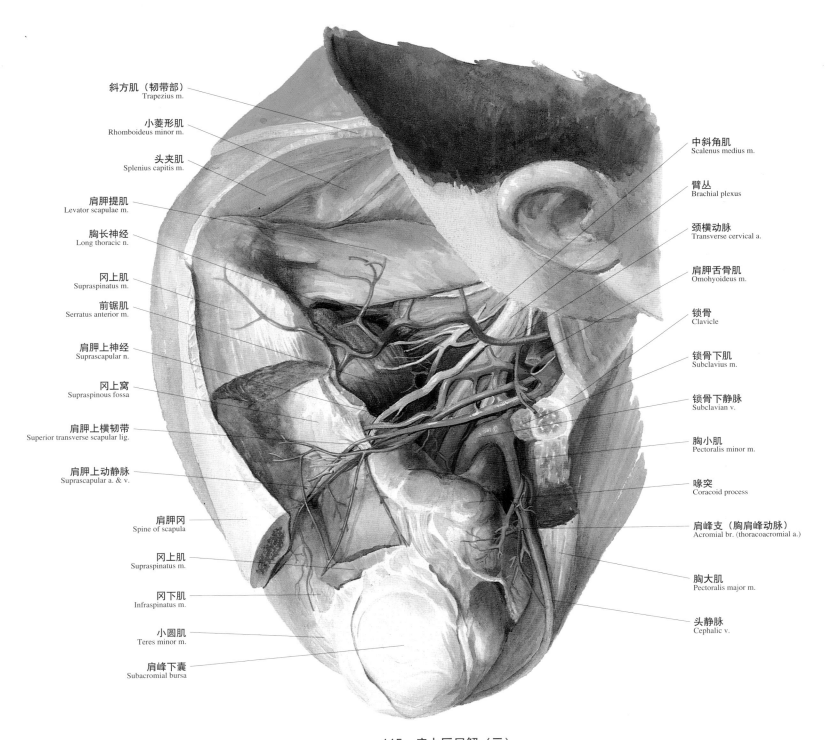

斜方肌（韧带部）
Trapezius m.

小菱形肌
Rhomboideus minor m.

头夹肌
Splenius capitis m.

肩胛提肌
Levator scapulae m.

胸长神经
Long thoracic n.

冈上肌
Supraspinatus m.

前锯肌
Serratus anterior m.

肩胛上神经
Suprascapular n.

冈上窝
Supraspinous fossa

肩胛上横韧带
Superior transverse scapular lig.

肩胛上动静脉
Suprascapular a. & v.

肩胛冈
Spine of scapula

冈上肌
Supraspinatus m.

冈下肌
Infraspinatus m.

小圆肌
Teres minor m.

肩峰下囊
Subacromial bursa

中斜角肌
Scalenus medius m.

臂丛
Brachial plexus

颈横动脉
Transverse cervical a.

肩胛舌骨肌
Omohyoideus m.

锁骨
Clavicle

锁骨下肌
Subclavius m.

锁骨下静脉
Subclavian v.

胸小肌
Pectoralis minor m.

喙突
Coracoid process

肩峰支（胸肩峰动脉）
Acromial br. (thoracoacromial a.)

胸大肌
Pectoralis major m.

头静脉
Cephalic v.

115. 肩上区局解（三）
Topography of superior region of the shoulder

肩上区局解（三）

　　斜方肌、肩峰、锁骨外侧半及冈上肌外侧大部和肩胛舌骨肌下腹已切除（但肩峰下囊仍保留），进一步显示深部诸结构。可清楚见到颈横动脉走向肩胛骨上角。肩胛上神经在 Erb 点由臂丛上干发出（C5、C6）。在斜方肌深面与肩胛舌骨肌下腹平行，走向肩胛骨上缘，在肩胛横韧带下方进入冈上窝。肩胛上动静脉与之偕行，但经肩胛横韧带上方进入冈上窝。来自颈5、6、7 的胸长神经从臂丛后方发支支配前锯肌上部肌齿。图中前部可见锁骨下肌断面、头静脉在胸小肌上缘注入腋静脉，胸小肌抵止于喙突，还可见胸肩峰动脉肩峰支及胸肌支诸结构。

第四节　腋　区

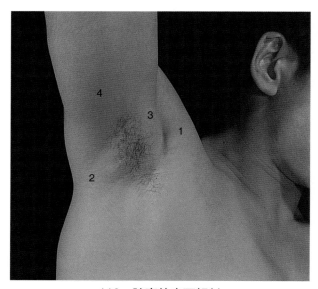

116. 腋窝的表面解剖
Surface anatomy of the axilla

从下面观，腋窝为一凹窝。穹窿形的底丛生腋毛。胸大肌下缘组成腋前襞[1]，大圆肌和背阔肌下缘组成腋后襞[2]，内侧壁为前锯肌，有的人可见其肌齿，外侧壁的前方可见喙肱肌和肱二头肌短头的隆起[3]隐于腋前襞的深面，后方为肱三头肌长头和内侧头隆起[4]，

与腋后襞延续。腋窝中间隐约可见腋血管神经束的隆起。

腋窝是一重要区域，与上肢悠关的血管神经束经过其中，结构复杂。了解腋窝的解剖关系颇为重要。

腋窝为圆锥形间隙，有四壁、一顶、一底。前壁为胸大、小肌及其筋膜，后壁由上向下为肩胛下肌、大圆肌、背阔肌及其筋膜。前后两壁向内侧逐渐分开，向外侧逐渐靠近。内侧壁为覆盖上位肋骨的前锯肌，外侧壁为肱骨结节间沟及喙肱肌和肱二头肌长、短头。顶是由锁骨、肩胛骨上缘和第一肋外缘围成的三角形间隙，底是腋筋膜和皮肤。进入腋的手术途径只有肌性的前壁和筋膜性的底。

腋淋巴结可分6群：外侧群、前群、后群、中央群、尖群和胸肌间淋巴结。

1. 外侧群〔外侧淋巴结（Lateral nodes）或腋静脉淋巴结（Axillary vein nodes）〕 分布于背阔肌腱到胸肩峰动脉起始之间的腋静脉周围，有20～30个，接受上肢和胸壁的淋巴，输出管注入尖群和中央群，部分可直接汇入颈深下淋巴结。

2. 前群〔胸肌淋巴结（Pectoral nodes）〕 有4～5个，位胸大肌下缘下方，沿胸外侧动脉排列，收纳脐以上躯干前壁和外侧壁的淋巴，输出管至中央群和尖群。

3. 后群〔肩胛下淋巴结（Subscapular nodes）〕 有6～7个，位腋窝后壁肩胛下静脉和胸背静脉周围，胸背神经和肋间臂神经通过此群。它们收纳躯干背面皮肤和肌肉的淋巴，输出管至中央群。

4. 中央群〔中央淋巴结（Central nodes）〕 数目较多较大，埋于腋窝中央脂肪中，其中有一、二个可位于腋窝中央皮肤和筋膜下面，临床常摸此淋巴结以检查腋淋巴结状况。收纳上述各群淋巴结输出管，其输出管可至外侧群或尖群。

5. 尖群〔尖淋巴结（Apical nodes）或锁骨下淋巴结（Subclavicular nodes）〕 位胸小肌上缘与锁骨之间，有6～12个，沿腋静脉内侧配布，收纳上述各群淋巴。其输出管组成锁骨下干（Subclavian trunk），右侧者直接注入右颈静脉角，或与颈干结合组成右淋巴导管；左侧者直接注入胸导管。尖群有些淋巴管可注入颈深下淋巴结。

6. 胸肌间淋巴结（Interpectoral nodes） 有1～4个，位胸大、小肌之间，沿胸肩峰动脉胸肌支配布，接受胸肌的淋巴，输出管至尖群。

颈外侧区淋巴结包括副神经淋巴结群和颈横淋巴结群。

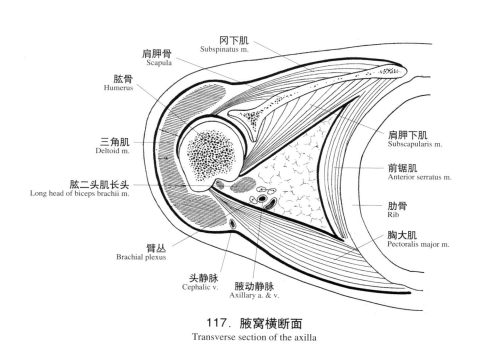

117. 腋窝横断面
Transverse section of the axilla

冈下肌 Subspinatus m.
肩胛骨 Scapula
肱骨 Humerus
三角肌 Deltoid m.
肱二头肌长头 Long head of biceps brachii m.
臂丛 Brachial plexus
头静脉 Cephalic v.
腋动静脉 Axillary a. & v.
肩胛下肌 Subscapularis m.
前锯肌 Anterior serratus m.
肋骨 Rib
胸大肌 Pectoralis major m.

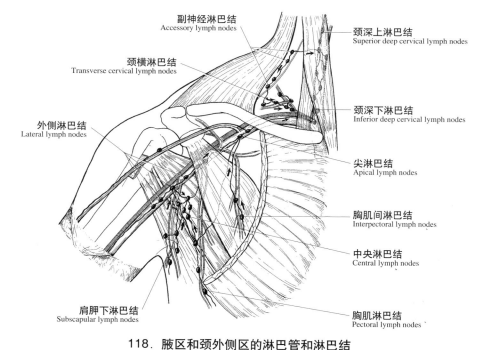

118. 腋区和颈外侧区的淋巴管和淋巴结
The lymph vessels and lymph nodes of the axillary region and the lateral cervical region

副神经淋巴结 Accessory lymph nodes
颈横淋巴结 Transverse cervical lymph nodes
外侧淋巴结 Lateral lymph nodes
肩胛下淋巴结 Subscapular lymph nodes
颈深上淋巴结 Superior deep cervical lymph nodes
颈深下淋巴结 Inferior deep cervical lymph nodes
尖淋巴结 Apical lymph nodes
胸肌间淋巴结 Interpectoral lymph nodes
中央淋巴结 Central lymph nodes
胸肌淋巴结 Pectoral lymph nodes

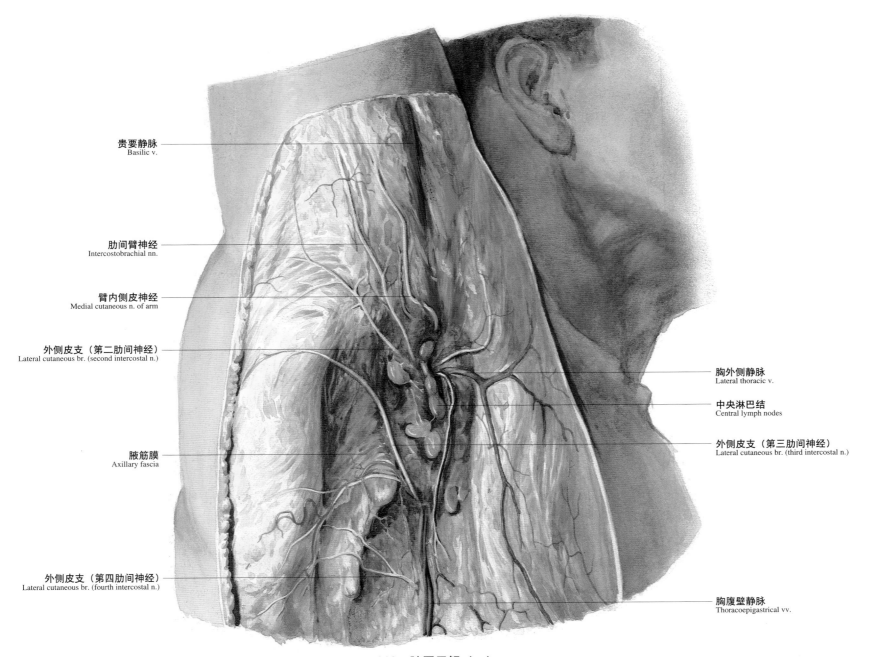

贵要静脉
Basilic v.

肋间臂神经
Intercostobrachial nn.

臂内侧皮神经
Medial cutaneous n. of arm

外侧皮支（第二肋间神经）
Lateral cutaneous br. (second intercostal n.)

腋筋膜
Axillary fascia

外侧皮支（第四肋间神经）
Lateral cutaneous br. (fourth intercostal n.)

胸外侧静脉
Lateral thoracic v.

中央淋巴结
Central lymph nodes

外侧皮支（第三肋间神经）
Lateral cutaneous br. (third intercostal n.)

胸腹壁静脉
Thoracoepigastrical vv.

119. 腋区局解（一）
Topography of the axillary region

7. **副神经淋巴结**（Accessory nodes） 沿副神经排列，3~20个，大小0.1~1.0 cm，小的淋巴结常随神经穿过胸锁乳突肌的肌间隔，从肌的后缘出现于颈外侧区，直到随神经潜入斜方肌深面。此群收纳枕淋巴结、耳后淋巴结和肩胛上淋巴结的输出管，来自枕部、项部、颈外侧面、冈上窝和肩部的淋巴管注入此群。

8. **颈横淋巴结**（Transverse cervical nodes） 有4~12个，沿颈横动静脉浅面排列，居颈外侧区下界，大小0.1~0.7 cm，此群外侧部与副神经淋巴结相连，内侧部与颈深下淋巴结群交织。此群接受副神经淋巴结、锁骨下淋巴结等输出管以及来自上胸壁和颈下外部皮

肤的淋巴管，输出管注入颈深下淋巴结。

腋区局解（一）

腋筋膜边缘较厚，与胸大肌、背阔肌的筋膜相续，中部较薄，被一些血管、淋巴管和神经所贯穿。于胸小肌下缘融合后的胸深筋膜向下与腋筋膜和皮肤相连，还有腋窝悬韧带与腋筋膜相连，可牵引腋筋膜和皮肤深陷。

图中可见由臂丛内侧束发出的臂内侧皮神经和肋间臂神经由腋筋膜穿出分布于臂内侧，第二、三、四

肋间神经外侧皮支分布于胸侧壁。贵要静脉于高位穿入腋筋膜注入腋静脉，胸腹壁静脉注入腋静脉。图中还可见中央淋巴结群。

侧胸皮瓣

胸侧部皮质较好，皮纹细，皮下脂肪少且无毛，适于各部皮肤缺损的修补。侧胸皮瓣属直接皮血管皮瓣，由腋、肱动脉的直接皮支或胸背动脉的侧胸皮动脉供血。皮瓣上界达腋动脉搏动处后界背阔肌前缘，前界胸大肌下缘，下达第八肋。此区皮血管有：①肱胸皮动脉，起自肱动脉，出现率37%，外径1.6 mm，沿胸大肌外缘向下内走行，达锁骨中线第五、六肋间

喙肱肌
Coracobrachialis m.

肱二头肌短头
Short head of biceps

尺神经
Ulnar n.

腋动静脉
Axillary a. & v.

肋间臂神经
Intercostobrachial nn.

旋肱后动静脉
Posterior circumflex humeral a. & v.

外侧皮支（第三肋间神经）
Lateral cutaneous br. (third intercostal n.)

旋肩胛动静脉
Circumflex scapular a. & v.

肩胛下神经
Subscapular nn.

肩胛下肌
Subscapularis m.

大圆肌
Teres major m.

胸背神经
Thoracodorsal n.

胸背动静脉
Thoracodorsal a. & v.

背阔肌
Latissimus dorsi m.

前臂内侧皮神经
Medial cutaneous n. of forearm

正中神经
Median n.

尺神经
Ulnar n.

臂内侧皮神经
Medial cutaneous n. of arm

外侧淋巴结
Lateral lymph nodes

胸大肌
Pectoralis major m.

肩胛下动静脉
Subscapular a. & v.

肩胛下淋巴结
Subscapular lymph nodes

胸肌淋巴结
Pectoral lymph nodes

胸外侧动静脉
Lateral thoracic a. & v.

胸小肌
Pectoralis minor m.

肩胛下淋巴结
Subscapular lymph nodes

胸长神经
Long thoracic n.

前锯肌
Serratus anterior m.

120．腋区局解（二）
Topography of the axillary region

腋 区 局 解 （二）

隙。②腋胸皮动脉，起自腋动脉，出现率15%，外径
1.4 mm，沿腋中线走行达第五、六肋间隙。③肩胛下
皮动脉，起自肩胛下动脉，出现率7%，沿腋中线达第
五、六肋间隙。④侧胸皮动脉，来自胸背动脉，外径
1.6～2.0 mm，蒂长8～10 cm，出现率15%。上述各
支皆有伴行静脉，但沿腋中线上行的胸腹壁静脉可作
为皮瓣主要静脉。侧胸皮瓣移植成功的重要因素，在
于口径粗、血管蒂长的血管，一般应把胸背动、静脉
皮支包括在皮瓣内。

剔除腋筋膜及蜂窝组织，清晰显现腋窝四壁诸结
构。即前壁的胸大、小肌，后壁的肩胛下肌、大圆肌
和背阔肌，内侧壁的前锯肌，外侧壁的喙肱肌和肱二
头肌短头。腋血管神经束在喙肱肌后方循腋窝外侧壁
而行进入臂部，由胸壁穿出的肋间臂神经亦行向臂的
内后面。内侧壁可见胸长神经和胸外侧动静脉沿前锯
肌表面下行；胸肌淋巴结沿胸外侧动静脉排列，此结

恰位于胸大、小肌下缘。在后壁，肩胛下动静脉沿肩
胛下肌表面下行，平肩胛下肌下缘发出旋肱后动脉、
旋肩胛动脉和胸背动脉（此标本旋肱后动脉与旋肩胛
动脉共干）。旋肱后动静脉与腋神经伴行，绕肩胛下肌
下缘入四边隙；旋肩胛动脉绕肩胛骨外侧缘入三边
间隙；胸背动脉与胸背神经伴行，沿肩胛下肌下缘走
向背阔肌深面。下肩胛下神经下行支配肩胛下肌下部
和大圆肌。此外，可见肱三头肌长头与背阔肌腱所形
成的臂腋角（Brachio-axillary angle）。

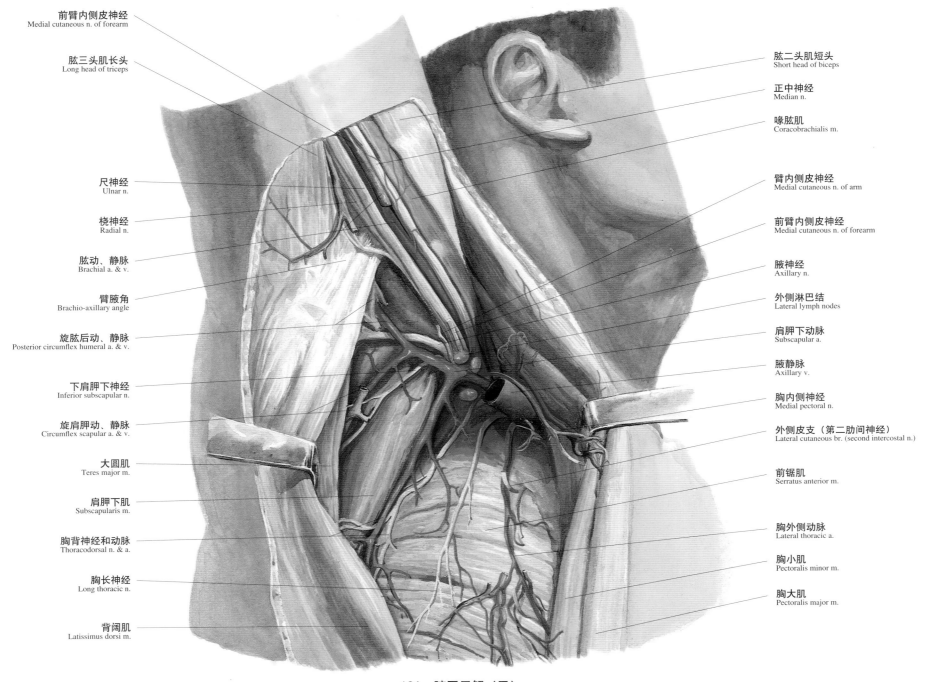

前臂内侧皮神经
Medial cutaneous n. of forearm

肱三头肌长头
Long head of triceps

尺神经
Ulnar n.

桡神经
Radial n.

肱动、静脉
Brachial a. & v.

臂腋角
Brachio-axillary angle

旋肱后动、静脉
Posterior circumflex humeral a. & v.

下肩胛下神经
Inferior subscapular n.

旋肩胛动、静脉
Circumflex scapular a. & v.

大圆肌
Teres major m.

肩胛下肌
Subscapularis m.

胸背神经和动脉
Thoracodorsal n. & a.

胸长神经
Long thoracic n.

背阔肌
Latissimus dorsi m.

肱二头肌短头
Short head of biceps

正中神经
Median n.

喙肱肌
Coracobrachialis m.

臂内侧皮神经
Medial cutaneous n. of arm

前臂内侧皮神经
Medial cutaneous n. of forearm

腋神经
Axillary n.

外侧淋巴结
Lateral lymph nodes

肩胛下动脉
Subscapular a.

腋静脉
Axillary v.

胸内侧神经
Medial pectoral n.

外侧皮支（第二肋间神经）
Lateral cutaneous br. (second intercostal n.)

前锯肌
Serratus anterior m.

胸外侧动脉
Lateral thoracic a.

胸小肌
Pectoralis minor m.

胸大肌
Pectoralis major m.

121. 腋区局解（三）
Topography of the axillary region

腋区局解（三）

腋静脉切除，将胸大、小肌向前牵拉，将肩胛下淋巴结和胸肌淋巴结切除，进一步显示腋窝四壁及其中结构。可见胸内侧神经分布于胸大、小肌，胸外侧动脉和胸长神经沿前锯肌表面下行，胸背动脉和胸背神经走向背阔肌并支配该肌。腋神经和旋肱后动脉进入四边间隙，旋肩胛动静脉进入三边间隙。臂腋角更为清晰。

背阔肌皮瓣

带血管蒂的背阔肌皮瓣移植可代替肱二头肌或肱三头肌以重建屈伸肘功能，可修复胸部、前臂、小腿和足部的肌肉皮肤缺损，效果良好。肩胛下动脉的延续终支——胸背动脉是背阔肌的供应血管，该动脉沿背阔肌前缘深面下行，于肩胛下角稍上分出内侧支和外侧支，分支前血管长 7～8 cm。胸背动脉在腋后襞下 6～7 cm 处入背阔肌，内侧支平行于肌的上缘内行，供应肌的内上部；外侧支在距肌前缘 2～3 cm 处下行，供应肌的前下部长方形区域。肌瓣神经为胸背神经，肌瓣可切取长度为 8～9 cm。先于腋后襞下缘作一横切口，再沿背阔肌前、后缘作纵切口，找到该肌的前缘和上缘，沿胸背血管神经束向上分离出旋肩胛静脉和肩胛下动静脉，分别切断结扎旋肩胛血管和肩胛下血管作为皮瓣和肌瓣的血管蒂并切断背阔肌近端，依大小和长短需要切取该肌。

第五节 肩 关 节

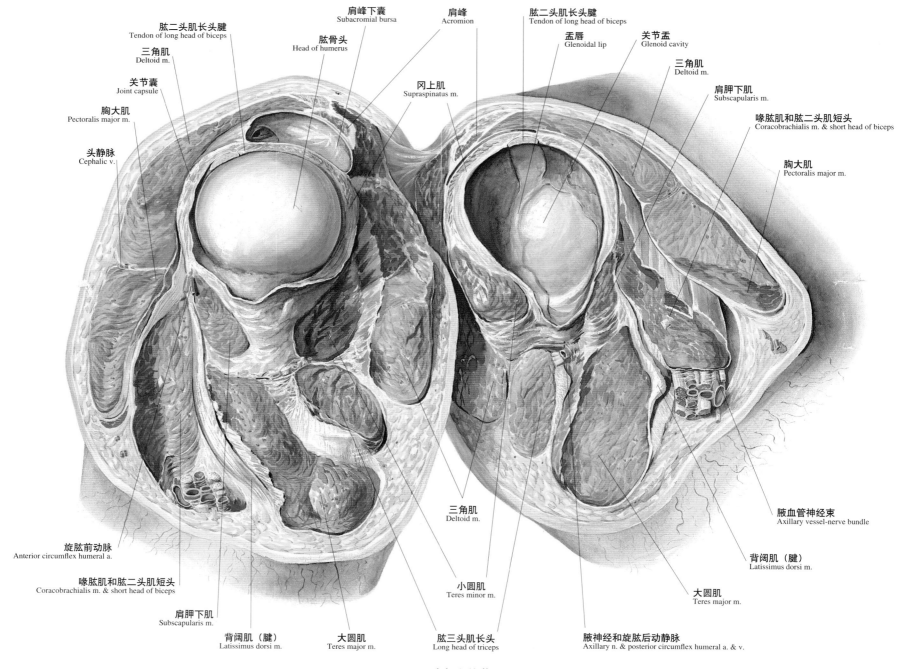

肱二头肌长头腱
Tendon of long head of biceps

三角肌
Deltoid m.

关节囊
Joint capsule

胸大肌
Pectoralis major m.

头静脉
Cephalic v.

肩峰下囊
Subacromial bursa

肱骨头
Head of humerus

肩峰
Acromion

冈上肌
Supraspinatus m.

肱二头肌长头腱
Tendon of long head of biceps

盂唇
Glenoidal lip

关节盂
Glenoid cavity

三角肌
Deltoid m.

肩胛下肌
Subscapularis m.

喙肱肌和肱二头肌短头
Coracobrachialis m. & short head of biceps

胸大肌
Pectoralis major m.

旋肱前动脉
Anterior circumflex humeral a.

喙肱肌和肱二头肌短头
Coracobrachialis m. & short head of biceps

肩胛下肌
Subscapularis m.

背阔肌（腱）
Latissimus dorsi m.

大圆肌
Teres major m.

三角肌
Deltoid m.

小圆肌
Teres minor m.

肱三头肌长头
Long head of triceps

腋神经和旋肱后动静脉
Axillary n. & posterior circumflex humeral a. & v.

腋血管神经束
Axillary vessel-nerve bundle

背阔肌（腱）
Latissimus dorsi m.

大圆肌
Teres major m.

122. 通过右肩关节矢状断
Sagittal section through the right shoulder joint

　　断面约通过肱骨头中央。关节囊因有肩袖增强，故囊的前、上、后壁较厚，惟囊下壁很薄，此为肩关节易向下方脱位的一个因素。关节腔中可见盂唇和肱二头肌长头腱，腱经行囊内。在上方，肩峰和三角肌

隔肩峰下囊与肩关节囊上壁相对。在前方，胸大肌、喙肱肌和肱二头肌短头覆于关节前面。在前下方，由上向下为肩胛下肌、背阔肌和大圆肌，它们组成腋窝后壁。腋血管神经束行于上述肌肉浅面和喙肱肌下缘。

在下方，腋神经和旋肱后血管绕囊下壁而行。关节后方为三角肌后部覆盖。肱三头肌长头居关节的后下方。

肩关节的神经血管供应

肩关节由腋神经、肩胛上神经、肩胛下神经、胸外侧神经和肌皮神经等分支支配。腋神经常有上、下两支分布于囊的前面和结节间沟区，当经过四边间隙时，又发支支配囊的下面和后面。肩胛下神经或经肩胛下肌支或直接发支分布囊的前面。肩胛上神经行于冈上窝中，有支延伸于喙突和喙肩韧带区，发另支分布于囊的后面，并有经冈上、下肌支达关节囊者。胸外侧神经分支分布于肩锁关节和肩关节囊上面。肌皮神经小支可分布囊的前上面。神经来源的脊髓节段为C4～C7，恒定来自C5、6。这些有髓和无髓纤维分布于肩关节的韧带和关节囊，并在滑膜上形成神经网。滑膜的刺激疼痛剧烈，韧带和纤维层的疼痛定位不显，关节面则无明确的感觉。

肩部血供丰富。胸肩峰动脉肩峰支、肩胛上动脉冈上、下支及旋肱前、后动脉分支等围绕盂肱关节形成血管网，由此发支滋养关节囊、肩袖、盂唇、滑膜、骨及邻近软组织。

1. **旋肱前动脉** 平肩胛下肌下缘起自腋动脉，水平向外走在喙肱肌和肱二头肌短头深面，抵达结节间沟，在肱二头肌长头深面发出升降支，并与旋肱后动脉吻合。升支在肱二头肌腱沟中上行供应关节囊和肱骨头。在修复复发性肩关节脱位时，宜在肩胛骨下角下方进行分离，避免损伤此动脉。

2. **旋肱后动脉** 较大，从四边间隙穿出后，围绕外科颈外行与旋肱前动脉吻合。沿途发支向上分布盂肱关节，向下至肱骨干。显露四边间隙时，手指压向外科颈可感到该动脉搏动。

3. **肩胛上动脉** 越过肩胛上横韧带进入冈上窝，沿关节盂上缘走行，发支滋养关节囊后面，继与旋肩胛动脉向前上的分支在关节囊下面形成血管网。

4. **胸肩峰动脉** 于胸小肌上缘穿出锁胸筋膜后，发出肩峰支外行，越过喙突至肩峰，并与肩峰上动脉分支吻合。途中发出一喙肩峰动脉（Coracoacromial a.）穿过喙肱韧带至盂肱关节囊前面。

肩袖的血供

来自旋肱前动脉的肱二头肌腱沟支、旋肱后动脉升支、肩胛上动脉的冈上、下支以及肩胛下动脉小支分布于肩袖。肱二头肌腱沟支发一弓状动脉（Arcuate artery）越过肱骨前面向上达肩袖，与肩袖腱内的血管吻合。肩胛上动脉、旋肱后动脉及肩胛下动脉也发支进入肩袖诸肌，并形成吻合网，经肌-腱交接处进入腱内。一般认为，冈上肌腱撕裂与血供贫乏有关，发现离冈上、下肌腱止点10～20 mm范围内血供明显减少。离止点越远，血管数量越多。当然，肩袖撕裂还有其他因素。鉴于此点，修补冈上、下肌腱的撕裂最好选择在距止点20 mm以远的部位进行。

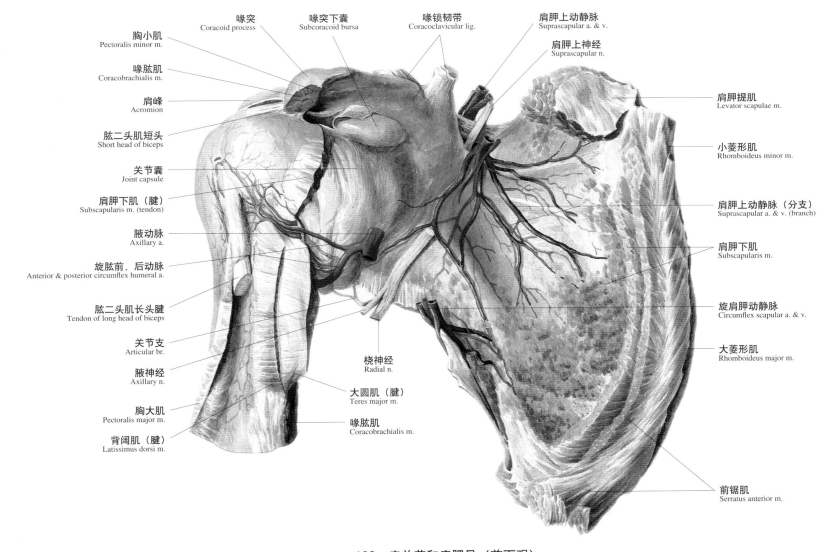

123. 肩关节和肩胛骨（前面观）
The shoulder joint and the scapula (Anterior aspect)

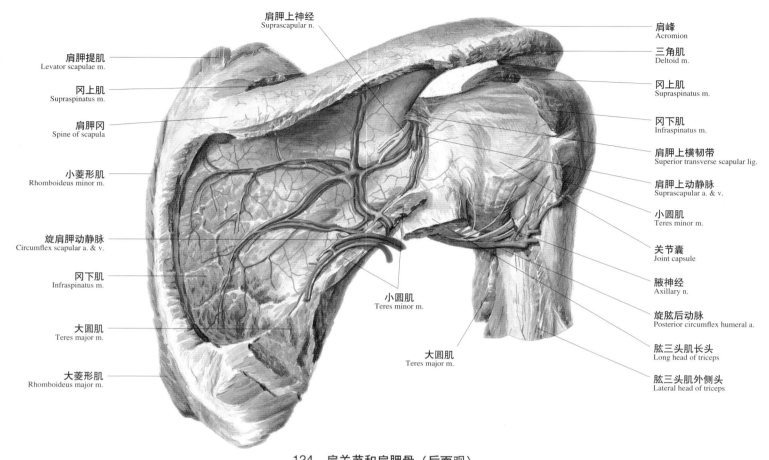

肩胛上神经
Suprascapular n.

肩峰
Acromion

三角肌
Deltoid m.

肩胛提肌
Levator scapulae m.

冈上肌
Supraspinatus m.

冈上肌
Supraspinatus m.

肩胛冈
Spine of scapula

冈下肌
Infraspinatus m.

小菱形肌
Rhomboideus minor m.

肩胛上横韧带
Superior transverse scapular lig.

肩胛上动静脉
Suprascapular a. & v.

小圆肌
Teres minor m.

旋肩胛动静脉
Circumflex scapular a. & v.

冈下肌
Infraspinatus m.

关节囊
Joint capsule

腋神经
Axillary n.

大圆肌
Teres major m.

旋肱后动脉
Posterior circumflex humeral a.

小圆肌
Teres minor m.

肱三头肌长头
Long head of triceps

大圆肌
Teres major m.

大菱形肌
Rhomboideus major m.

肱三头肌外侧头
Lateral head of triceps

124. 肩关节和肩胛骨（后面观）
The shoulder joint and the scapula (Posterior aspect)

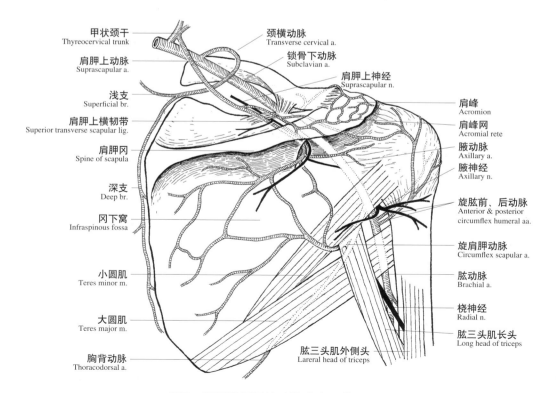

甲状颈干
Thyreocervical trunk

颈横动脉
Transverse cervical a.

肩胛上动脉
Suprascapular a.

锁骨下动脉
Subclavian a.

浅支
Superficial br.

肩胛上神经
Suprascapular n.

肩胛上横韧带
Superior transverse scapular lig.

肩峰
Acromion

肩峰网
Acromial rete

肩胛冈
Spine of scapula

腋动脉
Axillary a.

深支
Deep br.

腋神经
Axillary n.

冈下窝
Infraspinous fossa

旋肱前、后动脉
Anterior & posterior circumflex humeral aa.

小圆肌
Teres minor m.

旋肩胛动脉
Circumflex scapular a.

大圆肌
Teres major m.

肱动脉
Brachial a.

桡神经
Radial n.

胸背动脉
Thoracodorsal a.

肱三头肌外侧头
Lateral head of triceps

肱三头肌长头
Long head of triceps

125. 肩胛骨周围的动脉吻合（背面）
The arterial anastomoses around the scapula (Dorsal aspect)

肩部及盂肱关节的血供

肩部的血液供应有四个来源：胸肩峰动脉肩峰支、肩胛上动脉、颈横动脉深支（后肩胛支）及肩胛下动脉的旋肩胛动脉。

肩胛上动脉（Suprascapular a.）起自甲状颈干，经锁骨后方、前斜角肌前方至肩胛切迹，然后进入冈上窝，供应冈上肌，再经冈盂切迹进入冈下窝，供应冈下肌，并参与肩胛动脉网。

颈横动脉（Transverse cervical a.）起自甲状颈干，上外行越颈后三角，在肩胛提肌前方分两支。浅支伴副神经穿入斜方肌。深支沿肩胛骨内缘（菱形肌之前、前锯肌之后）下降，供应冈上、下窝，于肩胛骨下角与旋肩胛动脉吻合。

旋肩胛动脉（Circumflex scapular a.）自三边间隙穿出后，分为两支，一支进入冈下窝与肩胛上动脉分支吻合；另支走向肩胛骨下角，与颈横动脉深支吻合。

肩关节的血供来自胸肩峰动脉肩峰支、肩胛上动脉、旋肱前、后动脉等分支。这些血管供应肩胛颈骨膜、关节盂、关节囊和滑膜，还供应盂唇周围附着部，大致供应盂唇一圈，但上部和前上部供血较少，血管网穿入盂唇作放射状分布，没有从盂下骨质进入的。盂唇周围损伤后，可引起炎症及修复反应，充足的血供对愈合极为重要。

肩胛上神经及肩袖的修复

肩胛上神经（Suprascapular nerve）从臂丛上干发出，由C5、C6组成，在斜方肌前上缘深面，与肩胛舌骨肌下腹和肩胛上动静脉偕行，至肩胛骨上缘，穿过肩胛上横韧带与肩胛切迹围成的孔至冈上窝，发出冈上肌支及关节支，支配冈上肌及肩锁关节和盂肱关节。神经继绕过冈盂切迹至冈下窝，发出3～4支冈下肌支。

肩胛上神经与肩胛上横韧带的关系有变异。多数是肩胛上神经通过肩胛横韧带下方、肩胛上动脉越过韧带上方（占75.56%），肩胛上神经和肩胛上动脉皆通过韧带下方者占21.64%，神经越过韧带上方、动脉行于韧带下方者占2.83%。

冈上肌支（Br. to supraspinatus）有1～2支（占84%），于肩胛上横韧带深面或其远侧1 cm以内发出，该支长度平均16 mm，直径1.4～1.8 mm，距盂上结节平均29 mm。

冈下肌支（Br. to infraspinatus）有3～4支（占48%），平均长22 mm，直径1.5～2.0 mm，距关节盂后缘平均21 mm。

上述标志可确定肩胛上神经的位置。

肩袖的撕裂可使冈上、下肌腱受到破坏，发生相当程度的挛缩及瘢痕形成。手术修复的要点在于将冈上肌切开、外移及提升。采用肩前上切口，翻开三角肌前部后，通常将冈上肌切开并外移3 cm。将冈上肌于冈上窝起点切开后，由于受到冈上肌支长度的限制，外移达不到3 cm。切断肩胛上横韧带后，可缓解肩胛上神经的扭曲而增加外移5 mm。肩袖损伤后，肩胛上神经血管蒂常与瘢痕组织粘连，为避免损伤肩胛上神经干及其分支，剥离肌肉时宜在血管神经束两侧的安全区进行。内侧安全区在肩胛冈内端，外侧安全区在关节盂附近，从肱二头肌长头腱起始向内剥离冈上肌不得超过3 cm，从盂后缘剥离冈下肌也不得超过2 cm，并且保持冈上、下筋膜的连续性。

肩胛上神经综合征

肩胛上神经综合征（Suprascapular nerve syndrome）系肩胛上神经于肩胛切迹处受到卡压损伤所致。例如个别施行肩关节融合术病人，臂固定于20°～50°外展位，当臂下垂时，肩胛上神经受到牵拉，引起神经干麻痹，临床表现为定位不准确的深部钝痛，随肩关节运动而加剧，特别是伸直的臂越过身体前面时，疼痛可放射至肘外侧，臂外展外旋受限，肩胛切迹有明显压痛，冈上、下肌可有萎缩。可借肌电图和试验性神经封闭而确诊。切除肩胛上横韧带及扩大肩胛切迹后征状立刻解除。

肩胛上神经综合征还可发生于冈盂切迹处。自冈下切迹外缘至关节盂的边缘连结一薄弱韧带名肩胛下横韧带（Inferior transverse scapular lig.）或冈盂韧带（Spinoglenoid lig.）。此韧带与骨面围成一孔，肩胛上神经于孔中通过。同时，自肩胛切迹中点经冈盂切迹至冈下窝上部形成一转折角，平均为52°，正是肩胛上神经行于冈盂切迹时的转折角。有些动作如排球运动员强力扣球时，有时牵扯了冈盂切迹处的肩胛上神经，可能引起冈下肌支瘫，出现冈下肌不同程度的萎缩，臂外旋肌力下降。

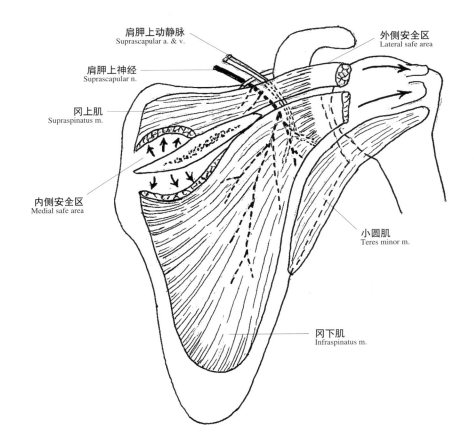

126. 肩胛上神经、血管及剥离安全区
The suprascapular nerve and vessels and striping safe area

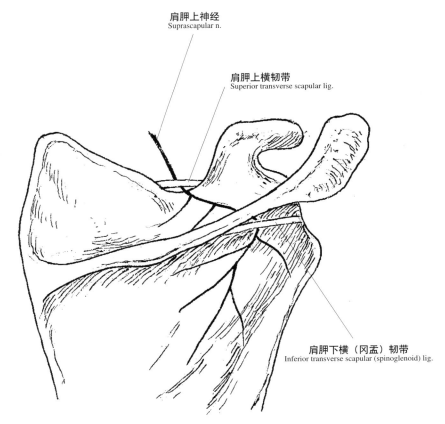

127. 肩胛上神经综合征
Suprascapular nerve syndrome

盂 肱 关 节

盂肱关节（Glenohumeral joint）即为狭义的肩关节，由肩胛骨关节盂和肱骨头构成。其特点是两关节面极不相称，关节囊薄而松弛，囊韧带薄弱，主要靠肩袖及周围肌肉对其提供支持，因之，盂肱关节运动灵活，但稳定性差。

一、关节盂

关节盂（Glenoid cavity）位肩胛骨上外方，朝向外下前，与肱骨头相对。由于肩胛下肌的压迫，肩胛颈前面凹陷，因此盂呈梨形，上窄下宽，在纵向和横向上呈不明显的双凹面。盂的面积仅为肱骨头面积的1/3。盂上、下缘有盂上、下结节，分别为肱二头肌长头和肱三头肌长头附着。盂面覆以一层透明软骨，厚2～3 mm，中央薄，外侧厚。盂的边缘镶以一圈致密的纤维束，称盂唇（Glenoidal lip），盂唇断面呈三角形，借以增加盂的深度。盂面的深度仅为关节盂实际深度

的一半，另一半由关节软骨和盂唇来补充。盂唇有三面：基底面附着于盂缘，但其内侧并未附着于骨，而游离于窝中；外侧面与肩胛颈平齐，与关节囊附着；内上面呈斜坡状，被由盂面延续来的透明软骨所覆盖。

盂唇上下部形态不同，上部形如半月板，其前上缘并未止于盂缘，多与盂肱上韧带和盂肱中韧带相连。其最上部抵于盂上结节下方。此处，盂唇的胶原纤维与肱二头肌长头腱交织。由于长头附着处距盂缘约5 mm，因此，在肱二头肌长头与盂缘之间存在一小隐窝，有滑膜反折。此部似盂面的延伸，其深面的疏松组织容易被撑开。盂唇下部含非弹性纤维组织，似软骨的延续。在透明软骨与纤维性盂唇之间有一过渡区，区内有胶原纤维交织于透明软骨内。盂肱下韧带紧密附着于盂唇的前下部及盂缘。

盂唇上半松弛，具有活动性，除非有明显的撕脱和剥离，应视为正常。盂唇前上部如有缺损也不能视为病变。相反，盂唇下半松弛则属异常，下半剥离可

致盂肱关节不稳。盂唇前下部病变，当肩由0°外展至80°时，可使肱骨头向前向远侧移位并外旋，说明它参与盂肱关节的多方向不稳。盂唇因损伤和摩损可引起退行性变性，常导致盂唇分离和撕脱，有时碎成小片，在关节内形成游离体。

棒球运动员在投掷运动减速期，由于肱二头肌长头猛烈收缩，可致盂唇上部病损。研究表明，青年人关节盂前后部易发生软骨下钙化，老年人的软骨下钙化常发生于中部。这说明青年人盂肱关节表面的顺应性差，负荷分布不匀。随着年龄增长，软骨因摩损而逐渐消蚀，这种不顺应性渐趋消失。这种软骨下钙化的改变反映着个体的力学状态。运动员的软骨下密度明显增加，尤其在盂的中央和后部。

二、肱骨头

肱骨头关节面朝向内上后，占圆球面积的1/3，为盂面的3倍。关节面通常只有一部分与盂面接触。研究发现，由于肱骨头关节面与关节盂关节面的曲率半

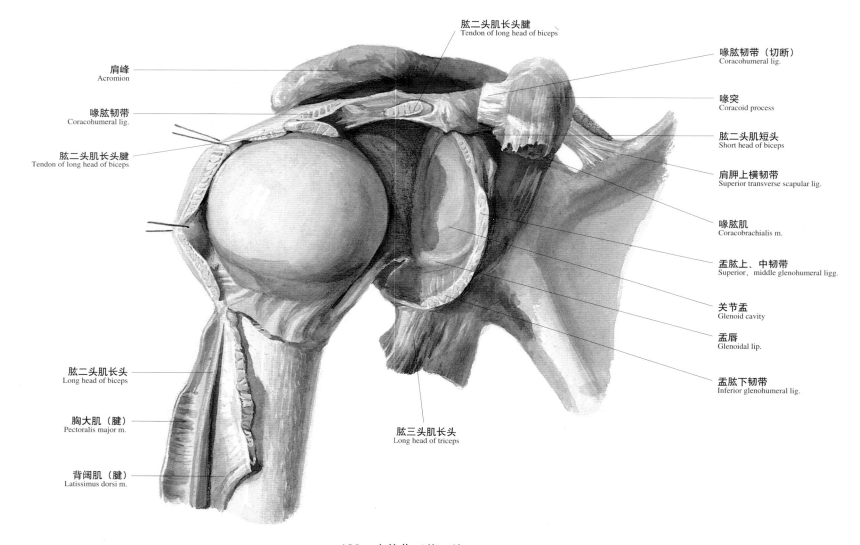

肩峰
Acromion

喙肱韧带
Coracohumeral lig.

肱二头肌长头腱
Tendon of long head of biceps

肱二头肌长头
Long head of biceps

胸大肌（腱）
Pectoralis major m.

背阔肌（腱）
Latissimus dorsi m.

肱二头肌长头腱
Tendon of long head of biceps

喙肱韧带（切断）
Coracohumeral lig.

喙突
Coracoid process

肱二头肌短头
Short head of biceps

肩胛上横韧带
Superior transverse scapular lig.

喙肱肌
Coracobrachialis m.

盂肱上、中韧带
Superior、middle glenohumeral ligg.

关节盂
Glenoid cavity

盂唇
Glenoidal lip.

盂肱下韧带
Inferior glenohumeral lig.

肱三头肌长头
Long head of triceps

128. 肩关节（前面敞开）
The shoulder joint (Opened from the front)

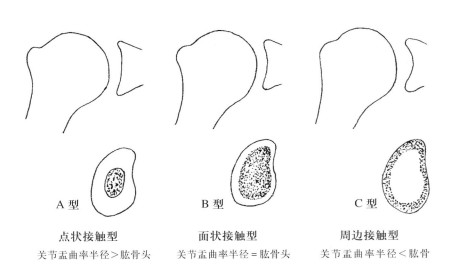

A 型　　　　B 型　　　　C 型

点状接触型　　面状接触型　　周边接触型

关节盂曲率半径＞肱骨头　关节盂曲率半径＝肱骨头　关节盂曲率半径＜肱骨
曲率半径　　　　　　　曲率半径　　　　　　头曲率半径

129．盂肱关节面的类型
Types of surfaces of the glenohumeral joint

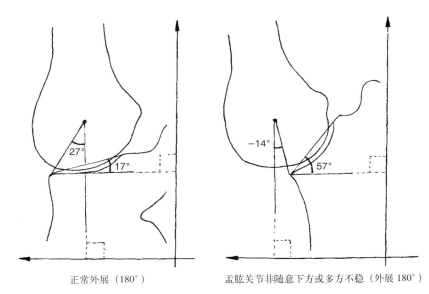

正常外展（180°）　　　盂肱关节非随意下方或多方不稳（外展180°）

130．肩 CE 角（SCE）及盂角（GA）的测量
Radiographic measurement of SCE and GA

径不同，可将盂肱关节面分成 3 种类型。A 型：肱骨头关节面的曲率半径小于盂面的曲率半径，头盂之间为点状接触。B 型：两个面曲率半径相等，为面状接触。C 型：肱骨头关节面曲率半径大于关节盂面的曲率半径，两者之间为周边接触。肱骨头后外部如有缺损可引起复发性肩关节脱位。

三、肱骨头与关节盂的关系

正常时，臂的外展上举可达 180°。有的病人盂肱关节囊及囊韧带下部松弛，不能持重、投掷，不能在臂上举时进行工作，如果进行，病人即感到不适和疲劳，此系由于持重物或上举时，盂肱关节向下半脱位或脱位，关节囊向下牵拉所致。称此为非随意性下方不稳（Involuntary inferior instability, III）或多方向不稳（Multiple directional instability, MDI）。为检查盂肱关节在外展运动中是否稳定，有两个指标（用电影 X 线摄影法）可予以判定。

1. **肩 CE 角（Shoulder center edge, SCE）**　自肱骨头中心至关节盂下缘连线与肱骨头中心垂线所成之角。正常时，肩外展 150°，SCE 角为 19.5°；肩外展 180°，SCE 角为 27°。SCE 角随外展而增大。SCE 角表明肱骨头自盂腔的移位程度。在盂肱关节非随意下方或多方不稳时，SCE 角在外展 180° 时反而下降为 −14°。

2. **盂角（Glenoid angle, GA）**　即盂上、下缘连线与水平线所成之角，臂外展 150° 时，肩胛骨外旋，关节盂上倾，盂角为 32.5° 臂外展 180° 时，盂角为 17°。盂角随臂外展而减小。在盂肱关节非随意下方或多方不稳时，臂外展 180° 时，盂角反而增大为 57°。这说明臂外展时肱骨头有过度行程，也说明肩胛骨外旋受到限制。

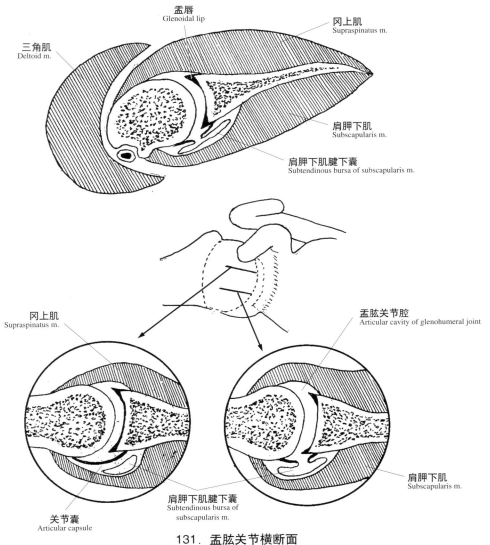

131．盂肱关节横断面
Trasverse section of the glenohumeral joint

肩峰
Acromion

肩胛下横韧带
Inferior transverse scapular lig.

肩胛冈
Spine of scapula

关节盂
Glenoid cavity

肱三头肌长头
Long head of triceps

冈上肌（腱）
Supraspinatus m.

肱二头肌长头腱
Tendon of long head of biceps

冈下肌（腱）
Infraspinatus m.

小圆肌（腱）
Teres minor m.

肱骨头（切断）
Head of humerus

盂肱韧带
Glenohumeral ligg.

肱三头肌外侧头
Lateral head of triceps

关节囊
Joint capsule

132. 肩关节（后面敞开）
The shoulder joint (Opened from the behind)

四、关节囊

关节囊薄而松弛，厚 1 ～ 2 mm，约为肱骨头面积的两倍，适合盂肱关节的灵活运动。如去除周围肌肉，肱骨头可从关节盂拉开 2 ～ 3 cm 远。三角肌和冈上肌麻痹时，肩关节能形成半脱位。

关节囊纤维层由斜行、纵行和环形纤维组成，从盂缘近侧骨面延伸到肱骨解剖颈，并续于肱骨干骨膜。在近侧，囊分别与肱二头肌长头腱和肱三头肌长头腱融合，但肱二头肌长头腱被覆于囊内，肱三头肌长头腱则露于囊外。前面，常存在较大的滑膜隐窝，即肩胛下肌腱下囊，关节囊则覆盖着滑液囊，上抵肩胛颈直至喙突根部，并借纤维组织从滑液囊深面反折至盂唇。在远侧，关节囊前面附着于解剖颈外缘，在后面则越过解剖颈 1 cm 远向下附于外科颈，遗留的骨面则覆以反折的纤维。

内衬的滑膜在近侧从纤维囊反折至盂缘，但不覆盖关节软骨，一部分滑膜从肩胛颈前面延伸形成肩胛下肌腱下囊，在远侧，滑膜沿解剖颈反转至肱骨头透明软骨缘。在结节间沟处，滑膜向下延伸并反折至肱二头肌长头腱上，形成套筒状的结节间滑液鞘。

关节囊下部薄弱松弛，有如手风琴褶皱，作抽屉试验时，关节囊可被拉出 3 ～ 11 cm 不等。臂外展时，囊的褶皱被牵开。有粘连性关节炎时，运动将产生疼痛并受到限制。

五、囊韧带

关节囊本身有一些韧带增强。

1. 喙肱韧带（Coracohumeral lig.） 起自喙突水平支外缘，宽约 1.8 cm，起点较薄，向前下行于冈上肌和肩胛下肌之间的肩袖间隙中，其纤维组织入关节囊，并止于肱骨大、小结节及其间的肱横韧带。有的作者认为，喙肱韧带只有少数是韧带，多数不是真正的韧带，而是关节囊呈"V"形的折叠，结构内无胶原纤维，下面覆以滑膜。还有研究认为，喙肱韧带内的胶原纤维延伸包围着冈上肌腱及肩胛下肌腱，并与关节囊融合，从而增强了关节囊。

关于喙肱韧带的作用，一般认为可阻止臂的内收和外旋，当臂内收时，可防止肱骨头向下后方脱位，起着"扣锁机制"（Locking mechanism）的作用。在冻结肩的炎症过程中，常因粘连而短缩，从而使臂局限于内旋位。在极度屈曲时，可强制肱骨头向前上移位，加重肩袖对喙肩弓的撞击。因此松解喙肱韧带及肩袖间隙（图 142），可减少肱骨头向前上移动。

2. 盂肱韧带（Glenohumeral ligg.） 增强关节囊前壁，为三个厚纤维束，紧附于滑膜层外面，从囊腔可看到。检查囊腔时，应与盂缘脱落相鉴别。它们可约束肱骨外旋。

（1）盂肱上韧带（Superior glenohumeral lig.）：较细，起自盂缘上极和盂上结节，与后方的肱二头肌长头腱平行，外行止于小结节上方的肱骨头小凹，同时形成肱横韧带。在发生上，它有些类似股骨头韧带。

（2）盂肱中韧带（Middle glenohumeral lig.）：宽 1 ～ 2 cm，厚 4 mm，很发达。起自关节盂前上缘，斜向下外，附于小结节。有时缺如。

（3）盂肱下韧带（Inferior glenohumeral lig.）：呈三角形，起自盂缘前部直到肱三头肌长头起始部，横行向外，附于外科颈和小结节内缘，是三个韧带中最强者。

上述 3 个韧带在大小和位置上皆有变异。它们的存在一方面增强了关节囊前壁，但由于牵拉作用，亦是引起盂缘前部脱落的一个因素。

六、肱二头肌长头和结节间滑液鞘

肱二头肌长头起自盂上结节和盂唇后缘，常与盂肱上韧带交织，腱完全被滑膜包裹，滑膜形成的腱系膜悬于关节囊上壁，肌腱虽在关节内，但仍在滑膜之外。腱在关节腔中下外行，经肱骨头前方进入结节间沟，沟前有肱横韧带防止其脱位。滑膜由关节囊进入沟中

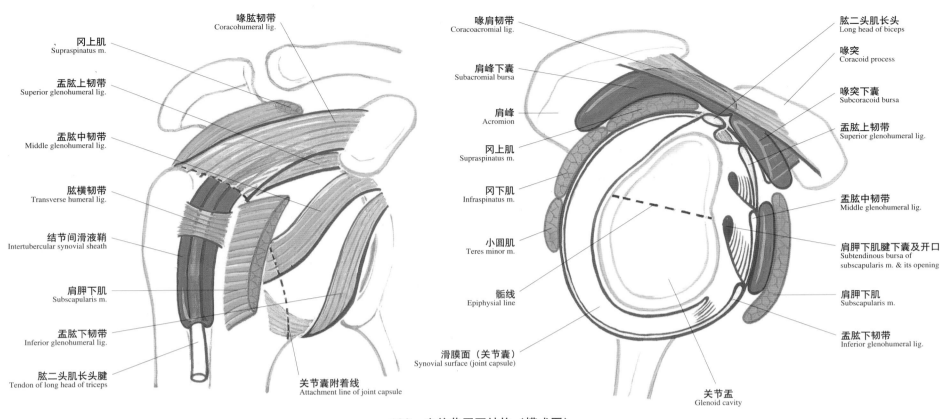

冈上肌
Supraspinatus m.

喙肱韧带
Coracohumeral lig.

盂肱上韧带
Superior glenohumeral lig.

盂肱中韧带
Middle glenohumeral lig.

肱横韧带
Transverse humeral lig.

结节间滑液鞘
Intertubercular synovial sheath

肩胛下肌
Subscapularis m.

盂肱下韧带
Inferior glenohumeral lig.

肱二头肌长头腱
Tendon of long head of triceps

关节囊附着线
Attachment line of joint capsule

喙肩韧带
Coracoacromial lig.

肩峰下囊
Subacromial bursa

肩峰
Acromion

冈上肌
Supraspinatus m.

冈下肌
Infraspinatus m.

小圆肌
Teres minor m.

骺线
Epiphysial line

滑膜面（关节囊）
Synovial surface (joint capsule)

关节盂
Glenoid cavity

肱二头肌长头
Long head of biceps

喙突
Coracoid process

喙突下囊
Subcoracoid bursa

盂肱上韧带
Superior glenohumeral lig.

盂肱中韧带
Middle glenohumeral lig.

肩胛下肌腱下囊及开口
Subtendinous bursa of
subscapularis m. & its opening

肩胛下肌
Subscapularis m.

盂肱下韧带
Inferior glenohumeral lig.

133．肩关节周围结构（模式图）
A diagram to show the structures around the shoulder joint

并在沟的下端反折于腱上，形成结节间滑液鞘（Intertubercular synovial sheath）。因此，肱二头肌长头腱可分 3 段：关节内段、鞘内段和鞘外段。

臂下垂外旋时，长头腱几成直角横跨肱骨头上部，是肱骨头良好的悬挂装置。当臂从下垂作外展时，肱二头肌不起重要作用，只有到外展 90°，肱二头肌长头处于直线位，才会发生上举肌力。腱使头盂紧密相接，防止肱骨头上升和脱位。此时腱的关节内段向鞘内移动，鞘内段向鞘外移动，腱移动的最大距离约为 4 cm。前臂屈曲和旋后时，肱二头肌收缩，腱紧张，但不引起腱在沟内滑动。盂肱关节内旋时，腱与沟的内侧壁紧贴；盂肱关节外旋时，腱位于肱骨头的顶及中心，并位于沟底，此位置有利于肌腱发挥作用。

肱二头肌长头腱可有少数变异（如有双腱）。肱骨结节间沟上部可存在部分的或全部的结节上嵴（占 67%），此种变异使结节间沟变浅，且易使腱受到损伤。沟内侧壁倾斜程度也不同，大者可达 90°，若内侧壁与沟底之间的角度小于 30°（占 10%），当臂强度外旋时可引起长头腱脱位。结节间沟的过深、过窄或形成骨赘，肱横韧带变性增厚，均可导致骨性纤维鞘管狭窄，造成肱二头肌长头腱滑动障碍。这些解剖学因素加上日常生活中的反复刺激，使得长头腱退变，产生肌腱炎或狭窄性腱鞘炎。发病之初，肩部有不适感及疲劳，之后出现肩前痛，向上下放射，夜间加重，后期出现各种运动障碍，为减轻疼痛，患肢常保持下垂与内旋位。

肱二头肌腱断裂常见于 35～40 岁中年人，如搬运重物和频繁使用肩部的劳动者，也见于网球、羽毛球、拳击、划船、举重、投掷等中年运动员。由于结节间沟骨嵴或骨刺经久摩擦使肌腱发生退变进而自发性断裂，多发生于结节间沟处肌腱本身，而不发生在肌与腱交界处。肌腱断裂初期可有肩关节疼痛和发僵，可数月，以后出现局部水肿或在三角肌下有淤血斑。水肿消失后，臂前面可出现一凹陷区，当患者屈肘、前臂旋后时，臂下 1/3 处因肱二头肌回缩而出现隆起。

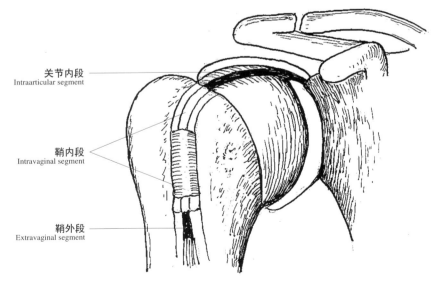

关节内段
Intraarticular segment

鞘内段
Intravaginal segment

鞘外段
Extravaginal segment

134．肱二头肌长头腱的解剖分段
Anatomical segments of tendon of the biceps brachii muscle

七、肩袖

肩袖（Shoulder rotator cuff）又称旋转袖（Rotator cuff）、肌腱袖（Musculotendinous cuff），系由盂肱关节囊周围四个短肌的扁腱所构成，是增强盂肱关节稳定的重要结构。冈上肌从上面，冈下肌和小圆肌从后面，肩胛下肌从前面围拥着肩关节，在肱骨头前、上、后面组成一致密的"套袖"。厚约5 mm，表面光滑，与关节囊紧密交织，不可分离。它们共同止于肱骨解剖颈的上半，并充满此沟中，当肌肉从起点牵拉时，张力集中于此。四肌强厚有力，肩胛下肌且为多羽状肌。它们如同有收缩力的韧带，经常把持肱骨头紧贴关节盂，在臂运动时使肱骨有个支点。

肩袖的单纯麻痹较少见，但常蒙受各种损伤，尤以冈上肌的损伤为多见。95%的肩袖撕裂伴有慢性撞击综合征，即冈上肌与喙肩弓（喙突、喙肩韧带和肩峰）

的长期撞击。如长期从事肩上举作业或运动员肩上举强化训练等，初期肌腱出现水肿，第二期为炎症纤维化、钙化，第三期为老年人退变性肩袖撕裂。肩袖撕裂主要表现为臂外展受限，肩虽抬高臂却不能外展。同时，疼痛剧烈，以指按压大结节上方感到柔软，出现凹陷。也可进行抗阻力检查。肘伸直，臂外展20°施予阻力，可检查冈上肌。如检查冈下肌，则使肘屈曲90°并使前臂旋后再施予阻力。并应结合关节造影、超声或磁共振等以决定是否手术。

喙肩弓（Coracoacromial arch） 由喙突、肩峰和其间的喙肩韧带构成，甚为坚强，作为肩峰下关节（或第二肩关节）的上界，是防止肱骨头向上向后脱位的重要结构。

（1）肩峰：位于皮下，大而扁平。上面粗糙，朝

向后上外。下面平坦，借肩峰下囊与肱骨大结节和肩袖相接。外缘肥厚，有三角肌附着，内缘前端有卵圆形关节面，与锁骨相应关节面形成肩锁关节。肩峰外缘与肩胛冈下缘相延续之处形成肩峰角。肩峰长度不一，长者平均6.2 cm，短者平均5.2 cm，呈方尖形，平均长5.8 cm。肩峰长度与退变有关。

（2）喙突：从肩胛颈向前外伸出，居肱骨小结节内上方。喙突与锁骨肩峰端之间有坚韧的喙锁韧带相连。

（3）喙肩韧带（Coracoacromial lig.）：架于喙突与肩峰之间，基底宽阔，起自喙突外侧缘，向后变窄，至肩锁关节前方又变宽，抵止于肩峰尖。喙肩韧带前后缘较厚，由坚韧的纤维束组成，中部较薄，甚至缺损。喙肩韧带作为喙肩弓的中间部分，是盂肱关节上部强有力的屏障。

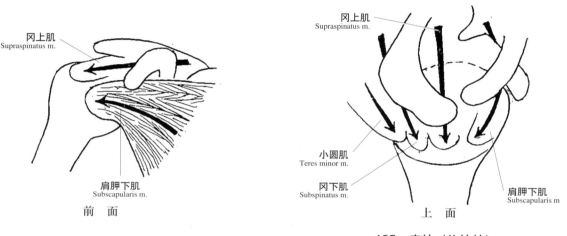
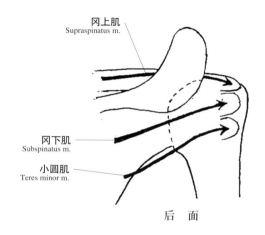

135. 肩袖（旋转袖）
The shoulder rotator cuff (The rotator cuff)

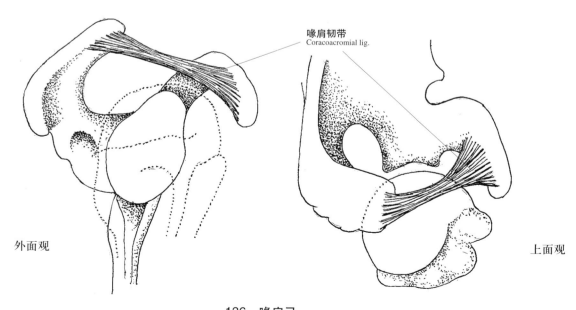

136. 喙肩弓
The coracoacromial arch

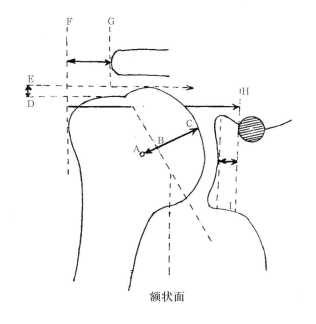
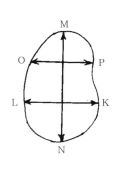
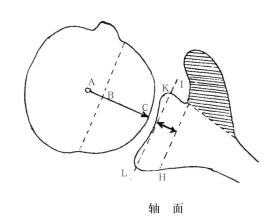

额状面　　　　　　　　　　　　　　盂　面　　　　　　　　　　　　　　轴　面

137．盂肱关节的解剖测量
Anatomical measurement of the glenohumeral joint

盂 肱 关 节 的 测 量

盂肱关节在尸体及磁共振像上的测量是为置换肱骨头假体而设计的。这些指标包括：

1. **肱骨头曲率半径（AC）** 在额状面和轴面上平均皆为 24 mm（19～28 mm）。

2. **肱骨头厚度（BC）** 在额状面和轴面上平均皆为 19 mm（15～24 mm）。上述两个数值变化较大，为与男女两性的身材直接相关。

3. **肱骨头关节面** 中央为球形，但在周围，轴面的半径较额状面的半径小 2 mm，为 0.92∶1，因此，关节面外观似椭圆形。

4. **关节盂上下径（MN）** 平均为 39 mm（30～48 mm），下半前后径（LK）平均为 29 mm（21～35 mm），上半前后径（OP）平均为 23 mm。两者之比为 1∶0.8，因之，盂面呈梨形。

5. **盂面的曲率半径** 在额状面上比肱骨头的曲率半径平均大 2.3 mm。

6. **肱骨头外侧偏移（Lateral humeral offset）（FG）** 平均为 56 mm（43～67 mm）。此为大结节到肩峰外侧突的距离，与肩峰下撞击密切相关。此距离的大小与肱骨头的大小有关。

7. **大结节顶的平面与肱骨头关节面最高点的距离（DE）** 平均为 8 mm（3～20 mm）。

上述数值，可作为设计和制造假体的参考，尤其是肱骨外侧偏移对获得三角肌及肩袖的最佳力距臂及软组织的正常张力很有帮助。

喙 肩 弓 的 测 量

肩峰下撞击综合征和肩峰退变与喙肩弓的形态变异有关，在施行肩峰成形术中，应考虑到肩峰的倾斜度、肩峰长度及喙肩弓的高度。

1. **肩峰倾斜角（a）** 与肩峰退变有关。倾斜角越小，肩峰退变越多。倾斜角小于 35°者，肩峰退变发生率占 75%。肩峰倾斜角又与肩胛冈倾斜角有关。

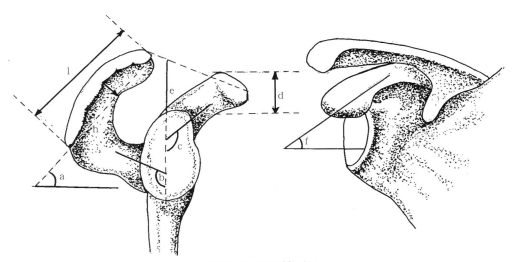

138．喙肩弓的测量
Measurements of the caracoacromial arch

a. 肩峰倾斜角　　　　d. 喙突高度　　　　l. 肩峰长度
b. 肩胛冈倾斜角　　　e. 喙肩弓高度　　　h. 肩峰最大高度
c. 喙突根倾斜角　　　f. 喙突倾斜角

肩胛冈倾斜角（b）越接近 90°，肩峰倾斜角越大。

2. **肩峰长度（l）** 肩峰越长，退变越明显。200 例统计，肩峰长者占 33%，平均长 6.2 cm（5.0～7.7 cm），其中 26% 发生退变；中等长者占 45%，平均长 5.8 cm（5.0～7.3 cm），发生退变者占 19%；短者占 22%，平均长 5.2 cm（4.5～6.3 cm），其中 11% 发生退变。

3. **喙肩弓高度（e）** 也与退变有关。喙肩弓高度为 15 mm 或以上者不会发生退变。高度在 12 mm 以下者，有 75% 发生退变。喙肩弓高度与喙突根倾斜角（c）和喙突倾斜角（f）有关。c、f 角度越小，喙肩弓越低，产生撞击综合征的概率就越大。

4. **肩峰前外缘** 存在骨刺或骨赘，将有很大可能产生肩峰下撞击综合征和肩袖撕裂（Edelson，1992）。

八.肩部滑液囊

肩周围有许多滑液囊,有的恒定存在,有的不经常存在,它们的存在可使肩关节活动自如。

1. 肩峰下囊和三角肌下囊 (Subacromial and subdeltoid bursa) 是肩峰和三角肌深面的一个重要滑动结构。囊顶附着于肩峰和喙肩韧带下面,并延及三角肌中部下方,囊底与肩袖融合并延及肱骨大结节外面和肱二头肌腱沟。囊在三角肌深面的部分又称三角肌下囊,借一薄膜与肩峰下囊不全分隔,实际与肩峰下囊成一整体。当盂肱关节外展 90°时,肩峰下囊几乎隐而不见。臂外展时,因有肩峰下囊充填其间,下面的肱骨大结节和肩袖免于同肩峰和三角肌摩擦,从而完成平滑的外展动作,所以肩峰下结构又称第二肩关节。

肩峰下-三角肌下囊随年龄增加而发生退变,囊壁增厚,并有纤维隔将囊腔分成数个腔隙。

2. 肩胛下肌腱下囊 (Subtendinous bursa of subscapularis muscle) 位于肩胛下肌抵止点与肩关节囊之间,借 Weitbrecht 孔与盂肱关节腔相通,乃肩关节滑膜突出于肩胛下肌深面的一个隐窝,是肩胛下肌腱与肩胛颈之间的一个滑动结构。Weitbrecht 孔多数位于盂肱中韧带上、下方(40.6%),或单独开口于中韧带上方(30.2%)或下方(2.04%)(见图 133、152)。隐窝有大有小,甚至缺如。如隐窝及其开口很大时,囊前壁相应变小,肩胛下肌即不能紧贴着肩胛颈及关节囊,从而降低肩关节的稳定,这样的肩关节容易形成习惯性前脱位。

3. 喙突下囊 (Subcoracoid bursa) 仅当胸小肌腱在喙突有异常起点时才出现。

4. 肩峰皮下囊 (Subcutaneous acromial bursa) 在肩峰背侧皮下。

5. 前锯肌内及前锯肌下滑液囊 (Intra and subserratus anterior bursae) 前者位于前锯肌深面、肩胛下角内侧缘,后者位于前锯肌和胸壁之间的蜂窝组织中。

6. 胸大肌囊 (Bursa of pectoralis major m.)、**背阔肌腱下囊** (Subtendinous bursa of latissimus dorsi m.) 和**大圆肌腱下囊** (Subtendinous bursa of teres major m.) 这三个滑液囊分别位于该肌腱与肱骨结节间沟之间。

7. 其他滑液囊 不恒定地存在于肩胛骨上角及肩胛冈基部的皮下。

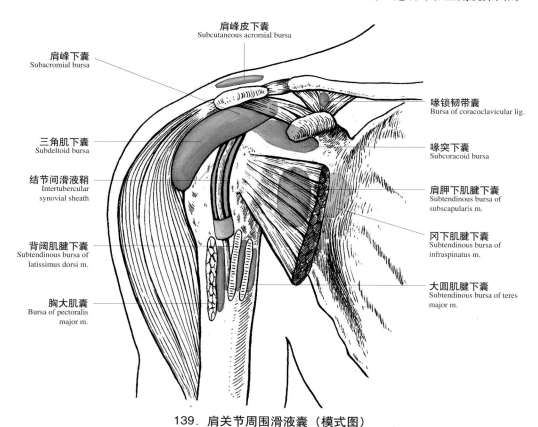

139. 肩关节周围滑液囊(模式图)
A diagram showing the bursae in the neighbourhood of the shoulder joint

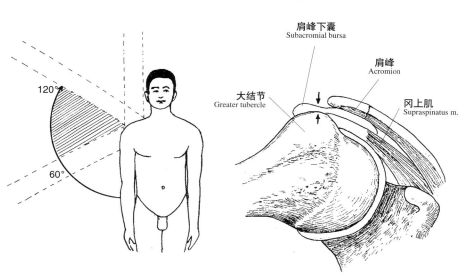

在肩外展上举 60°~120°范围内,大结节的肩袖附着点与肩峰前外缘相碰撞,肩峰下囊受到压挤,称此为肩部撞击征。疼痛在肩外展 60°~120°范围内发生,称此为肩疼痛弧。

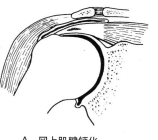

A. 冈上肌腱钙化
Calcificaltion of supraspinatus tendon

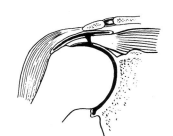

B. 冈上肌腱断裂
Rupture of supraspinatus tendon

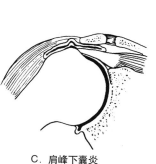

C. 肩峰下囊炎
Subacromial bursitis

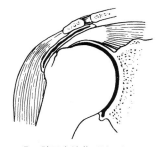

D. 肱骨大结节裂缝骨折
Cleft fracture of the greater tubercle

140. 肩撞击征和肩疼痛弧
Shoulder impingement sign and painful arc

肩撞击征

肩撞击征的概念是 Neer 于 1972 年提出的，可发生于任何年龄。Neer 又把撞击征分为"出口撞击综合征"和"非出口撞击综合征"两类。

出口撞击综合征的病因有肩峰前方骨赘形成、肩峰过度向前下弯曲、肩峰向下方倾斜、肩锁关节隆凸和骨疣形成等，由此引起冈上肌腱变性、破裂、肱二头肌长头腱变性、肩峰下滑囊炎。

非出口撞击综合征的病因有：

（1）大结节过度突起（如骨折畸形愈合、肱骨头假体置换术后使大结节位置升高、大结节骨疣形成）。

（2）向下压迫肱骨头的力量丧失（如肩袖破裂、肱二头肌长头腱断裂）。

（3）盂肱关节运动支点丧失（如类风湿引起的头、盂破坏、关节韧带过度松弛、关节不稳）。

（4）肩胛骨悬吊功能丧失（如翼状肩、肩锁关节分离、三角肌麻痹）。

（5）肩峰结构缺陷（如肩峰骨骺未愈合、肩峰骨折不愈合或畸形愈合）。

（6）肩袖或滑囊增厚（肩袖钙沉积、慢性炎症、慢性滑囊炎）。

冈上肌 是臂的重要外展肌，其腱是全身最常发生钙化的肌肉之一。冈上肌腱钙化（A）（图 140）多见于 40～60 岁男子，钙化性肌腱炎引起肩痛，腱弹性减退，由于强力收缩及挫伤，腱可发生不完全或完全断裂（B）。复杂的肩关节脱位可引起腱袖更广泛的撕裂。此时，肩峰下囊与肩关节腔相通，囊遂失去作用。由于肱骨大结节经常与肩峰相摩擦而引起肩峰下囊炎或硬化（C），在臂外展外旋时极为疼痛，但在外展最初时相（0°～40°）和最后时相（135°～180°），因大结节未触及肩峰，故疼痛不明显。肱骨大结节裂缝骨折（D）时亦出现上述的肩疼痛症状。这些疾患总称为肩疼痛弧综合征。

肩峰下关节（第二肩关节）

肩峰下关节（Subacromial joint）是由 Laughlin 和 Bosworth（1941）命名的，

系指由上方的肩峰和喙肩韧带、下方的大结节和肩袖、中间的肩峰下囊所构成。在肩部外展、上举及旋转活动中起着关节的功能。肩峰和喙肩韧带相当于关节窝，大结节相当于杵状的关节头，肩袖可比作半月板，肩峰下囊相当于关节腔。肩袖尤其是冈上肌和肱二头肌长头是维持肩峰下关节的主要动力机构，而肩峰下囊是肩峰下关节的润滑、散热和吸收装置。

肩部外展时，大结节是否发生旋转的问题，尚存在着争议。多数认为，外展超过 90°，大结节必须外旋，否则将发生碰撞而受阻。也有人认为，中青年人肩峰下关节有足够空间供大结节通过。冈上肌和肱二头肌长头收缩可下压肱骨头，因之，大结节是否旋转不成为问题。临床表明，肩关节不能外旋的病人大多不能完成上举活动。另外，臂上举时，大结节是经过前方（喙肩弓前缘）、后方（喙肩弓后缘）还是中间途径还有待进一步研究。

肩部间隙

肩及邻近部位存在着一些解剖间隙，这些间隙位于筋膜与筋膜间、筋膜与肌肉间或肌肉与骨骼间。其中，有的存在滑液囊（如肩峰下囊），有的充填以疏松组织（如后部的肩胛前间隙），有的充填以板样结缔组织（如前部的肩胛前间隙），有的通行有血管神经，有的因解剖变异产生运动障碍，导致撞击综合征。

一、肩关节囊肩袖间隙

肩关节囊肩袖间隙（Rotator interval capsule, RIC）又称旋转间隙（Rotator interval），是位于喙突外侧冈上肌腱和肩胛下肌腱之间的间隙。由于喙突从肩袖前上部穿出，致使冈上肌腱前缘与肩胛下肌上缘分开，形成一三角形间隙，借关节囊和疏松组织使二肌连在一起，其前上方有喙肱韧带通过，使之得到加强。

肩袖间隙撕裂（Tear of rotator interval） 肩袖间隙是肩袖的薄弱部位，易发生损伤。劳作、运动及重复的累积性损伤，尤其是由外旋外展状态急速转变为内收内旋状态时可使肌腱间隙的疏松组织发生破裂，导致上述两肌腱分离。盂肱关节囊前上壁可自该分裂的间隙疝出。

该二肌腱的分裂使臂上举运动的合力减弱，使肱骨头依附关节盂的力量下降，

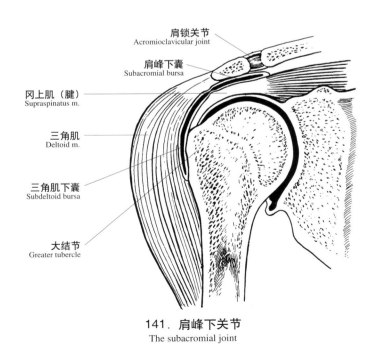

141. 肩峰下关节
The subacromial joint

肩锁关节
Acromioclavicular joint

肩峰下囊
Subacromial bursa

冈上肌（腱）
Supraspinatus m.

三角肌
Deltoid m.

三角肌下囊
Subdeltoid bursa

大结节
Greater tubercle

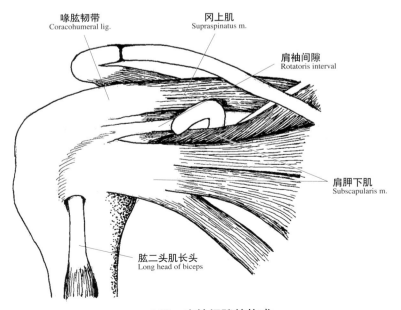

142. 肩袖间隙的构成
Composition of the rotator interval

喙肱韧带
Coracohumeral lig.

冈上肌
Supraspinatus m.

肩袖间隙
Rotatoris interval

肩胛下肌
Subscapularis m.

肱二头肌长头
Long head of biceps

使盂肱关节易发生滑脱和松动而造成不稳定；反复的机械性刺激又可造成肩峰下囊的炎症、粘连，并继发关节挛缩。

本病在肩前方可产生钝痛，在喙突外侧 1 cm 处有局限性压痛，肩部乏力，不能持久操作或持重物，有疲劳感。肩关节有过度松弛现象，肱骨头在运动中有过度移动感，在臂上举运动中有振动感，有时出现关节内弹响。

二、喙肩下间隙

喙肩下间隙（Subcoracoacromial space）介于肱骨头与喙突、肩峰和喙肩韧带之间。前为喙突，上为肩峰，上内为喙肩韧带。覆以肩袖的肱骨头和大、小结节，借肩峰下囊的缓冲，在此间隙内旋转、滑动。这个不能扩张的间隙，前方、内侧和上方均甚狭窄。肩峰下出口（Subacromial outlet），即喙突、肩峰和喙肩韧带构成的弓形，用 MR 作额面成像，可测量其大小。一般可分为：①大出口（占 56%）即弓的下面与肱骨头上面平行，表面规则。②中出口（占 36%），即弓的下面轻度不规则。③小出口（占 8%），弓的下面不规则，上下两个表面不平行，有时可见肩峰在冈上肌腱上面产生压迹。调查表明，大出口最易引起肩不稳（占 50%）和肩部损伤（占 46%）；小出口易引起肩部撞击综合征（占 46%）。

喙肩韧带将喙肩下间隙分成前后两部。后部即为肩峰下间隙（或称肩峰下关节），借肩峰下囊将上部的肩峰和喙肩韧带与下方的肱骨大结节和冈上肌腱隔开（见前述）。前部称喙肱间隙，由上方的喙突与肱骨小结节为邻。

三、喙肱间隙

臂下垂时，喙突尖至肱骨头的距离正常为 8.6 mm，喙突尖至小结节最突出点的距离为 8.7 mm。在臂前屈内旋时，由于软组织折叠（那里有肩胛下肌腱、盂肱上、中韧带及肱二头肌长头腱），上述两个距离分别降至 6.7 mm 和 6.8 mm，此时，喙突正对着肱二头肌长头腱。如果喙肱间隙（Coracohumeral space）进一步变窄，可引起喙下撞击综合征。导致喙肱间隙变窄的因素有：①重复的强力的臂前屈内旋动作，如投掷、体操、游泳、打网球等。②病损：如喙突骨折移位、肩胛颈骨折、肱骨颈骨折、肩胛下肌撕裂或钙化、肱二头肌长头腱脱位、喙肱韧带撕裂后形成的瘢痕、冈上肌前缘撕裂引起的功能障碍、盂肱关节囊前下部松弛、盂肱下韧带和盂唇与盂缘脱离造成肩前下不稳等。③医源性：因肩前不稳错误地使用骨阻滞术、对关节盂作后侧开放楔形截骨术等。因此，任何肩部手术都应考虑肱骨头与喙突的关系，防止医源性病理的出现。

三角肌和腋神经

一、三角肌

为臂的重要外展肌，其宽阔的基底起自锁骨外 1/3、肩峰外缘和肩胛冈下缘，纤维向下集聚，止于三角肌粗隆。此肌有长的杠杆臂且为多羽状肌，可发挥大的肌力。三角肌分前、中、后三部。前部纤维平行走向后下，其前缘与大结节嵴在一线上。后部纤维平行斜向前下，其后缘做成桡神经沟的上界。中部纤维呈多羽状，肌质中有四个腱隔起自肩峰外缘的四个结节，下降消失于肌的中部。由肱骨三角肌粗隆亦起始有三个腱隔，分别上升于降隔中间，亦消失于肌的中部。肌纤维起自降隔两侧，斜向下行，分别终于相邻升隔。因之，中部的特点是：纤维数量多，活动幅度小而肌力强大。

二、腋神经

出四边间隙后，绕行于外科颈后方，于肩峰后角下方 6 cm、小圆肌腱下缘及三角肌后、中部交界处，分为前支和后支，后支支配三角肌后部及小圆肌，前支攀附肌的内面距肩峰外缘 4～5 cm 远前行，途中分支支配中部和前部。从解剖观点看来，手术中不宜切断三角肌的强韧腱隔，尤应避免损伤腋神经。

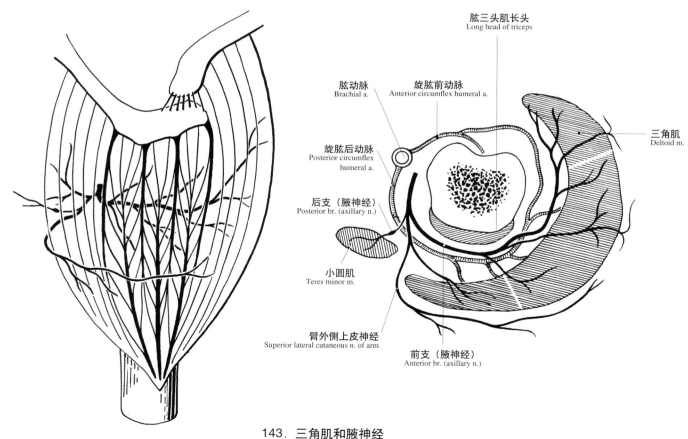

肱三头肌长头
Long head of triceps

肱动脉
Brachial a.

旋肱前动脉
Anterior circumflex humeral a.

旋肱后动脉
Posterior circumflex humeral a.

后支（腋神经）
Posterior br. (axillary n.)

小圆肌
Teres minor m.

臂外侧上皮神经
Superior lateral cutaneous n. of arm

前支（腋神经）
Anterior br. (axillary n.)

三角肌
Deltoid m.

143. 三角肌和腋神经
The deltoid muscle and the axillary nerve

第六节　肩部骨骼

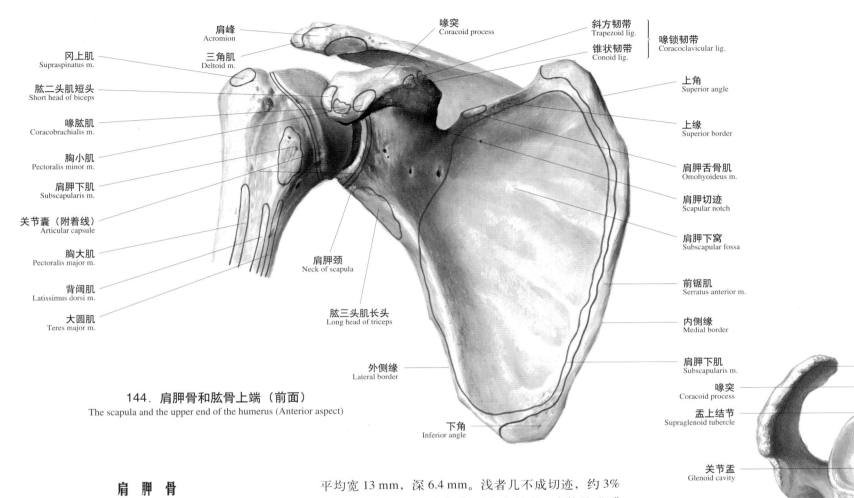

144. 肩胛骨和肱骨上端（前面）
The scapula and the upper end of the humerus (Anterior aspect)

图中标注：
- 肩峰 Acromion
- 冈上肌 Supraspinatus m.
- 三角肌 Deltoid m.
- 喙突 Coracoid process
- 斜方韧带 Trapezoid lig.
- 锥状韧带 Conoid lig.
- 喙锁韧带 Coracoclavicular lig.
- 肱二头肌短头 Short head of biceps
- 喙肱肌 Coracobrachialis m.
- 胸小肌 Pectoralis minor m.
- 肩胛下肌 Subscapularis m.
- 关节囊（附着线）Articular capsule
- 胸大肌 Pectoralis major m.
- 背阔肌 Latissimus dorsi m.
- 大圆肌 Teres major m.
- 肩胛颈 Neck of scapula
- 肱三头肌长头 Long head of triceps
- 外侧缘 Lateral border
- 下角 Inferior angle
- 上角 Superior angle
- 上缘 Superior border
- 肩胛舌骨肌 Omohyoideus m.
- 肩胛切迹 Scapular notch
- 肩胛下窝 Subscapular fossa
- 前锯肌 Serratus anterior m.
- 内侧缘 Medial border
- 肩胛下肌 Subscapularis m.

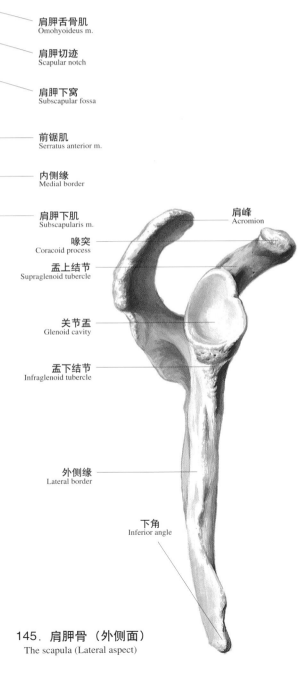

145. 肩胛骨（外侧面）
The scapula (Lateral aspect)

图中标注：
- 肩峰 Acromion
- 喙突 Coracoid process
- 盂上结节 Supraglenoid tubercle
- 关节盂 Glenoid cavity
- 盂下结节 Infraglenoid tubercle
- 外侧缘 Lateral border
- 下角 Inferior angle

肩胛骨

肩胛骨为一三角形扁骨，具有两面、三缘、三角和二突。

1. **肋面**（Costal surface）　微凹，朝向前内方，与圆隆的胸壁相适应，便于移动，平对第二至第七肋，称肩胛下窝。其上有 3～4 条肌附着线，供强大的多羽状肩胛下肌起始。

2. **背面**（Dorsal surface）　微凸，借斜向上外的肩胛冈分成小的冈上窝和大的冈下窝，分别有冈上、下肌附着，两窝借肩胛颈背面的冈盂切迹相通。冈上、下窝是肩胛骨最薄之处，实际上只由密质构成，没有松质。

3. **上缘**（Superior border）　菲薄，不承受压力和张力，仅有一肩胛舌骨肌下腹附于其内侧部。外端形成肩胛切迹，有肩胛上横韧带架于其上，肩胛上动脉和肩胛上神经分别通行韧带的上下方。肩胛切迹上口平均宽 13 mm，深 6.4 mm。浅者几不成切迹，约 3% 几乎成孔。切迹多呈"U"形和大弧形，少数呈"V""W"形，边缘可光滑或粗糙。在切迹的外侧，自肩胛颈向前外方形成一弯曲的指状突起，为喙突。喙突居肱骨小结节内上方，可分升部和水平部，两部以直角相交。升部前后扁平，前后两面分别为肩胛下肌和冈上肌贴附，内侧缘有肩胛上横韧带和锥状韧带附着，外侧缘有喙肱韧带附着。水平部上下扁平，上面有胸小肌和斜方韧带附着，下面光滑，内侧缘仍有胸小肌和喙锁韧带的斜方韧带附着，外侧缘有喙肩韧带和喙肱韧带附着。

4. **内侧缘**（Medial border）　最长，不完全与脊柱平行，肩胛提肌延续止于内缘上部，小菱形肌附着于肩胛冈的平面，大菱形肌附着于冈以下的内侧缘直至下角，前锯肌以线状附着于内侧缘的肋面，而在上下角，肌纤维集聚扩大为一三角区，是肌肉集中作用之处。

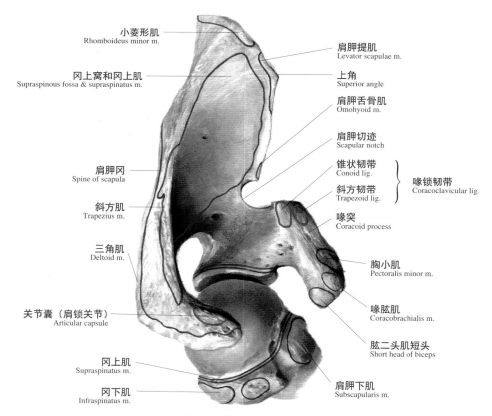

上角
Superior angle

肩胛提肌
Levator scapulae m.

冈上窝和冈上肌
Supraspinous fossa &
supraspinatus m.

小菱形肌
Rhomboideus minor m.

肩胛冈
Spine of scapula

内侧缘
Medial border

冈下窝和冈下肌
Infraspinous fossa &
infraspinatus m.

大菱形肌
Rhomboideus major m.

大圆肌
Teres major m.

背阔肌
Latissimus dorsi m.

上缘
Superior border

肩峰
Acromion

三角肌
Deltoid m.

冈下肌
Infraspinatus m.

斜方肌
Trapezius m.

小圆肌
Teres minor m.

关节囊（附着线）
Articular capsule

肱三头肌外侧头
Lateral head of triceps

肩胛颈
Neck of scapula

小圆肌
Teres minor

外侧缘
Lateralis border

下角
Inferior angle

盂下结节和肱三头肌（长头）
Infraglenoid tubercle & long head of triceps

146. 肩胛骨和肱骨上端（后面）
The scapula and the upper end of the humerus (Posterior aspect)

小菱形肌
Rhomboideus minor m.

冈上窝和冈上肌
Supraspinous fossa & supraspinatus m.

肩胛冈
Spine of scapula

斜方肌
Trapezius m.

三角肌
Deltoid m.

关节囊（肩锁关节）
Articular capsule

冈上肌
Supraspinatus m.

冈下肌
Infraspinatus m.

肩胛提肌
Levator scapulae m.

上角
Superior angle

肩胛舌骨肌
Omohyoid m.

肩胛切迹
Scapular notch

锥状韧带
Conoid lig.

斜方韧带
Trapezoid lig.

} 喙锁韧带
Coracoclavicular lig.

喙突
Coracoid process

胸小肌
Pectoralis minor m.

喙肱肌
Coracobrachialis m.

肱二头肌短头
Short head of biceps

肩胛下肌
Subscapularis m.

147. 肩胛骨和肱骨上端（上面）
The scapula and the upper end of the humerus (Superior aspect)

5. **外侧缘（Lateral border）** 由关节盂延至下角，盂下方有三角形的粗糙面，为盂下结节，肱三头肌长头由此起始。小圆肌起自外侧缘中部背面，大圆肌起自外侧缘下部及下角背面。旋肩胛动脉经小圆肌和外侧缘之间，绕至冈下窝，使外侧缘形成一沟。外侧缘最为肥厚，以保证肩胛骨旋转和前后移位时不致因肌肉的强力牵拉而扭曲。

6. **上角（Superior angle）** 扁薄，约平对第二肋骨上缘，肩胛提肌抵于其上并延续至内侧缘上部。

7. **外侧角（Lateral angle）** 肥厚，游离面有梨形的浅窝朝向前外方，称关节盂，与肱骨头相关节。盂上下方各有一粗面，为盂上结节和盂下结节，分别为肱二头肌长头和肱三头肌长头起始处。关节盂呈梨形，面积为肱骨头面的 1/4 ~ 1/3，垂直径约 41 mm，相当于肱骨头直径的 3/4，横径约 25 mm，相当于肱骨头横径的 2/3，如果小于上述比值，表明肩胛盂发育不良，构成肩关节的不稳定因素。关节盂内侧为肩胛颈，与肩胛冈根部相移行，关节盂、肩胛颈和肩胛冈之间形成冈盂切迹（Spinoglenoid notch），有肩胛上神经和肩胛上动脉由此通过。

8. **下角（Inferior angle）** 平对第七肋骨或第七肋间隙，较为肥厚，有四块肌肉作用于其上，前锯肌的大部分附于其肋面，大圆肌附于其背面，大菱形肌附于其内缘附近。背阔肌上部覆盖其背面，并有小部纤维起于其上。

9. **肩胛冈（Spine of scapula）** 是竖于肩胛骨背面的三角形隆起，外侧缘游离，其深面即为冈盂切迹，尖指向肩胛骨内侧缘，约平对第三胸椎棘突，上下面均凹陷，为冈上、下肌附着处，后缘游离并作嵴状为肩胛冈嵴，在皮下可触及，有三角肌后部纤维、斜方肌和冈上、下筋膜附着，肩胛冈外端移行于肩峰。

10. **肩峰（Acromion）** 居肩部皮下，有上下面及前后缘。上面粗糙朝向后上外，有三角肌附着，下面光滑凹陷。内侧缘较短，前端有肩峰关节面，外侧缘肥厚，有三角肌起始。外侧缘与肩胛冈嵴的下缘相延续形成肩峰角。

肩胛骨骨膜很明显，在靠近肩胛颈处显著增厚，除肩胛骨边缘及肋面肌附着线外，骨膜较易剥离。肩胛骨的血运甚为丰富，由肩胛上动脉、旋肩胛动脉、颈横动脉和胸肩峰动脉供给。它们形成吻合，动脉分支于骨的肥厚部位，起自肩胛上动脉的滋养动脉在喙突基部和肩峰之间进入冈上窝，起自旋肩胛动脉的滋养动脉在肩胛冈基部进入冈下窝，起自肩胛下动脉或旋肩胛动脉的分支在肩胛颈处进入肩胛下窝，起自颈横动脉的分支在肩胛骨内侧缘进入。肩胛骨的静脉血由同名静脉回流。肩胛骨的神经由肩胛上、下神经分支支配。

关节盂倾斜角

肩胛骨关节盂前后缘最大横径连线（A）代表关节盂的方位，关节盂中心与肩胛冈内缘连线（B）为肩胛骨轴线。A 线与 B 的垂线（C）所形成的夹角为关节盂倾斜角。73.5% 的人，关节盂后倾 2°～12°，平均 7.4°。26.5% 的人，关节盂前倾 2°～10°。关节盂前倾易发生肩关节前脱位。临床上为增加肩关节稳定，于肩胛颈后方做楔形截骨术，或于颈前方植入一楔形骨块，以保持关节盂后倾。

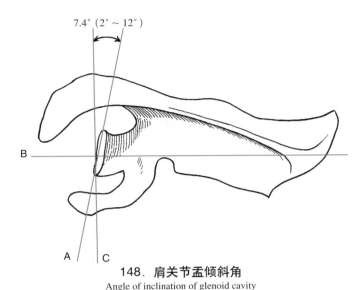

148. 肩关节盂倾斜角
Angle of inclination of glenoid cavity

肩胛骨骨折

肩胛骨扁薄，位置表浅，骨面遍覆肌肉（约 16 块），沿胸壁作大幅度运动，形成肩胛-胸壁机构，骨折不常见。多因车祸或从高处坠下而发生。折线通常移位不大，畸形不显，有时漏诊，需摄多方位 X 线片甚至 CT 检查。不同部位骨折有着不同的损伤机制，处理手段亦有所不同（图 149）。

A. 肩胛骨体骨折 肩胛骨体覆有丰厚肌肉，非强大直接暴力不足以造成体的损伤。因此，可能伴有其他损伤，如多发肋骨骨折、气胸、皮下气肿、脊柱压缩性骨折等。患肢常置内收位，局部有明显压痛、淤血和血肿，可能有"假性肩袖损伤"征，系因冈上窝、冈下窝或肩胛下窝的肌内出血，造成肌肉痉挛引起的。

B. 肩胛颈骨折 常由前、后方直接暴力作用于肩部引起，且常造成肱骨外科颈骨折。肩部任何运动都引起疼痛，肱骨头有压痛、方肩、锁骨下窝血肿，患肢被置于外展位。明显的成角畸形会造成肩关节半脱位。

C. 关节盂骨折 肩关节外伤性脱位可伴有盂唇骨折，肱三头肌强烈收缩（见于棒球运动员）可造成盂后下方的软骨损伤，直接撞击肱骨头也可造成前、后骨折脱位，使关节不稳定。

D. 肩峰骨折 折线可在肩峰基部或肩锁关节外侧，由肩部直接暴力引起。局部肿胀压痛，外展时疼痛明显，可出现方肩。

E. 喙突骨折 可能由于锁骨外端骨折移位引起的撕脱骨折，或由于肱骨头脱位造成的喙突骨折。如果骨折移位较大，说明其周围韧带有撕裂的可能，也可能造成下方的臂丛损伤。局部疼痛和压痛，内收肩和屈肘时疼痛，深呼吸时也可出现疼痛（胸小肌作用）。

F. 肩胛冈骨折 为直接暴力所致。

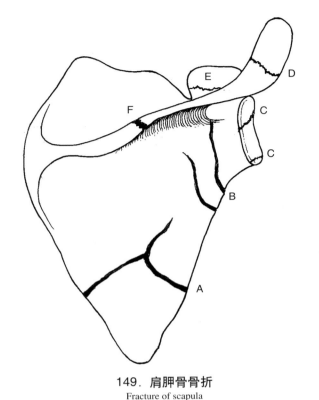

149. 肩胛骨骨折
Fracture of scapula

肩关节脱位

肩关节脱位最为常见，仅低于肘关节脱位。可分为前脱位和后脱位。

1. 肩关节前脱位 一般来说，侧方跌倒，手掌着地，躯干倾斜，处于高度外展、外旋位的肱骨冲破关节囊前壁向前滑出，从而造成盂肱关节前脱位。根据肱骨头位置，可分为：

（1）盂下脱位：当上肢极度外展外旋后伸时受到暴力冲击，肩峰可成为支点顶于肱骨颈，借杠杆作用，肱骨头滑脱至盂下。

（2）喙突下脱位：外力继续作用，肱骨头滑至喙突下方。

（3）锁骨下脱位：若外力较大，肱骨头被推至锁骨下。

（4）胸腔内脱位：若暴力强大，肱骨头能穿破肋间隙进入胸腔（罕见）。

肩关节前脱位有时合并盂唇撕脱或盂缘撕脱，合并肩袖、肩胛下肌和肱二头肌长头腱损伤，长头腱有时滑到肱骨头后外侧，给闭合复位造成困难。前脱位还可合并大结节撕脱骨折、肱骨头后外侧压缩骨折等。

2. 肩关节后脱位 非常少见。因肩峰及肩胛冈构成后方屏障，肩胛骨与胸壁呈 45° 角，盂后半可阻挡肱骨头后移，有肩袖保护等。当臂内收内旋前屈时受到冲击，致使肱骨头滑于盂后、肩峰下或肩胛冈下。有时伴有盂后缘骨折、头前内方压缩骨折等。后脱位表现为肩前面塌陷、喙突凸出、肩后面可扪及肱骨头。X 线平片上，盂肱关节隙大于 0.6 cm（正常值为 0.4～0.6 cm）且头盂重叠影消失。

复发性肩关节脱位

复发性肩关节脱位（Recurrent dislocation of shoulder joint）是因外伤或日常生

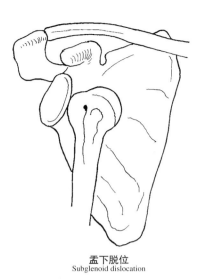
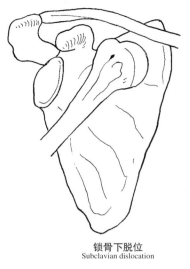
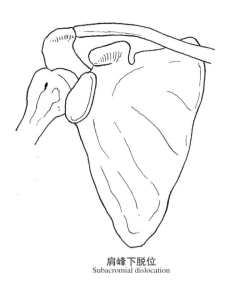

喙突下脱位 Subcoracoid dislocation	盂下脱位 Subglenoid dislocation	锁骨下脱位 Subclavian dislocation	肩峰下脱位 Subacromial dislocation

150. 肩关节脱位
Dislocation of the shoulder joint

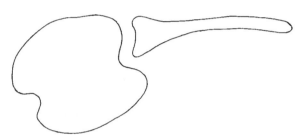

151. 肱骨头后缺损导致前脱位
Posterior defect of humeral head lead to anterior dislocation

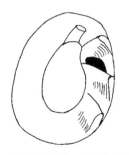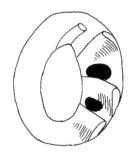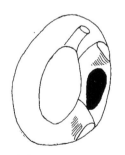

开口于盂肱上、中韧带之间，30%　　开口于盂肱中韧带上下，40%　　盂肱中韧带缺如，开口于盂肱上、下韧带之间，10%

152. 肩胛下肌腱下囊于盂肱关节囊前壁的开口类型
Types of opening of the subtendinous bursa of the subscapularis muscle in the anterior capsular wall of the glenohumeral joint.

活引起初次脱位后，较小的外力即可发生的再脱位。有时是无痛的。可分创伤性脱位、非创伤性脱位和反复小创伤引起的半脱位和脱位三种。复发性脱位大多数是前方的，但也必须注意后方的、下方的和多方向的肩关节不稳，以免漏诊。病因可有外力作用和结构失常两方面。

一、复发性肩关节前脱位

80% 发生于 25 岁以下的青年，男女比例为 4：1 ～ 5：1。

1. 外力作用　大部分病人有外伤史，例如臂在外展后伸时，肘部受到来自后方的撞击引起前脱位。非外伤性如运动员臂高举过伸投篮、臂外旋外展时扣球、以及提重物等，约占 15%。首次脱位后固定不良或时间过短（1 ～ 2 周）也是导致复发的一个因素。

2. 结构失常　关节本身或关节周围结构薄弱或松弛可继发于创伤或反复的小创伤，但如果患者未受任何明显创伤，这些病理改变则是先天性的或发育性的。

（1）肱骨头后外侧缺损（Hill-Sachs 缺损）：由初始创伤引起的肱骨头与盂前缘撞击所致，我国的发生率为 20% ～ 45%。头滑向前方并与盂缘相嵌合。

（2）肱骨头后倾角过大（正常为 20°～ 30°）：上肢外展时势必增大外旋范围，从而使肱骨头前突，而发生前脱位。

（3）关节盂前倾：多数人关节盂后倾平均 7.4°，如过度前倾，易发生前脱位。

（4）盂肱关节指数减小：盂肱关节指数 $= \dfrac{\text{关节盂最大横径}}{\text{肱骨头最大直径}} \times 100$，正常值为 57.6。

数值减少表示盂横径小，易发生反复前脱位。

（5）关节囊前机构失常：关节囊前机构（Anterior capsular mechanism）包括滑膜、盂唇、关节囊、盂肱韧带、骨膜、隐窝及肩胛下肌腱，它们是盂肱关节前方的稳定者。这些结构失常，将影响稳定。如盂唇、关节囊和骨膜自肩胛颈撕脱（Bankart 病）、关节盂前缘压缩摩擦；关节囊松弛；盂肱中韧带未起始于盂缘而起于肩胛颈，且有时发育很差或缺如，肩胛下肌腱下囊的开口形成一个大隐窝或大袋；肩胛下肌薄弱（约 10%）或撕裂（占 7%）（Rowe, 1978）；肩胛下肌松弛，弹性降低等。

二、复发性肩关节后脱位

占肩脱位的 4% ～ 5%。其病理机制与前脱位基本相对应。如后关节囊及盂唇自盂缘及肩胛颈后部撕脱；关节盂后缘、肱骨头前内侧有缺损，伤肩嵌锁在内收内旋位等。

复发性肩脱位的治疗原则基于准确的诊断并分析出主要和次要的病理改变，进行合理的外科修复。关于医治脱位的手术有多种多样，如修复缝合关节囊、重叠、紧缩关节囊及肌肉（如肩胛下肌、冈上肌），矫正关节盂及肱骨畸形，进行移植骨块或截骨，加强及平衡肌力进行软组织修复和调整以及纠正发育畸形等。因此宜多方考虑，不能顾此失彼。治疗后以能取得好的评分效果，能满足患者的生活、工作需要，且长期不再复发为准。

第七节　肩部入路局解

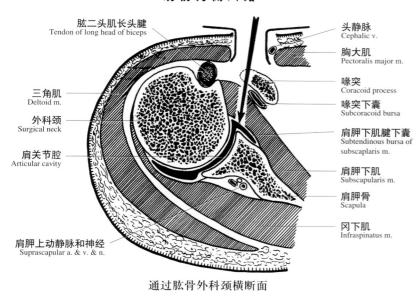

肩前内侧入路

肱二头肌长头腱
Tendon of long head of biceps

头静脉
Cephalic v.

胸大肌
Pectoralis major m.

喙突
Coracoid process

喙突下囊
Subcoracoid bursa

肩胛下肌腱下囊
Subtendinous bursa of subscaplaris m.

三角肌
Deltoid m.

外科颈
Surgical neck

肩关节腔
Articular cavity

肩胛下肌
Subscapularis m.

肩胛骨
Scapula

冈下肌
Infraspinatus m.

肩胛上动静脉和神经
Suprascapular a. & v. & n.

通过肱骨外科颈横断面

153．肩前内侧入路
Anteromedial approach of the shoulder (James, Thompson and Henry)

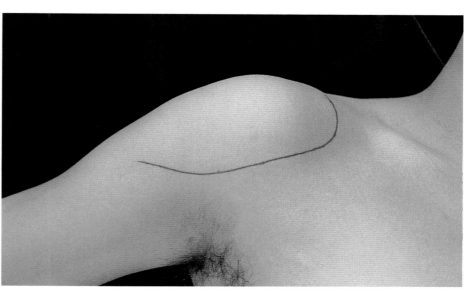

153-1． 患者仰卧，臂外展约 80° 并稍外旋。切口自肩锁关节前方起始，沿锁骨外 1/3 前缘向内，继沿三角肌前缘向下外，达三角肌中、下 1/3 交界处。此入路适用于大部分肩关节手术，如肩关节外伤性或习惯性脱位切开复位术、肱骨上端骨瘤切除、结核病灶切除及肩关节附近新旧骨折切开复位内固定术等。

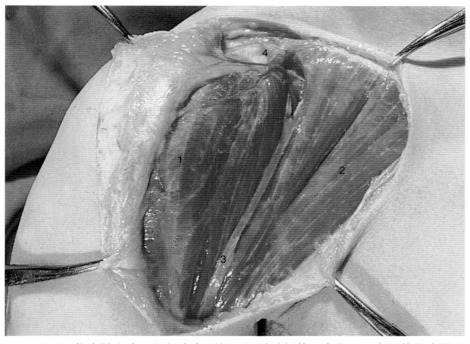

153-2． 将皮肤和皮下组织牵向两侧，显露外侧的三角肌[1]、内侧的胸大肌[2]及走行于三角胸肌沟中的头静脉[3]（头静脉有时行于沟的外侧、深部或缺如）。胸肩峰动脉肩峰支[4]从沟的上端穿出走向肩峰。

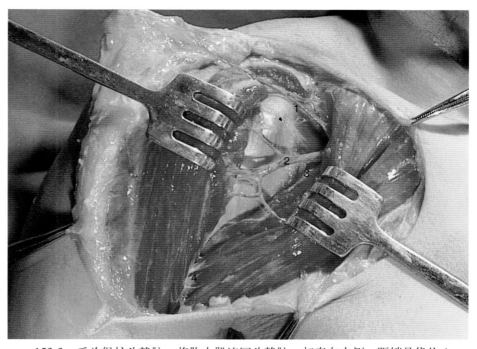

153-3． 妥为保护头静脉，将胸大肌连同头静脉一起牵向内侧。距锁骨缘约 1 cm处切断三角肌锁骨头，轻轻翻向外方（三角肌不应切得过低，避免损伤腋神经，翻时力量不可过大，以免扯断胸肩峰动脉三角肌支）。此时，显露出胸肩峰动脉肩峰支[1]、三角肌支[2]、胸肌支[3]和胸大肌的上部抵止腱[4]。

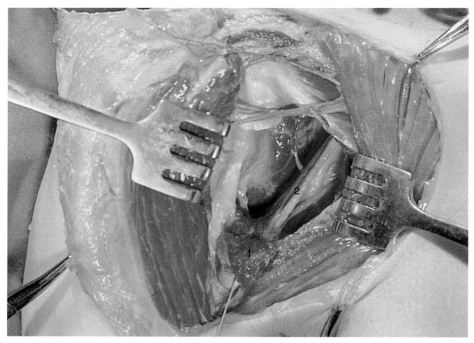

153-4．切断胸肩峰动脉肩峰支和三角肌支或牵向上方，切断胸大肌的上部抵止腱，继续将胸大肌和三角肌向两侧牵拉，于是，显露出喙突尖[1]及起于其上的肱二头肌短头[2]（在外侧）和喙肱肌[3]（在内侧）。

153-5．距喙突尖约1 cm处，切断肱二头肌短头和喙肱肌的共同起始腱，并翻向下方[1]。有时可于骨膜下凿断喙突一小部分，连同二肌一并向下翻转。肌皮神经[2]距喙突尖4～5 cm处进入喙肱肌深面，向下游离翻转二肌时，避免损伤肌皮神经，否则将招致臂屈肌群的麻痹。

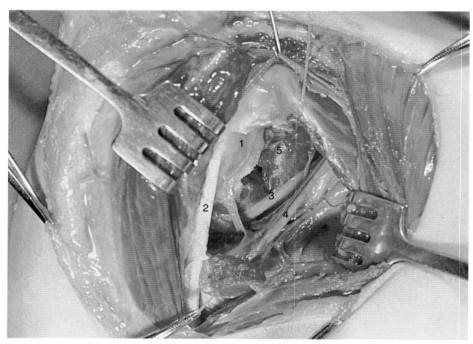

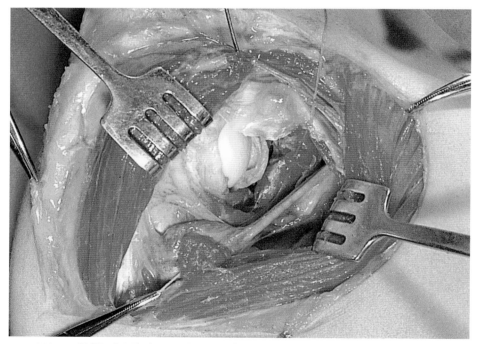

153-6．二肌下翻后显露出深面的肩胛下肌[5]。如欲扩大肩关节囊前部及下部的术野，可距小结节1 cm处切断肩胛下肌抵止腱，并将其翻向内侧。从术野中可找到腋神经[3]，腋神经距肩胛下肌抵止的内侧约2 cm远处，行于该肌浅面，绕过肌的下缘进入四边间隙，切断肩胛下肌时，特别注意勿损伤腋神经以及旋肱前、后动脉。此图中，肩关节囊[1]前面充分显露，其外侧有肱二头肌长头[2]，内下方可见腋神经[3]和肌皮神经[4]。

153-7．根据不同需要，可采取不同方式切开关节囊，以显示肱骨头和关节盂。

肩上方弧形入路

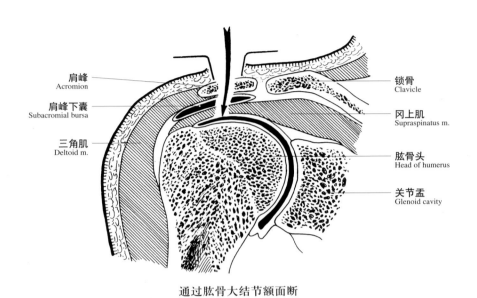

通过肱骨大结节额面断

154. 肩上方弧形入路
Curved superior approach of the shoulder (Codman)

肩峰 Acromion
肩峰下囊 Subacromial bursa
三角肌 Deltoid m.
锁骨 Clavicle
冈上肌 Supraspinatus m.
肱骨头 Head of humerus
关节盂 Glenoid cavity

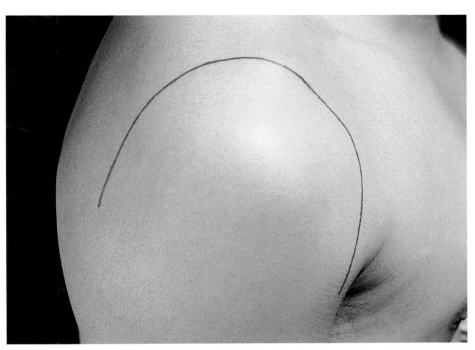

154-1. 切口呈倒"U"形，起自肩锁关节下方 6～7 cm，向上经三角肌前 1/3 和肩锁关节，继向后下过三角肌后 1/3，达肩峰下 5～6 cm。此口又称军刀切口，适用于肩锁关节、肩峰下囊、肩袖及肩关节等部的疾患。

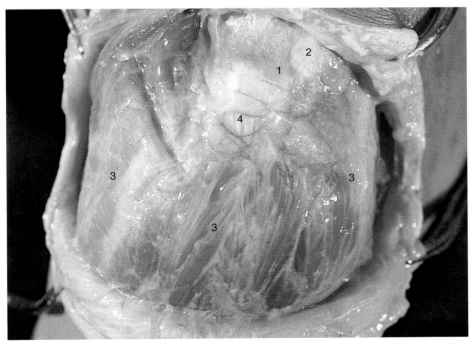

154-2. 将皮瓣翻向上下，显示肩锁关节[1]、肩峰[2] 及起自肩峰前、外、后缘的三角肌[3]。胸肩峰动脉肩峰支于肩峰上面形成肩峰网[4]。

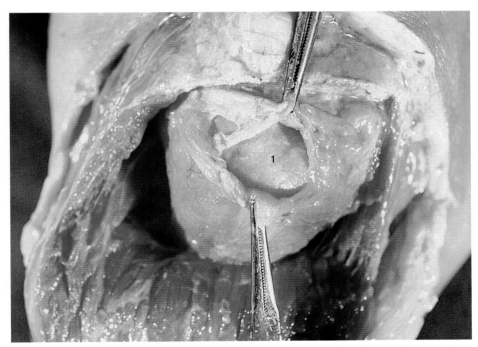

154-3. 依手术需要，可做骨膜下肩峰部分或全部骨切除；沿皮切方向，分离三角肌前 1/3 和后 1/3 的肌纤维；将切断的肩峰连同大部分三角肌翻向外下，避免损伤腋神经、旋肱后动脉、肩胛上神经和血管。照片中显示出肩峰锯断缘和位于肩峰、三角肌深面的肩峰下囊[1]。

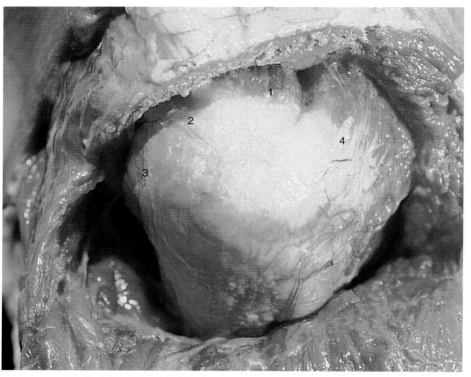

154-4. 切除肩峰下囊, 显露出由冈上肌 (1)、冈下肌 (2)、小圆肌 (3) 和肩胛下肌 (4) 组成的肩袖。

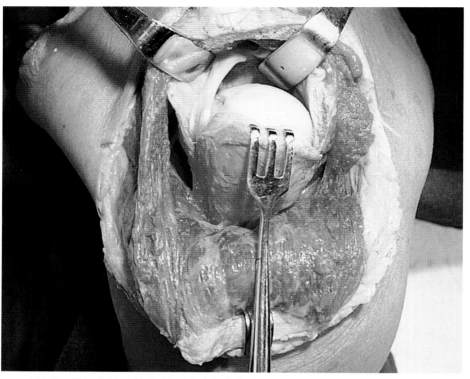

154-5. 横切肩袖及关节囊, 显露出关节腔、肱骨头及肱二头肌长头腱。如欲广泛暴露, 可外旋肱骨, 从小结节切断肩胛下肌腱和关节囊前壁。

肩后方入路

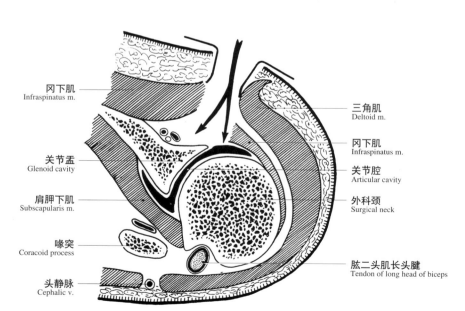

冈下肌
Infraspinatus m.

关节盂
Glenoid cavity

肩胛下肌
Subscapularis m.

喙突
Coracoid process

头静脉
Cephalic v.

三角肌
Deltoid m.

冈下肌
Infraspinatus m.

关节腔
Articular cavity

外科颈
Surgical neck

肱二头肌长头腱
Tendon of long head of biceps

通过肱骨大、小结节横断面

155. 肩后方入路
Posterior approach of the shoulder (Kocher)

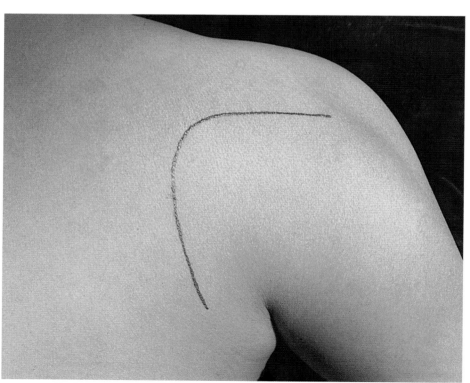

155-1. 切口起自肩峰后角, 沿肩峰及肩胛冈下缘向内, 达肩胛冈中点或中、内 1/3 点, 继弧形折向腋后襞上方 2 横指处。此入路适用于肩胛骨肿瘤切除、骨髓炎病灶清除及肩关节后部病变等手术。

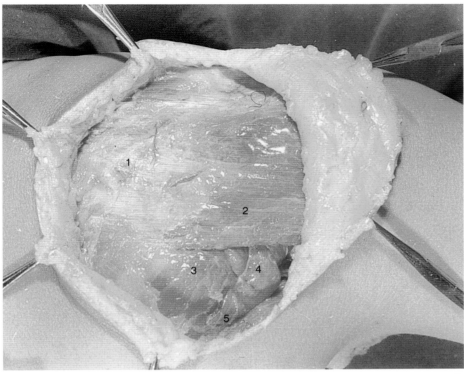

155-2. 将皮瓣牵向两侧，显示肩胛冈⁽¹⁾、三角肌后部⁽²⁾、冈下筋膜及其深面的冈下肌⁽³⁾。小圆肌⁽⁴⁾和大圆肌⁽⁵⁾也显露出。

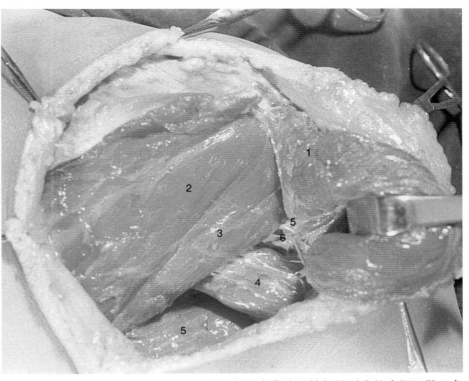

155-3. 沿肩胛冈下缘 1 cm 远切断三角肌扁薄的腱性起始（或从肩胛冈做三角肌骨膜下分离），将三角肌后部⁽¹⁾翻向外方，显示深面的冈下肌⁽²⁾、小圆肌⁽³⁾、肱三头肌长头⁽⁴⁾和大圆肌⁽⁵⁾。翻时避免损伤腋神经⁽⁵⁾和旋肱后动静脉⁽⁶⁾，它们从四边间隙出现后进入三角肌。

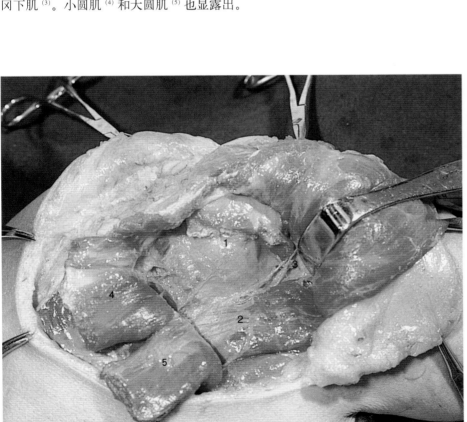

155-4. 距冈下肌⁽⁴⁾和小圆肌⁽⁵⁾抵于大结节稍远侧切断二肌，并翻向内外侧，可清楚地显示肩关节囊后壁⁽¹⁾、肱三头肌长头⁽²⁾（起自盂下结节）、四边间隙及上述穿出各件⁽³⁾。

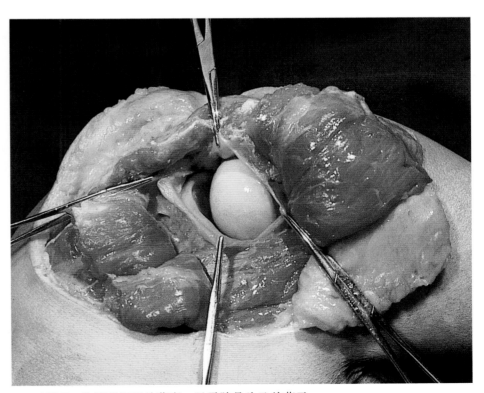

155-5. 依需要切开关节囊，暴露肱骨头及关节盂。

肩腋入路

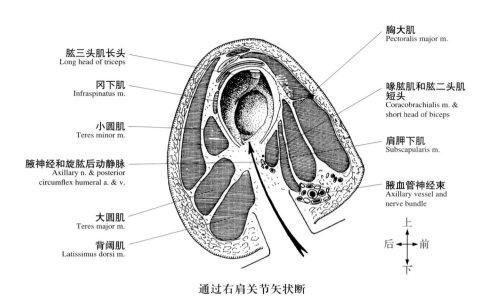

肱三头肌长头
Long head of triceps

冈下肌
Infraspinatus m.

小圆肌
Teres minor m.

腋神经和旋肱后动静脉
Axillary n. & posterior
circumflex humeral a. & v.

大圆肌
Teres major m.

背阔肌
Latissimus dorsi m.

胸大肌
Pectoralis major m.

喙肱肌和肱二头肌
短头
Coracobrachialis m. &
short head of biceps

肩胛下肌
Subscapularis m.

腋血管神经束
Axillary vessel and
nerve bundle

上
后 ← → 前
下

通过右肩关节矢状断

156. 肩腋入路（左）
Axillary approach to the shoulder left

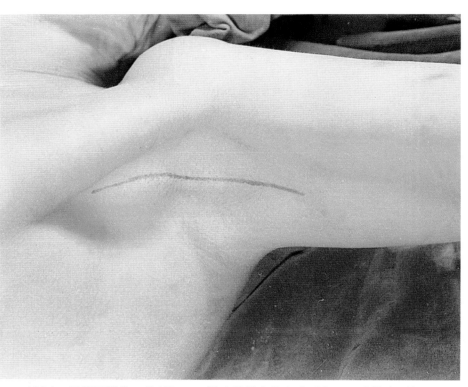

156-1. 于臂近端作一纵行切口，沿喙肱肌内缘向上延长，可达腋窝顶部。此口可适用于腋动静脉和正中神经、尺神经等血管神经病变。

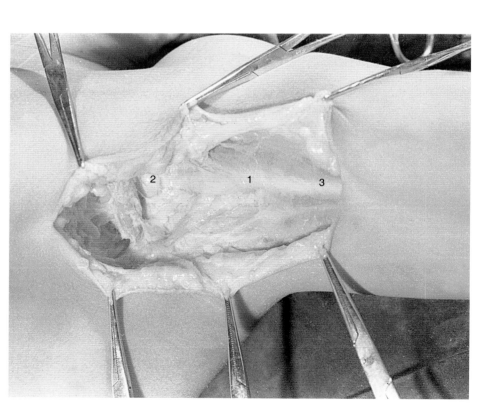

156-2. 打开皮肤，可见腋筋膜⁽¹⁾、腋淋巴结中央群⁽²⁾及筋膜包裹的腋血管神经束⁽³⁾。

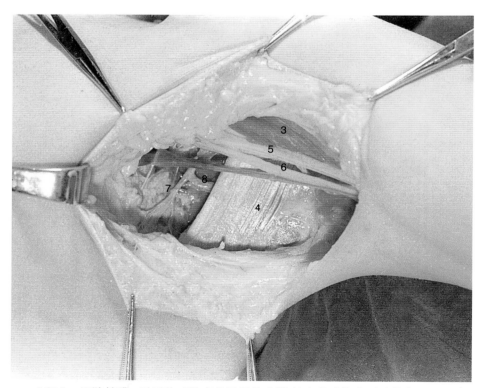

156-3. 剔除筋膜，显露构成腋窝前壁的胸大肌⁽³⁾和构成腋窝后壁的背阔肌腱⁽⁴⁾，同时显露尺神经⁽⁵⁾、前臂内侧皮神经⁽⁶⁾、胸背动脉⁽⁷⁾和旋肩胛动脉⁽⁸⁾。

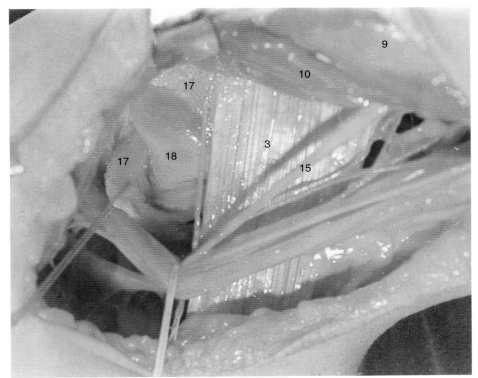

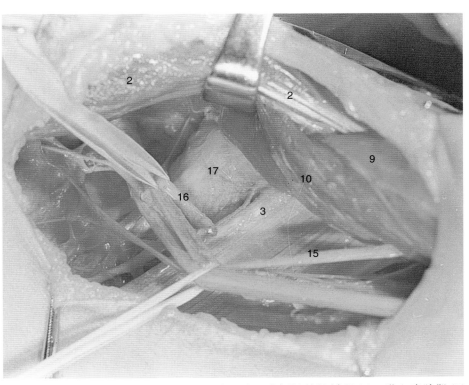

156-4．将胸大肌 (2)、肱二头肌短头 (9) 和喙肱肌 (10) 拉向上方，充分显示腋血管神经束：臂丛外侧束 (11)、正中神经 (13)、肌皮神经 (15)、臂丛内侧束 (12)、尺神经 (5)、肱动脉 (4)。血管神经束深面为背阔肌腱 (3)。

156-5．向内牵腋血管神经束，显露通过四边间隙的腋神经 (16)、进入喙肱肌 (10) 的肌皮神经 (15) 和肩胛下肌 (17)。

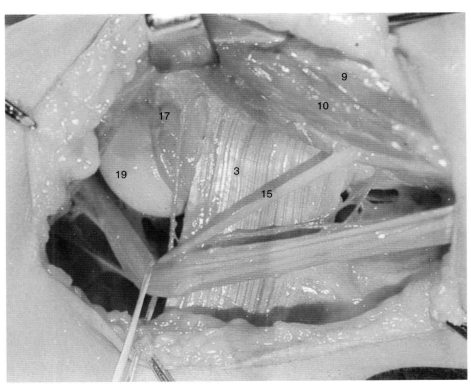

156-6．为了显示结构（实际较少从腋入路达肩关节），内拉腋血管神经束，于小结节内侧 1 cm 处切断肩胛下肌 (17)，并将之翻向两侧，显露肩关节囊前壁 (18)。

156-7．切开肩关节囊，显露肱骨头 (19)。

第八节　肩部 X 线测量及年龄特征

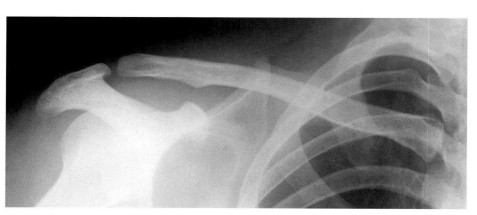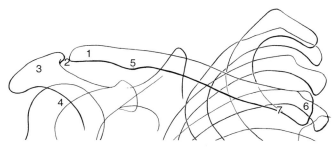

1. 肩峰端 Acromial end
2. 肩锁关节 Acromioclavicular joint
3. 肩峰 Acromion
4. 肱骨头 Head of humerus
5. 锥状韧带结节 Conoid tubercle
6. 胸骨端 Sternal end
7. 肋锁韧带压迹 Impression for costoclavicular lig.

157. 成人锁骨的 X 线像（前后位）
Radiograph of an adult clavicle (Anteroposterior view)

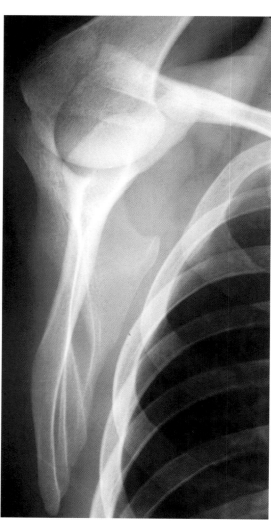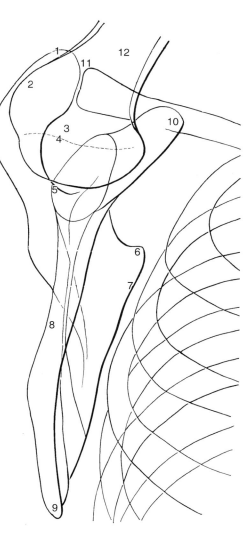

1. 肩峰 Acromion
2. 大结节 Greater tubercle
3. 肱骨头 Head of humerus
4. 骺线 Epiphysial line
5. 关节盂 Glenoid cavity
6. 上角 Superior angle
7. 内侧缘 Medial border
8. 外侧缘 Lateral border
9. 下角 Inferior angle
10. 喙突 Coracoid process
11. 肩锁关节 Acromioclavicular joint
12. 外科颈 Surgical neck

158. 成人肩胛骨的 X 线像（侧位）
Radiograph of an adult scapula (Lateral view)

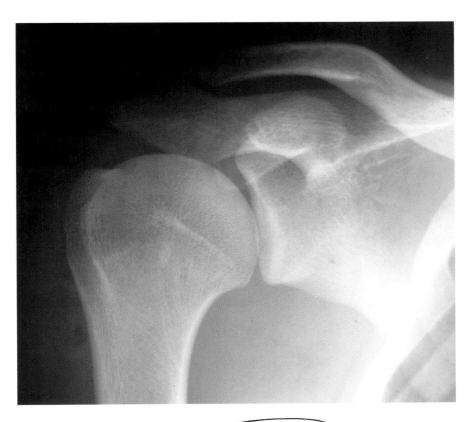

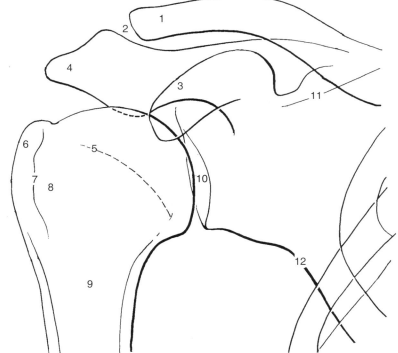

159. 成人肩的 X 线像（前后位）
Radiograph of an adult shoulder (Anteroposterior view)

1.	肩峰端（锁骨） Acromial end (clavicle)	4.	肩峰 Acromion	7.	结节间沟 Intertubercular groove	10.	关节盂 Glenoid cavity
2.	肩锁关节 Acromioclavicular joint	5.	骺线 Epiphysial line	8.	小结节 Lesser tubercle	11.	肩胛冈 Spine of scapula
3.	喙突 Coracoid process	6.	大结节 Greater tubercle	9.	外科颈 Surgical neck	12.	外侧缘 Lateral border

1 岁 男

▶ 肱骨头出现一小卵圆形骨化核，位肱骨内上端。关节盂钝圆，肩关节隙相对较宽。喙突显现一圆形阴影。锁骨肩峰端、肩峰、关节盂及大、小结节等尚未骨化。肩锁关节的间隙亦很宽。

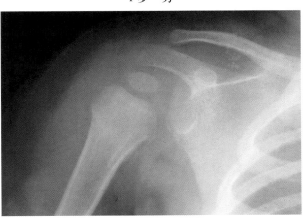

5 岁 男

▶ 肱骨头骨化核继续增大，骺线较宽。大结节骨化核达中等大小，上端与头接合，下端留有骺板，尚未与体接合。关节盂尚未骨化，肩关节隙较宽。喙突增大，肩峰和锁骨肩峰端尚未骨化，肩锁关节隙较大。

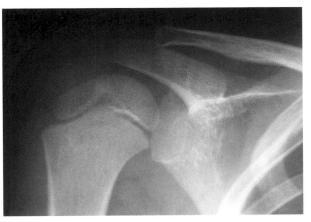

10 岁 男

▶ 肱骨头和大结节继续增大，大结节与体尚未接合，留有骺板。小结节居内侧，未充分显影。关节盂和肩峰等处尚未骨化，肩胛冈显影。

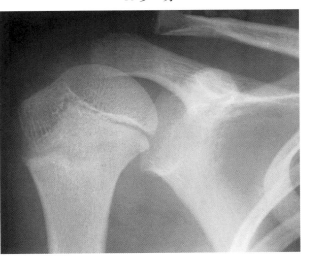

160. 成长中的肩的 X 线像（前后位）
Radiographs of the shoulder during development (Anteroposterior view)

第九节　肩带和臂的运动

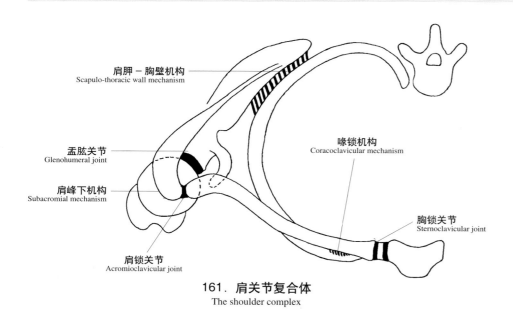

161．肩关节复合体
The shoulder complex

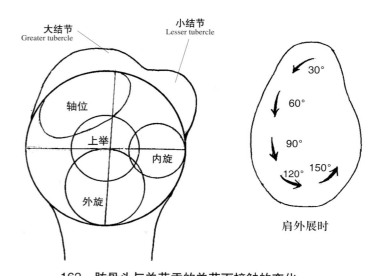

162．肱骨头与关节盂的关节面接触的变化
Changes of contact of articular surfaces between the head and the glenoid cavity

肩关节复合体

　　肩关节受颈肩肌肉的悬吊和肩胛与胸壁间肌肉的牵引固定于肩部，前方锁骨借胸锁关节与胸骨和第一肋相连，后方借肩胛－胸壁机构与胸壁相连。肩关节的稳定性远不如髋关节，即使静息站立，肩部结构也需肌肉张力来维持，关节内压和大气压也是维持肩部稳定的重要因素。

　　广义来说，肩关节是一复合体，称肩关节复合体（Shoulder complex），包括盂肱关节、肩锁关节、胸锁关节、肩胛－胸壁结构、肩峰下机构（又称肩峰下关节或第二肩关节）和喙锁机构6个部分。它们协调配合，共同完成复杂和谐的肩部运动。

盂肱节律

　　肩部运动时，肱骨头与关节盂之间存在一定的活动规律，称此为盂肱节律（Glenohumeral rhythm）。例如，上肢自由下垂时，通常，肱骨头中下部与关节盂下半部接触。在臂外展上举过程中，头盂的接触面，在肱骨头是由下部逐渐移向后上部，在关节盂，则由后上部沿盂后部移向前下部。这里没有把关节软骨及盂唇计算在内。

肩关节的位置

　　1. **肩关节的中立位**（Neutral position）　是指上肢自然下垂于体侧，肩胛骨轴线与身体冠状面约呈30°夹角，关节盂朝向前外，肱骨处于轻度内收或外展位（均小于10°）。此时，肱骨头内下缘的软骨与盂缘接触，关节盂约有5°的下倾角。

　　2. **肩关节的功能位**（Functional position）　是指肩关节外展40°～50°、前屈15°～25°、内旋25°～30°的位置。此位置常用于术后外固定。患者利用肩胛－胸壁间的活动，手臂上可摸到头面，下可触及股臀，青少年患者肩关节融合可固定于外展50°位，成年患者可减至40°位左右。

　　3. **肩关节零度位**（Zero position）　是指肩关节上举约155°、冠状面向前45°、肱骨长轴与肩胛冈长轴平行或重叠的位置。此时，肩部肌肉电活动最低，故名零度位，或称"吊床位"，系人体仰卧于吊床上，手枕于脑后时肩关节的位置。这种体位对大结节或外科颈骨折、肩袖及软组织修复非常有利。

　　4. **肩关节的休息位**（Resting position）　在外伤或手术后，肩关节固定于上肢外展60°、前屈30°、屈肘90°的位置，以利于修复，又称外展位。

盂肱关节的运动形式

　　盂肱关节有4种运动形式，即滚动、滑动、旋转和漂浮运动。

　　1. **滚动**（Rolling）　是指肱骨头在关节盂上进行的车轮样运动，可分两种：一种是肱骨头在盂面上滚动时，接触点有位移，宛如前进中的车轮；另一种是肱骨头在盂上原位旋转，接触点无明显移位。这是主要的运动形式，尤其在臂的上举过程中。

　　2. **滑动**（Sliding）　是肱骨头或关节盂的某一点在相对的关节面上作摩擦滑动，但滑动范围不大，主要受关节囊、韧带及肌肉限制所致。而在暴力下的异常滑动，超出限制范围，将导致肩关节脱位。

　　3. **旋转**（Rotating）　是肱骨头沿肱骨干长轴在盂上的转动，如臂外展内旋时。

　　4. **漂浮运动**（Floating）　为盂肱关节所特有，是肱骨头靠近和离开关节盂的

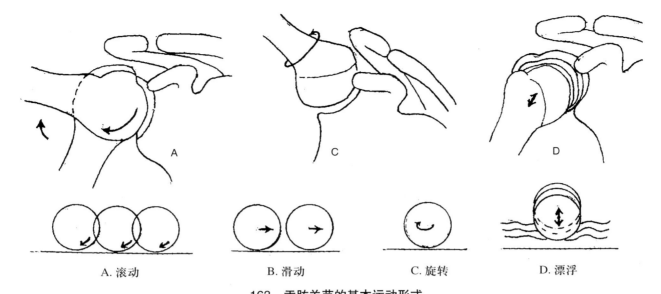

A. 滚动   B. 滑动   C. 旋转   D. 漂浮

163. 盂肱关节的基本运动形式
Basic forms of movement of the glenohumeral joint

活动，这是由于上肢重力和运动惯性与肩周围肌力相互作用而产生的。盂肱关节松弛的病人漂浮运动范围增大。

实际说来，上肢的许多动作都是上述运动形式的复合。例如，在臂外展、上举活动中，肱骨头在关节盂表面进行滚动、滑动和外旋运动直到150°左右。在外展0°~30°中，头盂之间滚动大于滑动，30°~90°范围内，两种形式基本平衡，90°~150°范围，运动形式无一定规律。滑动可抵消两个关节面在直径和面积上的差异，使肱骨头的活动在整个过程中不超出关节盂的范围。当然这种复合运动不仅取决于两个关节面的形态，而且受到关节囊、囊韧带和周围结构的制约。

运动肩胛的肌肉

附着于肩胛骨的肌肉有16块，这些肌肉皆位于肩关节周围，除肩胛舌骨肌主要作用舌骨外，其余皆作用于肩胛骨。依它们的起止，可分3类。

1. 连接肩胛骨与躯干的肌肉　作用是保持肩胛骨与躯干的联系，为肩胛骨与肱骨之间的协同运动提供动力支持。如斜方肌、大小菱形肌、背阔肌、肩胛提肌和胸小肌等。

2. 连接肩胛骨与肱骨的肌肉　作用是维持盂肱关节的稳定，参与盂肱运动节律以及在一骨固定时提供动力。包括三角肌、冈上肌、冈下肌、小圆肌、肩胛下肌、肱二头肌长头、肱三头肌长头、大圆肌和喙肱肌。

3. 连接肱骨与躯干的肌肉　主要提供上肢活动的动力，在某些情况下参与肩关节的稳定。有胸大肌、背阔肌。

上述肌肉，有的构成力偶（Force couple），即两块（或两组）肌肉向相反方向起作用而使肩胛骨产生运动或保持其动力稳定，这两块（或两组）肌肉或肌肉的一部分即构成力偶。例如，肩胛骨旋转时，斜方肌上部和背阔肌下部是肩胛骨旋前的主要力偶，肩胛提肌与菱形肌、斜方肌中下部又构成肩胛骨旋后的力偶。

肩胸运动

肩胛骨与胸壁之间的运动是肩部运动的一个组成部分。又称其为肩胸关节。肩胸关节是指肩胛骨与胸壁间的结缔组织，这里没有关节囊和韧带，只借肌肉张力以及大气压来维持其正常的解剖关系。肩胸运动就是肩胛骨和锁骨在相应肌肉控制下完成的复合运动。

肩胛骨和胸壁之间的运动形式为平移与旋转两种。

平移（Translational motion）是肩胛骨沿胸壁表面作上下、前后的平行滑动。上下移动范围1.0~2.0 cm，前后平移距离约1.5 cm，这种平移伴有肩胛骨与身体冠状面夹角的变化，在臂上举时，肩胛骨与身体冠状面的夹角为30°~40°。旋转（Rotation）是肩胛骨自身的转动，旋转角度约为60°。

在臂上举活动中，肩胛骨还存在着前倾、后仰、内收和外展运动，表现为肩胛骨水平轴和长轴与身体冠状面角度的变化。例如，上肢休息位下垂时（0°位），肩胛骨横轴与身体冠状面的夹角（内倾角Medially tilting angle）为30°~45°，平均39.29°，外展90°时是39.86°，外展150°时是40.5°，外展180°时是47.46°。

肩胛骨纵轴与身体冠状面的夹角在臂下垂时约为12.4°前倾，外展过程中，肩胛骨逐渐后仰，外展90°时，肩胛骨纵轴为垂线（0°），外展180°时，至11.8°。

肩胛骨运动及参与肌肉

肩胛骨运动	参与肌肉
上升	肩胛提肌、斜方肌上纤维和前锯肌上纤维起主要作用；背阔肌上纤维和菱形肌起协助作用
下降	胸小肌、斜方肌下部和前锯肌下部下牵肩胛骨；胸大肌和背阔肌下部下牵肱骨
	锁骨下肌下牵锁骨
前移	前锯肌、胸大肌中部和胸小肌
后移	斜方肌（尤其是中部），大、小菱形肌和背阔肌
旋前（外旋）	斜方肌上部和前锯肌下部构成力偶
旋后（内旋）	斜方肌中下部、大菱形肌、肩胛提肌构成力偶

肩带运动和运动轴

胸锁关节与肩锁关节为联合关节，二关节的联合运动增大了肩关节的运动范围，肩关节亦很少脱离它们而单独活动，所以它们是肩关节运动的辅助者。锁骨的主要功能是支撑肩胛骨并使上肢离开躯干，而肩锁关节、胸锁关节以及喙锁韧带伴随肩带而活动，执行着统一的功能。肩带的主要运动为：

1. 前后运动 向前运动如推物、击拳或推桨，向后运动如曳物、深吸气时的肩臂向后等。运动沿垂直轴（V、V′、St）进行，在胸锁关节，运动发生于关节盘和胸骨之间；在肩锁关节，肩胛骨连同关节盂对锁骨作前后滑动，运动幅度为 25°～30°，而锁骨肩峰端前后运动范围可达 10 cm。

2. 上下运动 向上运动如耸肩、扛物或手提重物时，向下运动如重力下压或支撑在双杠上，运动沿前后轴（T、T′）进行。在胸锁关节，运动发生于上关节腔；在肩锁关节，可产生 20°的运动，上下范围可达 8 cm。锁骨上抬时常伴以旋后，肩胛骨贴胸壁作上下滑动。

3. 旋转运动 锁骨外端环转（连同肩胛骨）运动沿锁骨旋转轴（C）进行。例如，当弯腰提重物时，锁骨旋前，外端向下倾斜，锁骨内侧部置于第一肋软骨上如一支点，内端从胸锁关节窝内撬出，胸锁前、后韧带和锁骨间韧带紧张予以限制和固定。此时，肩胛骨远离脊柱，锁骨与肩胛冈之间的夹角增大。当用手摸头时，锁骨旋后，喙锁韧带相对延长，并允许肩锁关节有少许自由运动，肩胛骨靠近脊柱，锁骨与肩胛冈之间的夹角减小。锁骨宛如机轴一样，发生于胸锁关节与肩锁关节的运动量与肩胛骨沿胸壁的旋转量是相等的（60°）。锁骨每端的运动障碍都导致臂抬高的受限。

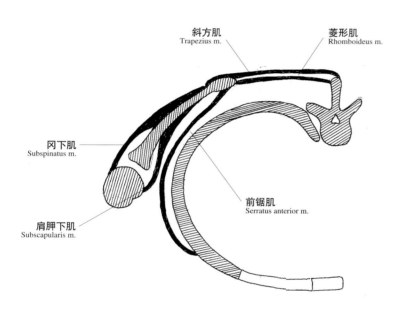

164. 肩胛胸壁机构
Scapulothoracic wall mechanism

斜方肌
Trapezius m.

菱形肌
Rhomboideus m.

冈下肌
Subspinatus m.

肩胛下肌
Subscapularis m.

前锯肌
Serratus anterior m.

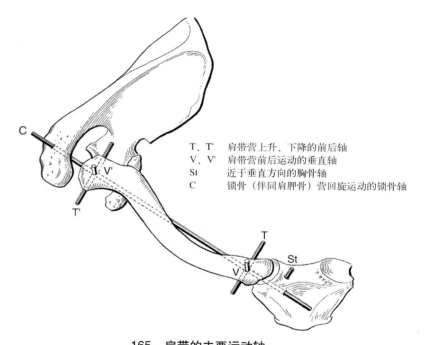

165. 肩带的主要运动轴
Chief axes of movement of the shoulder girdle

T、T′　肩带营上升、下降的前后轴
V、V′　肩带营前后运动的垂直轴
St　　 近于垂直方向的胸骨轴
C　　　锁骨（伴同肩胛骨）营回旋运动的锁骨轴

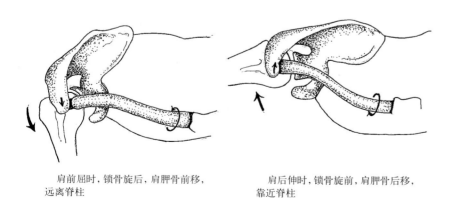

肩前屈时，锁骨旋后，肩胛骨前移，远离脊柱

肩后伸时，锁骨旋前，肩胛骨后移，靠近脊柱

166. 锁骨旋转及肩胛骨移位
Rotation of the clavicle and displacement of the scapula

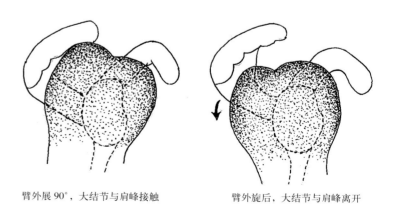

臂外展 90°，大结节与肩峰接触

臂外旋后，大结节与肩峰离开

167. 大结节与肩峰的关系
Relationship between the greater tubercle and the acromion

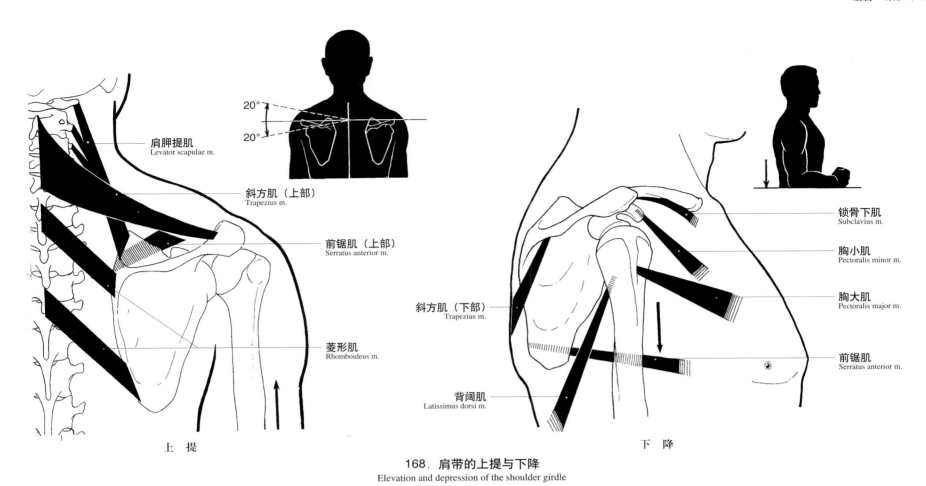

168. 肩带的上提与下降
Elevation and depression of the shoulder girdle

肩 带 的 上 提 与 下 降

1. **肩带上提** 如耸肩，即肩胛骨垂直向上运动，锁骨肩峰端亦上抬。如以两侧肩峰的水平连线为轴线，以胸骨上缘为轴心，上提可达 20°。通常，斜方肌上部、肩胛提肌、前锯肌上部的正常张力即足以悬吊肩胛骨，背阔肌上部和菱形肌也对上提肩胛起到协调作用。抵于棘上韧带和枕骨的斜方肌上部为肩带的一个重要悬吊装置。它的紧张，加上肩胛提肌和菱形肌的收缩，维持肩部向上向后作立正姿势；斜方肌张力缺乏，肩则下垂或呈"削肩"。当肩扛物或手提重物时，上述各肌强烈收缩。肩胛提肌可提高肩胛上角，当肩胛提肌麻痹或轻瘫时（如灰质炎后遗症），可引起高位颈胸椎侧凸和患侧降肩，临床上有时用阔筋膜筒予以固定悬吊肩胛，即将筋膜筒上端牢固系于颈椎棘突，下端通过肩胛冈的穿孔，系于其上。

2. **肩带下降** 只要上提肌舒张，肩带可因本身和上肢重量而下降。作为一个主动运动（范围可达 20°），如向下压或臂支撑于双杠上，则下列各肌积极收缩：锁骨下肌下牵锁骨、胸小肌、斜方肌下部和前锯肌下部下牵肩胛骨，胸大肌和背阔肌下牵肱骨。当人跌倒上肢伸直着地时，上述各肌及时收缩，保护锁骨免于骨折。

肩 胛 提 肌 和 背 阔 肌 的 作 用

1. **肩胛提肌** 可上提肩胛骨，如止点固定，可使颈屈向同侧，头亦转向同侧。斜方肌上纤维单侧收缩，可使颈后伸并屈向同侧，面部转向对侧，利用此点可鉴别二肌的收缩。当头屈向一侧，面部亦转向同侧，同时抬肩。检查者用双手在头和肩

部加以抵抗，在胸锁乳突肌和斜方肌之间可看到肩胛提肌收缩。

2. **背阔肌** 可使臂内收、内旋和后伸。臂外展前屈，检查者用手握住肘关节，以对抗臂的内收、内旋和后伸动作，于腰背部可见背阔肌的收缩。

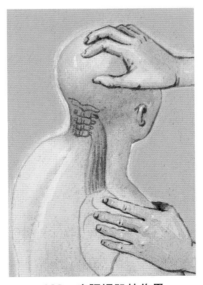

169. 肩胛提肌的作用
Action of the levator scapulae

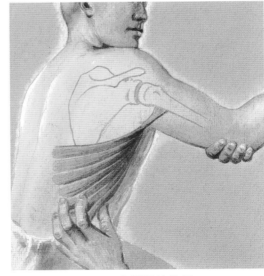

170. 背阔肌的作用
Action of the latissimus dorsi

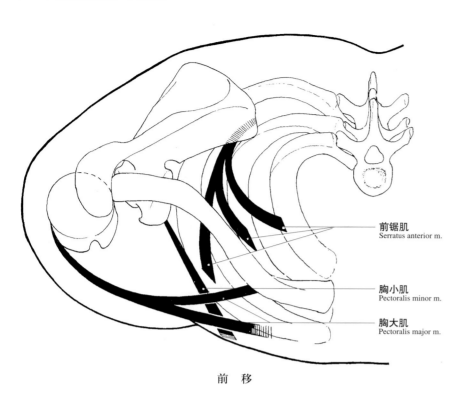

前锯肌
Serratus anterior m.

胸小肌
Pectoralis minor m.

胸大肌
Pectoralis major m.

前　移

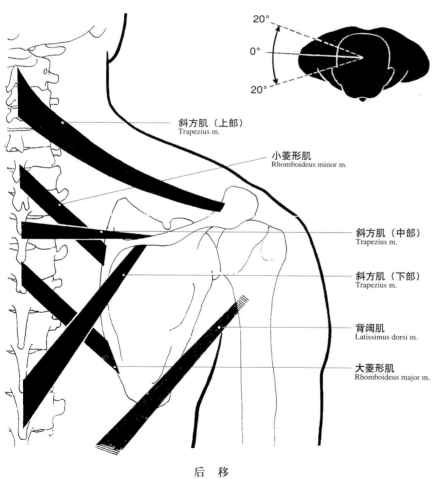

斜方肌（上部）
Trapezius m.

小菱形肌
Rhomboideus minor m.

斜方肌（中部）
Trapezius m.

斜方肌（下部）
Trapezius m.

背阔肌
Latissimus dorsi m.

大菱形肌
Rhomboideus major m.

后　移

171. 肩带的前移和后移
Forward and backward translation of the shoulder girdle

肩带的前移与后移

　　肩带的向前运动为前移，向后运动为后移（或后退）。如以两侧肩峰前缘的连线为轴线，以头顶中心为轴心，则屈伸分别可达 20°。使肩胛前移的肌肉有前锯肌、胸小肌和胸大肌，拮抗肌为菱形肌和斜方肌。胸大肌只有在肱骨借其他肌肉收缩固定于肩关节时，才能牵引肩胛骨向前使其远离脊柱。前锯肌遮盖胸廓侧面，从上 8 个肋骨外面抵于肩胛骨内侧缘。它与菱形肌共同保持肩胛骨内侧缘贴附胸壁。前锯肌麻痹时（如胸长神经受损或灰质炎），肩带严重不稳，移向脊柱，当臂上抬或前伸运动时，产生翼状肩胛，即肩胛骨内侧缘及下角向背侧突出。临床上有时用阔筋膜管固定肩胛骨于所期望的位置，将筋膜管的一端固定于肩胛下角（于下角钻孔并将筋膜管系于其上），另端劈成两半，分别织入胸大肌下纤维和背阔肌前缘。

　　使肩胛骨后移的肌肉有斜方肌、菱形肌和背阔肌，上述前屈肌与之拮抗。背阔肌的功能有多种，它使肱骨内收和内旋，并牵引抬高的上肢至背部之后，如游泳及单杠运动中的引体向上，并可通过肱骨引起肩带下降，使肩胛骨后退靠近脊柱，此肌附于并遮盖肩胛下角，而使肩胛骨压在胸廓上。

前锯肌的作用

　　前锯肌可使肩胛骨外展外旋。前推运动中，前锯肌牵拉肩胛骨向外远离脊柱并使其紧贴胸壁。当双手承托重物重力落于体前时，前锯肌强烈活动防止肩胛骨后退。前锯肌上部与肩胛提肌和斜方肌上纤维协同活动时可上提肩胛骨。前锯肌下部与斜方肌上纤维作为肩胛骨的旋转力偶可使肩胛骨外旋。外旋动作极为重要，它可允许肩关节充分外展。虽然斜方肌也参与肩胛骨外旋，但斜方肌麻痹时前锯肌能单独完成这一运动。而在前锯肌麻痹时，上肢即不能外展超过头部。当手攀于头后、肘部用力前伸时，于胸侧壁可明显见到或摸到前锯肌肌齿的收缩。前锯肌损伤除因胸长神经于椎间孔附近或于腋窝扫荡淋巴结时损伤外，大多由举重引起。挺举时，运动员首先提起杠铃，然后下蹲将杠铃置于胸部，最后站起"上挺"，这一系列动作都需前锯肌紧张收缩将肩胛骨牢牢固定来完成。任何动作失常将使前锯肌被拉伤。

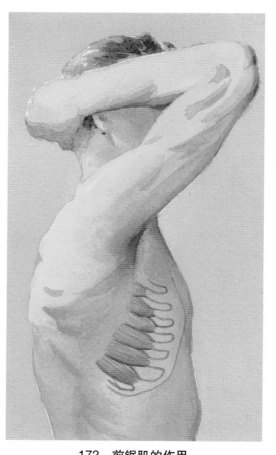

172. 前锯肌的作用
Action of the serratus anterior

臂的外展和内收

　　臂在冠状面的上举称外展，范围从 0°~180°。仅当臂外旋 90°、大结节居肩峰下方时，臂才能上举达 180°，此时，肩关节恒定地居于枢轴位。如果肱骨于内旋位外展，大结节

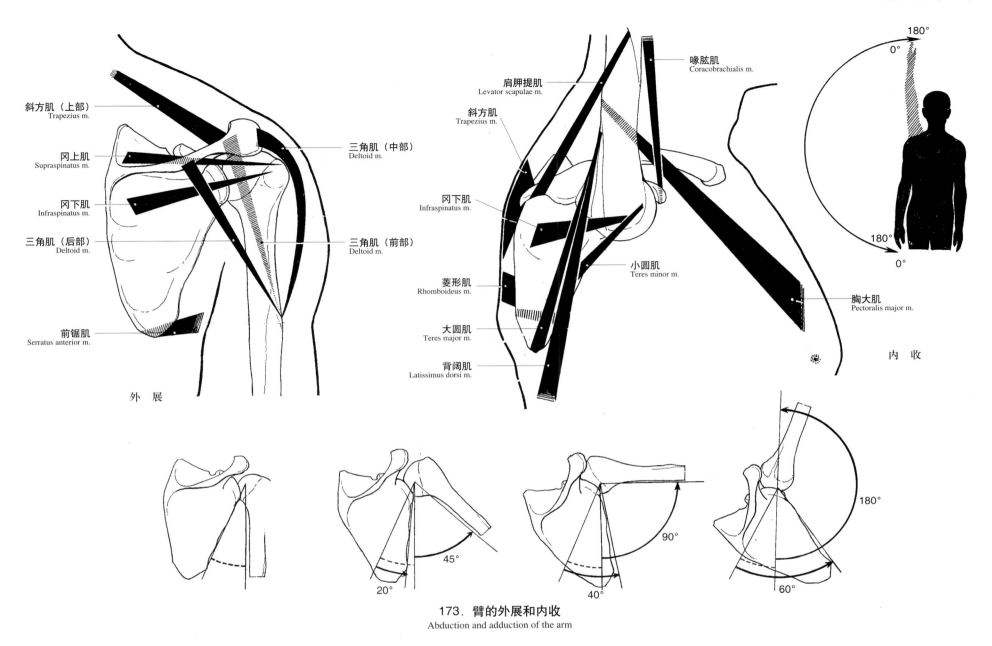

斜方肌（上部）
Trapezius m.

冈上肌
Supraspinatus m.

冈下肌
Infraspinatus m.

三角肌（后部）
Deltoid m.

前锯肌
Serratus anterior m.

三角肌（中部）
Deltoid m.

三角肌（前部）
Deltoid m.

外展

肩胛提肌
Levator scapulae m.

斜方肌
Trapezius m.

冈下肌
Infraspinatus m.

菱形肌
Rhomboideus m.

大圆肌
Teres major m.

背阔肌
Latissimus dorsi m.

喙肱肌
Coracobrachialis m.

小圆肌
Teres minor m.

胸大肌
Pectoralis major m.

内收

180°
0°
180°
0°

20° 45° 40° 90° 60° 180°

173. 臂的外展和内收
Abduction and adduction of the arm

必碰撞肩峰，臂将交锁于水平面下方。

臂的外展系肩关节与肩胛骨和锁骨的联合运动。臂每提高 15°，其中肩关节外展 10°，肩胛骨外旋 5°，两者的活动范围约为 2∶1（有谓 1.25∶1 或 1.35∶1），称此为肩肱节律。了解此点有助诊断，如肩袖撕裂时，肩胛骨可产生异常运动。臂每提高 10°，锁骨肩峰端可抬高 4°，胸锁关节总共可允许锁骨上抬 40°。

肩关节属第三型杠杆或速度杠杆，力点（三角肌抵止）位于支点和重点之间。将臂外展 90° 所需的力是上肢重量的 8.2 倍。外展的原发运动肌是三角肌中部和冈上肌，二肌作为单一功能单位同时同步地收缩使臂外展。三角肌前、后部和冈下肌、肩胛下肌为使肱骨头稳定于关节盂中亦同时收缩，以使臂有个支点。运动时，肱骨头从盂顶直线滑向盂底。三角肌和冈上

肌构成臂外展的力偶上成分，冈下肌和肩胛下肌为力偶的下成分。尽管三角肌肌力强大，若没有冈下肌和肩胛下肌向内下牵曳肱骨头紧贴关节盂，臂外展是不可能的。冈下肌麻痹时，移接背阔肌或大圆肌于肱骨大结节后面，外展即可恢复。斜方肌上纤维和前锯肌可固定肩胛骨于胸壁并使之外旋，它们亦构成肩胛旋转力偶的上、下成分。只有肩胛骨做好充分准备而肱骨头又有一个稳固支点时，三角肌中部和冈上肌才发起运动并能发挥最大效应。如果斜方肌或前锯肌麻痹，肩胛不能牢固攀附于胸壁，外展时将引起驼背型肩带运动，大大降低了三角肌的作用。而三角肌麻痹时，臂外展运动明显减弱或完全丧失，久之上肢因重力而下垂，有时且产生血管神经压迫症状。临床上或移接带筋膜片的斜方肌上纤维于肱骨干（Meyer），或

将带有斜方肌抵止的肩峰和肩胛冈的部分骨片移植到肱骨干外面（Bateman），或移接肱二头肌短头和肱三头肌长头于肩峰（Ober）等而予以补偿。

臂内收（或下降）的运动范围从 180°～0°，但可继续达背后 5°～10°。上肢随重力自然下降时，全部肌肉皆松弛；当克服阻力内收时（如游泳时的划水），胸大肌、背阔肌和大圆肌为主要运动肌。胸大肌向前下牵引，背阔肌和大圆肌向后下牵引，两力的平行四边形对角线合力，牵臂直向体侧。此时，锁骨沿其长轴下旋，肱骨因胸大肌、背阔肌作用而内旋，但三角肌后纤维收缩以阻止过度内旋，肱骨头从盂底滑向盂顶。肩胛骨借斜方肌中、下部、菱形肌和肩胛提肌作用而内旋并依附胸壁。

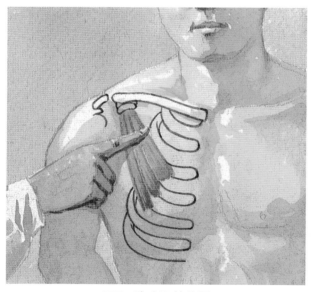

174. 三角肌的作用
Action of the deltoid

　　三角肌　是臂的重要外展肌。被检者肩关节居中性外展位，并屈肘以使肩关节无旋转动作。此时，使臂抗阻力外展，可看到并扪到三角肌收缩的全部轮廓。如三角肌肌力不及 3 级，检查者可用手托着被检者肘部，再令臂外展，此时，可见到或触到三角肌较轻微的收缩。

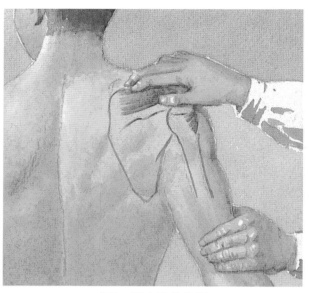

175. 冈上肌的作用
Action of the supraspinatus

　　冈上肌　可使臂外展（与三角肌一道），并使肱骨头稳定于关节盂中。被检者将头仰向检查侧，将面部转向对侧，以使斜方肌松弛。上肢下垂于体侧，此时，令臂抗阻力外展，可于冈上窝摸及冈上肌的收缩。

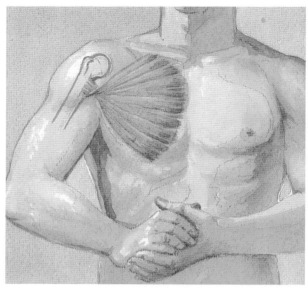

176. 胸大肌的作用
Action of the pectoralis major

　　胸大肌　使臂内收内旋。锁骨部与三角肌共同作用可使盂肱关节屈曲。当两手掌于胸前部相对，互相按压，此时，两侧胸大肌全部纤维皆收缩。当肩外展外旋位时，检查者对抗肩关节的内收，可见胸大肌锁骨部收缩，下部纤维松弛。当上肢稍外展时，检查者对抗臂的内收，可见胸大肌下部纤维收缩，上部纤维松弛。

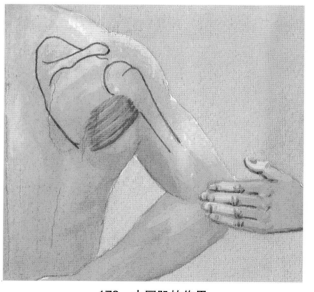

177. 胸小肌的作用
Action of the pectoralis minor

　　胸小肌　可前拉肩胛骨，使外侧角下降并内旋肩胛骨。极度呼吸困难时，能上牵肋骨帮助呼吸。被检者以手背贴于腰背部，使肩胛骨居外展外旋位，此时胸大、小肌皆松弛。当手背离开腰背部时，检查者以手指触压于喙突下方，可感到胸小肌的收缩。

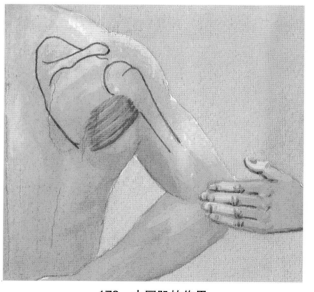

178. 大圆肌的作用
Action of the teres major

　　大圆肌　可使臂内旋、内收和后伸，当手背置于臀部时臂恰处于这样一种位置。此时，臂抗阻力后伸，可见大圆肌收缩。

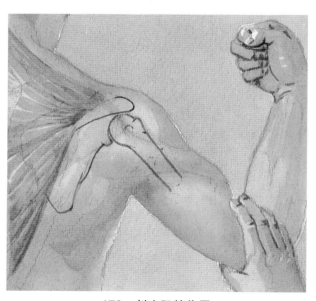

179. 斜方肌的作用
Action of the trapezius

　　斜方肌　中部纤维可内收肩胛骨，上部纤维可提肩，下部纤维可降肩，上下部纤维成为力偶联合收缩可使肩胛骨外旋。当臂外展外旋时，使肩胛骨抗阻力内收，即挺胸动作，此时，斜方肌中部纤维收缩（实际上还有菱形肌的收缩，但斜方肌表浅，便于触摸），上、下部纤维可稳定肩胛骨，使其无旋转动作。

臂 的 前 屈 与 后 伸

臂在前矢状面的向上运动为前屈（Forward flexion），范围从 0°～180°（单纯肩关节前屈为 110°，如臂居外旋位，能前屈 135°）。原发运动肌是三角肌前部、胸大肌锁骨部（胸肋部亦有收缩）和喙肱肌。肱二头肌、三角肌中部和后部作为辅助肌亦参与此动作。三角肌中、后部纤维随运动幅度增大逐渐紧张，到 135° 时显著紧张，与肩袖一道稳定肩关节并将肱骨头把持于盂中。

前屈为肩关节与肩带的联合运动。当上抬第二个 90° 时，肩胛骨的前移范围比臂外展时更大，斜方肌上部（还有肩胛提肌）与前锯肌（还有斜方肌下部）成为力偶，转动肩胛骨。前锯肌的电位比外展肱骨时为强，而斜方肌的电位比外展时为弱。大圆肌的收缩在于调整肱骨和肩胛骨的位置，以维持所需的动力姿势。粘连性肩关节炎时，前屈受限，但借肩胛骨旋转伴以脊柱侧屈可以广泛代替。

臂在后矢状面的向上运动为后伸（Backward extension），范围从 0°～60° 左右。原发运动肌为背阔肌、大圆肌和三角肌后部。辅助者有小圆肌、肱三头肌长头和三角肌前、中部。三角肌前、中部在于使锁骨沿长轴下旋并把持肩关节。斜方肌、菱形肌和前锯肌则后拉肩胛骨并使之稍倾斜于胸壁。手放在背部的动作开始时是伸，继伴以旋内，此动作亦可因关节炎而受到障碍，但后伸可借重力的帮助，故伸的障碍不是严重缺陷。

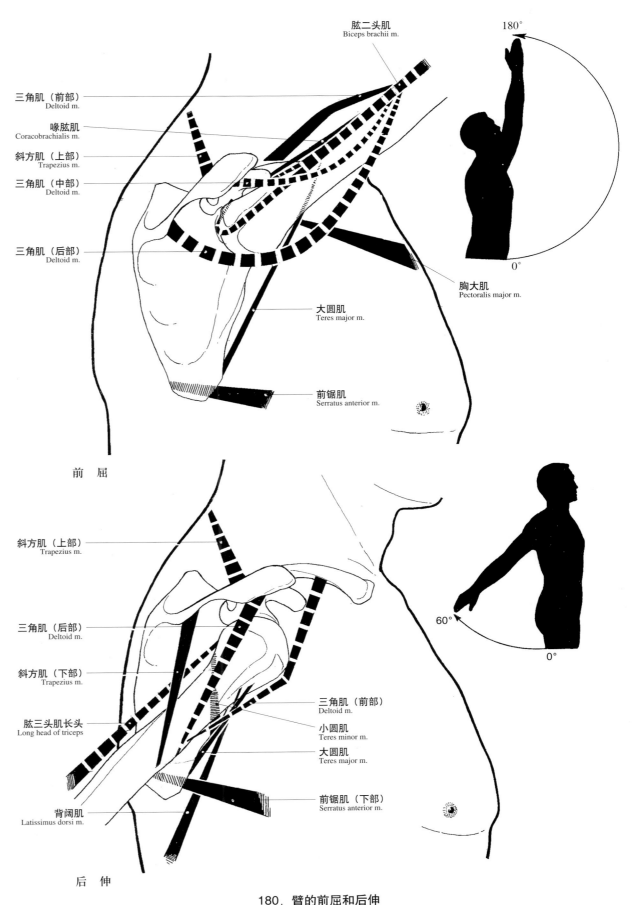

前 屈

后 伸

180．臂的前屈和后伸
Forward flexion and backward extension of the arm

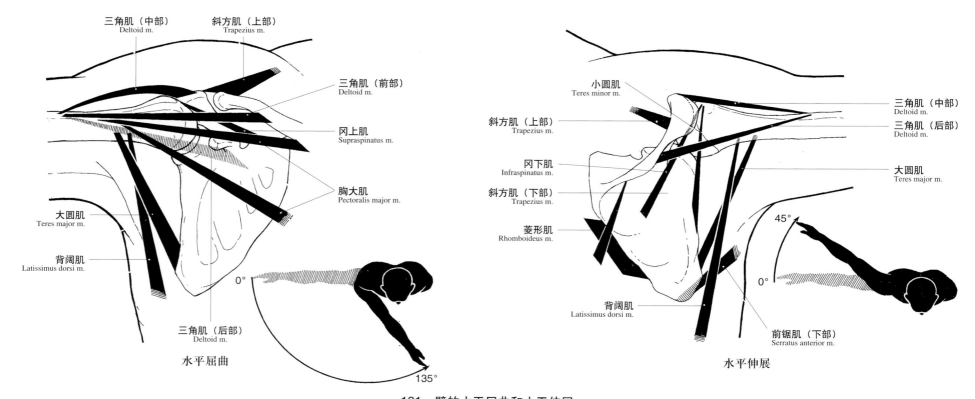

181. 臂的水平屈曲和水平伸展
Horizontal flexion and horizontal extension of the arm

臂在水平面的向前运动称水平屈曲（Horizontal flexion），范围从 0°～135°，在水平面的向后运动称水平伸展（Horizontal extension），范围从 0°～45°。

臂只有在三角肌和冈上肌收缩维持臂于水平位时才能完成水平屈曲和水平伸展动作。水平屈曲的主动肌为胸大肌和三角肌前部，水平伸展的主动肌为三角肌后部、冈下肌和小圆肌。而斜方肌、背阔肌、前锯肌和大圆肌等则保持肩胛骨于相应的动力姿势中。

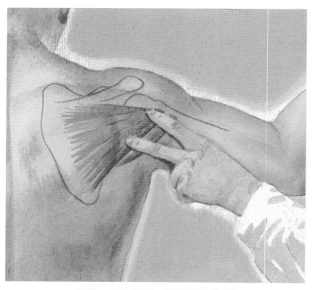

182. 冈下肌和小圆肌的作用
Action of the infraspinatus and the teres minor

冈下肌和小圆肌 可使臂外旋。令被检者外展臂、屈肘，以放松三角肌。当臂抗阻力外旋时检查者以示、中二指扪肩胛骨外缘，可感到两肌的收缩，两手指之间为冈下肌，中指可触及小圆肌。

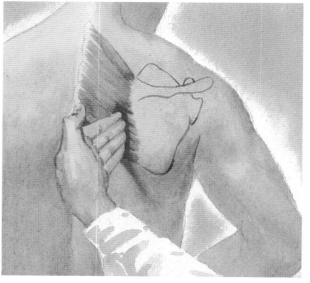

183. 菱形肌的作用
Action of the rhomboideus

菱形肌 使肩胛骨内收内旋。手背置于腰部，肩胛骨处于外展外旋位，以放松斜方肌的张力。检查者手指伸入肩胛骨内侧缘下方，当手离开腰部时，菱形肌的收缩可将手指从肩胛骨下方挤出。

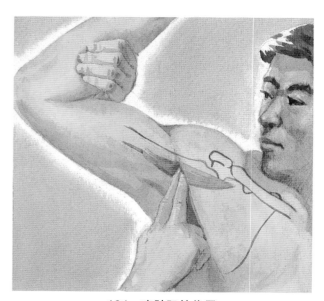

184. 喙肱肌的作用
Action of the coracobrachialis

喙肱肌 可使前臂屈曲和内收。当臂外展屈肘时，检查者可于腋窝外缘扪及肱二头肌短头。然后臂抗阻力屈曲内收，于肱二头肌短头内侧，中、示指中间可扪及喙肱肌。

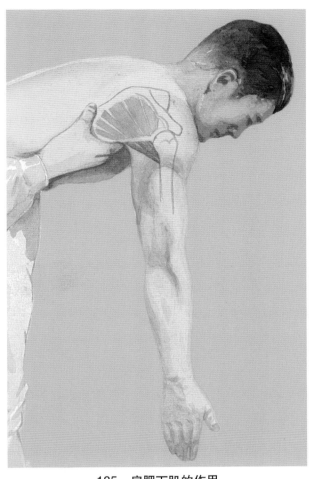

185. 肩胛下肌的作用
Action of the subscapularis

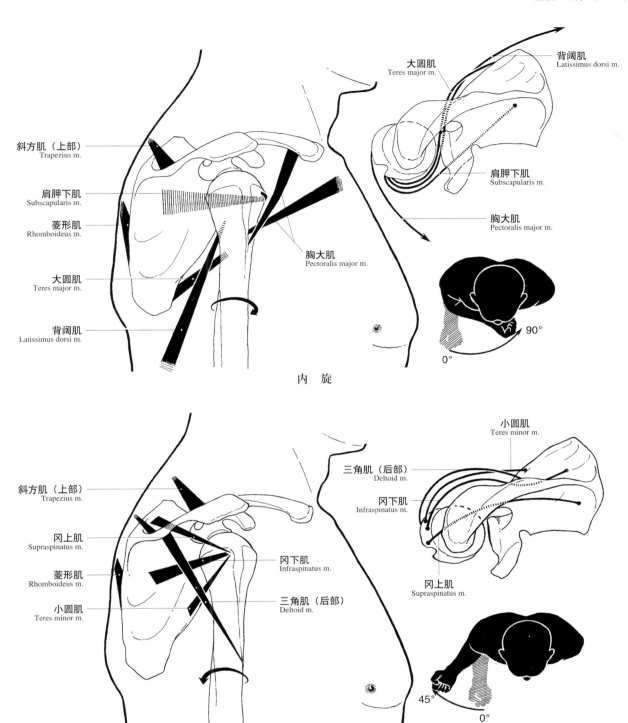

186. 臂的内旋与外旋
Internal rotation and external rotation of the arm

肩胛下肌 为一三角形多羽状肌，是强有力的臂内旋肌，位于肩胛下窝内，不易扪到。前面与前锯肌相贴，纤维斜向外上移行为扁腱，抵于肱骨小结节、小结节嵴及肩关节囊前壁。被检者站立弯腰，上肢自然下垂，手掌向内，此时肩胛骨处于外旋位。检查者手指置于肩胛骨肋面，当臂内旋（即手掌转向外）时，即可感到肩胛下肌的收缩。

臂的内旋与外旋

　　肱骨沿长轴转向内称内旋（Internal rotation），范围从 0°～90°。内旋动作可于臂在体侧进行或臂在外展 90°时进行，运动主要发生在肩关节。内旋肌为肩胛下肌、大圆肌、背阔肌和胸大肌，其中背阔肌比胸大肌起的作用更大，胸大肌仅当臂抗阻力内旋时才收缩。上肢下垂于体侧内旋时，三角肌中、后部稳定肱骨头于肩胛盂中，有轻微活动，三角肌前部只有抗阻力内旋时才活动。当上肢外展 90°位内旋时，三角肌三个部分皆参与活动。脊髓灰质炎患儿后遗症有时产生固定的内旋畸形。

　　肱骨沿长轴转向外称外旋（External rotation），范围从 0°～45°（臂置于体侧时），如臂在外展 90°位外旋时，可从 0°～90°，如梳头动作。作用肌肉主要有冈下肌、小圆肌和三角肌后部。水平位外旋时，冈上肌及三角肌前、中部也收缩。外旋是一重要动作，在肩袖撕裂及臂外旋障碍时，抬臂时大结节将碰撞肩峰，使臂不能抬高至水平位上方。

第三章　臂　部

第一节　臂　前　区

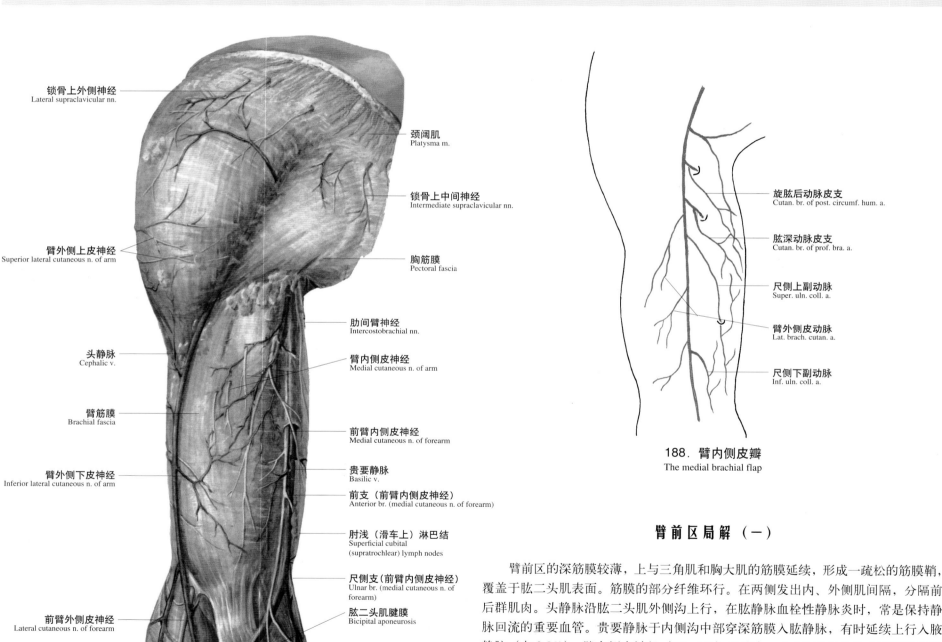

锁骨上外侧神经
Lateral supraclavicular nn.

颈阔肌
Platysma m.

锁骨上中间神经
Intermediate supraclavicular nn.

臂外侧上皮神经
Superior lateral cutaneous n. of arm

胸筋膜
Pectoral fascia

肋间臂神经
Intercostobrachial nn.

头静脉
Cephalic v.

臂内侧皮神经
Medial cutaneous n. of arm

臂筋膜
Brachial fascia

前臂内侧皮神经
Medial cutaneous n. of forearm

臂外侧下皮神经
Inferior lateral cutaneous n. of arm

贵要静脉
Basilic v.

前支（前臂内侧皮神经）
Anterior br. (medial cutaneous n. of forearm)

肘浅（滑车上）淋巴结
Superficial cubital
(supratrochlear) lymph nodes

尺侧支（前臂内侧皮神经）
Ulnar br. (medial cutaneous n. of forearm)

前臂外侧皮神经
Lateral cutaneous n. of forearm

肱二头肌腱膜
Bicipital aponeurosis

副头静脉
Accessory cephalic v.

肘正中静脉
Median cubital v.

187. 臂前区局解（一）
Topography of the anterior brachial region

旋肱后动脉皮支
Cutan. br. of post. circumf. hum. a.

肱深动脉皮支
Cutan. br. of prof. bra. a.

尺侧上副动脉
Super. uln. coll. a.

臂外侧皮动脉
Lat. brach. cutan. a.

尺侧下副动脉
Inf. uln. coll. a.

188. 臂内侧皮瓣
The medial brachial flap

臂前区局解（一）

　　臂前区的深筋膜较薄，上与三角肌和胸大肌的筋膜延续，形成一疏松的筋膜鞘，覆盖于肱二头肌表面。筋膜的部分纤维环行。在两侧发出内、外侧肌间隔，分隔前后群肌肉。头静脉沿肱二头肌外侧沟上行，在肱静脉血栓性静脉炎时，常是保持静脉回流的重要血管。贵要静脉于内侧沟中部穿深筋膜入肱静脉，有时延续上行入腋静脉（占 2.8%）。臂内侧皮神经（C8、T1）于臂中、上 1/3 交界处的内面穿出深筋膜，分布于臂下半部内面皮肤，可达内上髁平面。前臂内侧皮神经（C8、T1）于臂中部内侧面伴同贵要静脉出入深筋膜，分前后二支。臂前外侧面有臂外侧上皮神经（C5、6，为腋神经皮支）和臂外侧下皮神经（C5、6，为桡神经分支）分布。图中可见肘浅淋巴结，即滑车上淋巴结，位深筋膜浅面，贵要静脉内侧。

臂内侧皮瓣

　　臂内侧部位隐蔽，是颌面部较理想的供皮区，属间接皮动脉血供类型。其境界上为腋窝下缘，下为肱骨内、外上髁连线，前后可达正中线，可依需要而采用。主要动脉有：①尺侧上副动脉，起自肱动脉（89%）或肱深动脉和肩胛下动脉，外径 1.7 mm（1.0～2.5），血管蒂长 8～14 cm，贴尺神经深面下行，在臂中、下 1/3 交界处穿肌间隔达后部，发 1～4 皮支。②臂内侧皮动脉，出现率 83%，起自肱动脉各段，多为 3 支。皮动脉长 5.0～6.0 cm，平均外径 1.0 mm，可作为血管蒂。③肱深动脉皮支：起自肱深动脉始部，外径 1.5 mm，分布臂内侧上部。④尺侧下副动脉：长 1.3 cm，外径 1.5 mm，皮支分布于臂内侧下部。皮瓣静脉除伴行静脉外，还有贵要静脉及其属支。皮瓣神经为臂内侧皮神经和前臂内侧皮神经。皮瓣切取可从前、后两个方向进行，血管蒂以选用尺侧上副动脉为佳，注意勿损伤尺神经。

臂前区局解（二）

　　深筋膜、皮神经和皮血管已切除，只余头静脉一部。肱二头肌上端被三角肌和胸大肌遮掩，短头以扁腱起自喙突尖，长头以长腱起自肩胛骨盂上结节和盂缘后唇，经行关节囊内，随后穿出关节。沿结节间沟和肱横韧带深面包裹以结节间滑液鞘下行。二头向下各成一肌腹，多于臂下 1/3 处相合，再形成一纺缍状肌腹，向下移行为扁腱，经旋后肌与旋前圆肌之间向后，止于桡骨粗隆后部。肱二头肌常出现副头，多起于喙肱肌抵止与肱肌起始之间的骨面（占 47.6%），亦可起于臂内侧肌间隔、胸大肌抵止腱及肱骨大小结节，其抵止大部分附着于腱，亦有时附着于肱二头肌短头。

　　肱二头肌外缘外方显露肱三头肌外侧头和肱肌一部。

　　臂血管神经束包括肱动静脉、正中神经、肌皮神经、桡神经、尺神经和前臂内侧皮神经等行于肱二头肌内侧沟中。沟的上端为腋入路臂丛阻滞的部位。当臂外展 90°，在胸大肌下缘、腋动脉搏动的上方即为穿刺点。显露肱动静脉和正中神经时亦可于肱二头肌内侧沟中进行。

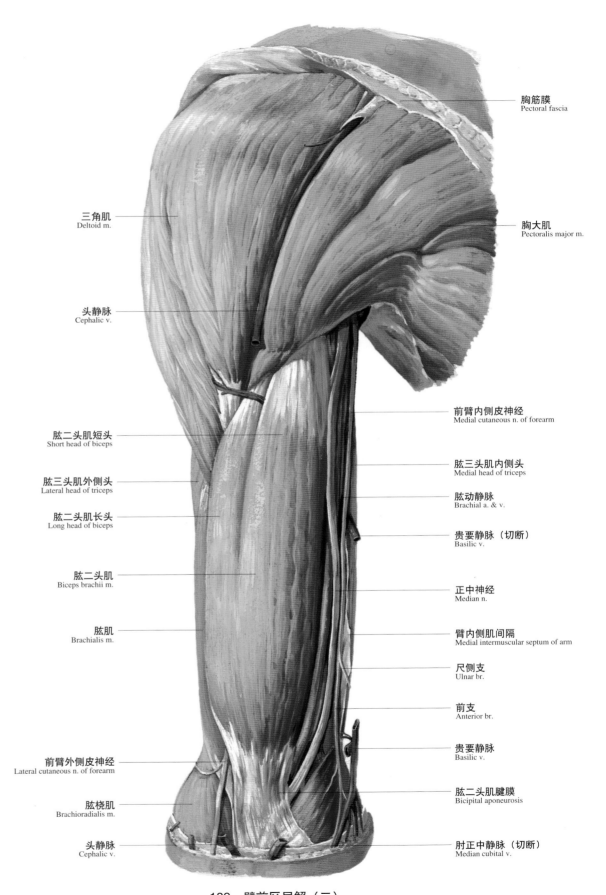

三角肌
Deltoid m.

头静脉
Cephalic v.

肱二头肌短头
Short head of biceps

肱三头肌外侧头
Lateral head of triceps

肱二头肌长头
Long head of biceps

肱二头肌
Biceps brachii m.

肱肌
Brachialis m.

前臂外侧皮神经
Lateral cutaneous n. of forearm

肱桡肌
Brachioradialis m.

头静脉
Cephalic v.

胸筋膜
Pectoral fascia

胸大肌
Pectoralis major m.

前臂内侧皮神经
Medial cutaneous n. of forearm

肱三头肌内侧头
Medial head of triceps

肱动静脉
Brachial a. & v.

贵要静脉（切断）
Basilic v.

正中神经
Median n.

臂内侧肌间隔
Medial intermuscular septum of arm

尺侧支
Ulnar br.

前支
Anterior br.

贵要静脉
Basilic v.

肱二头肌腱膜
Bicipital aponeurosis

肘正中静脉（切断）
Median cubital v.

189. 臂前区局解（二）
Topography of the anterior brachial region

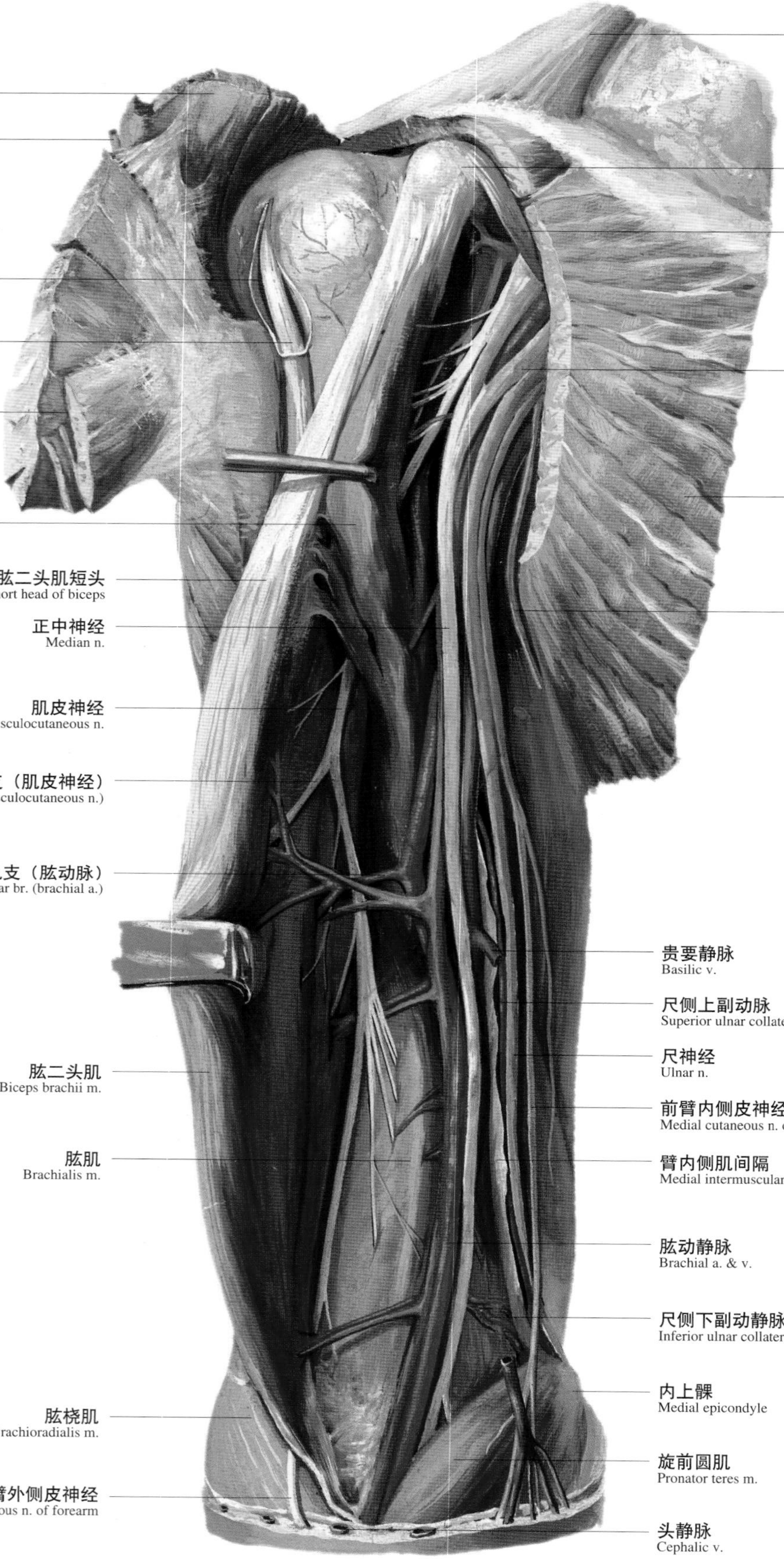

三角肌
Deltoid m.

头静脉
Cephalic v.

结节间滑液鞘
Intertubercular synovial sheath

肱二头肌长头
Long head of biceps

胸大肌
Pectoralis major m.

喙肱肌
Coracobrachialis m.

肱二头肌短头
Short head of biceps

正中神经
Median n.

肌皮神经
Musculocutaneous n.

肌支（肌皮神经）
Muscular br. (musculocutaneous n.)

肌支（肱动脉）
Muscular br. (brachial a.)

肱二头肌
Biceps brachii m.

肱肌
Brachialis m.

肱桡肌
Brachioradialis m.

前臂外侧皮神经
Lateral cutaneous n. of forearm

斜方肌
Trapezius m.

喙突
Coracoid process

胸小肌
Pectoralis minor m.

臂丛
Brachial plexus

胸大肌
Pectoralis major m.

臂内侧皮神经
Medial cutaneous n. of arm

贵要静脉
Basilic v.

尺侧上副动脉
Superior ulnar collateral a.

尺神经
Ulnar n.

前臂内侧皮神经
Medial cutaneous n. of forearm

臂内侧肌间隔
Medial intermuscular septum of arm

肱动静脉
Brachial a. & v.

尺侧下副动静脉
Inferior ulnar collateral a. & v.

内上髁
Medial epicondyle

旋前圆肌
Pronator teres m.

头静脉
Cephalic v.

190. 臂前区局解（三）
Topography of the anterior brachial region

臂前区局解（三）

胸大肌切断外翻，喙肱肌及肱二头肌亦牵向外侧。喙肱肌位于臂上部肱二头肌短头的内侧稍深部，是一较小的长梭形肌，与短头融合共同起自喙突尖，肌束斜向下外附着于肱骨中部内侧、肱骨小结节嵴的下部和臂内侧肌间隔。

正中神经先行于肱动脉外侧，于臂中部跨肱动脉前方至其内侧下降。尺神经先居肱动脉内侧，于臂中部穿臂内侧肌间隔后行，继沿肱三头肌表面偕尺侧上副动脉下降。肌皮神经于胸小肌下缘稍下发自外侧束（发出部位距锁骨下缘平均4.12 cm），外行穿过喙肱肌，继于肱二头肌和肱肌之间下行，沿途发出喙肱肌支（第一支距锁骨中点下方4～6 cm，以1～3支为多）、肱二头肌支（多为4～5支，由臂中部发出，第一支距锁骨中点10～15 cm，长、短头各有本身肌支、多为单干）和肱肌支（2～5支，为最远的分支，由臂中下部发出）。肱动脉在臂部行程中可见其发出尺侧上、下副动脉和至喙肱肌、肱二头肌和肱肌的肌支。

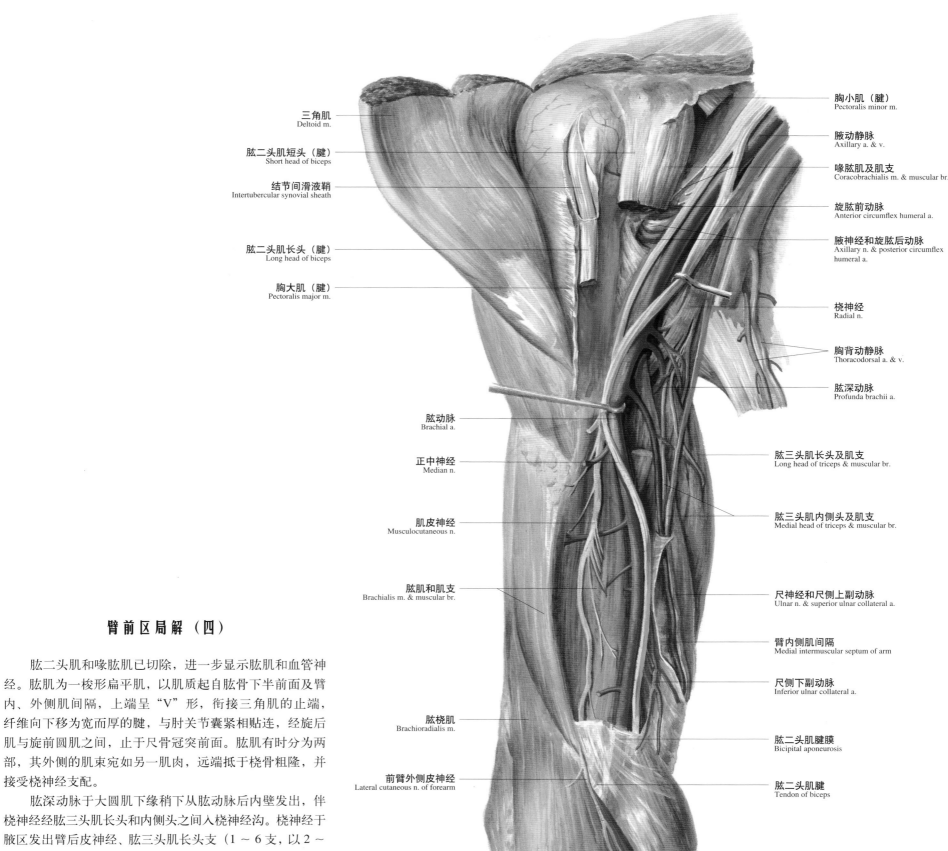

三角肌
Deltoid m.

肱二头肌短头（腱）
Short head of biceps

结节间滑液鞘
Intertubercular synovial sheath

肱二头肌长头（腱）
Long head of biceps

胸大肌（腱）
Pectoralis major m.

肱动脉
Brachial a.

正中神经
Median n.

肌皮神经
Musculocutaneous n.

肱肌和肌支
Brachialis m. & muscular br.

肱桡肌
Brachioradialis m.

前臂外侧皮神经
Lateral cutaneous n. of forearm

胸小肌（腱）
Pectoralis minor m.

腋动静脉
Axillary a. & v.

喙肱肌及肌支
Coracobrachialis m. & muscular br.

旋肱前动脉
Anterior circumflex humeral a.

腋神经和旋肱后动脉
Axillary n. & posterior circumflex humeral a.

桡神经
Radial n.

胸背动静脉
Thoracodorsal a. & v.

肱深动脉
Profunda brachii a.

肱三头肌长头及肌支
Long head of triceps & muscular br.

肱三头肌内侧头及肌支
Medial head of triceps & muscular br.

尺神经和尺侧上副动脉
Ulnar n. & superior ulnar collateral a.

臂内侧肌间隔
Medial intermuscular septum of arm

尺侧下副动脉
Inferior ulnar collateral a.

肱二头肌腱膜
Bicipital aponeurosis

肱二头肌腱
Tendon of biceps

臂前区局解（四）

肱二头肌和喙肱肌已切除，进一步显示肱肌和血管神经。肱肌为一梭形扁平肌，以肌质起自肱骨下半前面及臂内、外侧肌间隔，上端呈"V"形，衔接三角肌的止端，纤维向下移为宽而厚的腱，与肘关节囊紧相贴连，经旋后肌与旋前圆肌之间，止于尺骨冠突前面。肱肌有时分为两部，其外侧的肌束宛如另一肌肉，远端抵于桡骨粗隆，并接受桡神经支配。

肱深动脉于大圆肌下缘稍下从肱动脉后内壁发出，伴桡神经经肱三头肌长头和内侧头之间入桡神经沟。桡神经于腋区发出臂后皮神经、肱三头肌长头支（1～6支，以2～3支为多）、内侧头支（1～6支，也有时发自大圆肌下缘稍下，伴尺神经下降）。桡神经于此部损伤可能累及肱三头肌的部分功能。

191. 臂前区局解（四）
Topography of the anterior brachial region

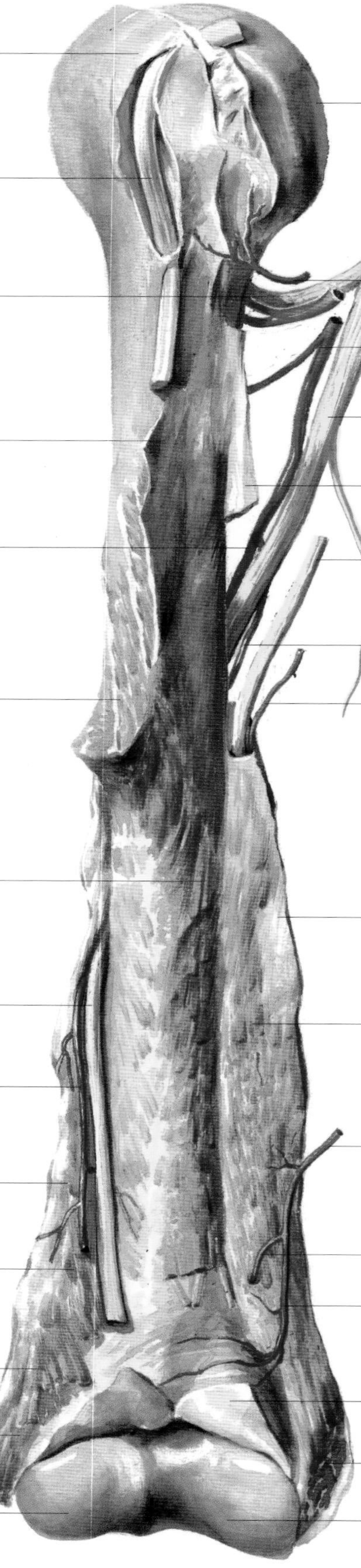

结节间滑液鞘
Intertubercular synovial sheath

肱二头肌长头腱
Tendon of long head of biceps

腋神经
Axillary n.

胸大肌（腱）
Pectoralis major m.

桡侧副动脉
Radial collateral a.

三角肌
Deltoid m.

肱肌
Brachialis m.

桡神经
Radial n.

前支（桡侧副动脉）
Anterior br. (radial collateral a.)

臂外侧肌间隔
Lateral intermuscular septum of arm

肱桡肌
Brachioradialis m.

桡侧腕长伸肌
Extensor carpi radialis longus m.

桡侧腕短伸肌
Extensor carpi radialis brevis m.

肱骨小头
Capitulum of humerus

肱骨头
Head of humerus

臂丛后束
Posterior cord of brachial plexus

旋肱前、后动脉
Anterior & posterior circumflex humeral aa.

肱深动脉
Profunda brachii a.

桡神经
Radial n.

背阔肌（腱）
Latissimus dorsi m.

尺神经
Ulnar n.

中副动脉
Middle collateral a.

尺侧上副动脉
Superior ulnar collateral a.

臂内侧肌间隔
Medial intermuscular septum of arm

肱肌
Brachialis m.

尺侧下副动脉
Inferior ulnar collateral a.

后支
Posterior br.

前支
Anterior br.

关节囊
Articular capsule

前臂屈肌（浅层）
Flexores antebrachii mm.

肱骨滑车
Trochlea of humerus

192. 臂前区局解（五）
Topography of the anterior brachial region

臂前区局解（五）

　　肌肉大部切除，只余血管神经及肌间隔。

　　肌间隔是分隔臂前后肌群的强韧纤维隔，外接筋膜鞘，内连于骨，有肌肉附着其上。臂外侧肌间隔下起肱骨外上髁，沿肱骨外侧缘上续三角肌抵止的后面。隔前面上半有肱肌起始，下半有肱桡肌和桡侧腕长伸肌起始。在中、下 1/3 交界处恰在三角肌抵止下外方，桡神经和桡侧副动脉穿臂外侧肌间隔至臂前区，此处的桡神经易受压迫损伤。臂内侧肌间隔较厚，下起肱骨内上髁，沿肱骨内缘与喙肱肌腱交织，终于背阔肌平面的小结节嵴。肌间隔前面有肱肌起始，尺神经和尺侧上副动脉穿臂内侧肌间隔的中部到臂后区，尺侧下副动脉后支穿隔的下部至臂后区。

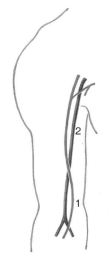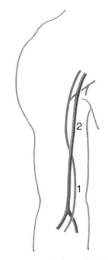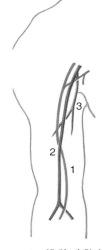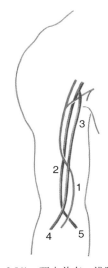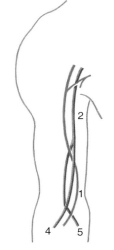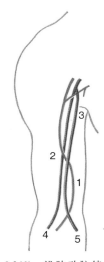

A. 正常型 71.47%

B. 10.5% 仅存一支浅肱动脉，行于正中神经内侧根和正中神经干浅面，向下续为桡、尺动脉

C. 5.31% 浅肱动脉粗大，延续为桡、尺动脉，肱动脉残存，由其发出肱深动脉及旋肱前、后动脉等

D. 3.8% 两支并存，浅肱动脉续为桡动脉，肱动脉续为尺动脉

E. 1.5% 浅肱动脉于臂中部起自肱动脉，下续桡动脉，肱动脉续为尺动脉

F. 0.24% 浅肱动脉续为尺动脉，肱动脉续为桡动脉

193. 臂部动脉干的变异
Variation of the arterial trunk of the arm

1. 正中神经 Median n.　　2. 肱动脉 Brachial a.　　3. 浅肱动脉 Superficial brachial a.　　4. 桡动脉 Radial a.　　5. 尺动脉 Ulnar a.

臂部动脉干的变异

胚胎早期，臂部正中神经前后各有一条动脉干，前方者称浅肱动脉（Superficial brachial a.），后方者称深肱动脉，为避免与肱深动脉混淆，称深肱动脉为肱动脉。伴随发育，二动脉或一支存留，一支消失；或一支粗大，一支微小；或两支皆存。因此，臂部动脉干可出现变异，其中浅肱动脉出现率为28.53%（340侧统计）。了解臂动脉干的变异对手术及注射具有实际意义。图中显示主要各型（616例统计）。

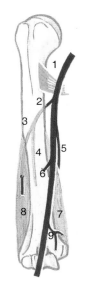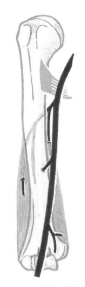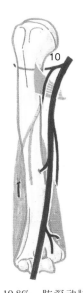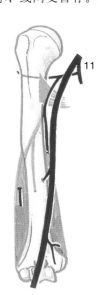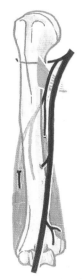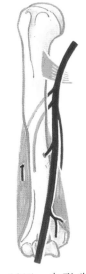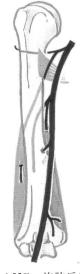

A. 常见型 54.46%

B. 16% 肱深动脉与尺侧上副动脉共干

C. 10.8% 肱深动脉与旋肱后动脉共干

D. 2.5% 肩胛下动脉、旋肱后动脉、肱深动脉共干

E. 7.88% 旋肱后动脉、肱深动脉、尺侧上副动脉共干

F. 5.84% 中副动脉、桡侧副动脉单独起始，无肱深动脉

G. 4.55% 旋肱后动脉与桡侧副动脉共干，尺侧上副动脉与中副动脉共干

194. 肱动脉的分支类型
Forms of the branches of the brachial artery

1. 背阔肌 Latissimus dorsi m.
2. 肱深动脉 Profunda brachii a.
3. 桡侧副动脉 Radial collateral a.
4. 中副动脉 Middle collateral a.
5. 尺侧上副动脉 Superior ulnar collateral a.
6. 肱骨滋养动脉 Nutrient a. of humerus
7. 臂内侧肌间隔 Medial intermuscular septum of arm
8. 臂外侧肌间隔 Lateral intermuscular septum of arm
9. 尺侧下副动脉 Inferior ulnar collateral a.
10. 旋肱后动脉 Posterior circumflex humeral a.
11. 肩胛下动脉 Subscapular a.

第二节 臂后区

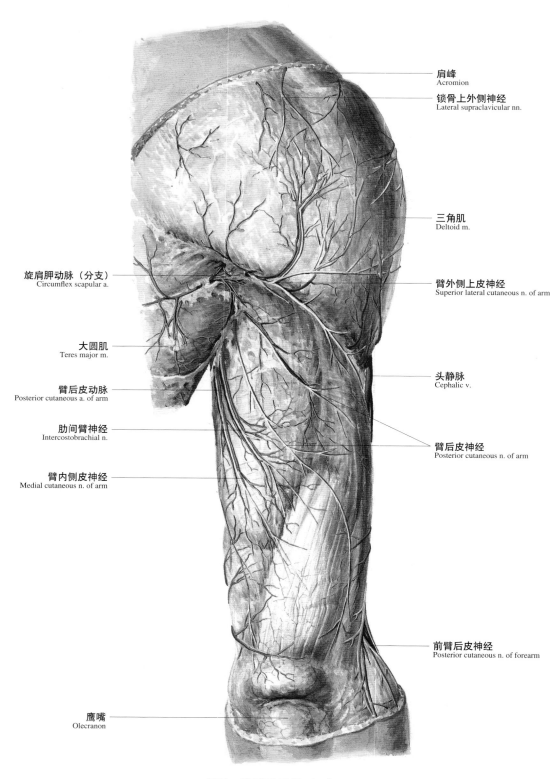

肩峰
Acromion

锁骨上外侧神经
Lateral supraclavicular nn.

三角肌
Deltoid m.

旋肩胛动脉（分支）
Circumflex scapular a.

臂外侧上皮神经
Superior lateral cutaneous n. of arm

大圆肌
Teres major m.

头静脉
Cephalic v.

臂后皮动脉
Posterior cutaneous a. of arm

肋间臂神经
Intercostobrachial n.

臂后皮神经
Posterior cutaneous n. of arm

臂内侧皮神经
Medial cutaneous n. of arm

前臂后皮神经
Posterior cutaneous n. of forearm

鹰嘴
Olecranon

195．臂后区局解（一）
Topography of the posterior brachial region

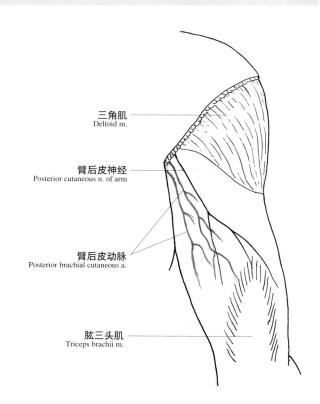

三角肌
Deltoid m.

臂后皮神经
Posterior cutaneous n. of arm

臂后皮动脉
Posterior brachial cutaneous a.

肱三头肌
Triceps brachii m.

196．臂后部皮瓣
Posterior brachial flap

臂后区局解（一）

　　三角肌后部的筋膜较厚，发出小隔伸入肌束间，筋膜向内与冈下筋膜延续，向下逐渐变薄，延续为肱三头肌的筋膜。

　　分布臂后区的皮神经有臂外侧上皮神经、臂后皮神经、肋间臂神经等。臂外侧上皮神经为腋神经后支的终末皮支，于三角肌后缘上 3/5 与下 2/5 交界处穿出深筋膜，分布三角肌下部和肱三头肌上部区域的皮肤，臂后皮神经为桡神经于腋窝发出的皮支，经臂内面转至后面，远行可达鹰嘴。有时与肋间臂神经相连，有时与前臂后皮神经共干由桡神经发出，肋间臂神经为第二肋间神经外侧皮支，经腋窝至臂内侧，与臂内侧皮神经小支吻合。在臂上 2/5、下 3/5 交界处的内后面穿出深筋膜，或走向臂外侧缘中点（51.22%），或走向外上髁（41.46%），或走向鹰嘴（7.32%），支配臂内后面皮肤。图中还可见臂内侧皮神经分布于臂内面的皮肤。

臂后部皮瓣

臂后部皮瓣的血管蒂为臂后皮动脉，属直接皮血管皮瓣。该皮动脉起自肱动脉后内壁（77%）、肱深动脉（19%）或腋动脉末端（4%）。皮动脉近端发出有肱三头肌内侧头支者占 51%，外径 1.4 mm（1.0～2.1 mm），主干长 4.3 cm（3.2～8.8 cm）。沿背阔肌与肱三头肌交点至肱骨外上髁连线的上 1/2 段走行，分布肱三头肌长头和内侧头表面的皮肤。伴行静脉多为一条，外径 1.3 mm（1.0～1.9 mm），皮瓣神经为臂后皮神经，横径 1.3 mm（0.7～2.0 mm）。皮瓣面积可达 9 cm× 14 cm，是手和其他部位皮肤缺损的良好供区。

臂后区局解（二）

深筋膜及皮神经等已切除，显露三角肌后部及肱三头肌。

肱三头肌长头起自肩胛骨盂上结节，经小圆肌和肩胛下肌下方、大圆肌上方的裂隙，适将三边间隙与四边间隙分开；外侧头起自肱骨大结节下部至三角肌粗隆的骨嵴及桡神经沟以上的骨面；内侧头起于桡神经沟以下的骨面及臂内侧肌间隔；长头及外侧头居内侧头的浅面，三头向下合一扁腱，止于尺骨鹰嘴及前臂深筋膜。临床上有时见到肱三头肌腱的撕脱。

臂后区局解（三）

三角肌后部切断外翻，沿桡神经沟斜行切断肱三头肌外侧头，翻向两侧，显露臂后区深部的血管神经。

1. **腋神经** 出四边间隙后分前后二支，前支伴旋肱后动静脉环绕肱骨外科颈进入三角肌前部，后支发出小圆肌支，途中发出臂外侧上皮神经，最后进入并支配三角肌后部。

2. **桡神经** 伴肱深动脉和桡侧副动脉，先穿行于肱三头肌长头和内侧头之间，继斜行于肱骨背面的桡神经沟中。实际上，桡神经行于外侧头与内侧头之间，为外侧头所掩，沿内侧头最上部表面下行而不紧贴骨面（桡神经上缘距内侧头最上纤维起始的距离平均为3.4 cm），只当桡神经达肱骨外上髁嵴时才与骨面相贴一短距离。桡神经在臂部发出的分支有：

（1）长头支：以 3 支为多，最上分支发自腋区，下部分支发自臂部，图中未显示出。

（2）内侧头支：1～6 支，以 3 支为多，常发自背阔肌下缘下方 1～4.6 cm 处，居桡神经沟中。

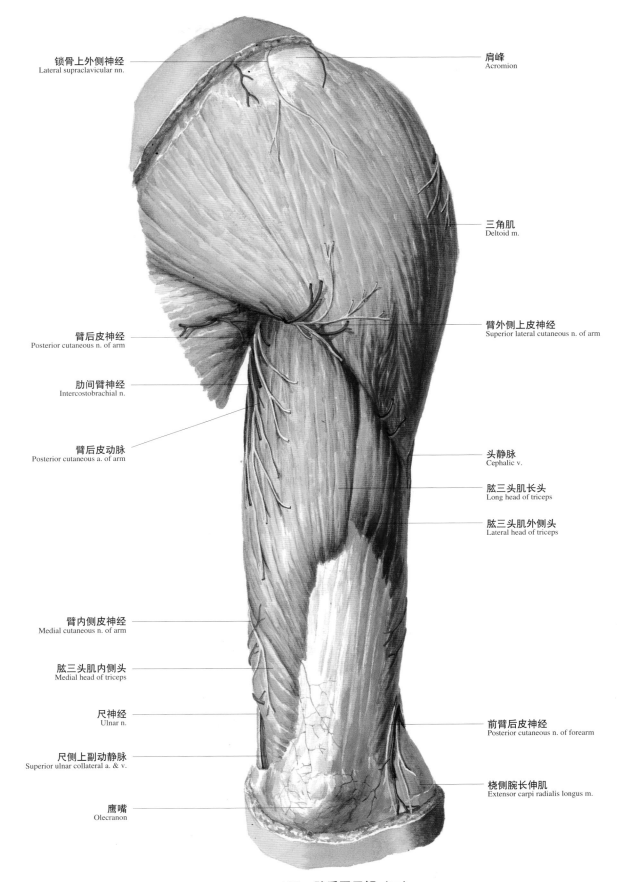

197. 臂后区局解（二）
Topography of the posterior brachial region

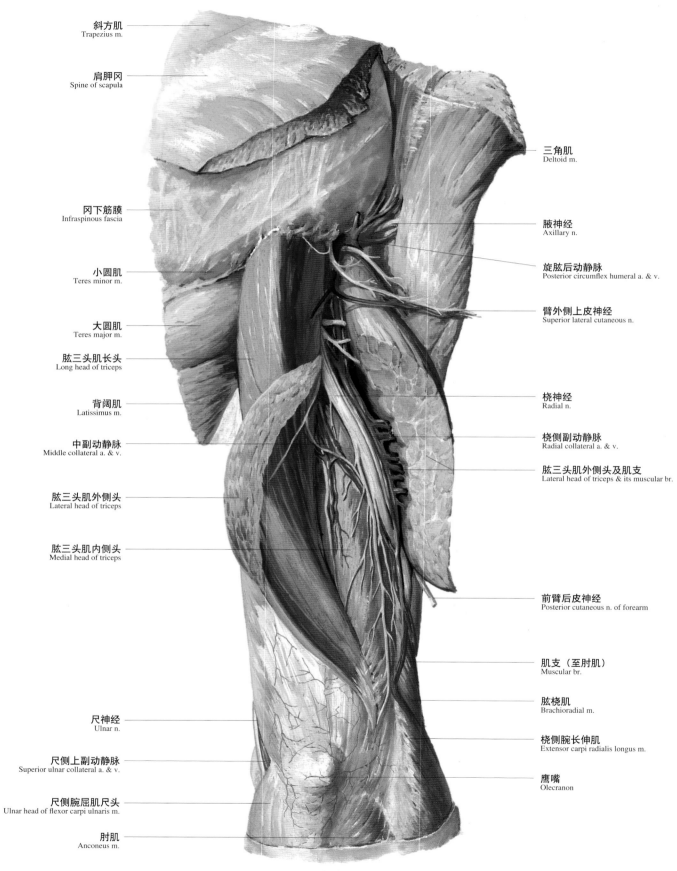

斜方肌
Trapezius m.

肩胛冈
Spine of scapula

三角肌
Deltoid m.

冈下筋膜
Infraspinous fascia

腋神经
Axillary n.

旋肱后动静脉
Posterior circumflex humeral a. & v.

小圆肌
Teres minor m.

臂外侧上皮神经
Superior lateral cutaneous n.

大圆肌
Teres major m.

肱三头肌长头
Long head of triceps

桡神经
Radial n.

背阔肌
Latissimus m.

桡侧副动静脉
Radial collateral a. & v.

中副动静脉
Middle collateral a. & v.

肱三头肌外侧头及肌支
Lateral head of triceps & its muscular br.

肱三头肌外侧头
Lateral head of triceps

肱三头肌内侧头
Medial head of triceps

前臂后皮神经
Posterior cutaneous n. of forearm

肌支（至肘肌）
Muscular br.

肱桡肌
Brachioradial m.

尺神经
Ulnar n.

桡侧腕长伸肌
Extensor carpi radialis longus m.

尺侧上副动静脉
Superior ulnar collateral a. & v.

鹰嘴
Olecranon

尺侧腕屈肌尺头
Ulnar head of flexor carpi ulnaris m.

肘肌
Anconeus m.

198. 臂后区局解（三）
Topography of the posterior brachial region

（3）外侧头支：1～6支，多发自背阔肌下方 1.5～4.6 cm 处，居桡神经沟中。

（4）肘肌支：多与内侧头支共干发出，沿肱三头肌内侧头表面或肌质中下降，达肘肌。

（5）臂外侧下皮神经：较细，约平三角肌止点发自桡神经，穿外侧头至肘前方（本图未显示出）。

（6）前臂后皮神经：常与臂外侧下皮神经共干发出，较粗，亦穿出外侧头，沿臂外侧及前臂背面下降，达腕区。

肱骨体中部骨折有时伴有桡神经损伤，如损伤部位在桡神经干发出肱三头肌肌支下方，则肱三头肌可未累及而伸肘功能良好。

3. 肱深动脉 与桡神经伴行进入桡神经沟，发出：①升支（或称三角肌支），在长头与外侧头之间与旋肱后动脉降支吻合。②肱骨滋养动脉常于三角肌粗隆后方发出，入肱骨。③桡侧副动脉为肱深动脉的终末延续，随桡神经穿过臂外侧肌间隔，于肱肌、肱桡肌之间下降，于外上髁前方与桡侧返动脉吻合。④中副动脉为另一较大终支，沿肱三头肌内侧头表面或肌质中下降，于外上髁后方与骨间返动脉吻合。

臂后区局解（四）

肌肉大部切除，只余肱骨、主要血管神经及臂内、外侧肌间隔，进一步显示桡神经和肱深动脉分支于臂后面的走行及穿过臂外侧肌间隔的部位，同时显示尺神经和尺侧上副动脉穿过臂内侧肌间隔的部位。

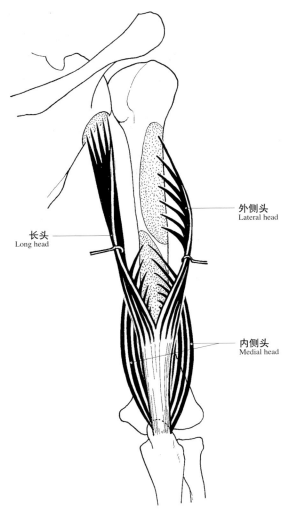

外侧头
Lateral head

长头
Long head

内侧头
Medial head

199. 肱三头肌的起止
Origin and insertion of the triceps brachii

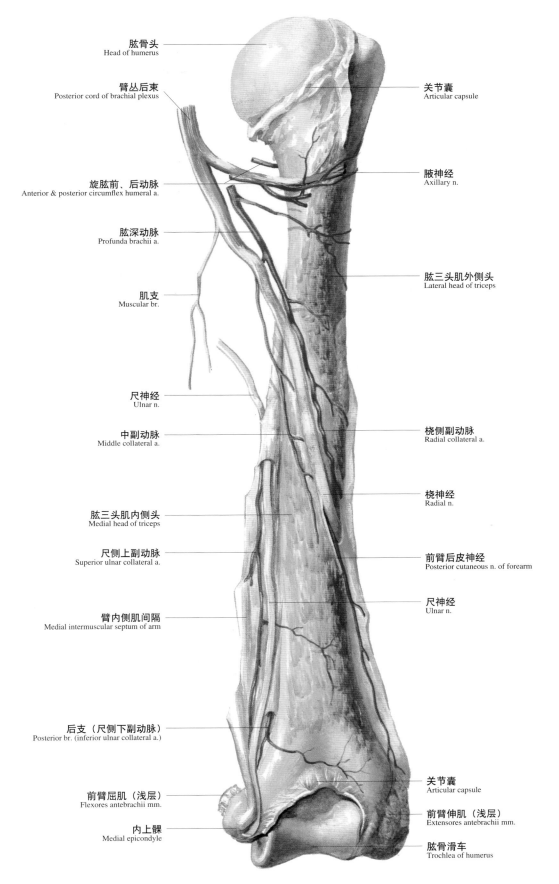

肱骨头
Head of humerus

臂丛后束
Posterior cord of brachial plexus

旋肱前、后动脉
Anterior & posterior circumflex humeral a.

肱深动脉
Profunda brachii a.

肌支
Muscular br.

尺神经
Ulnar n.

中副动脉
Middle collateral a.

肱三头肌内侧头
Medial head of triceps

尺侧上副动脉
Superior ulnar collateral a.

臂内侧肌间隔
Medial intermuscular septum of arm

后支（尺侧下副动脉）
Posterior br. (inferior ulnar collateral a.)

前臂屈肌（浅层）
Flexores antebrachii mm.

内上髁
Medial epicondyle

关节囊
Articular capsule

腋神经
Axillary n.

肱三头肌外侧头
Lateral head of triceps

桡侧副动脉
Radial collateral a.

桡神经
Radial n.

前臂后皮神经
Posterior cutaneous n. of forearm

尺神经
Ulnar n.

关节囊
Articular capsule

前臂伸肌（浅层）
Extensores antebrachii mm.

肱骨滑车
Trochlea of humerus

200. 臂后区局解（四）
Topography of the posterior brachial region

第三节　臂外侧面

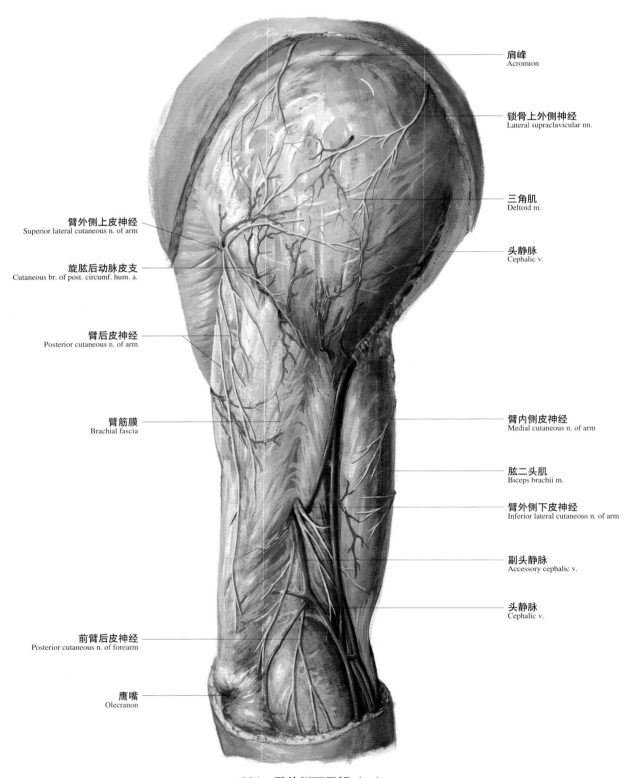

肩峰
Acromion

锁骨上外侧神经
Lateral supraclavicular nn.

三角肌
Deltoid m.

臂外侧上皮神经
Superior lateral cutaneous n. of arm

旋肱后动脉皮支
Cutaneous br. of post. circumf. hum. a.

头静脉
Cephalic v.

臂后皮神经
Posterior cutaneous n. of arm

臂筋膜
Brachial fascia

臂内侧皮神经
Medial cutaneous n. of arm

肱二头肌
Biceps brachii m.

臂外侧下皮神经
Inferior lateral cutaneous n. of arm

副头静脉
Accessory cephalic v.

头静脉
Cephalic v.

前臂后皮神经
Posterior cutaneous n. of forearm

鹰嘴
Olecranon

201. 臂外侧面局解（一）
Topography of the lateral brachial aspect

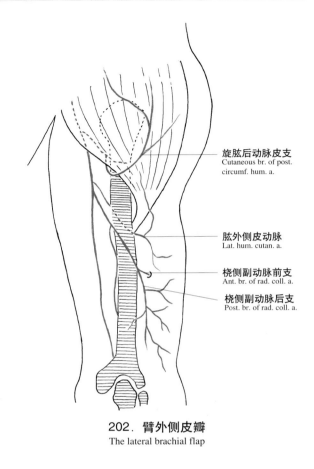

旋肱后动脉皮支
Cutaneous br. of post. circumf. hum. a.

肱外侧皮动脉
Lat. hum. cutan. a.

桡侧副动脉前支
Ant. br. of rad. coll. a.

桡侧副动脉后支
Post. br. of rad. coll. a.

202. 臂外侧皮瓣
The lateral brachial flap

臂外侧面局解（一）

　　臂外侧面筋膜与臂外侧肌间隔相连的部位显现凹沟。锁骨上外侧神经分布于肩上面，臂外侧上皮神经、臂后皮神经从三角肌后缘穿出深筋膜，分布于肩外侧面后部；臂外侧下皮神经、前臂后皮神经从臂外侧肌间隔部位穿出深筋膜，分布于臂外侧面下部。头静脉沿肱二头肌外侧沟上升，副头静脉于臂外侧肌间隔处穿入深筋膜注入深静脉。

臂外侧皮瓣

　　臂外侧皮瓣可分上、中、下三部。

一、臂外侧上部皮瓣

　　血管蒂为旋肱后动脉皮支，一般在三角肌止点上方 7.8 cm 处穿出深筋膜，分布于三角肌表面皮肤。

皮动脉外径 0.8 ~ 1.0 mm，如需较粗血管，可向深部分离追寻。臂外侧上皮神经与之伴行，可获利用。

二、臂外侧中部皮瓣

血管蒂为肱外侧皮动脉（出现率 88%），于腋前襞下方 2.2 cm 附近起自肱动脉，行于肱二头肌和肱肌之间，分布三角肌止点附近皮肤。皮动脉穿深筋膜处外径 1.6 mm，头静脉属支可获利用。

三、臂外侧下部皮瓣

血管蒂为桡侧副动脉后支，桡动脉在三角肌止点下方约 4.0 cm 处分为前支和后支，后支贴附臂外侧肌间隔后面在肱桡肌和肱三头肌之间下行，逐渐浅出，外径 1.3 mm（0.7 ~ 2.0），平均有 2 ~ 3 个皮支。皮瓣静脉有浅、深两组，浅组是头静脉，沿肱二头肌外侧沟上行，深组为伴行的桡侧副静脉，多为 2 条，外径平均 1.9 mm。皮瓣神经为臂外侧下皮神经和前臂后皮神经。下部皮瓣面积为 8 cm×12 cm，皮肤质量较好，适于修复手掌、手背等创面。

臂外侧面局解（二）

筋膜切除显示肌肉。上为三角肌，可见三角肌中部纤维呈多羽状交织，前后部纤维平行。臂外侧肌间隔从三角肌抵止后方起始，延至外上髁。隔前方有肱肌、肱桡肌和桡侧腕长伸肌附着，隔后方有肱三头肌外侧头和内侧头附着。臂外侧下皮神经和前臂后皮神经穿过臂外侧肌间隔至前方下降。

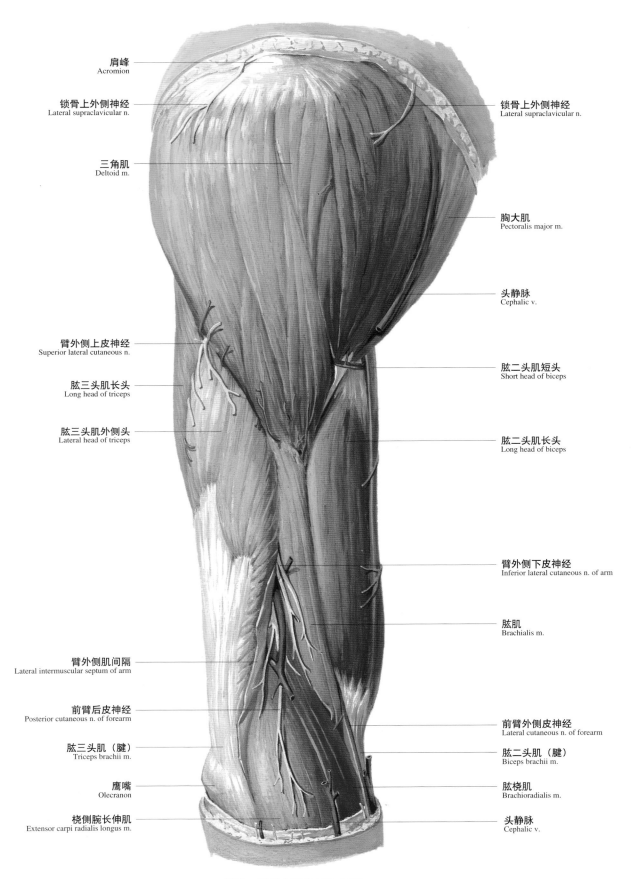

肩峰
Acromion

锁骨上外侧神经
Lateral supraclavicular n.

锁骨上外侧神经
Lateral supraclavicular n.

三角肌
Deltoid m.

胸大肌
Pectoralis major m.

头静脉
Cephalic v.

臂外侧上皮神经
Superior lateral cutaneous n.

肱二头肌短头
Short head of biceps

肱三头肌长头
Long head of triceps

肱三头肌外侧头
Lateral head of triceps

肱二头肌长头
Long head of biceps

臂外侧下皮神经
Inferior lateral cutaneous n. of arm

肱肌
Brachialis m.

臂外侧肌间隔
Lateral intermuscular septum of arm

前臂后皮神经
Posterior cutaneous n. of forearm

前臂外侧皮神经
Lateral cutaneous n. of forearm

肱三头肌（腱）
Triceps brachii m.

肱二头肌（腱）
Biceps brachii m.

鹰嘴
Olecranon

肱桡肌
Brachioradialis m.

桡侧腕长伸肌
Extensor carpi radialis longus m.

头静脉
Cephalic v.

203．臂外侧面局解（二）
Topography of the lateral brachial aspect

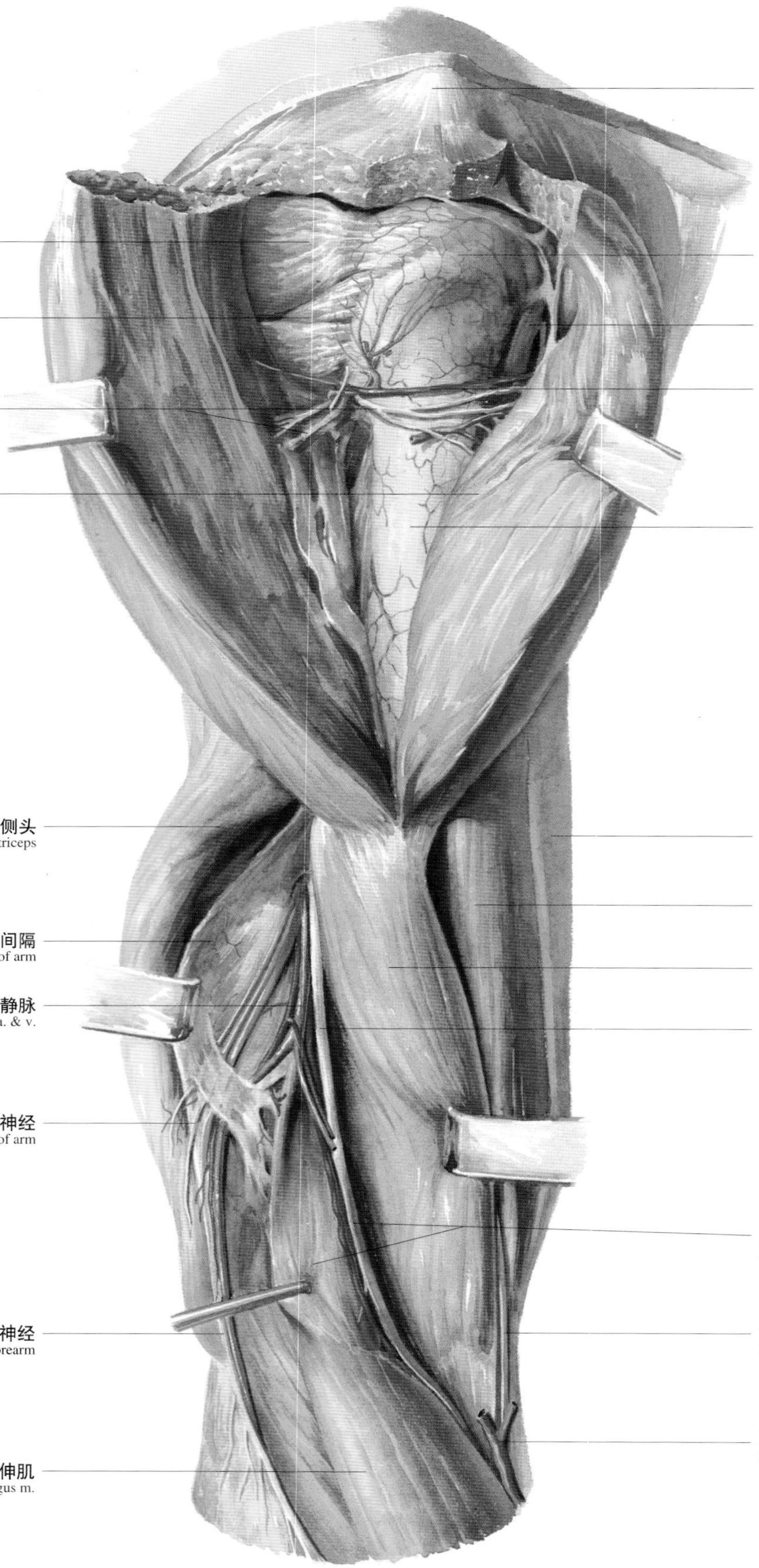

肩峰
Acromion

大结节
Greater tubercle

肱二头肌长头腱
Tendon of long head of biceps

旋肱后动脉
Posterior circumflex humeral a.

肱骨体
Body of humerus

冈下肌
Infraspinatus m.

小圆肌
Teres minor m.

腋神经
Axillary n.

三角肌
Deltoid m.

肱三头肌外侧头
Lateral head of triceps

臂外侧肌间隔
Lateral intermuscular septum of arm

桡侧副动静脉
Radial collateral a. & v.

臂外侧下皮神经
Inferior lateral cutaneous n. of arm

前臂后皮神经
Posterior cutaneous n. of forearm

桡侧腕长伸肌
Extensor carpi radialis longus m.

肱二头肌短头
Short head of biceps

肱二头肌长头
Long head of biceps

肱肌
Brachialis m.

桡神经
Radial n.

肱桡肌及肌支
Brachioradialis m. & muscular br.

前臂外侧皮神经
Lateral cutaneous n. of forearm

头静脉
Cephalic v.

204. 臂外侧面局解（三）
Topography of the lateral brachial aspect

臂外侧面局解（三）

三角肌纵行切开翻向两侧，显示肱骨上 1/3 部。肩峰下囊已切除，可见冈上肌、冈下肌和小圆肌移行为腱抵于大结节上、中、下压迹。在肱骨外科颈平面，可见腋神经和旋肱后动脉出四边间隙后分前、后支。腋神经前支距肩峰外缘 4～5 cm 远绕外科颈前行。沿途发支支配三角肌中部和前部。纵切三角肌时必须保护腋神经。肱骨外科颈骨折有损伤腋神经的可能。后支支配三角肌后部及小圆肌。肱肌拉向前方，肱三头肌连同臂外侧肌间隔拉向后方，肱桡肌亦牵向后方，可见桡神经于三角肌抵止的后外方穿过臂外侧肌间隔沿肱肌和肱桡肌之间下降，沿途并发肌支支配肱桡肌，有时还发支支配肱肌。桡侧副动脉与桡神经伴行。臂外侧下皮神经和前臂后皮神经亦自隔穿出后下降。

第四节　臂部断面及筋膜间隙

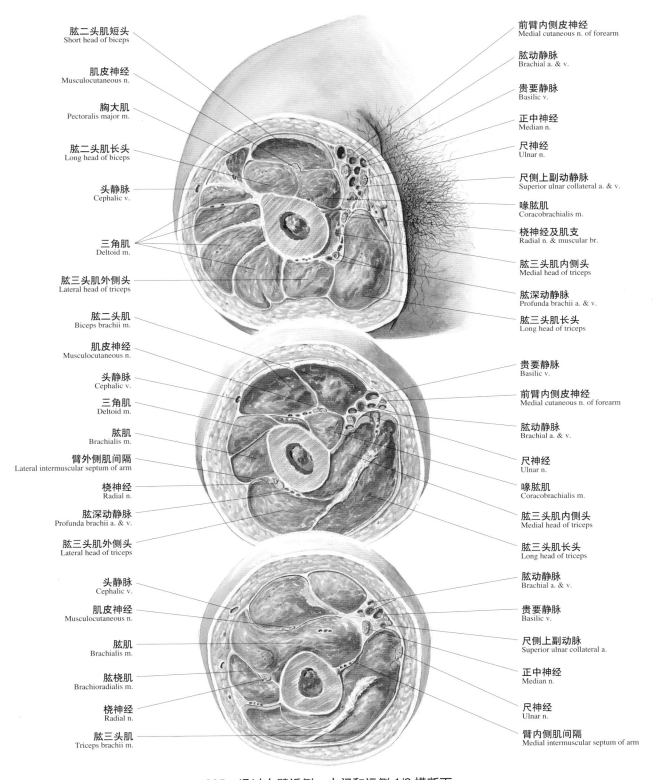

肱二头肌短头
Short head of biceps

肌皮神经
Musculocutaneous n.

胸大肌
Pectoralis major m.

肱二头肌长头
Long head of biceps

头静脉
Cephalic v.

三角肌
Deltoid m.

肱三头肌外侧头
Lateral head of triceps

肱二头肌
Biceps brachii m.

肌皮神经
Musculocutaneous n.

头静脉
Cephalic v.

三角肌
Deltoid m.

肱肌
Brachialis m.

臂外侧肌间隔
Lateral intermuscular septum of arm

桡神经
Radial n.

肱深动静脉
Profunda brachii a. & v.

肱三头肌外侧头
Lateral head of triceps

头静脉
Cephalic v.

肌皮神经
Musculocutaneous n.

肱肌
Brachialis m.

肱桡肌
Brachioradialis m.

桡神经
Radial n.

肱三头肌
Triceps brachii m.

前臂内侧皮神经
Medial cutaneous n. of forearm

肱动静脉
Brachial a. & v.

贵要静脉
Basilic v.

正中神经
Median n.

尺神经
Ulnar n.

尺侧上副动静脉
Superior ulnar collateral a. & v.

喙肱肌
Coracobrachialis m.

桡神经及肌支
Radial n. & muscular br.

肱三头肌内侧头
Medial head of triceps

肱深动静脉
Profunda brachii a. & v.

肱三头肌长头
Long head of triceps

贵要静脉
Basilic v.

前臂内侧皮神经
Medial cutaneous n. of forearm

肱动静脉
Brachial a. & v.

尺神经
Ulnar n.

喙肱肌
Coracobrachialis m.

肱三头肌内侧头
Medial head of triceps

肱三头肌长头
Long head of triceps

肱动静脉
Brachial a. & v.

贵要静脉
Basilic v.

尺侧上副动脉
Superior ulnar collateral a.

正中神经
Median n.

尺神经
Ulnar n.

臂内侧肌间隔
Medial intermuscular septum of arm

205. 通过右臂近侧、中间和远侧 1/3 横断面
Transverse sections through the proximal, middle and distal third of the right upper arm

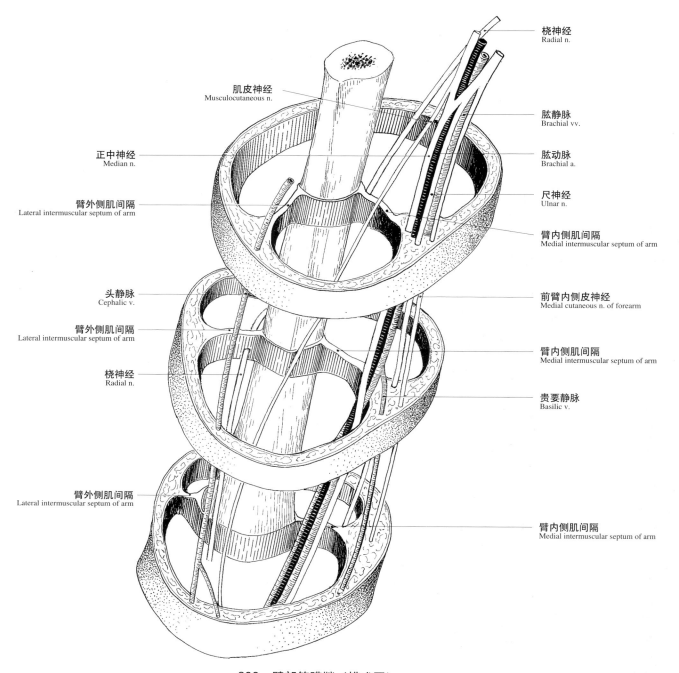

桡神经
Radial n.

肌皮神经
Musculocutaneous n.

肱静脉
Brachial vv.

正中神经
Median n.

肱动脉
Brachial a.

臂外侧肌间隔
Lateral intermuscular septum of arm

尺神经
Ulnar n.

臂内侧肌间隔
Medial intermuscular septum of arm

头静脉
Cephalic v.

前臂内侧皮神经
Medial cutaneous n. of forearm

臂外侧肌间隔
Lateral intermuscular septum of arm

臂内侧肌间隔
Medial intermuscular septum of arm

桡神经
Radial n.

贵要静脉
Basilic v.

臂外侧肌间隔
Lateral intermuscular septum of arm

臂内侧肌间隔
Medial intermuscular septum of arm

206. 臂部筋膜鞘（模式图）
A sheme showing the fascial sheath of the brachial region

　　臂部深筋膜较发达，上与三角肌筋膜和腋筋膜延续，下与前臂筋膜相连。在肱二头肌内、外侧沟处发出臂内、外侧肌间隔，深入屈肌与伸肌之间，附于肱骨干内、外侧缘和髁上嵴，因此将臂部分成两个骨筋膜鞘。鞘向上与腋窝和肩部组织间隙相通，向下与肘和前臂的组织间隙相通。前鞘中包绕喙肱肌、肱二头肌和肱肌，后鞘中包绕肱三头肌。两鞘中的肌肉与肱骨的关系在三角肌止点上下不同。在肱骨干上部，因无肌肉附于其上，当肱二头肌、三角肌、喙肱肌和肱三头肌长头切断后可自由向上收缩；在肱骨干下部，

因肱肌、肱三头肌紧贴于骨，虽被切断而不致过分向上收缩。肱二头肌全长除长头腱为滑液鞘固定于结节间沟外，不与肱骨接触，切断后上下收缩特别显著。

　　肱动脉上段行于肱骨内侧，向下逐渐走向肱骨前方，全程均浅在，切开筋膜即可显露。指压法止血时，需向后外方压动脉于肱骨上。肱动脉常伴以两条肱静脉。浅静脉中，贵要静脉行至臂中部穿入深筋膜，头静脉则继续上行至锁骨下方注入腋静脉。上肢的大神经有四条越大圆肌下缘入臂。肌皮神经向下外行于前鞘中，穿过喙肱肌，行于肱二头肌和肱肌之间，支配

此三肌，于肱二头肌腱外缘穿出深筋膜而成前臂外侧皮神经。正中神经伴随肱动脉行于肱二头肌内侧沟中，初在动脉外侧，于臂中部越动脉前方至其内侧。桡神经于腋动脉之后、肱三头肌长头之前入臂，在后鞘中向下外沿肱骨桡神经沟斜行，于臂中部稍下穿过臂外侧肌间隔至前鞘中，在肱桡肌与肱肌之间下行。尺神经初于动脉内侧，至臂中部穿臂内侧肌间隔入后鞘中，沿肱三头肌内侧头下降。

第五节　臂部骨骼及骨折变位

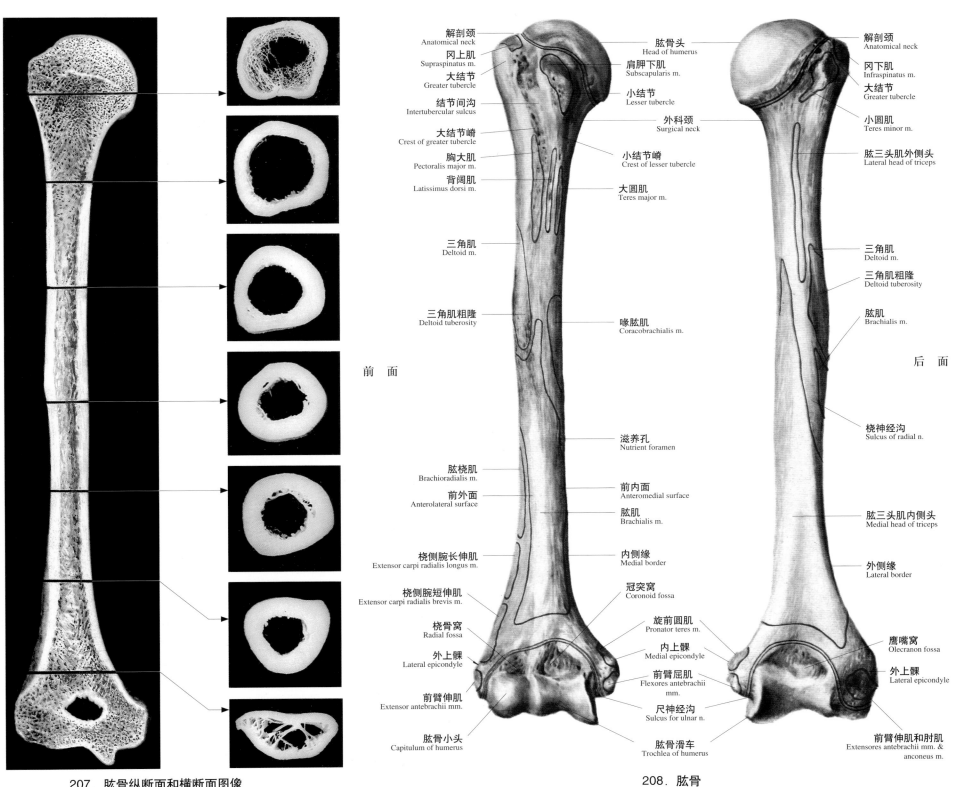

前　面

后　面

207. 肱骨纵断面和横断面图像
Photographs of the longitudinal and transverse sections of the humerus

208. 肱骨
The humerus

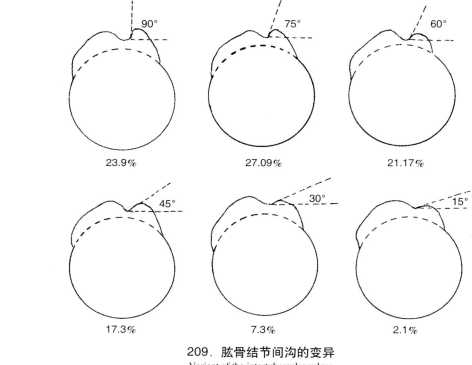

90°　23.9%
75°　27.09%
60°　21.17%
45°　17.3%
30°　7.3%
15°　2.1%

209. 肱骨结节间沟的变异
Varient of the intertubercular sulcus

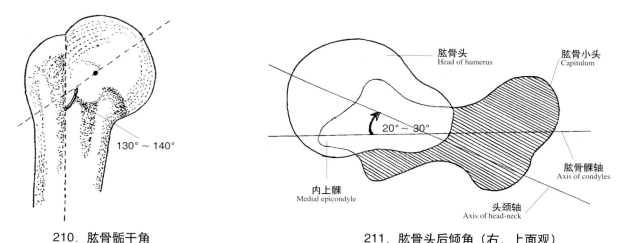

210. 肱骨骺干角
Angle between epiphysis and diaphysis of the humerus

130°～140°

肱骨头
Head of humerus
肱骨小头
Capitulum
肱骨髁轴
Axis of condyles
头颈轴
Axis of head-neck
内上髁
Medial epicondyle
20°～30°

211. 肱骨头后倾角（右，上面观）
Angle of retroinclination of head of humerus (Right. Viewed from above)

浅，易引起肱二头肌长头腱脱位。尤其当上臂突然外旋或外旋的上臂猛力前屈时。结节间沟内侧壁约有67%存在着结节上嵴，大小形状不一，向上延伸至肱骨头关节面，其中45%还带有骨刺。存在着嵴和骨刺时易使肱二头肌长头腱摩损而产生退行性变性。关节面边缘与大、小结节之间的浅沟为解剖颈，与水平面约呈45°角。大、小结节下方的扼细部为外科颈，此处为松质与密质的交界处，皮质变薄，易发生骨折。

肱骨体上半呈圆柱形，下半呈三棱柱形，可分三缘及三面。前缘大致从大结节嵴达冠突窝外缘，下部有肱肌起始。内侧缘起自小结节嵴，向下续于内上髁嵴。其中段和下段分别为喙肱肌、肱肌和肱三头肌内侧头附着，此缘中部可见一滋养孔。外侧缘上部不明显，相当于大结节后部，有小圆肌及肱三头肌外侧头附着，向下续于外上髁嵴，有肱桡肌和桡侧腕长伸肌附着。前外面的中部有"V"形粗面，为三角肌粗隆，有三角肌附着，前内面的上部较窄，下部平坦光滑，两面下部有肱肌附着。后面的中部相当于三角肌粗隆的后方，有由内上斜向外下的桡神经沟，此沟的外上方及下方分别为肱三头肌外侧头和内侧头附着处。

肱骨下端前后扁平，稍弯向前方，由肱骨小头、肱骨滑车、内上髁及外上髁组成。

肱骨骺干角

肱骨骺轴线与肱骨干轴线所成的角，为肱骨骺干角（Epiphysiodiaphysial angle）或肱骨头内倾角（Medial inclination angle），正常为130°～140°，大于140°为肩外翻，小于100°为肩内翻。肱骨头中心位于肱骨干轴线延长线内侧1 cm，或距肱骨头球面2.5 cm处。

肱骨头后倾角

肩关节前屈20°，肘置于片盖上，从肱骨头向下照射，测得的肱骨头颈中心轴线与肱骨髁横轴线形成的向后开放20°～30°角，为肱骨头后倾角（Retro-inclination angle of humeral head）或肱骨扭转角（Torsion angle of humerus），男性平均为28.35°，女性平均为27.35°。后倾角增大，不利于肩关节的稳定。因臂外展时必伴同外旋，以避免肱骨大结节与肩峰相撞。后倾角过大，势必加大外旋范围，从而使肱骨头前突，压于关节囊前壁，易发生肩关节前脱位。临床上可采取截骨术而使后倾角变小。

肱　骨

为上肢最粗最长的管状骨，分肱骨体和上下两端。

上端的肱骨头关节面呈半圆形，朝上内后方，约占不规则球面的1/3。头横径男性平均为4.20 cm，女性3.88 cm；头纵径男性平均为4.50 cm，女性4.17 cm；头周长男性平均为13.58 cm，女性12.60 cm。肱骨头关节面中心点与肩胛盂关节面中心点相对合是肩关节的力学中点，此时，肱骨居外展45°、前屈45°位。头的前外方为大、小结节，大结节下延一粗嵴，称大结节嵴，有胸大肌腱附着。结节的上面和后面有三个压迹，为冈上肌、冈下肌和小圆肌抵止处。小结节居前方，有肩胛下肌附着，向下延为小结节嵴，有背阔肌和大圆肌腱附着。胸大肌、背阔肌和大圆肌三腱由外向内依次附着于结节间沟的外唇、沟底和内唇。其中，以胸大肌附着点延伸最长，背阔肌延伸最短。结节间沟中有肱二头肌长头腱通过。结节间沟内侧壁与沟底所成的角度有很大变化，在15°～90°，此角过小，沟变

肱骨各部骨折折片的移位

1. **大结节骨折** 由直接外力或冈上肌、冈下肌和小圆肌的突然牵拉而发生，大结节缩至肩峰下方，可移位 1 cm 以上，使肩外展外旋受限。可使肩外展对合大结节折片进行复位。

2. **小结节骨折** 为单纯的小结节撕脱骨折或合并外科颈骨折，受肩胛下肌牵拉移位明显。对肩内旋功能稍有影响。

3. **解剖颈骨折** 较少见。因解剖颈极短，多为轻度裂折，应与儿童期未闭合的骺线相鉴别。如有移位，则肱骨头外展，肱骨体向内侧移位。此种骨折常发生肱骨头坏死。

4. **肱骨头骨折** 较少见。可因直接暴力的轴性压挤或因间接暴力扭转所致。无移位。

5. **外科颈骨折** 肩从外侧受到直接或间接暴力时，可造成外科颈裂纹骨折或移位骨折。近折片由于冈上肌等牵拉而外展，远折片由于胸大肌、背阔肌等牵拉而收内旋。基于三角肌、肱二头肌、肱三头肌作用，使两折片稍有重叠，或远折片嵌插于近折片而向内或向外成角。

6. **肱骨体胸大肌止点以上骨折** 近折片由于肩袖作用而外展外旋，远折片可稍向上产生重叠。

7. **肱骨体三角肌止点以上骨折** 近折片由于胸大肌、背阔肌、大圆肌牵拉而向前内，远折位由于三角肌牵拉移向上外。

8. **肱骨体三角肌止点以下骨折** 近折段因三角肌和喙肱肌收缩而向前外，远折段因肱二头肌和肱三头肌收缩而向上移位。中 1/3 骨折同时可损伤桡神经。

9. **肱骨髁上骨折——伸展型** 约占髁上骨折的 95%，多发生于 10 岁以上儿童，跌倒时肘过度伸展手着地引起，由于暴力方向、携带角和肱肌等牵引，上折片常移向前下内，甚至穿破肱肌而损伤肱动脉和正中神经，远折片常移向后方，或表现尺偏、桡偏、旋转或向前成角，有时造成肘内、外翻畸形，可造成桡神经损伤。

10. **肱骨髁上骨折——屈曲型** 常在肘屈曲时暴力由前下向后上撞击鹰嘴时引起，远折段向前，近折段向后，呈向后成角畸形，少数可引起血管损伤，造成 Volkmann 缺血性挛缩。

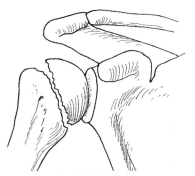
3. 解剖颈骨折
Fracture of anatomic neck

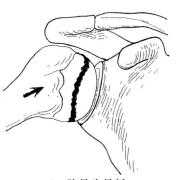
4. 肱骨头骨折
Fracture of head of humerus

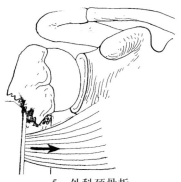
5. 外科颈骨折
Fracture of surgical neck

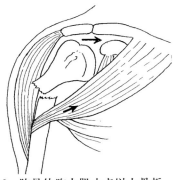
6. 肱骨体胸大肌止点以上骨折
Fracture of body of humerus above insertion of pectoralis major

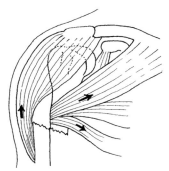
7. 肱骨体三角肌止点以上骨折
Fracture of body of humerus above insertion of deltoid muscle

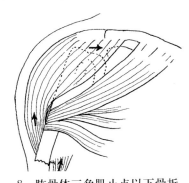
8. 肱骨体三角肌止点以下骨折
Fracture of body of humerus below insertion of deltoid muscle

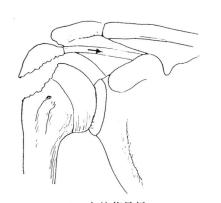
1. 大结节骨折
Fracture of greater tubercle

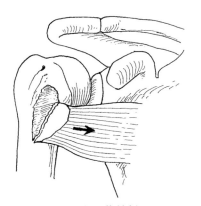
2. 小结节骨折
Fracture of lesser tubercle

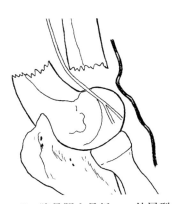
9. 肱骨髁上骨折——伸展型
Supracondylar fracture of humerus——extension type

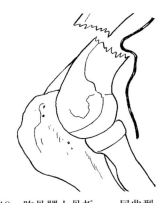
10. 肱骨髁上骨折——屈曲型
Supracondylar fracture of humerus——flexion type

212. 肱骨各部骨折片移位（模式图）
Drawings demonstrating displacement of fragments in fractures of the humerus

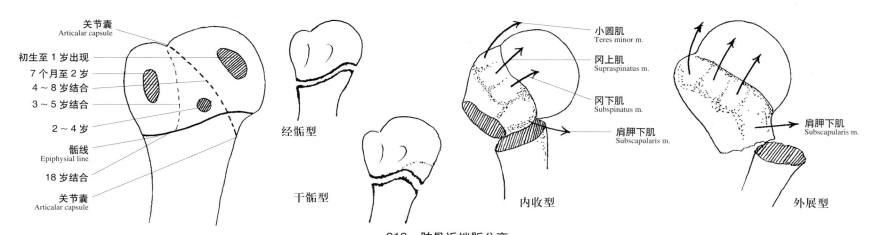

213. 肱骨近端骺分离
Epiphysiolysis of the proximal end of the humerus

肱骨近端有肱骨头、大结节和小结节 3 个骨化中心。4~8 岁时，3 个中心融合为一，到 18~20 岁，骺板消失，肱骨近端与肱骨体融合。因此，7~18 岁是肱骨近端骺分离的发病年龄。

骺分离绝大部分由间接暴力引起，如儿童跌倒时手或前臂伸直着地，传导暴力作用于肱骨上端，因骺板强度较弱，故多发生骺分离。由于肱骨头与肱骨干之间存在着 10°~20° 后倾角，又因肱骨近端各骨化中心居骺板后内侧，暴力上传于骺板时，可产生剪式应力，而使骺分离线呈斜向后上的坡形，折线可全部或部分通过骺板。骺板（线）呈曲线形，前外侧低，后内侧高，内侧骺线位于关节囊内，因此，骺分离时，分离线与关节囊内外交叉。这点与外科颈骨折有所不同，实际上，在这个年龄段，外科颈骨折很少发生。依骨骺损伤形状，主要分经骺型（分离全经骺线）和干骺型（骺内侧带一三角形骨块）。依移位方向，主要分内收型和外展型。内收型：近折片由于肩袖肌的牵拉朝向前外并轻度外旋，远折片则与近段向下后成角。如移位小于骺端断面 1/4，向前成角小于 20°，则属稳定性。此型占骺分离的 93%。外展型：近、远折片向内前成角或近折片朝向内前，此型很少，治疗以保守整复为主。

骺分离断面斜度随增龄而改变。年龄越大，内侧三角形骨片越大，折线与骺板并行距离越短，骨折也趋于不稳定。

第六节　臂部入路局解

肱骨近 1/3 前外侧入路

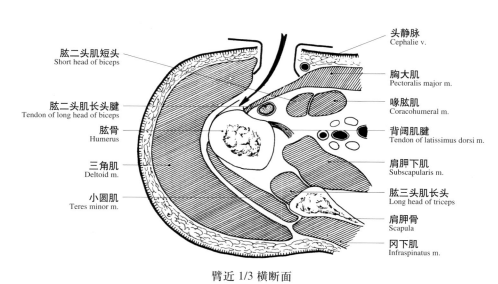

臂近 1/3 横断面

214. 肱骨近 1/3 前外侧入路
Anterolateral approach to the proximal third of the humerus

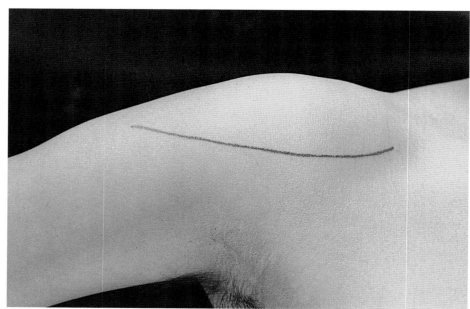

214-1. 切口起自喙突，沿三角肌前缘向下，达其中、下 1/3 交界处。此口适用于肱骨外科颈或上 1/3 部骨折的切开复位术、肿瘤切除术、骨髓炎病灶切除术、肱二头肌长头腱修复术、移位术及慢性腱鞘炎的处理等。

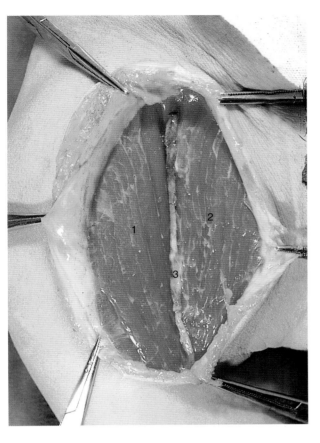

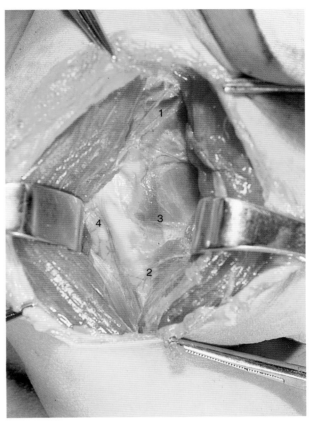

▲214-2．将皮瓣牵向两侧，显出外侧的三角肌 (1)、内侧的胸大肌 (2) 及行于三角胸肌沟中的头静脉 (3)。

▶214-3．将三角肌牵向外侧（注意胸肩峰动脉三角肌支 (1)，可将其切断结扎），胸大肌和头静脉牵向内侧，即显露下方的胸大肌抵止腱 (2)、外侧的肱二头肌长头和内侧的肱二头肌短头 (3)。长头的近侧部行于肱骨前面的结节间沟中，并为结节间滑液鞘 (4) 所包裹，远侧部被胸大肌腱所掩盖。

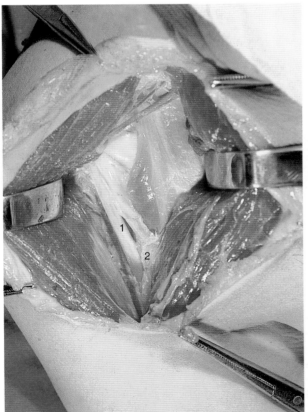

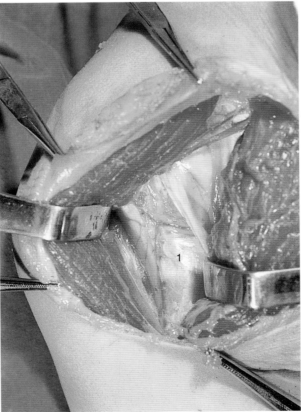

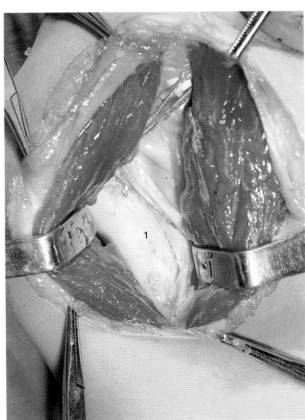

214-4．如欲做腱移位术，近侧部需切断肱横韧带并切开结节间滑液鞘，远侧部切开胸大肌腱 (2) 一部或全部，以显示肱二头肌长头腱 (1)。

214-5．将肱二头肌长头和胸大肌抵止腱牵向内侧，显示肱骨上 1/3 部 (1)。可见一血管沿肱骨骨膜上升，并与旋肱前动脉吻合。

214-6．于肱二头肌长头和胸大肌抵止腱的外侧纵行切开肱骨骨膜，并牵向两侧，即显出肱骨上 1/3 骨质 (1)。旋肱前动脉行于肱骨外科颈下方，必要时可将其结扎。

肱骨中 1/3 前外侧入路

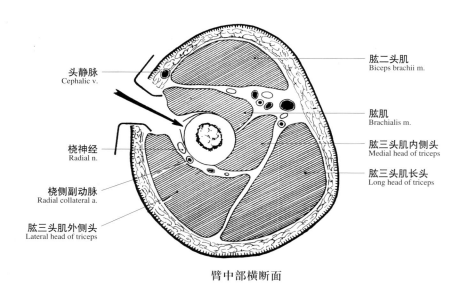

头静脉
Cephalic v.

肱二头肌
Biceps brachii m.

肱肌
Brachialis m.

桡神经
Radial n.

肱三头肌内侧头
Medial head of triceps

桡侧副动脉
Radial collateral a.

肱三头肌长头
Long head of triceps

肱三头肌外侧头
Lateral head of triceps

臂中部横断面

215. 肱骨中 1/3 前外侧入路
Anterolateral approach to the middle third of the humerus

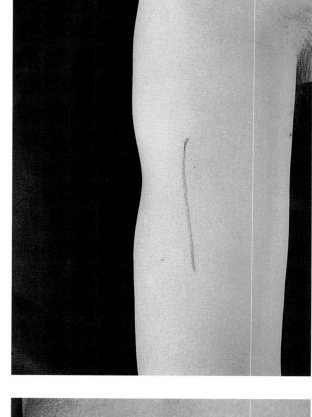

▶ 215-1. 切口起自三角肌止点上方约2横指,沿肱二头肌外缘向下,达臂中、下 1/3 交界处下方 2 横指(依手术需要可适当延长)。此口适用于肱骨中段各种疾患的手术。

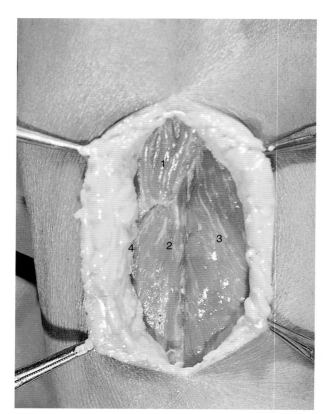

215-2. 将皮瓣牵向两侧,显露上方的三角肌抵止 (1)、下方的肱肌 (2)、前方的肱二头肌 (3) 和后方的肱三头肌外侧头 (4)。

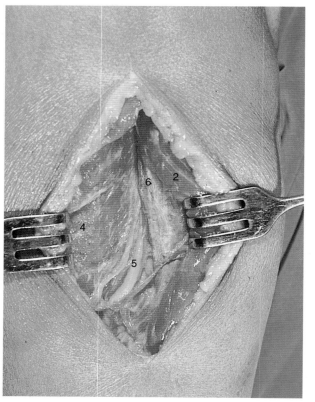

215-3. 分离肱肌和肱三头肌间隙。肱肌 (2) 拉向前内方,肱三头肌 (4) 拉向后外方,可见桡神经 (5) 和桡侧副动静脉 (6) 出桡神经沟,沿肱骨前外侧由上向下走行(有时可在肱肌外、中 1/3 交界处纵行切开肱肌亦可显露神经和血管)。

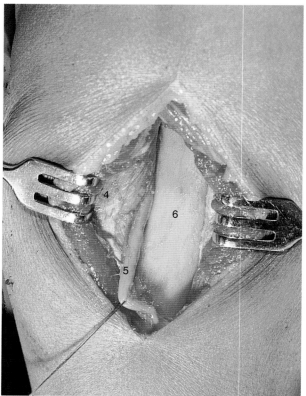

215-4. 肱三头肌外侧头 (4) 和桡神经 (5) 被牵向后方,纵行切开骨膜,露出肱骨中段骨质 (6)。

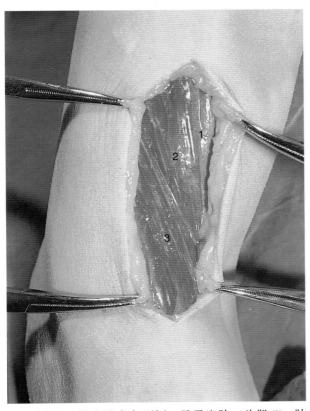

◄ 216-1. 切口起自肱二头肌外侧沟中、下1/3 交界处，向下前达桡骨头前方（依手术需要，切口可上下适当延长）。此口适用于肱骨下段各种疾患的外科处理。

肱骨远 1/3 前外侧入路

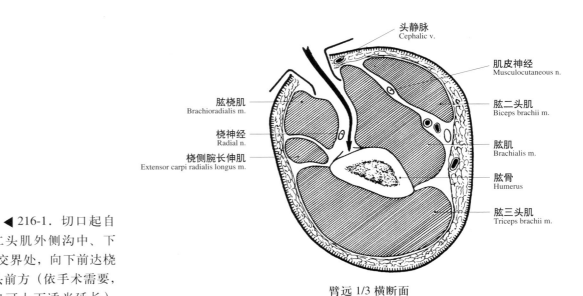

头静脉
Cephalic v.

肌皮神经
Musculocutaneous n.

肱桡肌
Brachioradialis m.

肱二头肌
Biceps brachii m.

桡神经
Radial n.

肱肌
Brachialis m.

桡侧腕长伸肌
Extensor carpi radialis longus m.

肱骨
Humerus

肱三头肌
Triceps brachii m.

臂远 1/3 横断面

216. 肱骨远 1/3 前外侧入路
Anterolateral approach to the distal third of the humerus

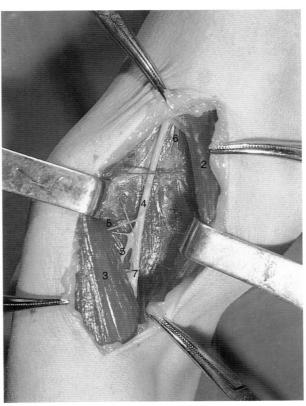

216-2. 将皮瓣牵向两侧，显露出肱二头肌 (1)、肱肌 (2) 和肱桡肌 (3)。

216-3. 于肌间隙分离肱肌和肱桡肌。将肱肌 (2) 拉向内侧，肱桡肌 (3) 拉向外侧，可见桡神经 (4) 于肌间隙深部下降，并发出 2 条肱桡肌支 (5) 进入肱桡肌。另有桡侧副动脉 (6) 和桡侧返动脉 (7) 与桡神经伴行。

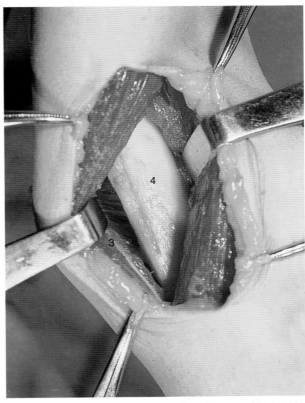

216-4. 将肱桡肌 (3) 拉向后方，桡神经可留在原位不动或将其向外侧牵开，避免损伤。将肱肌 (2) 拉向前内侧，显露肱肌下面的肱骨 (4)。于肱肌外缘纵行切开骨膜，显露出肱骨远段。

肱骨中 3/5 后入路

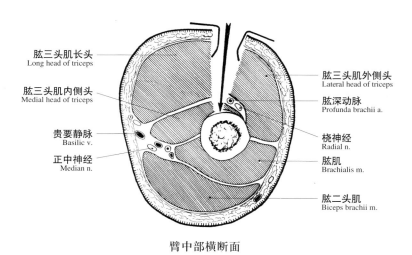

肱三头肌长头
Long head of triceps

肱三头肌内侧头
Medial head of triceps

贵要静脉
Basilic v.

正中神经
Median n.

肱三头肌外侧头
Lateral head of triceps

肱深动脉
Profunda brachii a.

桡神经
Radial n.

肱肌
Brachialis m.

肱二头肌
Biceps brachii m.

臂中部横断面

217. 肱骨中 3/5 后入路
Posterior approach to the middle three fifth of the humerus

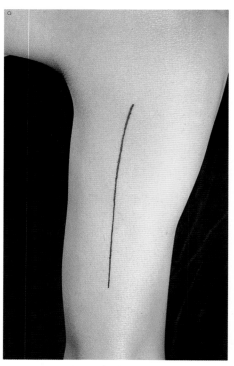

217-1. 切口起自三角肌后缘中点，垂直向下达鹰嘴上方 5～10 cm 处，需要时可延长。此口适用于肱骨肿瘤切除术和桡神经损伤的处理等。

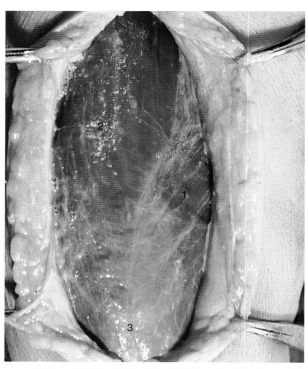

217-2. 将皮瓣牵向两侧，显露肱三头肌外侧头（在外侧）[1]、长头（在内侧）[2] 和下方的肱三头肌腱膜 [3]。

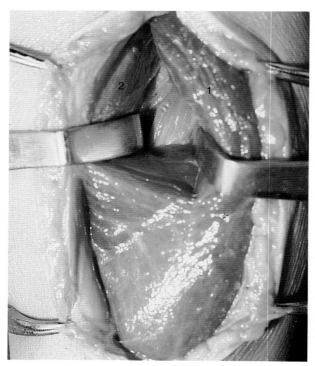

217-3. 钝性分离肱三头肌外侧头 [1] 和长头 [2] 之间的间隙，并将肌肉向两侧拉开，可显露桡神经和肱深动脉的一部分。

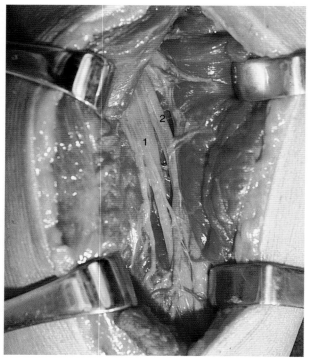

217-4. 继续向下切开肱三头肌腱直达切口的下端，将肌肉拉向两侧，可见桡神经及其肌支 [1] 和肱深动静脉 [2]。神经和血管从内上角开始，从上内向下外斜贯术野范围，行于桡神经沟和肱三头肌内侧头的浅面，为外侧头所掩，并消失于外侧头的深部。

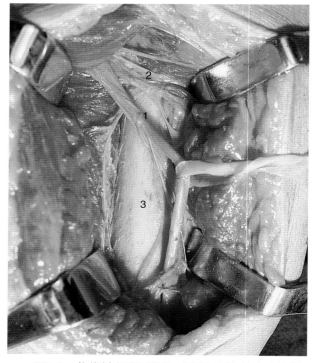

217-5. 将桡神经留于原位（本图为清晰显示结构，将桡神经 [1] 轻轻提起），纵行切开肱三头肌内侧头直达肱骨 [3]，行骨膜下剥离，显露切口内的肱骨，切时避免损伤肱三头肌肌支。

第四章 肘　部

第一节　肘　前　区

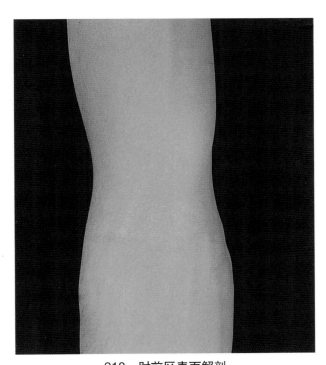

218. 肘前区表面解剖
Surface anatomy of the anterior cubital region

肘前区表面解剖

　　肘部两侧可明显摸到肱骨内、外上髁、内上髁比外上髁稍低。通过内、外上髁上下二横指画二环形线即为肘部的上、下界。肘前区皮肤较薄，隐约可见一三角形凹陷，为肘窝（Cubital fossa），窝上界由肱二头肌和肱肌、下外界由肱桡肌和桡侧腕伸肌、下内界由旋前圆肌和前臂屈肌的肌隆起围成。浅静脉隔皮可见，为静脉穿刺的重要部位。

　　屈肘成直角、前臂极度旋后时，于肘窝中部可明显摸到肱二头肌腱及其腱膜，并可用两指将腱捏起。恰在腱的内侧，可扪及肱动脉的搏动，并可用指尖滚动其内侧的正中神经。这里的肱动脉是测血压的听诊部位。抗阻力屈肘时，肘窝外界的肱桡肌和桡侧腕长伸肌显著紧张，在肱桡肌与内侧的肱二头肌、肱肌之间的沟内，为桡神经经行之处。

肘前区局解（一）

　　剥除皮肤后肘窝更为清晰。皮静脉粗大浅在。头静脉行于外侧，贵要静脉行于内侧，肘正中静脉连于中间。此例属 Y 型肘正中静脉，由头正中静脉和贵要正中静脉两部组成。下连前臂正中静脉，其深面有一恒定的交通支与深静脉相连。肘前手术时可切断肘正中静脉以显露深部。皮神经贴近深筋膜，多走在静脉深面。前臂内侧皮神经伴贵要静脉下降。尺侧支多数行于内上髁前方（占 93.8%），少数经内上髁后方（占 6.2%），然后绕至前臂后面。前支于肘部又分两支，内侧支沿肘部内 1/5 与外 4/5 交界处下行，外侧支沿肘部中、内 1/3 交界处下行。前臂外侧皮神经于肘横纹上 3.5 cm 处的肱二头肌腱外缘穿出深筋膜，居头静脉后内方，沿肘部中、外 1/3 交界处下降。

　　肘前区上方尚可见臂内侧皮神经和臂外侧下皮神经的末梢分支及肘浅淋巴结（或称滑车上淋巴结），此结居于内上髁上方，贵要静脉的后内侧。手和前臂尺侧感染时，此结肿大。

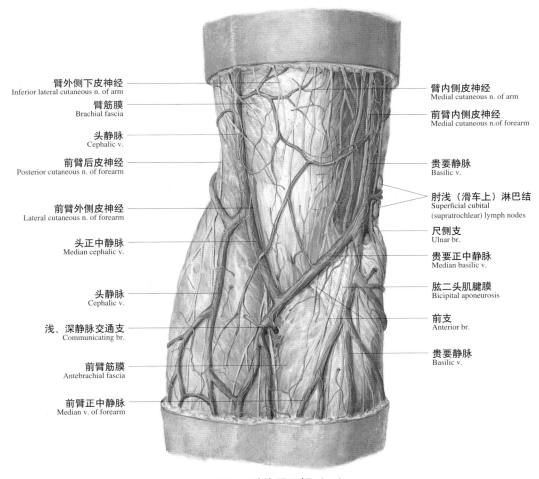

臂外侧下皮神经
Inferior lateral cutaneous n. of arm

臂筋膜
Brachial fascia

头静脉
Cephalic v.

前臂后皮神经
Posterior cutaneous n. of forearm

前臂外侧皮神经
Lateral cutaneous n. of forearm

头正中静脉
Median cephalic v.

头静脉
Cephalic v.

浅、深静脉交通支
Communicating br.

前臂筋膜
Antebrachial fascia

前臂正中静脉
Median v. of forearm

臂内侧皮神经
Medial cutaneous n. of arm

前臂内侧皮神经
Medial cutaneous n. of forearm

贵要静脉
Basilic v.

肘浅（滑车上）淋巴结
Superficial cubital (supratrochlear) lymph nodes

尺侧支
Ulnar br.

贵要正中静脉
Median basilic v.

肱二头肌腱膜
Bicipital aponeurosis

前支
Anterior br.

贵要静脉
Basilic v.

219. 肘前区局解（一）
Topography of the anterior cubital region

头静脉
Cephalic v.

肱二头肌
Biceps brachii m.

肱肌
Brachialis m.

前臂外侧皮神经
Lateral cutaneous n. of forearm

肱二头肌（腱）
Biceps brachii m.

桡侧腕长伸肌
Extensor carpi radialis longus m.

肱桡肌
Brachioradialis m.

头静脉
Cephalic v.

前臂正中静脉
Median v. of forearm

贵要静脉
Basilic v.

肱三头肌内侧头
Medial head of triceps

臂内侧肌间隔
Medial intermuscular septum of arm

正中神经
Median n.

内上髁
Medial epicondyle

肱动静脉
Brachial a. & v.

旋前圆肌
Pronator teres m.

肱二头肌腱膜
Bicipital aponeurosis

桡侧腕屈肌
Flexor carpi radialis m.

掌长肌
Palmaris longus m.

220. 肘前区局解（二）
Topography of the anterior cubital region

肘前区局解（二）

皮静脉、皮神经和深筋膜大部切除。显露上方的肱二头肌和肱肌、下外侧的肱桡肌和桡侧腕长伸肌、下内侧的旋前圆肌、桡侧腕屈肌和掌长肌。肱二头肌内方依次有肱动脉、二条肱静脉和正中神经，肱动脉发出尺侧下副动脉贴臂内侧肌间隔下行；肱二头肌腱外缘有前臂外侧皮神经于头静脉深部下降。肱二头肌腱发出肱二头肌腱膜向下内放散，越旋前圆肌和前臂屈肌表面，织入并增强前臂筋膜。从病理角度来看，此腱膜起很大作用：可促使内上髁的折片移位，可使肱动脉在跨过肱骨下折片时成角，可限制下面损伤组织的血液外渗，造成组织紧张，压迫血管神经导致缺血性挛缩（Volkmman's ischemic contracture）。因此，术中切断肱二头肌腱膜后可不予缝合。

肘前区局解（三、四）

旋前圆肌和肱桡肌分别牵向两侧（图222），其后连同肱二头肌依次切除（图224）。进一步显示血管神经于肘部的行程。

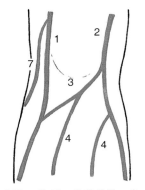 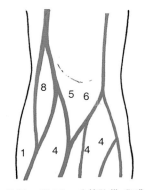 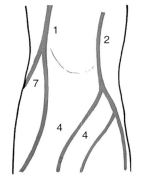 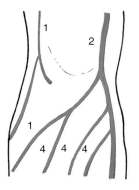 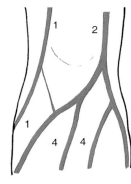

1. 头静脉
   Cephalic v.
2. 贵要静脉
   Basilic v.
3. 肘正中静脉
   Median cubital v.
4. 前臂正中静脉
   Median v. of forearm
5. 头正中静脉
   Median cephalic v.
6. 贵要正中静脉
   Median basilic v.
7. 副头静脉
   Accessory cephalic v.
8. 岛头静脉
   Island cephalic v.

Ⅰ型　47.6%。头静脉借一条肘正中静脉与贵要静脉相连

Ⅱ型　30.0%。头静脉借"Y"形肘正中静脉与贵要静脉相连，"Y"形的两臂分别称头正中静脉和贵要正中静脉

Ⅲ型　5.8%。头静脉与贵要静脉在肘浅部无静脉交通

Ⅳ型　13.5%。头静脉在肘前直入贵要静脉，臂部头静脉来源于肘部深静脉，或臂部头静脉细小

Ⅴ型　3.1%。前臂头静脉主干斜过肘窝入贵要静脉，但有细支与臂部头静脉相连

221. 肘浅静脉分型
Different types of the cubital superficial veins

副头静脉出现率48.2%，岛头静脉出现率9.4%。头静脉分成两个等大的分支后，不久又合成一支者称岛头静脉

肱动脉平肘横纹下 1 cm、相当桡骨颈高度分为桡、尺动脉。桡动脉较细，延续下外行，掩于肱桡肌内缘深面，发出桡侧返动脉绕桡骨颈向外后上行，走在肱桡肌与旋后肌、肱肌之间与桡侧副动脉吻合。另发肌支滋养邻近肌肉。尺动脉较粗，向下内走在屈肌群和正中神经的深面，发出尺侧返动脉。尺侧返动脉分前、后支，前支在肱肌与旋前圆肌之间上升，与尺侧下副动脉吻合；后支走在内上髁后方、尺侧腕屈肌两头之间，与尺侧上副动脉吻合并参与肘关节网。骨间总动脉多由尺动脉根部发出，分前、后二支。

一、正中神经

正中神经在肘部呈内（前）外（后）面和前（外）后（内）缘的方位，伴肱动脉夹于肱二头肌腱与旋前圆肌的沟中下行，继穿旋前圆肌肱、尺二头之间入前臂。于肘部发出：

1. **旋前圆肌支** 多为 2～3 支，平内上髁或于髁上、下方发出，平均长 3.47 cm。

2. **桡侧腕屈肌支** 多为 1～2 支，有时与其他肌支共干，于髁下方发出，平均长 4.23 cm。

3. **指浅屈肌支** 多为 2 支，常与掌长肌支共干，于髁下方发出，平均长 3.60 cm。

4. **指深屈肌支** 多为 3～4 支，第一支由正中神经发出，其余由骨间前神经发出，平均长 3.89 cm。

二、桡神经

桡神经出现于肱肌和肱桡肌之间的沟中，常于外上髁下方 1 cm 处分为浅、深支（分叉位置变动于髁上方 3 cm 至髁下方 3 cm 的范围内）。浅支沿肱桡肌前缘深面下行，深支穿旋后肌两层之间，绕桡骨颈达背面。桡神经在肘部发出：

1. **肱肌支** 存在时多为 1 支，于髁上平面发出，往往缺如。肌皮神经损伤后仍有部分屈肘能力即由于肱肌还接受桡神经肌支及肱桡肌有部分屈肘作用所致。

2. **肱桡肌支** 多为 2 支，第一支发自髁上，平均长 3.31 cm。

3. **桡侧腕长伸肌支** 多为 1～2 支，第一支发自髁上，平均长 3.85 cm。

4. **桡侧腕短伸肌支** 多为 1～2 支，第一支常发自深支，也有发自浅支或桡神经者，平均长 5.6 cm。

三、尺神经

尺神经沿肱三头肌内侧头表面、行于臂内侧肌间隔和内上髁后面，继通过尺侧腕屈肌腱、尺二头之间下降。

基于肱动脉、正中神经和桡神经仅隔肱肌与肱骨相对，肱骨髁上骨折时，可合并肱动脉压迫或损伤（6%），或桡神经、正中神经的压迫和损伤。

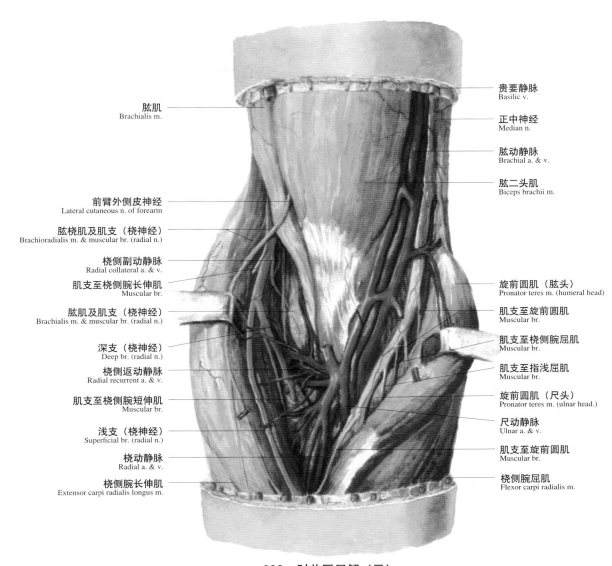

222. 肘前区局解（三）
Topography of the anterior cubital region

肱肌 Brachialis m.
前臂外侧皮神经 Lateral cutaneous n. of forearm
肱桡肌及肌支（桡神经）Brachioradialis m. & muscular br. (radial n.)
桡侧副动静脉 Radial collateral a. & v.
肌支至桡侧腕长伸肌 Muscular br.
肱肌及肌支（桡神经）Brachialis m. & muscular br. (radial n.)
深支（桡神经）Deep br. (radial n.)
桡侧返动静脉 Radial recurrent a. & v.
肌支至桡侧腕短伸肌 Muscular br.
浅支（桡神经）Superficial br. (radial n.)
桡动静脉 Radial a. & v.
桡侧腕长伸肌 Extensor carpi radialis longus m.

贵要静脉 Basilic v.
正中神经 Median n.
肱动静脉 Brachial a. & v.
肱二头肌 Biceps brachii m.
旋前圆肌（肱头）Pronator teres m. (humeral head)
肌支至旋前圆肌 Muscular br.
肌支至桡侧腕屈肌 Muscular br.
肌支至指浅屈肌 Muscular br.
旋前圆肌（尺头）Pronator teres m. (ulnar head.)
尺动静脉 Ulnar a. & v.
肌支至旋前圆肌 Muscular br.
桡侧腕屈肌 Flexor carpi radialis m.

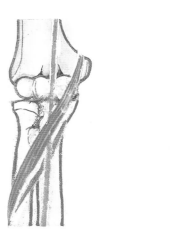 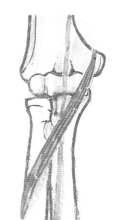 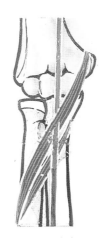 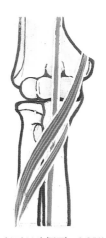

A. 过旋前圆肌腱、尺两头之间，94.2%　B. 行于肱头深面，尺头缺如，2.15%　C. 穿肱头肌纤维间，2.8%　D. 行于尺头深面，0.85%

223. 正中神经与旋前圆肌的关系
The relationship of the median nerve to the pronator teres

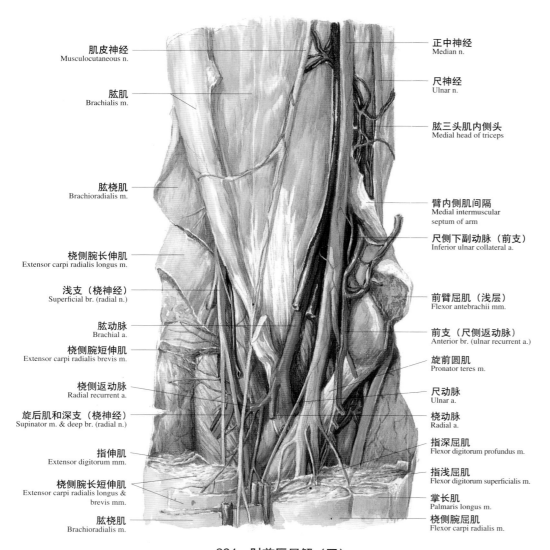

肌皮神经
Musculocutaneous n.

肱肌
Brachialis m.

肱桡肌
Brachioradialis m.

桡侧腕长伸肌
Extensor carpi radialis longus m.

浅支（桡神经）
Superficial br. (radial n.)

肱动脉
Brachial a.

桡侧腕短伸肌
Extensor carpi radialis brevis m.

桡侧返动脉
Radial recurrent a.

旋后肌和深支（桡神经）
Supinator m. & deep br. (radial n.)

指伸肌
Extensor digitorum mm.

桡侧腕长短伸肌
Extensor carpi radialis longus & brevis mm.

肱桡肌
Brachioradialis m.

正中神经
Median n.

尺神经
Ulnar n.

肱三头肌内侧头
Medial head of triceps

臂内侧肌间隔
Medial intermuscular septum of arm

尺侧下副动脉（前支）
Inferior ulnar collateral a.

前臂屈肌（浅层）
Flexor antebrachii mm.

前支（尺侧返动脉）
Anterior br. (ulnar recurrent a.)

旋前圆肌
Pronator teres m.

尺动脉
Ulnar a.

桡动脉
Radial a.

指深屈肌
Flexor digitorum profundus m.

指浅屈肌
Flexor digitorum superficialis m.

掌长肌
Palmaris longus m.

桡侧腕屈肌
Flexor carpi radialis m.

224．肘前区局解（四）
Topography of the anterior cubital region

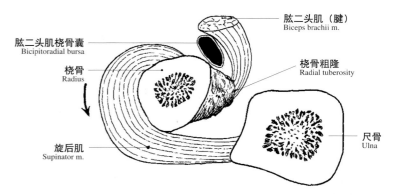

肱二头肌桡骨囊
Bicipitoradial bursa

桡骨
Radius

旋后肌
Supinator m.

肱二头肌（腱）
Biceps brachii m.

桡骨粗隆
Radial tuberosity

尺骨
Ulna

225．旋后肌的位置与肱二头肌的抵止
The position of the supinator and the insertion of the biceps brachii

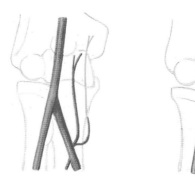

A．有尺侧返动脉总干，占 81.33%　　B．无总干，前支较细，后支较粗，占 18.67%

尺侧返动脉

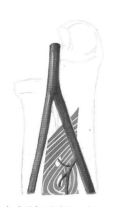
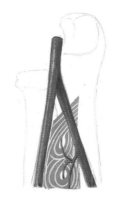
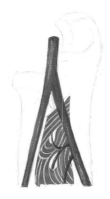

A．起自骨间总动脉，占 43.94%　　B．起自骨间后动脉，占 41.21%　　C．与骨间后动脉共干起自尺动脉，占 14.55%

骨间返动脉

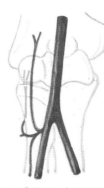
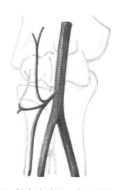
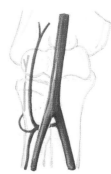

A．常见型，占 90.63%　　B．起自肱动脉，占 7.81%　　C．起自尺动脉，占 1.56%

桡侧返动脉

226．桡侧、尺侧和骨间返动脉的起始各型
Forms of the origin of the radial, ulnar and interosseous recurrent arteries

第二节　肘 后 区

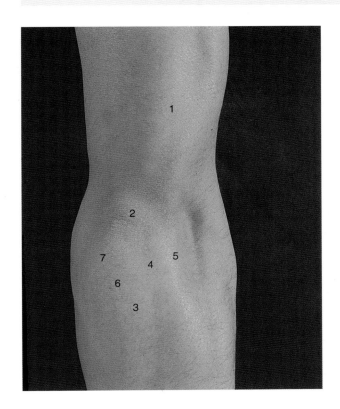

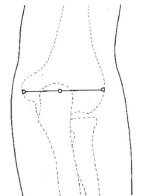

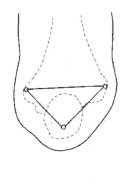

227. 肘后区表面解剖
Surface anatomy of the posterior cubital region

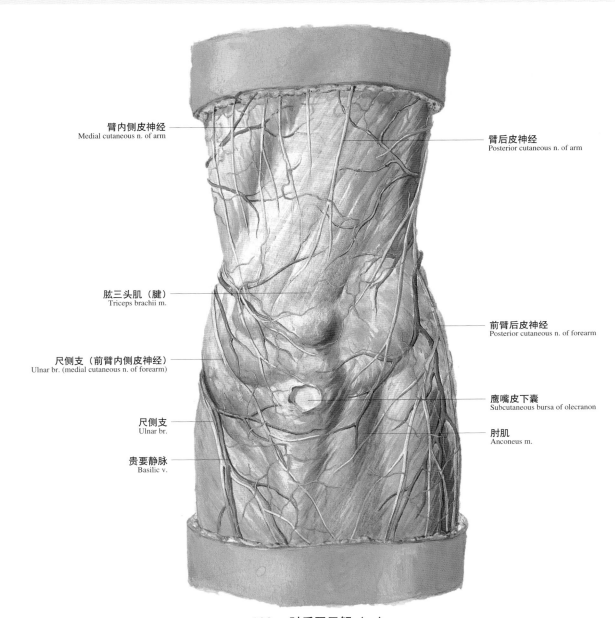

臂内侧皮神经
Medial cutaneous n. of arm

臂后皮神经
Posterior cutaneous n. of arm

肱三头肌（腱）
Triceps brachii m.

前臂后皮神经
Posterior cutaneous n. of forearm

尺侧支（前臂内侧皮神经）
Ulnar br. (medial cutaneous n. of forearm)

鹰嘴皮下囊
Subcutaneous bursa of olecranon

尺侧支
Ulnar br.

肘肌
Anconeus m.

贵要静脉
Basilic v.

228. 肘后区局解（一）
Topography of the posterior cubital region

　　肱三头肌[1]从上方抵于鹰嘴，可见到腱的轮廓。鹰嘴[2]明显突出。伸肘时，鹰嘴与肱骨内、外上髁三个骨点在一直线上，屈肘90°时，此三点成等腰三角形。肘关节脱位时，三点关系改变，肱骨髁上骨折及骺分离时，三点关系不变。鹰嘴下续尺骨后缘[3]，可触其全长，摸之如有中断、粗涩或压痛，表示有骨折等病变。尺骨后缘的桡侧为肘肌[4]和腕伸肌[5]隆起，缘的尺侧为指深屈肌[6]和尺侧腕屈肌[7]隆起。伸肘时，

鹰嘴桡侧有一小凹窝，指按此窝可摸及肱桡关节和桡骨头，若旋转前臂可感到桡骨头在指下滚动。桡骨头骨折或肘关节肿胀此凹窝消失并有压痛，桡骨头脱位于此可见异常突起。肘关节穿刺可于此窝进行，注入点在屈肘位的肱骨外上髁、桡骨头和鹰嘴后角三骨点的中心，针尖指向内并稍偏向手。在肱骨内上髁的骨沟中可触及尺神经，偶碰此神经或用力滚动神经时前臂尺缘有麻木感，此处为尺神经最易受损的部位。肘

关节隙的表面投影相当于外上髁下1 cm至内上髁下2.5 cm相连的线上。
　　肘后皮肤松弛，皮下组织较薄。皮静脉、皮神经多为从前面绕行来的末梢，计有臂后皮神经和前臂后皮神经（两者为桡神经支）、臂内侧皮神经、前臂内侧皮神经及头静脉、贵要静脉属支等。鹰嘴皮下囊位鹰嘴后方，起滑润作用，由于反复摩擦和创伤，可引起鹰嘴滑囊炎，突出于皮下。

前臂后皮神经
Posterior cutaneous n. of forearm

肱三头肌（腱）
Triceps brachii m.

肱三头肌内侧头
Medial head of triceps

后支（桡侧副动静脉）
Posterior br. (radial collateral a. & v.)

尺神经
Ulnar n.

臂外侧肌间隔
Lateral intermuscular septum of arm

尺侧上副动静脉
Superior ulnar collateral a. & v.

肱桡肌
Brachioradialis m.

肘关节网
Cubital articular rete

鹰嘴
Olecranon

尺侧腕屈肌
Flexor carpi ulnaris m.

肘肌
Anconeus m.

桡侧腕长伸肌
Extensor carpi radialis longus m.

指深屈肌
Flexor digitorum profundus m.

指伸肌
Extensor digitorum m.

桡侧腕短伸肌
Extensor carpi radialis brevis m.

尺侧腕伸肌
Extensor carpi ulnaris m.

229. 肘后区局解（二）
Topography of the posterior cubital region

肘后区局解（二）

深筋膜被清除，显示肌肉。肱三头肌浅层集聚为长方形的腱板，会同深层肌纤维共同止于鹰嘴尖、后面及外缘，并与尺骨骨膜和前臂深筋膜融合。肱三头肌腱有时因剧烈活动而与肌质撕脱。臂内、外侧肌间隔供肱三头肌内、外侧头附丽并与前群肌分开。尺神经行于内侧肌间隔后方，为阻滞麻醉部位。

鹰嘴表面分布有肘关节网。

肘肌起于外上髁后方，止于鹰嘴和尺骨外面。从后方显露肱桡关节时必须切断肘肌。肘肌桡侧配列有尺侧腕伸肌和指伸肌，尺骨尺侧配列有指深屈肌和尺侧腕屈肌，各肌分别被筋膜鞘包裹。

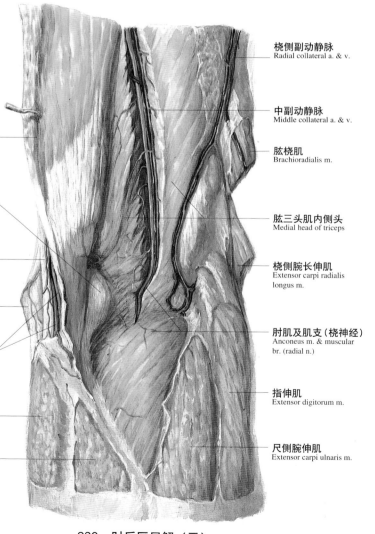

桡侧副动静脉
Radial collateral a. & v.

中副动静脉
Middle collateral a. & v.

肱桡肌
Brachioradialis m.

肱三头肌外侧头
Lateral head of triceps

肱三头肌内侧头
Medial head of triceps

鹰嘴
Olecranon

桡侧腕长伸肌
Extensor carpi radialis longus m.

尺神经
Ulnar n.

肘肌及肌支（桡神经）
Anconeus m. & muscular br. (radial n.)

内上髁
Medial epicondyle

指伸肌
Extensor digitorum m.

尺侧上副动静脉
Superior ulnar collateral a. & v.

尺侧腕屈肌
Flexor carpi ulnaris m.

尺侧腕伸肌
Extensor carpi ulnaris m.

指深屈肌
Flexor digitorum profundus m.

230. 肘后区局解（三）
Topography of the posterior cubital region

肘后区局解（三）

肱三头肌外侧头和浅层腱膜于外缘纵行切断翻向内侧，显露肱三头肌内侧头。发自桡神经的肱三头肌内侧头支于内侧头肌质中下降支配该肌。肘肌与肱三头肌内侧头共同衍发而来，上端与内侧头肌质相延续，肘肌肌支较长，多来自肱三头肌内侧头支，少数由桡神经本干发起。肘后入路时宜避免损伤肘肌肌支。

肘后区局解（四）

肱三头肌切断并翻向下，显露肱骨远端后面及肘关节囊后壁。肱骨后面及臂内、外侧肌间隔有肱三头肌内侧头附着，在关节桡侧，桡侧腕短伸肌、指伸肌和尺侧腕伸肌起自肱骨外上髁和前臂筋膜；肘肌上缘与肱三头肌内侧头延续，起自肱骨外上髁和桡侧副韧带，肌纤维成扇形向内，止于尺骨上 1/3 背面和肘关节囊。在关节尺侧，可见尺侧腕屈肌肱头起自肱骨内上髁和前臂筋膜。肱三头肌腱深面有肱三头肌腱下囊与鹰嘴相贴。肘关节囊后壁较薄，上方起自肱骨小头后面、肱骨滑车外侧缘、鹰嘴窝及内上髁后面，向下止于鹰嘴上缘、外侧缘、桡骨环状韧带和尺骨桡骨切迹的后面。

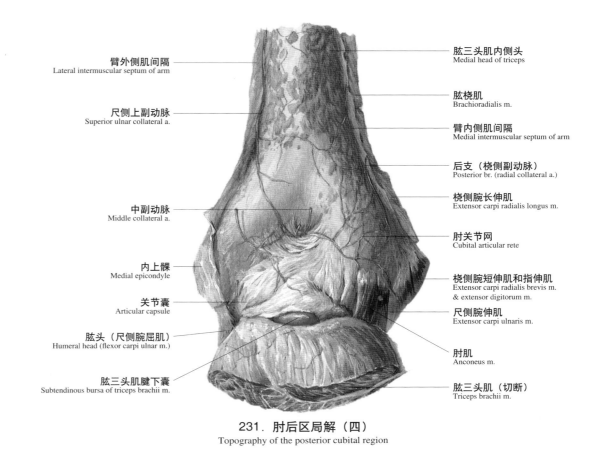

肱三头肌内侧头
Medial head of triceps

臂外侧肌间隔
Lateral intermuscular septum of arm

肱桡肌
Brachioradialis m.

尺侧上副动脉
Superior ulnar collateral a.

臂内侧肌间隔
Medial intermuscular septum of arm

后支（桡侧副动脉）
Posterior br. (radial collateral a.)

桡侧腕长伸肌
Extensor carpi radialis longus m.

中副动脉
Middle collateral a.

肘关节网
Cubital articular rete

桡侧腕短伸肌和指伸肌
Extensor carpi radialis brevis m.
& extensor digitorum m.

内上髁
Medial epicondyle

关节囊
Articular capsule

尺侧腕伸肌
Extensor carpi ulnaris m.

肱头（尺侧腕屈肌）
Humeral head (flexor carpi ulnar m.)

肘肌
Anconeus m.

肱三头肌腱下囊
Subtendinous bursa of triceps brachii m.

肱三头肌（切断）
Triceps brachii m.

231．肘后区局解（四）
Topography of the posterior cubital region

第三节　肘外侧面

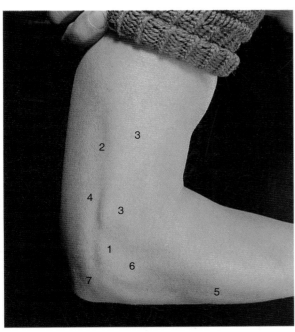

232．肘外侧面表面解剖
Surface anatomy of the lateral cubital aspect

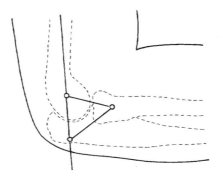

1. 外上髁（肱骨）
   Lateral epicondyle (humerus)
2. 臂外侧肌间隔
   Lateral intermuscular septum of arm
3. 肱桡肌和肱肌
   Brachioradialis m. & brachialis m.
4. 肱三头肌内侧头
   Medial head of triceps
5. 前臂伸肌隆起
   Prominence of extensores antebrachii mm.
6. 肘肌
   Anconeus m.
7. 鹰嘴
   Olecranon

肘外侧面表面解剖

屈肘成直角，可见肱骨外上髁[1]明显突出于肘外侧面上方。髁上续臂外侧肌间隔的凹沟[2]，沟前方为肱桡肌和肱肌[3]，沟后方为肱三头肌内侧头[4]。自外上髁延至前臂的隆起为桡侧腕长伸肌、桡侧腕短伸肌和指伸肌[5]。当腕作背伸并向桡侧偏斜动作时，上述各肌明显收缩。外上髁前下方约 2.5 cm 远，恰在伸肌隆起后缘的凹窝内为桡骨头所在。当前臂作旋前旋后运动时，可触及桡骨头在转动。肘关节腔有积液时，此凹陷消失。肘肌[6]呈扇形，从外上髁放散至尺骨上 1/3 外缘，居外上髁下方的凹窝内，此肌恰覆盖桡骨头。肘外面下方最突出的部位为鹰嘴后角[7]。肱骨外上髁、桡骨头和鹰嘴后角三个骨点可连成一三角形，肘关节穿刺可于此三角区内进行。

前臂后皮神经
Posterior cutaneous n. of forearm

臂后皮神经
Posterior cutaneous n. of arm

外上髁（肱骨）
Lateral epicondyle (humerus)

鹰嘴
Olecranon

头静脉
Cephalic v.

臂外侧下皮神经
Inferior lateral cutaneous n. of arm

副头静脉
Accessory cephalic v.

肱二头肌（腱）
Biceps brachii m.

肘正中静脉
Median cubital v.

前臂外侧皮神经
Lateral cutaneous n. of forearm

233. 肘外侧面局解（一）
Topography of the lateral cubital aspect

肘外侧面局解（一）

肘外侧面骨点有外上髁、鹰嘴和桡骨头。

头静脉沿外上髁前方上升，途中收受一些属支，本例并分一副头静脉汇入头静脉。

臂外侧下皮神经（桡神经分支）分布臂下部前面；前臂外侧皮神经伴头静脉下行；臂后皮神经末梢分布臂后面达鹰嘴上方；前臂后皮神经（桡神经分支）穿肱三头肌外侧头后，沿臂外面及前臂后面下降，分布于外上髁、鹰嘴和前臂后面，达腕。

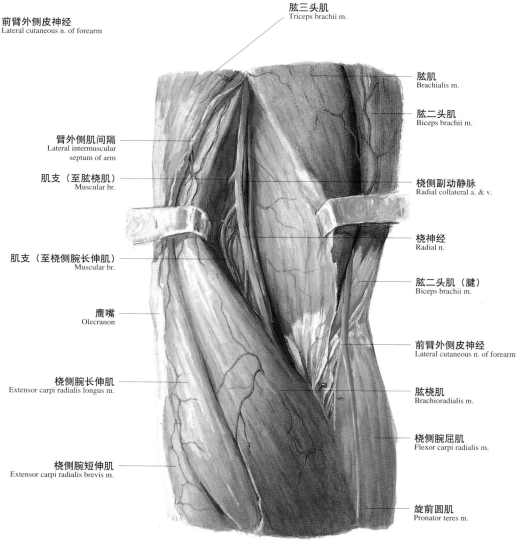

肱三头肌
Triceps brachii m.

肱肌
Brachialis m.

肱二头肌
Biceps brachii m.

臂外侧肌间隔
Lateral intermuscular septum of arm

肌支（至肱桡肌）
Muscular br.

桡侧副动静脉
Radial collateral a. & v.

桡神经
Radial n.

肱二头肌（腱）
Biceps brachii m.

肌支（至桡侧腕长伸肌）
Muscular br.

鹰嘴
Olecranon

前臂外侧皮神经
Lateral cutaneous n. of forearm

桡侧腕长伸肌
Extensor carpi radialis longus m.

肱桡肌
Brachioradialis m.

桡侧腕屈肌
Flexor carpi radialis m.

桡侧腕短伸肌
Extensor carpi radialis brevis m.

旋前圆肌
Pronator teres m.

234. 肘外侧面局解（二）
Topography of the lateral cubital aspect

肘外侧面局解（二）

切除皮静脉、皮神经和深筋膜，于臂部显露肱二头肌、肱肌、臂外侧肌间隔和肱三头肌，于前臂依次为桡侧腕屈肌、肱桡肌、桡侧腕长伸肌和桡侧腕短伸肌。在外上髁稍上方，内牵肱肌，外牵肱桡肌，可见桡神经和桡侧副动静脉通行于二肌之间的沟中，沿途并发出肱桡肌支、桡侧腕长伸肌支等，有时还发支支配肱肌。肱骨下1/3前外侧入路经此间隙，必须妥为保护桡神经。

肘外侧面局解（三）

臂外侧肌间隔前方有肱桡肌和桡侧腕长伸肌起始，隔后方有肱三头肌外侧头起始。前臂后皮神经穿出肱三头肌外侧头后，下行于前臂后面。桡侧副动静脉从后面穿过臂外侧肌间隔到肘前外侧，于肌间隙中与桡侧返动静脉吻合。

于外上髁稍下，前牵肱桡肌，后牵桡侧腕长伸肌，于二肌间隙的深处，可见桡神经常于此平面分成浅支和深支，还可见桡侧腕长伸肌支和桡侧腕短伸肌支。桡侧返动静脉伴桡神经上行，并发肌支跨越桡神经深支的浅面外行。桡骨上 1/3 入路有时于此间隙进行，必须悉心保护间隙中的神经。

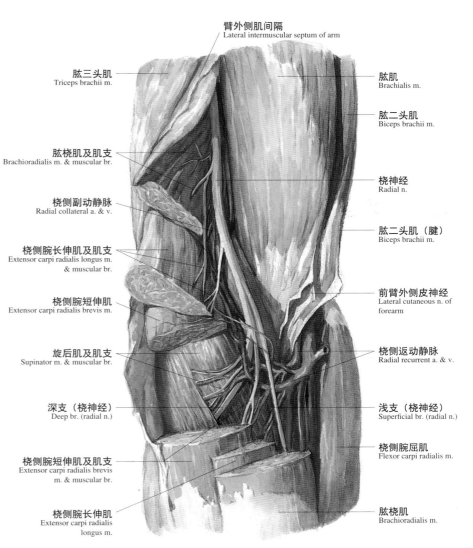

236．肘外侧面局解（四）
Topography of the lateral cubital aspect

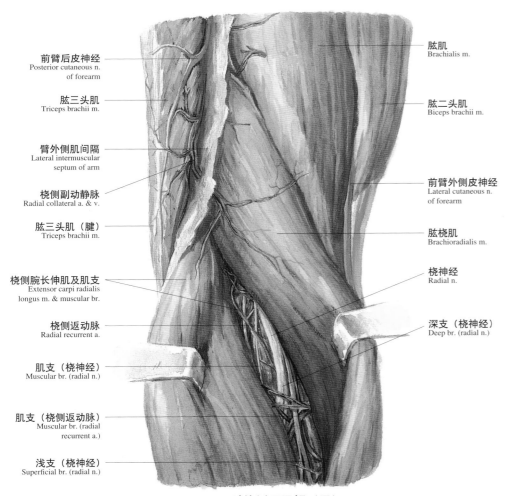

235．肘外侧面局解（三）
Topography of the lateral cubital aspect

肘外侧面局解（四）

切除起自臂外侧肌间隔和外上髁的三块肌肉，即肱桡肌、桡侧腕长伸肌和桡侧腕短伸肌，可显示桡神经在肘部的全部行程。桡神经初行于肱二头肌外侧沟中，为肱肌突出的外缘所掩，以后行于肱肌与肱桡肌之间，随后又行于肱肌和桡侧腕长伸肌之间，途中发出肱桡肌支和桡侧腕长伸肌支。桡神经多于外上髁平面或稍下方分为浅支和深支。桡神经浅支沿肱桡肌前缘深面下降，桡侧腕短伸肌支有时由浅支发出，亦有时由桡神经本干或深支发出。桡神经深支经桡侧返动静脉深面向外后行，进入旋后肌浅深两层之间，并发出数支旋后肌支。手术中显示肱桡关节及桡骨颈时，或于尺骨骨膜下向远侧剥离旋后肌，或靠近尺侧切断旋后肌，注意勿损伤桡神经深支以免导致伸腕和伸指功能障碍。

第四节　肘内侧面

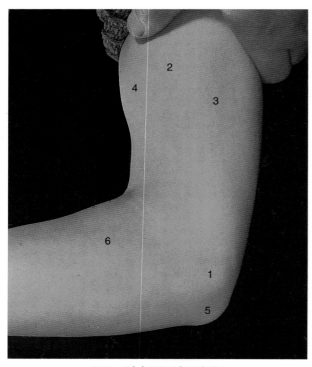

1. 肱骨内上髁
   Medial epicondyle
2. 肱二头肌内侧沟
   Medial bicipital groove
3. 肱三头肌内侧头
   Medial head of triceps
4. 肱二头肌
   Biceps brachii m.
5. 鹰嘴
   Olecranon
6. 前臂屈肌（浅层）
   Flexores antebrachii mm.

237. 肘内侧面表面解剖
Surface anatomy of the medial cubital aspect

肘内侧面表面解剖

肘直角屈曲，肱骨内上髁[(1)]显著突出于肘的后下方，内上髁上续肱二头肌内侧沟[(2)]，沟后方为肱三头肌内侧头[(3)]，沟前方为肱二头肌[(4)]，屈肘时肱二头肌腱在肘屈纹处绷起。前臂屈肌[(6)]由内上髁起始走向前臂，居前臂皮下，由上向下依次为旋前圆肌、桡侧腕屈肌、掌长肌和指浅屈肌，鹰嘴[(5)]和尺骨后缘明显突出于肘后下方，可明确触及。尺侧腕屈肌以二头自内上髁和鹰嘴起始，居前臂内侧缘皮下。内上髁后方为尺神经沟，沟中有尺神经通行，指按摸尺神经沟，可感到尺神经在沟内滚动。

贵要静脉行于前臂内侧面，经内上髁前方，继沿臂内侧面上升。

肘内侧面局解（一）

皮肤剥除后显示软组织。内上髁居肘内侧面中部稍后方，向上延续为凹陷的浅沟，为臂内侧肌间隔所在。鹰嘴居最后方。贵要静脉沿前臂内侧面稍后方上行，经内上髁前方与肘正中静脉会合，继沿臂内侧肌间隔处浅沟上行，在肘正中静脉与贵要静脉会合处附近有1～2个肘浅（滑车上）淋巴结。贵要静脉于臂中部潜入深筋膜，汇入肱静脉。肘内侧面手术时宜尽量保护贵要静脉。

皮神经多行于皮静脉深面。臂内侧皮神经分布于臂下1/3的内面。前臂内侧皮神经多分三支：尺侧支多行于内上髁前方，继绕至前臂后面；前支的内侧支和外侧支均经肘前面内侧下行，三支分布于前臂内侧面的前后方。肘以上的前臂内侧皮神经可用于神经移植。

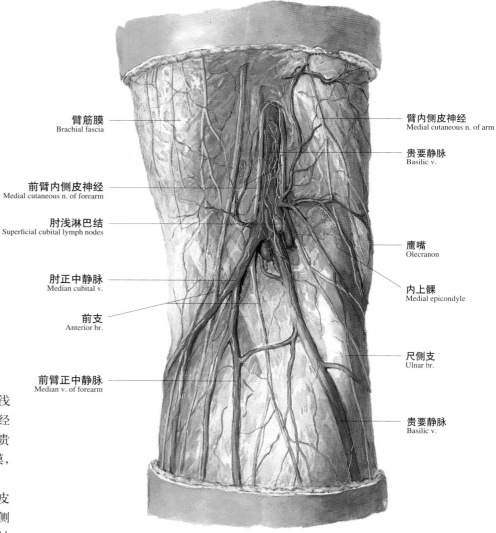

臂筋膜
Brachial fascia

前臂内侧皮神经
Medial cutaneous n. of forearm

肘浅淋巴结
Superficial cubital lymph nodes

肘正中静脉
Median cubital v.

前支
Anterior br.

前臂正中静脉
Median v. of forearm

臂内侧皮神经
Medial cutaneous n. of arm

贵要静脉
Basilic v.

鹰嘴
Olecranon

内上髁
Medial epicondyle

尺侧支
Ulnar br.

贵要静脉
Basilic v.

238. 肘内侧面局解（一）
Topography of the medial cubital aspect

肘内侧面局解（二）

将从鹰嘴内侧面起始的尺侧腕屈肌尺头切断，显露尺神经于肘部的行程和分支。尺神经穿过臂内侧肌间隔后，贴肱三头肌内侧头表面下降，行于内上髁后方的浅沟中，浅面仅被一坚韧的纤维膜和皮肤所掩，此处易受切割、压迫等损伤。神经继通过尺侧腕屈肌肱头深面和尺头之间，并依附于指深屈肌表面。其内侧紧贴尺侧副韧带和鹰嘴内面。故肘关节前脱位、内上髁骨折、肘外翻等均可累及尺神经。在此段行程中，尺神经伴以由尺侧上、下副动静脉和尺侧返动静脉组成的吻合系统。

尺神经于肘部发出：

1. **肘关节支** 1～3支，自髁上、髁下或平内上髁发出。

2. **尺侧腕屈肌支** 1～4支，第一支多发自髁下方（占89%），发出部位在髁上方4 cm到髁下方4.4 cm的范围内。自第一支起始到肌肉的最短距离为1 cm，最长为5 cm。有时与指深屈肌支合干，但单独发支者占69%。

3. **指深屈肌支** 1～4支，多在髁下方发出，少数合干，多为单支，最远的分支起自内上髁下方11 cm。

尺神经入肘管后，初行于内上髁后方、关节囊内侧，表面复以较坚韧的纤维膜。继下行于尺侧腕屈肌的肱头和尺头中间、指深屈肌的表面，外侧紧贴肘关节囊和尺侧副韧带。尺神经于此部有时易随内上髁骨折、内髁骨折、肘关节脱位及肘内侧切割伤而受损。

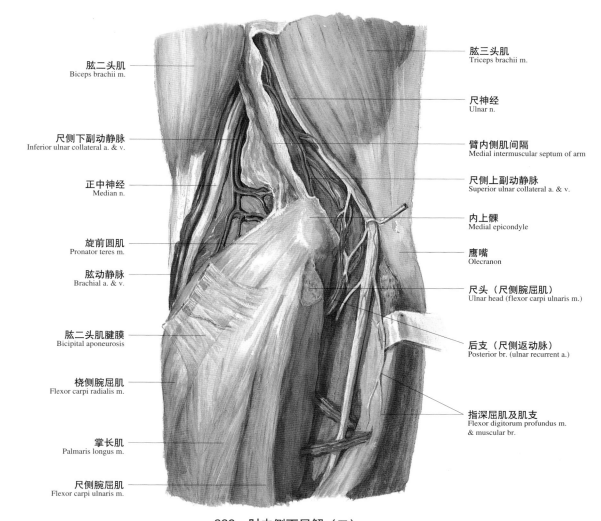

239. 肘内侧面局解（二）
Topography of the medial cubital aspect

肱二头肌
Biceps brachii m.

尺侧下副动静脉
Inferior ulnar collateral a. & v.

正中神经
Median n.

旋前圆肌
Pronator teres m.

肱动静脉
Brachial a. & v.

肱二头肌腱膜
Bicipital aponeurosis

桡侧腕屈肌
Flexor carpi radialis m.

掌长肌
Palmaris longus m.

尺侧腕屈肌
Flexor carpi ulnaris m.

肱三头肌
Triceps brachii m.

尺神经
Ulnar n.

臂内侧肌间隔
Medial intermuscular septum of arm

尺侧上副动静脉
Superior ulnar collateral a. & v.

内上髁
Medial epicondyle

鹰嘴
Olecranon

尺头（尺侧腕屈肌）
Ulnar head (flexor carpi ulnaris m.)

后支（尺侧返动脉）
Posterior br. (ulnar recurrent a.)

指深屈肌及肌支
Flexor digitorum profundus m. & muscular br.

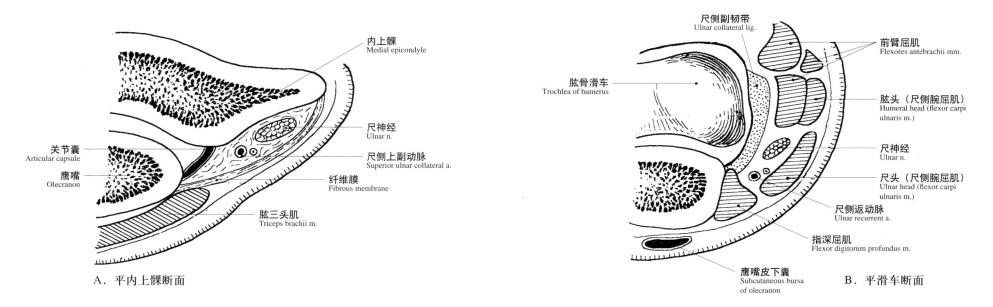

内上髁
Medial epicondyle

尺神经
Ulnar n.

尺侧上副动脉
Superior ulnar collateral a.

纤维膜
Fibrous membrane

关节囊
Articular capsule

鹰嘴
Olecranon

肱三头肌
Triceps brachii m.

A. 平内上髁断面

尺侧副韧带
Ulnar collateral lig.

肱骨滑车
Trochlea of humerus

前臂屈肌
Flexores antebrachii mm.

肱头（尺侧腕屈肌）
Humeral head (flexor carpi ulnaris m.)

尺神经
Ulnar n.

尺头（尺侧腕屈肌）
Ulnar head (flexor carpi ulnaris m.)

尺侧返动脉
Ulnar recurrent a.

指深屈肌
Flexor digitorum profundus m.

鹰嘴皮下囊
Subcutaneous bursa of olecranon

B. 平滑车断面

240. 尺神经于肘管中的行程部位
Course and position of the ulnar nerve in the cubital canal

第五节 肘 关 节

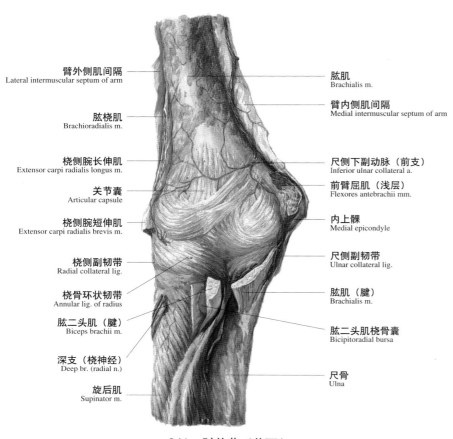

臂外侧肌间隔
Lateral intermuscular septum of arm

肱桡肌
Brachioradialis m.

桡侧腕长伸肌
Extensor carpi radialis longus m.

关节囊
Articular capsule

桡侧腕短伸肌
Extensor carpi radialis brevis m.

桡侧副韧带
Radial collateral lig.

桡骨环状韧带
Annular lig. of radius

肱二头肌（腱）
Biceps brachii m.

深支（桡神经）
Deep br. (radial n.)

旋后肌
Supinator m.

肱肌
Brachialis m.

臂内侧肌间隔
Medial intermuscular septum of arm

尺侧下副动脉（前支）
Inferior ulnar collateral a.

前臂屈肌（浅层）
Flexores antebrachii mm.

内上髁
Medial epicondyle

尺侧副韧带
Ulnar collateral lig.

肱肌（腱）
Brachialis m.

肱二头肌桡骨囊
Bicipitoradial bursa

尺骨
Ulna

241. 肘关节（前面）
The elbow joint (Anterior aspect)

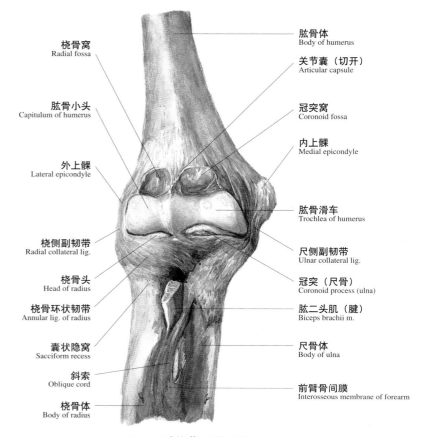

桡骨窝
Radial fossa

肱骨小头
Capitulum of humerus

外上髁
Lateral epicondyle

桡侧副韧带
Radial collateral lig.

桡骨头
Head of radius

桡骨环状韧带
Annular lig. of radius

囊状隐窝
Sacciform recess

斜索
Oblique cord

桡骨体
Body of radius

肱骨体
Body of humerus

关节囊（切开）
Articular capsule

冠突窝
Coronoid fossa

内上髁
Medial epicondyle

肱骨滑车
Trochlea of humerus

尺侧副韧带
Ulnar collateral lig.

冠突（尺骨）
Coronoid process (ulna)

肱二头肌（腱）
Biceps brachii m.

尺骨体
Body of ulna

前臂骨间膜
Interosseous membrane of forearm

242. 肘关节（前面敞开）
The elbow joint (Opened from front)

肘 关 节

　　肘关节（Elbow joint）包括肱骨滑车与尺骨滑车切迹组成的肱尺关节（Humeroulnar joint），肱骨小头和桡骨头上凹面组成的肱桡关节（Humeroradial joint），以及桡骨头环状关节面与尺骨桡骨切迹组成的桡尺近侧关节（Proximal radioulnar joint）。3 个关节包在一个关节囊内，前两者营屈伸，后者营回旋，构成复合的车轴 - 屈戌关节。

一、关节囊

　　1. 纤维层　前后薄弱，两侧被侧副韧带增强。在近端，囊附着于前面的冠突窝和桡骨窝上缘、两侧的内、外上髁基底、后面的鹰嘴窝底及内、外侧缘；在远端，囊附着于滑车切迹两侧及桡骨环状韧带上。因之，两上髁居于囊外，桡骨头及尺骨冠突全位于关节腔内，两者骨折时，易造成关节内出血。

　　2. 滑膜　衬于纤维层内面，但在冠突窝、桡骨窝及鹰嘴窝等处，滑膜未延伸那么高，呈皱褶状，在滑膜与纤维层之间有脂肪填充，起缓冲和维持关节内压的作用。另一部滑膜突出于环状韧带下缘 6～7 mm，形成囊状隐窝围绕着桡骨颈，以利桡骨头的转动。

二、韧带

　　主要有 3 个，增强关节稳固，与囊紧密愈着。

　　1. 尺侧副韧带（Ulnar collateral lig.）　从内侧加固肘关节，自内上髁呈扇状放散到尺骨滑车切迹内缘。韧带的前束自内上髁至冠突，圆而坚韧，其上有指浅屈肌起始，伸肘时紧张。后束较弱，作扇形，屈肘时紧张。另有由鹰嘴至冠突的横纤维束（Cooper 韧带），可加深滑车切迹。其下缘与骨之间成一裂隙，肘运动时滑膜可由此膨出。

　　2. 桡侧副韧带（Radial collateral lig.）　亦呈扇形，从外侧加固肘关节，自外上髁至环状韧带侧面及桡骨外面，后部纤维并延至旋后肌嵴，其上有旋后肌及桡侧腕短伸肌一部起始，可防止桡骨头向外脱位。

　　3. 桡骨环状韧带（Annular lig. of radius）　附着于尺骨的桡骨切迹前后缘，构成 3/4 多的圆环，与桡骨切迹共同围绕并把持桡骨颈，此韧带实呈杯形，上口大，下口小，可防止桡骨头脱出。4 岁以下的小儿，桡骨头发育不全，过度牵拉前臂时，桡骨头可被环状韧带卡住而成半脱位。

　　疼痛肘（网球肘）即由于肘关节急性扭伤或慢性积累性劳损所致。桡侧腕伸肌和旋后肌等反复收缩，外上髁和髁上嵴等处骨膜发生撕裂、出血、骨质增生成锐边，

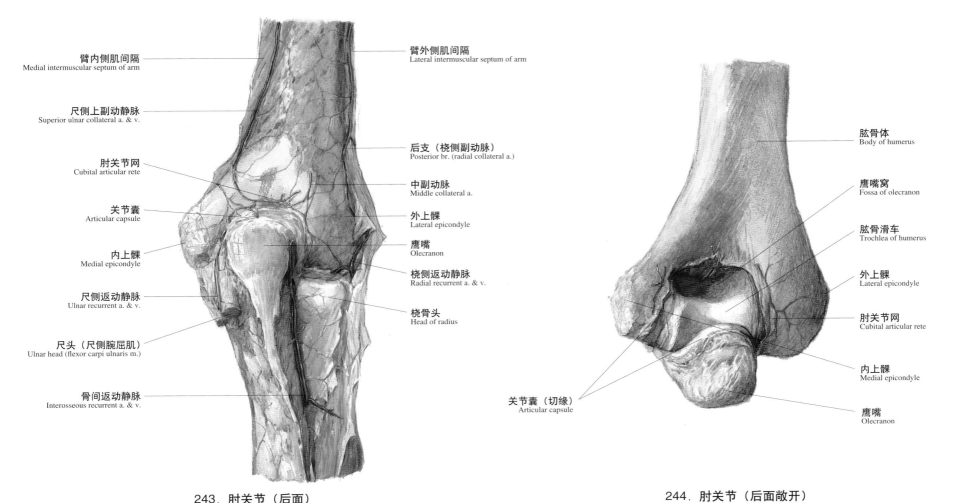

243. 肘关节（后面）
The elbow joint (Posterior aspect)

臂内侧肌间隔
Medial intermuscular septum of arm

尺侧上副动静脉
Superior ulnar collateral a. & v.

肘关节网
Cubital articular rete

关节囊
Articular capsule

内上髁
Medial epicondyle

尺侧返动静脉
Ulnar recurrent a. & v.

尺头（尺侧腕屈肌）
Ulnar head (flexor carpi ulnaris m.)

骨间返动静脉
Interosseous recurrent a. & v.

臂外侧肌间隔
Lateral intermuscular septum of arm

后支（桡侧副动脉）
Posterior br. (radial collateral a.)

中副动脉
Middle collateral a.

外上髁
Lateral epicondyle

鹰嘴
Olecranon

桡侧返动静脉
Radial recurrent a. & v.

桡骨头
Head of radius

244. 肘关节（后面敞开）
The elbow joint (Opened from behind)

肱骨体
Body of humerus

鹰嘴窝
Fossa of olecranon

肱骨滑车
Trochlea of humerus

外上髁
Lateral epicondyle

肘关节网
Cubital articular rete

内上髁
Medial epicondyle

鹰嘴
Olecranon

关节囊（切缘）
Articular capsule

桡侧腕伸肌肿胀、疼痛，同时伴有桡尺近侧关节松弛或分离，造成桡侧副韧带等损伤，引起前臂旋转功能受限、疼痛和持物无力。

三、肘关节的血液供应

在肘部，肱动脉的尺侧上、下副动脉、肱深动脉的桡侧副动脉和中副动脉、尺动脉的尺侧返动脉和骨间返动脉、桡动脉的桡侧返动脉等支共同组成肘关节网（Cubital articular rete）。在背侧，网可分浅深两层，浅网位肱三头肌腱膜表面，深网位肌与关节囊之间，此网各动脉分支角度较锐，吻合丰富。当肱动脉损伤、断裂、动脉炎或血栓形成必须予以结扎时，应于肱深动脉以下结扎，尚可维持良好侧支循环。

肱骨下端血运由滋养动脉降支供应，另有小支从内、外侧进入内、外上髁、滑车及肱骨小头，在鹰嘴窝亦有动脉进入深部，施行肱骨下端手术时，宜保留肌肉及韧带的附着点，勿损伤这些血管，防止随后发生退行性变。

四、肘关节的神经分布

尺神经、正中神经、桡神经、肌皮神经和骨间前神经等皆有分支至肘关节，各支分布区可相互重叠。正中神经过旋前圆肌前发一支返行至肘关节囊前壁和前内壁；肌皮神经的肘肌支亦发支至肘关节囊前壁；尺神经可发 1～3 支至肘关节，主要分布于囊的后壁和内侧壁，包括尺侧副韧带。尺神经分支可起自内上髁上方（37%）、平内上髁（36%）、在髁下方（27%）。第一支起点至囊的距离在髁上为 0.3～1.8 cm，在髁下为 0.2～1.4 cm。桡神经发支供应关节囊的后壁和前外壁，它发出的前臂后皮神经和肘肌支有分支达外上髁。

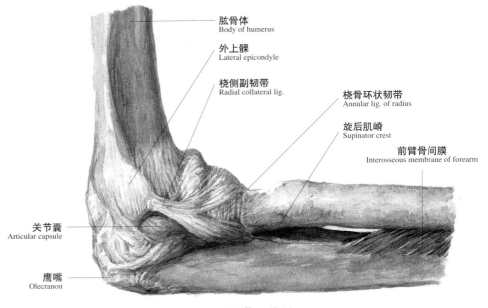

245. 肘关节（外侧面）
The elbow joint (Lateral aspect)

肱骨体
Body of humerus

外上髁
Lateral epicondyle

桡侧副韧带
Radial collateral lig.

关节囊
Articular capsule

鹰嘴
Olecranon

桡骨环状韧带
Annular lig. of radius

旋后肌嵴
Supinator crest

前臂骨间膜
Interosseous membrane of forearm

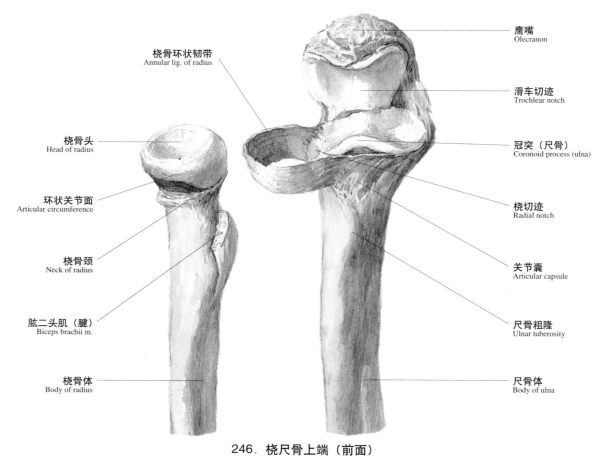

桡骨环状韧带
Annular lig. of radius

鹰嘴
Olecranon

滑车切迹
Trochlear notch

桡骨头
Head of radius

冠突（尺骨）
Coronoid process (ulna)

环状关节面
Articular circumference

桡切迹
Radial notch

桡骨颈
Neck of radius

关节囊
Articular capsule

肱二头肌（腱）
Biceps brachii m.

尺骨粗隆
Ulnar tuberosity

桡骨体
Body of radius

尺骨体
Body of ulna

246．桡尺骨上端（前面）
The upper end of the radius and ulna (Anterior aspect)

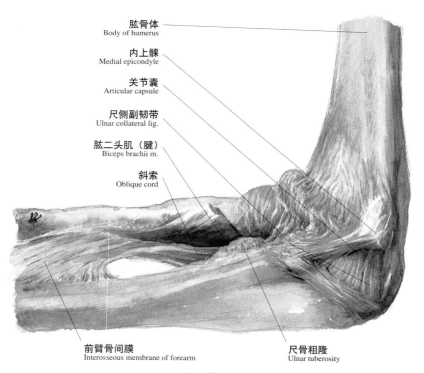

肱骨体
Body of humerus

内上髁
Medial epicondyle

关节囊
Articular capsule

尺侧副韧带
Ulnar collateral lig.

肱二头肌（腱）
Biceps brachii m.

斜索
Oblique cord

前臂骨间膜
Interosseous membrane of forearm

尺骨粗隆
Ulnar tuberosity

247．肘关节（内侧面）
The elbow joint (Medial aspect)

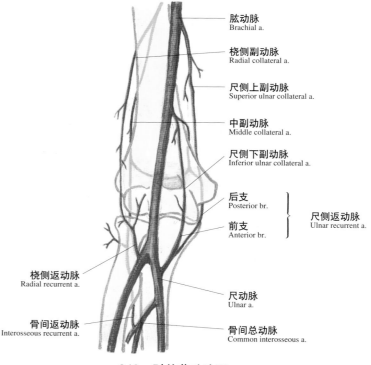

肱动脉
Brachial a.

桡侧副动脉
Radial collateral a.

尺侧上副动脉
Superior ulnar collateral a.

中副动脉
Middle collateral a.

尺侧下副动脉
Inferior ulnar collateral a.

后支
Posterior br.

前支
Anterior br.

尺侧返动脉
Ulnar recurrent a.

桡侧返动脉
Radial recurrent a.

尺动脉
Ulnar a.

骨间返动脉
Interosseous recurrent a.

骨间总动脉
Common interosseous a.

248．肘关节动脉网
The cubital arterial network

第六节　肘部骨骼及骨折变位

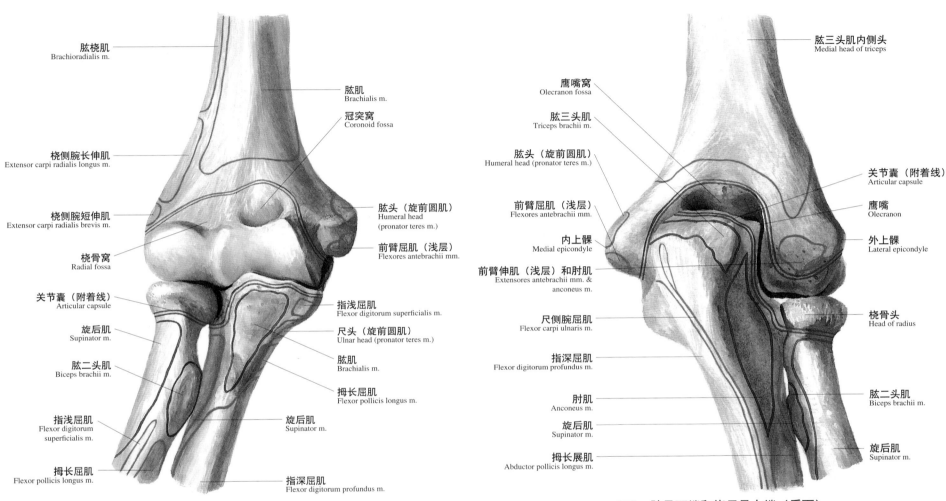

肱桡肌
Brachioradialis m.

肱肌
Brachialis m.

冠突窝
Coronoid fossa

桡侧腕长伸肌
Extensor carpi radialis longus m.

桡侧腕短伸肌
Extensor carpi radialis brevis m.

桡骨窝
Radial fossa

肱头（旋前圆肌）
Humeral head
(pronator teres m.)

前臂屈肌（浅层）
Flexores antebrachii mm.

关节囊（附着线）
Articular capsule

指浅屈肌
Flexor digitorum superficialis m.

旋后肌
Supinator m.

尺头（旋前圆肌）
Ulnar head (pronator teres m.)

肱二头肌
Biceps brachii m.

肱肌
Brachialis m.

指浅屈肌
Flexor digitorum superficialis m.

拇长屈肌
Flexor pollicis longus m.

拇长屈肌
Flexor pollicis longus m.

旋后肌
Supinator m.

指深屈肌
Flexor digitorum profundus m.

249. 肱骨下端和桡尺骨上端（前面）
The lower end of the humerus and the upper ends of the radius and ulna (Anterior aspect)

肱三头肌内侧头
Medial head of triceps

鹰嘴窝
Olecranon fossa

肱三头肌
Triceps brachii m.

肱头（旋前圆肌）
Humeral head (pronator teres m.)

关节囊（附着线）
Articular capsule

鹰嘴
Olecranon

前臂屈肌（浅层）
Flexores antebrachii mm.

内上髁
Medial epicondyle

外上髁
Lateral epicondyle

前臂伸肌（浅层）和肘肌
Extensores antebrachii mm. &
anconeus m.

尺侧腕屈肌
Flexor carpi ulnaris m.

桡骨头
Head of radius

指深屈肌
Flexor digitorum profundus m.

肘肌
Anconeus m.

肱二头肌
Biceps brachii m.

旋后肌
Supinator m.

旋后肌
Supinator m.

拇长展肌
Abductor pollicis longus m.

250. 肱骨下端和桡尺骨上端（后面）
The lower end of the humerus and the upper ends of the radius and ulna (Posterior aspect)

肘部骨骼

　　肱骨下端从三角柱状变得宽而扁，前面内侧有冠突窝，外侧有桡骨窝，后面有鹰嘴窝，肘屈伸时分别容纳尺骨冠突、桡骨头和尺骨鹰嘴。窝处骨质较薄，有时成孔，故此处易发生骨折。末端膨大，内侧形成横圆柱状的肱骨滑车，外侧形成球状的肱骨小头，两者皆覆有关节软骨。滑车有稍为倾斜的螺旋道，内侧缘肥厚较低，外侧缘与肱骨小头有细沟相隔。下端两侧的隆起为内、外上髁。内上髁大而显著，较外上髁稍低。滑车远端距内上髁基底 1～1.5 cm，其前下面有旋前圆肌及前臂浅层屈肌腱起始，后下面有尺侧副韧带附着，后面有尺神经沟。外上髁略小，其前外面有前臂浅层伸肌附着。肱骨下端向前倾斜，与干之间约呈 35°角，滑车和小头处于骨干轴线的前方。此角对稳定肘关节起重要作用，髁上骨折时此角发生变化，关节成形术应保持这一角度以免导致畸形。

　　尺骨上端粗大，后上方的鹰嘴与前下方的冠突间形成半月形的滑车切迹。鹰嘴上面粗糙近四边形，有肱三头肌及关节囊附着，鹰嘴后面为三角形平面，上覆骨膜并有肱三头肌扩张部附着，鹰嘴皮下囊紧贴其上，鹰嘴横断骨折可使关节囊与滑液囊相通，被血液胀满。内侧面有尺侧副韧带、尺侧腕屈肌和指深屈肌附着；外侧面有肘肌附着。冠突前面呈三角形，稍下为尺骨粗隆，有肱肌和骨间膜斜索附着；前面内侧缘有尺侧副韧带及指浅屈肌附着；下方有旋前圆肌附着，外面为桡骨切迹，与桡骨小头相关节，切迹后下的纵嵴为旋后肌嵴，有旋后肌起始。

　　桡骨头如盘状，上面凹陷，周围镶一层软骨，为环状关节面，与尺骨成关节。头下的扼细部为桡骨颈，被桡骨环状韧带包绕，颈下部有旋后肌附着。颈下内侧2.5～3 cm 处为桡骨粗隆，有肱二头肌腱抵止。桡骨头完全居关节囊内，其血运靠关节囊的血管供给；头与颈有时发生骨折，多为囊内骨折，有时伴发桡骨环状韧带断裂。

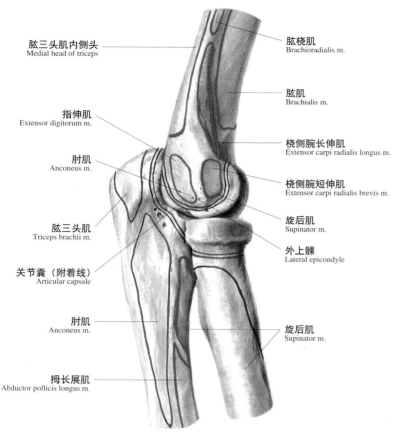

肱三头肌内侧头
Medial head of triceps

肱桡肌
Brachioradialis m.

指伸肌
Extensor digitorum m.

肱肌
Brachialis m.

肘肌
Anconeus m.

桡侧腕长伸肌
Extensor carpi radialis longus m.

肱三头肌
Triceps brachii m.

桡侧腕短伸肌
Extensor carpi radialis brevis m.

关节囊（附着线）
Articular capsule

旋后肌
Supinator m.

肘肌
Anconeus m.

外上髁
Lateral epicondyle

拇长展肌
Abductor pollicis longus m.

旋后肌
Supinator m.

251. 肱骨下端和桡尺骨上端（外侧面）
The lower end of the humerus and the upper ends of the radius and ulna (Lateral aspect)

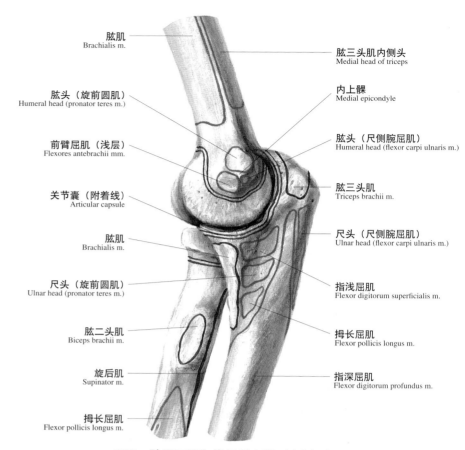

肱肌
Brachialis m.

肱头（旋前圆肌）
Humeral head (pronator teres m.)

前臂屈肌（浅层）
Flexores antebrachii mm.

关节囊（附着线）
Articular capsule

肱肌
Brachialis m.

尺头（旋前圆肌）
Ulnar head (pronator teres m.)

肱二头肌
Biceps brachii m.

旋后肌
Supinator m.

拇长屈肌
Flexor pollicis longus m.

肱三头肌内侧头
Medial head of triceps

内上髁
Medial epicondyle

肱头（尺侧腕屈肌）
Humeral head (flexor carpi ulnaris m.)

肱三头肌
Triceps brachii m.

尺头（尺侧腕屈肌）
Ulnar head (flexor carpi ulnaris m.)

指浅屈肌
Flexor digitorum superficialis m.

拇长屈肌
Flexor pollicis longus m.

指深屈肌
Flexor digitorum profundus m.

252. 肱骨下端和桡尺骨上端（内侧面）
The lower end of the humerus and the upper ends of the radius and ulna (Medial aspect)

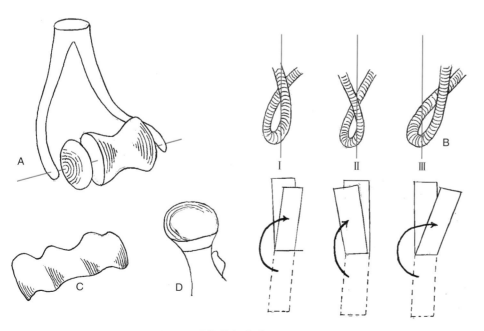

253. 肘关节各关节面的形态
Form of articular surfaces of the elbow joint

肘关节各关节面的形态

（1）肱骨滑车与肱骨小头形成关节复合体，就像一个线轴和一个球体被穿在一个轴上，这个轴大致是肘关节的屈伸轴。肱骨下端的两侧骨质坚实，形成叉状前弯形支柱，终于内、外上髁，并支持着滑车和小头（图253A）。

（2）滑车中间的沟走向不同，有3型（图253B）。

Ⅰ型：滑车沟前面呈垂直位，绕到后面则斜向上外，屈肘时，前臂落于上臂前方偏内。

Ⅱ型：滑车沟在前面斜向下内，后面斜向上外，屈肘时，前臂落于上臂外侧。

Ⅲ型：滑车沟前面斜向下外，后面斜向上外，屈肘时，前臂落于上臂内侧。

（3）尺骨滑车切迹上有一纵行圆嵴，后起鹰嘴突，前抵冠突，形态恰与滑车沟吻合，嵴两侧为凹沟，与滑车沟两旁的凸面相对应。尺骨滑车切迹的弧度为180°，而肱骨滑车的弧度为320°（图253C）。

（4）桡骨头呈横椭圆形，长轴24 mm，短轴21 mm；长短轴之比为8∶7。其上面的关节凹伸肘时，仅前半与肱骨小头接触；屈肘时，两者完全吻合。关节凹的尺侧为倾斜面，旋前时，与肱骨滑车桡侧缘即小头滑车沟相关节（图253D）。

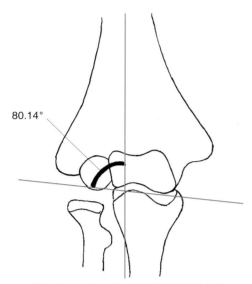

80.14°

肱骨体轴与肱骨滑车下面切线所成之角，
男性平均 80.14°，女性平均 80.12°

254. 肱骨髁体角（肘角）
Condylo-diaphysial (cubital) angle

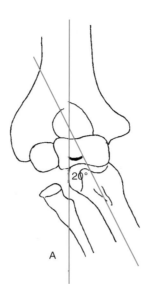

20°

A

肱骨干轴线与尺骨轴线
所成的携带角大于 20°

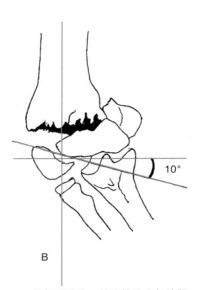

10°

B

骨折后肱骨干轴线的垂线与外髁
骺平行线交角小于 20°

255. 肘内翻（A、B）
Elbow varus

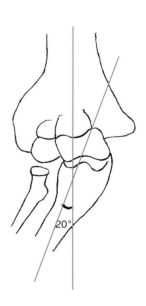

20°

256. 肘外翻
Elbow valgus

肘 内 翻

肱骨干轴线与尺骨轴线之间的夹角大于 20°者为肘内翻畸形（Elbow varus deformity）。绝大部分肘内翻发生于肱骨髁骨折后，远端骨折段向尺侧倾斜所致。这时不能用携带角来判定，一般用肱骨干轴线的垂直线与肱骨外髁骨骺平行线的交角来判定，此角正常为20°，小于20°者为肘内翻。预防肘内翻的发生在于骨折后良好的复位以及采取制动方法维持复位的稳定。治疗可用肱骨远端楔形截骨术。

肘 外 翻

肘关节携带角超出正常范围很多，由向内成角变成向外成角达20°时为肘外翻畸形（Elbow valgus deformity）。多因肱骨外髁骨折不愈合，外髁骨骺板早期闭合而停止发育，内、外髁生长不平衡，逐渐显示肘外翻畸形。肘外翻本身并不引起严重功能障碍，但引

起尺神经受到牵拉，并与尺神经沟产生摩擦，久之导致尺神经麻痹。治疗可用肱骨内侧楔形截骨术或尺神经前移术。

肘 关 节 脱 位

肘关节脱位最常见，占全身四大关节脱位的一半。其中，后脱位远比其他方向脱位多见。新鲜脱位宜早期诊断和处置，功能障碍影响不大，否则后患无穷。

1. 肘关节后脱位 多为传导外力致伤，如摔倒后手掌撑地，外力传到肘部将鹰嘴推向后上方，冠突亦滑向肘后，肱肌及关节囊撕裂，桡、尺侧副韧带亦撕裂。

2. 肘关节前脱位 单纯前脱位极少见。多由肘部旋转外力致伤。如跌倒后手撑地，前臂固定时，来自身体的冲击先使肘侧方脱位，最后可使桡尺骨完全滑到前方，软组织损伤亦较重。

3. 肘关节侧方脱位 有内侧脱位和外侧脱位两种，分别由内翻应力和外翻应力引起，对侧的关节囊及韧

带损伤较重，脱位侧的损伤反而较轻。

4. 肘关节暴烈型脱位 很少见，脱位后肱骨远端处于尺、桡骨中间，并有广泛软组织损伤。依损伤机制可分两型：①前后型：是在导致后脱位过程中，又使前臂强力旋前的结果，即尺骨向后脱位，桡骨滑向前方。②内外型：更少见，多为沿前臂传导的外力致伤，在环状韧带和骨间膜破裂后，尺桡骨分别移向内外侧。

5. 肘关节骨折脱位 脱位常合并骨折，如后脱位合并冠突骨折，前脱位合并鹰嘴骨折，外侧脱位合并内上髁骨折，后脱位合并外髁背侧缘骨折等。

6. 桡骨头脱位 单纯桡骨头脱位较少，是前臂强力旋前所致。常见的是伴同 Monteggia 骨折的桡骨头脱位，其复位后的稳定与尺骨骨折的类型有关。其他有先天性、小儿麻痹性和发育障碍所致的桡骨头脱位或半脱位。婴幼儿及学龄前儿童由于桡骨头发育未完全，在牵拉前臂时，桡骨头嵌在环状韧带内，形成桡骨头半脱位，此时，用一手握住患肘，拇指置于肘前外侧，另一手握住腕部，一边牵引一边作旋前旋后活动二三次即可复位。

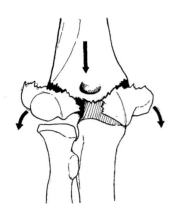

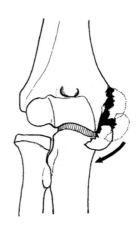

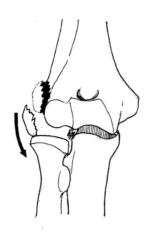

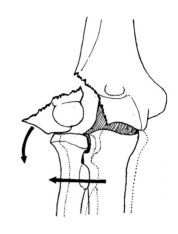

A. "T"或"Y"形髁间骨折

近折片由于暴力方向和肱肌作用移向下前，远折片分离为二，由于暴力方向和肌肉作用而移向后外方

B. 内上髁骨折

常由外展暴力引起，骨折片可被前臂屈肌总起始牵向不同位置，或轻度移位，或被牵向内方平关节面高度，或被牵向关节腔内。有时合并尺神经损伤

C. 外上髁骨折

常由内收暴力引起，骨折片可轻度移位，也可由于腕伸肌的作用被牵向肘关节外侧间隙中

D. 外髁骨折

由于伸肌作用，折片可向外移位并向背侧旋转，而使骨折面朝外脱出关节腔。外髁骨折对肘关节稳定的程度看其是否累及滑车外唇，如滑车外唇骨折，则桡尺骨皆可向外侧移位

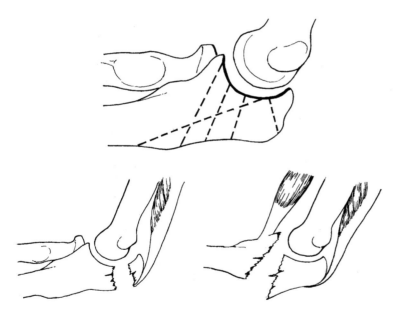

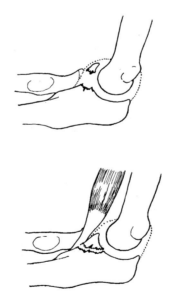

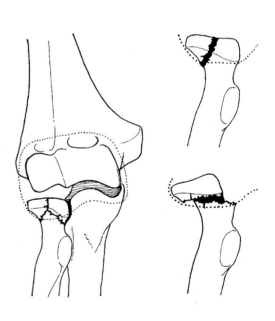

E. 尺骨鹰嘴骨折

多发生于成人，儿童常伴发桡骨头脱位。折线可横行或斜行，多位于中部。折片变位情况依折线位置及肱三头肌腱是否撕裂而有不同。如折线居上、中位，上折片可牵向上方，下折片不动。如折片居低位，尺骨远折片可因肱肌作用而向前移位

F. 尺骨冠突骨折

常伴有肘关节后脱位，也可单独发生。冠突尖居关节内位，靠近尖的骨折，折片可成为关节内游离体，关节内产生血肿，引起肿胀和疼痛。如折片向关节腔内移位，可引起关节绞锁，需从关节腔将其切除。但骨折最常发生于距尖6~10 mm处，这里有关节囊和一部分肱肌附着，血液供应良好，因而愈合良好

G. 桡骨头、颈骨折

较常发生于成人及儿童，呈各种形式。折片皆居关节腔内，因其缺乏血液供应，不易产生骨性愈合。头和颈的骨折多伴有出血，血液集中于关节腔内不能溢出（除非关节囊广泛撕裂）。由于张力增大，引起关节疼痛影响功能，在肘外侧三角中可摸到肿物和波动

257. 肘部骨折肌肉牵引方向（模式图）
Drawings demonstrating the direction of pull of the muscles in fractures around the elbow

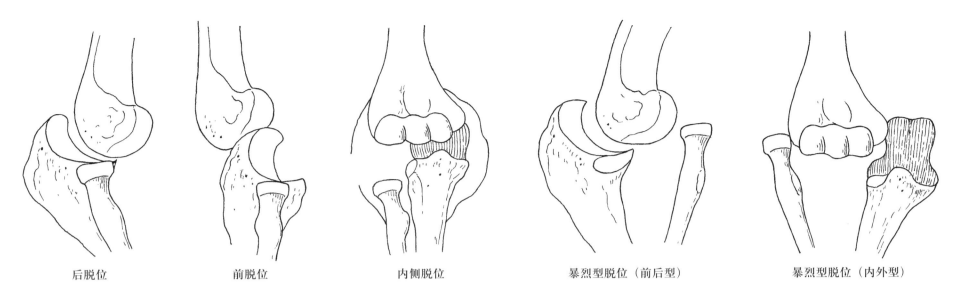

后脱位　　　前脱位　　　内侧脱位　　　暴烈型脱位（前后型）　　　暴烈型脱位（内外型）

258. 肘关节脱位
Dislocation of the elbow joint

第七节　肘部断面

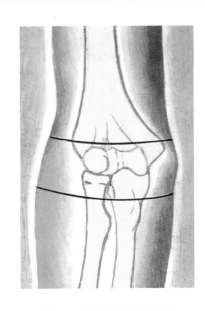

肱骨下端扁宽，臂内、外侧肌间隔已很窄。

在皮下，前外方有头静脉和前臂外侧皮神经，前内方有贵要静脉和前臂内侧皮神经，中间有肘正中静脉。

前隔内可见肱二头肌和腱的移行部、肱肌、肱桡肌和桡侧腕长伸肌。肱动静脉和正中神经行于肱二头肌的后内方，隔肱肌与肱骨相对。桡神经和桡侧副动脉夹于肱桡肌与肱肌之间的沟中。

后隔中主要为肱三头肌。尺神经和尺侧上副动静脉或沿肱三头肌内侧头表面或埋于其实质中下行。

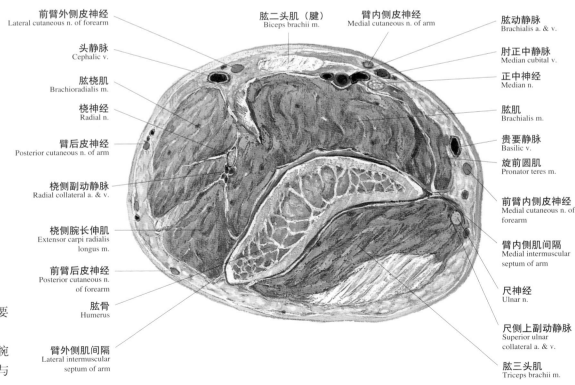

前臂外侧皮神经 Lateral cutaneous n. of forearm
头静脉 Cephalic v.
肱桡肌 Brachioradialis m.
桡神经 Radial n.
臂后皮神经 Posterior cutaneous n. of arm
桡侧副动静脉 Radial collateral a. & v.
桡侧腕长伸肌 Extensor carpi radialis longus m.
前臂后皮神经 Posterior cutaneous n. of forearm
肱骨 Humerus
臂外侧肌间隔 Lateral intermuscular septum of arm

肱二头肌（腱） Biceps brachii m.
臂内侧皮神经 Medial cutaneous n. of arm
肱动静脉 Brachialis a. & v.
肘正中静脉 Median cubital v.
正中神经 Median n.
肱肌 Brachialis m.
贵要静脉 Basilic v.
旋前圆肌 Pronator teres m.
前臂内侧皮神经 Medial cutaneous n. of forearm
臂内侧肌间隔 Medial intermuscular septum of arm
尺神经 Ulnar n.
尺侧上副动静脉 Superior ulnar collateral a. & v.
肱三头肌 Triceps brachii m.

259. 通过肱骨内上髁上方 2 cm 横断面
A transverse section through the level 2 cm proximal to the medial epicondyle of the humerus

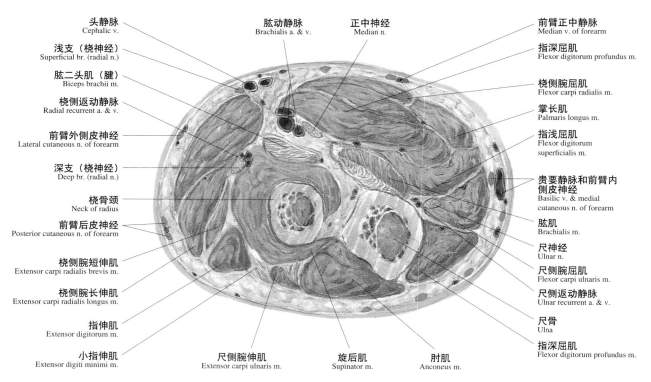

头静脉
Cephalic v.

浅支（桡神经）
Superficial br. (radial n.)

肱二头肌（腱）
Biceps brachii m.

桡侧返动静脉
Radial recurrent a. & v.

前臂外侧皮神经
Lateral cutaneous n. of forearm

深支（桡神经）
Deep br. (radial n.)

桡骨颈
Neck of radius

前臂后皮神经
Posterior cutaneous n. of forearm

桡侧腕短伸肌
Extensor carpi radialis brevis m.

桡侧腕长伸肌
Extensor carpi radialis longus m.

指伸肌
Extensor digitorum m.

小指伸肌
Extensor digiti minimi m.

肱动静脉
Brachialis a. & v.

正中神经
Median n.

前臂正中静脉
Median v. of forearm

指深屈肌
Flexor digitorum profundus m.

桡侧腕屈肌
Flexor carpi radialis m.

掌长肌
Palmaris longus m.

指浅屈肌
Flexor digitorum superficialis m.

贵要静脉和前臂内侧皮神经
Basilic v. & medial cutaneous n. of forearm

肱肌
Brachialis m.

尺神经
Ulnar n.

尺侧腕屈肌
Flexor carpi ulnaris m.

尺侧返动静脉
Ulnar recurrent a. & v.

尺骨
Ulna

指深屈肌
Flexor digitorum profundus m.

尺侧腕伸肌
Extensor carpi ulnaris m.

旋后肌
Supinator m.

肘肌
Anconeus m.

260. 通过桡骨颈横断面
A transverse section through the neck of the radius

通过桡骨颈横断面

前臂前群从桡侧向尺侧有旋前圆肌、桡侧腕屈肌、掌长肌、指浅屈肌、尺侧腕屈肌和指深屈肌。

前臂外侧群有肱桡肌、桡侧腕长伸肌和桡侧腕短伸肌。

前臂后群有指伸肌、小指伸肌、尺侧腕伸肌、旋后肌和肘肌。旋后肌起自尺骨旋后肌嵴，环绕桡骨颈后、外、前方。肱二头肌腱和肱肌即将抵止。

桡神经已分为浅深支，浅支被肱桡肌前缘所掩，深支居旋后肌外侧，即将穿行于该肌浅深层中间。尺神经穿出肘管，行于指深屈肌浅面。

通过肱桡关节矢状断

肱骨体下端扁薄，肱骨小头前倾，形成肱骨小头前倾角。桡骨头皮质薄，头下续扼细的桡骨颈。肱桡关节为一球窝关节，关节囊在上方附着于桡骨窝上缘和关节面后缘，在下方附着于桡骨颈周围，故肱骨小头和桡骨头皆包于关节囊中，桡骨头骨折时，游离体亦居于关节腔内。囊周围有桡骨环状韧带增强。

肱桡关节前方被肱桡肌和桡侧腕长伸肌覆盖，肱骨下端前方有肱肌附着，桡神经和桡侧副动脉行于肱肌附近，与囊较为贴近。桡骨上端前方和后方可见旋后肌环绕。

肱桡关节后方被肘肌覆盖，后方入路欲达肱桡关节必须切开肘肌。肱骨下端后面有肱三头肌内侧头附着。

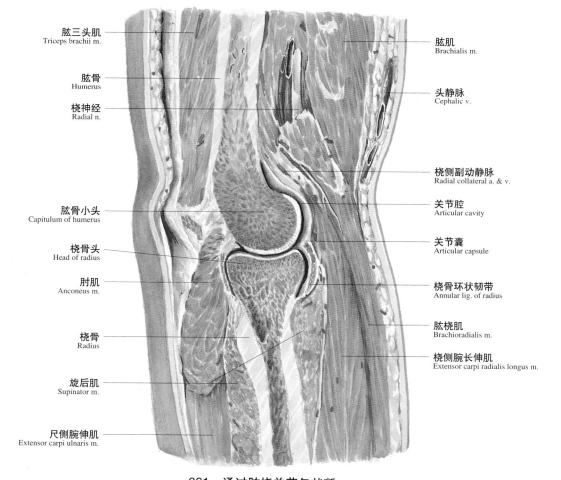

肱三头肌
Triceps brachii m.

肱骨
Humerus

桡神经
Radial n.

肱骨小头
Capitulum of humerus

桡骨头
Head of radius

肘肌
Anconeus m.

桡骨
Radius

旋后肌
Supinator m.

尺侧腕伸肌
Extensor carpi ulnaris m.

肱肌
Brachialis m.

头静脉
Cephalic v.

桡侧副动静脉
Radial collateral a. & v.

关节腔
Articular cavity

关节囊
Articular capsule

桡骨环状韧带
Annular lig. of radius

肱桡肌
Brachioradialis m.

桡侧腕长伸肌
Extensor carpi radialis longus m.

261. 通过肱桡关节矢状断
A sagittal section through the humeroradial joint

通过肱尺关节矢状断

肱骨体下端扁薄，延续为肱骨滑车，滑车上方的冠突窝和鹰嘴窝之间的骨质尤薄。尺骨上端粗大，皮质薄。伸肘时尺骨鹰嘴嵌入鹰嘴窝中。

肱尺关节为一不典型的滑车关节。关节囊前后壁薄而松弛，在上方附着于冠突窝和鹰嘴窝上缘，在下方附着于冠突和鹰嘴的关节软骨边缘，冠突尖和鹰嘴尖被包于关节囊内。

肱尺关节前方为肱肌覆盖，肌纤维与囊前壁交织，肱动静脉和正中神经借肱肌与囊相隔，肱骨下端骨折有损伤肱动静脉和正中神经的可能。肱肌前方为肱二头肌。尺骨前方有指深屈肌和旋前圆肌等深浅层屈肌，尺动静脉行于浅深层肌肉之间。

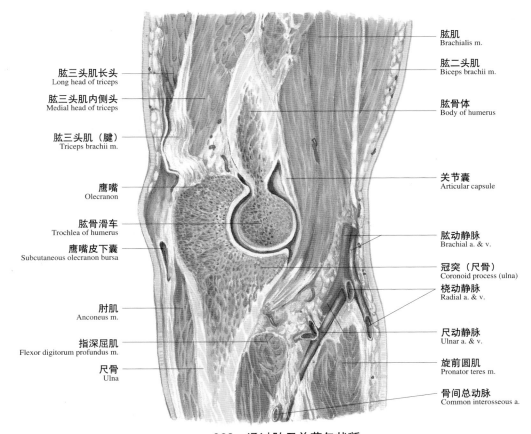

肱三头肌长头 Long head of triceps
肱三头肌内侧头 Medial head of triceps
肱三头肌（腱）Triceps brachii m.
鹰嘴 Olecranon
肱骨滑车 Trochlea of humerus
鹰嘴皮下囊 Subcutaneous olecranon bursa
肘肌 Anconeus m.
指深屈肌 Flexor digitorum profundus m.
尺骨 Ulna

肱肌 Brachialis m.
肱二头肌 Biceps brachii m.
肱骨体 Body of humerus
关节囊 Articular capsule
肱动静脉 Brachial a. & v.
冠突（尺骨）Coronoid process (ulna)
桡动静脉 Radial a. & v.
尺动静脉 Ulnar a. & v.
旋前圆肌 Pronator teres m.
骨间总动脉 Common interosseous a.

262. 通过肱尺关节矢状断
A sagittal section through the humeroulnar joint

第八节 肘部入路局解

肘 前 入 路

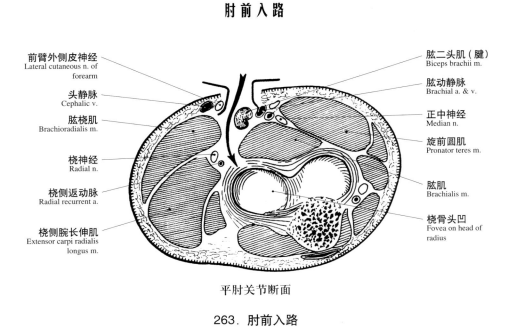

前臂外侧皮神经 Lateral cutaneous n. of forearm
头静脉 Cephalic v.
肱桡肌 Brachioradialis m.
桡神经 Radial n.
桡侧返动脉 Radial recurrent a.
桡侧腕长伸肌 Extensor carpi radialis longus m.

肱二头肌（腱）Biceps brachii m.
肱动静脉 Brachial a. & v.
正中神经 Median n.
旋前圆肌 Pronator teres m.
肱肌 Brachialis m.
桡骨头凹 Fovea on head of radius

平肘关节断面

263. 肘前入路
Anterior approach of the elbow

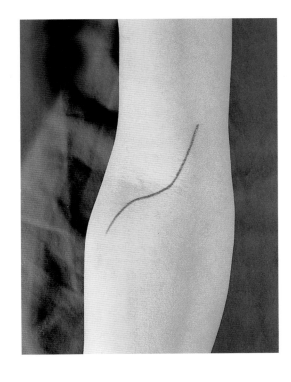

▶ 263-1. 切口作"S"形，起自肘上5 cm处的肱二头肌内缘，向下并沿肘横纹向外，再纵行向下延长5 cm。此口适用于正中神经修复术、肱动脉结扎术、修复术和栓子切除术、肱二头肌腱膜减压术等，有时儿童肱骨髁上骨折也采用此切口。切口跨过肘纹时，不宜垂直，以免产生瘢痕。

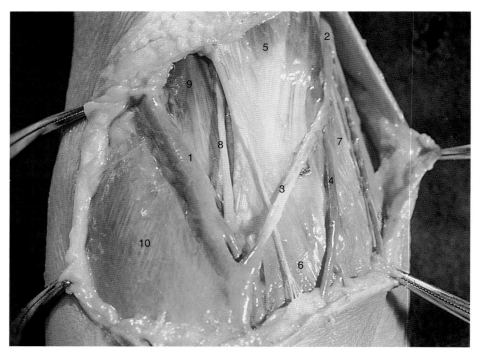

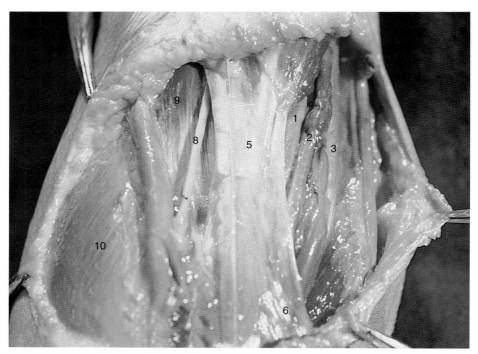

263-2．切开皮肤及皮下组织，广泛游离皮瓣。首先见到肘窝浅静脉，即外侧的头静脉 (1)、内侧的贵要静脉 (2)、中间的肘正中静脉 (3) 和前臂正中静脉 (4)。术野中央显露肱二头肌 (5) 及向下内放散的肱二头肌腱膜 (6)。于肱二头肌内缘与贵要静脉伴行者为前臂内侧皮神经 (7)，自肱二头肌外缘穿出与头静脉伴行者为前臂外侧皮神经 (8)，应保护此二神经。肱二头肌外侧深部为肱肌 (9)，术野外下方为肱桡肌 (10)。

263-3．切断肘正中静脉，清除筋膜。在肱二头肌内缘依次显露肱动脉 (1)、肱静脉 (2) 和正中神经 (3)。如果切断肱二头肌腱膜，向内侧牵拉前臂屈肌，则肱动静脉和正中神经可进一步显露。此时宜注意正中神经发出的旋前圆肌支、桡侧腕屈肌支和指浅屈肌支等，避免牵拉损伤。

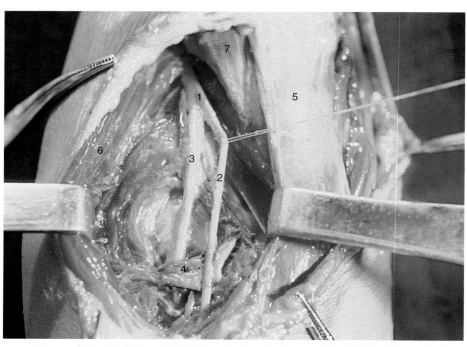

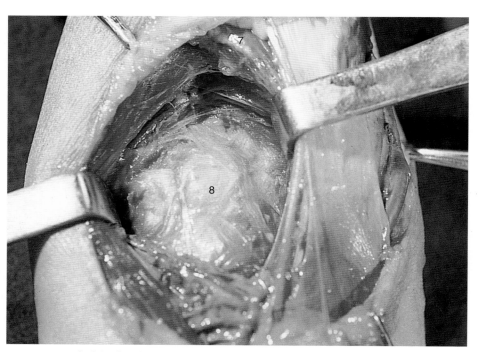

263-4．为了显示结构，向内侧牵拉肱二头肌 (5)，向外侧牵拉肱桡肌 (6)，可显露位于肱肌 (7) 和肱桡肌之间的桡神经干 (1)。桡神经于桡骨头平面或稍上方分出浅支 (2) 和深支 (3)，浅支行于桡侧返动脉 (4) 的浅面，沿肱桡肌前缘深面下降，深支行于桡侧返动脉深面，并潜入旋后肌中。

263-5．向内侧牵开桡神经和肱肌 (7)，显露肘关节囊 (8) 前壁。

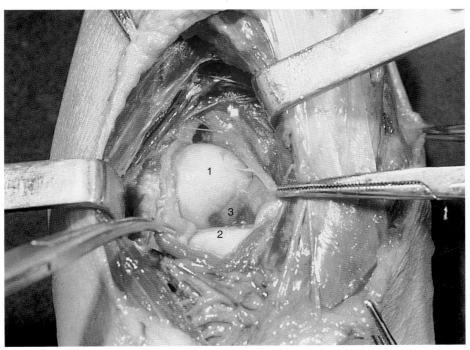

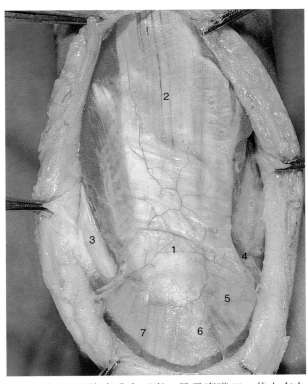

肘后入路

关节囊 Articular capsule	肱三头肌 Triceps brachii m.
内上髁 Medial epicondyle	桡侧腕长伸肌 Extensor carpi radialis longus m.
前臂屈肌 Flexores antebrachii mm.	

平内上髁横断面

264. 肘后入路
Posterior approach of the elbow

263-6. 切开关节囊，显露肱骨小头 (1)、桡骨头 (2) 和肱桡关节 (3)。

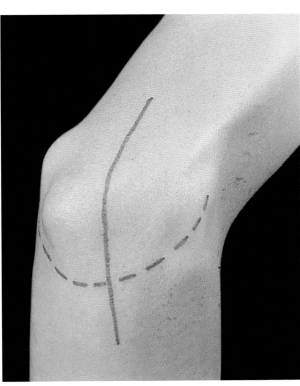

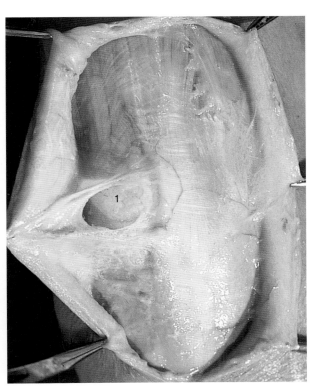

264-1. 切口起自鹰嘴上方 5 cm，向下经鹰嘴稍外侧，继续延伸达鹰嘴下方 5～6 cm。可依需要而延长。此口适用于鹰嘴骨折、肱骨髁间骨折或外髁骨折切开复位术、肘关节成形术、融合术、切除术、肘关节滑膜切除术等。

264-2. 切开皮肤和皮下组织，向两侧牵拉皮瓣。显露肘后深筋膜和鹰嘴皮下囊 (1)。

264-3. 切除鹰嘴皮下囊。显露鹰嘴 (1)，其上有血管网分布。鹰嘴上方为肱三头肌腱 (2)，肱三头肌内侧为尺神经 (3)，它行于内上髁后方。鹰嘴外侧可见外上髁 (4)，从其起始有肘肌 (上覆筋膜) (5)。鹰嘴向下延续为尺骨后缘 (6)，后缘内侧为指深屈肌和尺侧腕屈肌 (上覆筋膜) (7)。

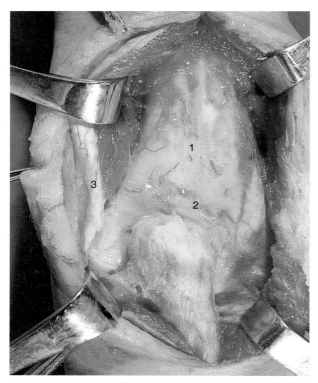

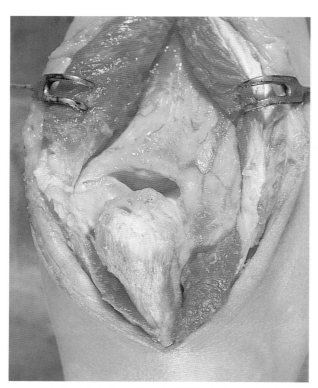

264-4．于中线纵切肱三头肌并牵向两侧，显露肱骨髁上方的三角形后面 (1) 及肘关节囊 (2) 后壁。注意避免损伤尺神经 (3)。另法是于鹰嘴上方将肱三头肌切成舌形肌瓣，翻转向下以显露肘关节囊。

264-5．切开关节囊，显露肘关节腔、鹰嘴窝、肱骨滑车后面及内、外上髁后面。

肘内侧入路

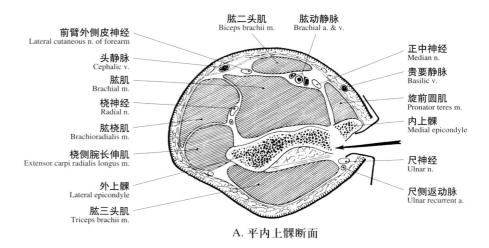

肱二头肌 Biceps brachii m. 肱动静脉 Brachial a. & v.
前臂外侧皮神经 Lateral cutaneous n. of forearm
头静脉 Cephalic v.
肱肌 Brachial m.
桡神经 Radial n.
肱桡肌 Brachioradialis m.
桡侧腕长伸肌 Extensor carpi radialis longus m.
外上髁 Lateral epicondyle
肱三头肌 Triceps brachii m.
正中神经 Median n.
贵要静脉 Basilic v.
旋前圆肌 Pronator teres m.
内上髁 Medial epicondyle
尺神经 Ulnar n.
尺侧返动脉 Ulnar recurrent a.

A. 平内上髁断面

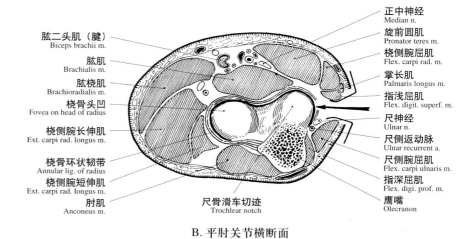

肱二头肌（腱）Biceps brachii m.
肱肌 Brachialis m.
肱桡肌 Brachioradialis m.
桡骨头凹 Fovea on head of radius
桡侧腕长伸肌 Ext. carpi rad. longus m.
桡骨环状韧带 Annular lig. of radius
桡侧腕短伸肌 Ext. carpi rad. longus m.
肘肌 Anconeus m.
尺骨滑车切迹 Trochlear notch
正中神经 Median n.
旋前圆肌 Pronator teres m.
桡侧腕屈肌 Flex. carpi rad. m.
掌长肌 Palmaris longus m.
指浅屈肌 Flex. digit. superf. m.
尺神经 Ulnar n.
尺侧返动脉 Ulnar recurrent a.
尺侧腕屈肌 Flex. carpi ulnaris m.
指深屈肌 Flex. digi. prof. m.
鹰嘴 Olecranon

B. 平肘关节横断面

265．肘内侧入路
Medial approach of the elbow (Campbell)

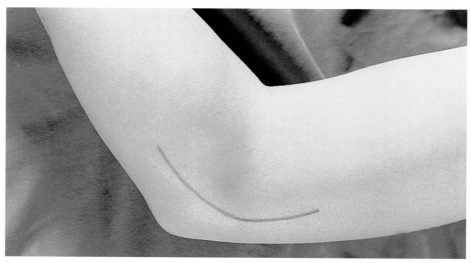

265-1．肘屈曲，以肱骨内上髁为中心，向上下各延长 5 cm。此口适用于尺神经移位术、松解术、缝合术、内上髁骨折开放复位术、冠突尖骨折复位术、尺侧副韧带修复术、内髁和滑车骨折开放复位术、关节游离体摘除术等。

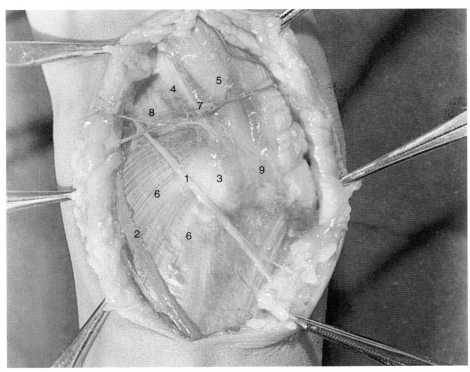

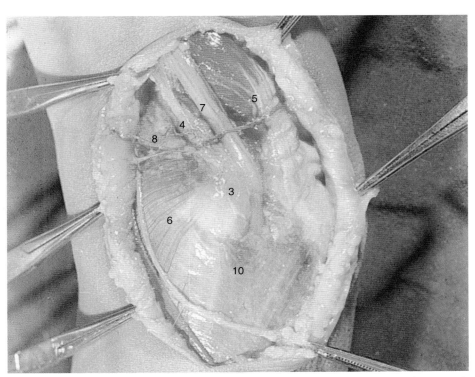

265-2．切开皮肤和筋膜，将皮瓣牵向两侧，可见前臂内侧皮神经[1]和贵要静脉[2]等亦被牵拉而移位。术野中央为内上髁[3]，臂内侧肌间隔[4]由内上髁上沿，肱三头肌内侧头[5]居隔的后方，肱肌[8]居隔的前方，罩以筋膜的前臂屈肌群[6]自内上髁和隔的前面起始。尺神经和尺侧上副动脉[7]位于内侧肌间隔和肱三头肌之间的沟中。内上髁后方为鹰嘴[9]。

265-3．剔除深筋膜，可清晰地见到内上髁[3]、臂内侧肌间隔[4]、尺神经[7]、肱三头肌内侧头[5]、前臂屈肌总起始[6]和尺侧腕屈肌[10]。

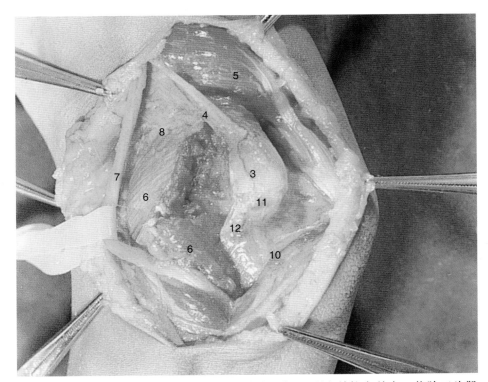

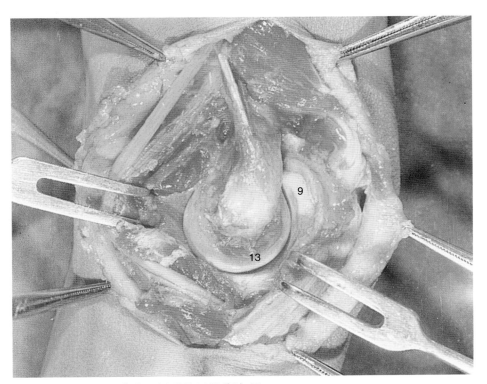

265-4．前拉尺神经[7]，将肱肌[8]和前臂屈肌[6]剥离并拉向前方，将肱三头肌内侧头[5]和尺侧腕屈肌[10]剥向后方，可清晰显示内上髁[3]臂内侧肌间隔[4]、内侧髁[11]和尺侧副韧带[12]。

265-5．切开关节囊，显露肱尺关节腔[13]。

肘外侧入路

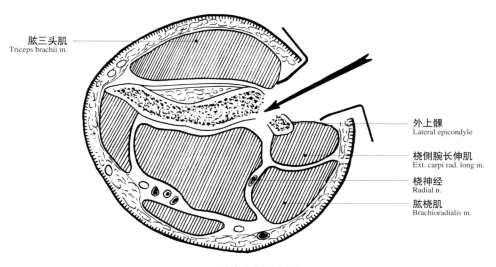

肱三头肌
Triceps brachii m.

外上髁
Lateral epicondyle

桡侧腕长伸肌
Ext. carpi rad. long m.

桡神经
Radial n.

肱桡肌
Brachioradialis m.

平外上髁横切面

266．肘外侧入路
Lateral approach of the elbow（Campbell）

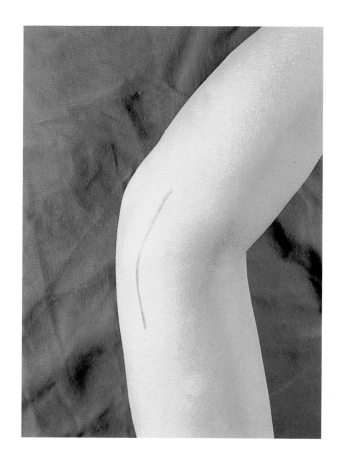

◀ 266-1．切口起自肱骨外上髁近侧 5 ～ 6 cm，向远侧经外上髁，达前臂外面桡骨头稍下方。此口适用于外上髁骨折开放复位术、桡骨头骺分离开放复位术、桡骨头切除术、肘关节游离体切除术、肘关节成形术、肘关节滑膜采取术及伸肌腱钙沉积切除术等。

▶ 266-2．将皮瓣向两侧牵拉，可见头静脉 (1) 和前臂外侧皮神经 (2) 由上走向下前方，外上髁 (3) 居术野的中央，其上有血管网分布。肱桡肌 (4) 和桡侧腕长伸肌 (5) 起自外侧肌间隔的前方，肱三头肌内侧头 (6) 起自隔的后方。自外上髁起始有肘肌 (7)、指伸肌 (8) 和尺侧腕伸肌 (9)。注意在切口近侧角避开桡神经，它行于肱肌和肱桡肌的间隙中。

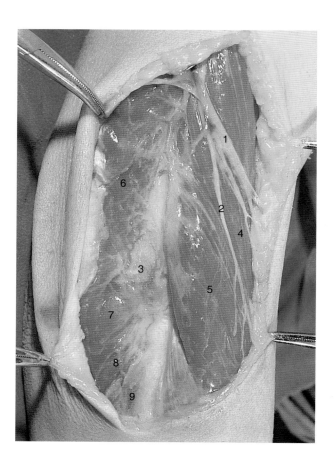

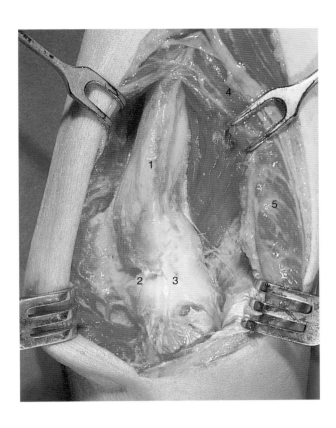

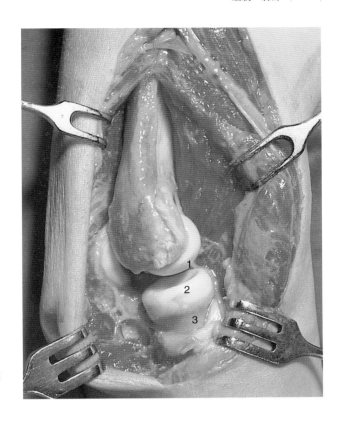

◀266-3．分离臂外侧肌间隔及外上髁的肌肉，将肱桡肌和桡侧腕长伸肌牵拉向前（或伴同一薄骨片从外上髁分离），将肱三头肌内侧头、肘肌和指伸肌等牵拉向后，显露外上髁嵴⁽¹⁾、肱桡关节⁽²⁾及桡侧副韧带⁽³⁾。桡神经深支行于桡骨头前方进入旋后肌中，宜注意保护。

▶266-4．切开关节囊及桡骨环状韧带，显露肱桡关节⁽¹⁾、桡骨头⁽²⁾和桡骨颈⁽³⁾。

第九节　肘部 X 线测量及年龄特征

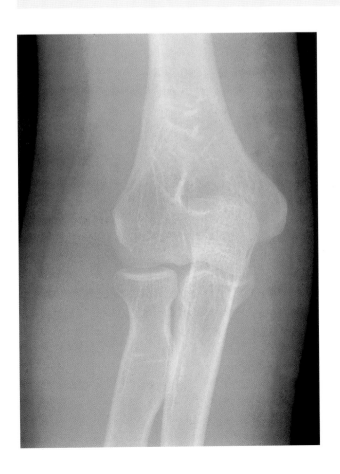

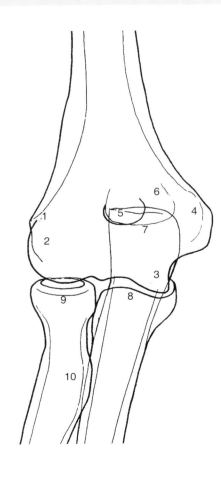

1. 外上髁
   Lateral epicondyle
2. 肱骨小头
   Capitulum
3. 肱骨滑车
   Trochlea
4. 内上髁
   Medial epicondyle
5. 冠突窝
   Corocoid fossa
6. 鹰嘴窝
   Olecranon fossa
7. 鹰嘴
   Olecranon
8. 冠突
   Corocoid process
9. 桡骨头
   Head of radius
10. 桡骨粗隆
    Radial tuberosity

267．成人肘关节 X 线像（前后位）
Radiograph of an adult elbow joint (Anteroposterior view)

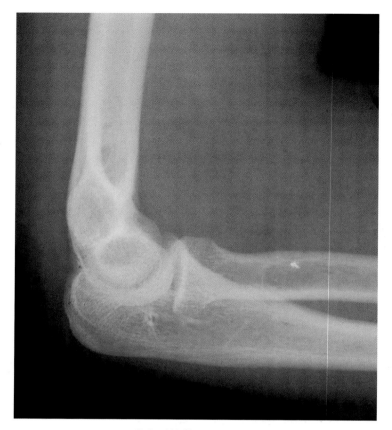

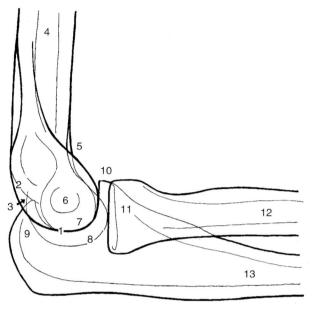

1. 肱骨滑车
   Trochlea of humerus
2. 外上髁
   Lateral epicondyle
3. 鹰嘴窝
   Olecranon fossa
4. 肱骨体
   Body of humerus
5. 冠突窝
   Coronoid fossa
6. 滑车外唇
   Lateral lip of trochlea
7. 肱骨小头
   Capitulum of humerus
8. 滑车内唇
   Medial lip of trochlea
9. 鹰嘴
   Olecranon
10. 冠突
    Coronoid process
11. 桡骨头
    Head of radius
12. 桡骨体
    Body of radius
13. 尺骨体
    Body of ulna

268. 成人肘关节的 X 线像（侧位）
Radiograph of an adult elbow joint (Lateral view)

▼ 在肘关节侧位像上，肱骨前缘皮质线与肱骨外髁骺轴线（或肱骨小头中心线）约成 25°角，称肱骨外髁骺干角，小头骺融合后，称肱骨远端前倾角。在骺线骨折时，此角可增大或缩小。这点对儿童肘关节脱位或骺线骨折的诊断及治疗是重要的依据。另外，桡骨干轴的延长线应通过肱骨小头的中心。

83° ~ 85°

10° ~ 15°

10° ~ 15°

◀ 在前后位像上，肱骨干轴与前臂轴线之间的交角，正常为 165° ~ 170°，其补角为 10° ~ 15°，称肘关节携带角，此角大于 20°者为肘外翻，0°时为直肘，0° ~ -10°以下时为肘内翻。肘关节轴线与肱骨干轴线成 83° ~ 85°角，与内、外髁间连线成 10° ~ 15°角。

269. 肘关节的 X 线测量（前后位）
Radiographic measurement of the elbow joint (Anteroposterior view)

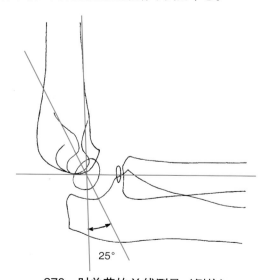

25°

270. 肘关节的 X 线测量（侧位）
Radiographic measurement of the elbow joint (Lateral aspect)

▶肘部可有一些较少见的副骨，如肘前骨、滑车副骨、喙状副骨和肘髌骨。肘髌骨系尺骨鹰嘴骨化核未与尺骨融合，遗留于肱三头肌腱内，位于肘关节后方，往往与肱骨下端和尺骨鹰嘴相关节。

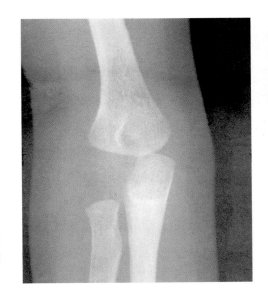

肘前骨 Anterior cubital bone
滑车副骨 Accessory trochlear bone
肘前骨 Anterior cubital bone
肘髌骨 Cubital patella
喙状副骨 Accessory coracoid bone

271. 肘部副骨
Accessory bones around the elbow joint

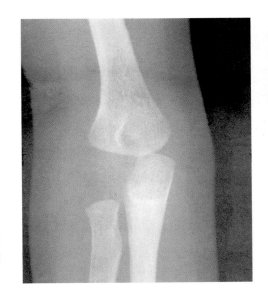
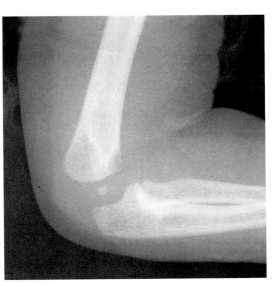

▶ A. 1 岁　男

肱骨小头和滑车外半刚出现一小而圆的骨化核，与肱骨干骺端距离很远，侧位像上较靠前方。其他部位（滑车内半、内上髁、外上髁、尺骨鹰嘴和桡骨头）皆为软骨，骨化核尚未出现。肱骨冠突窝和鹰嘴窝在正位和侧位像上皆可辨认。肱尺关节、肱桡关节和桡尺近侧关节的关节隙都较宽。

▶ B. 8 岁　男

肱骨小头和滑车外半的骨化核增大，在侧位像上居前下方。从 5～6 岁起，内上髁开始骨化，8 岁时，骨化核呈卵圆形。滑车内半和外上髁尚未骨化。桡骨头从 5～7 岁起出现一扁的骨化核。尺骨鹰嘴和冠突大部是由骨干的原骨化中心延续而来，但发育不及成人，故儿童肘关节脱位的机会较大。肱尺关节、肱桡关节和桡尺近侧关节的间隙仍较宽。

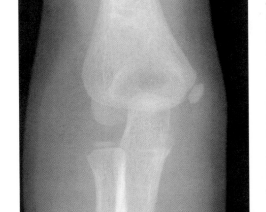
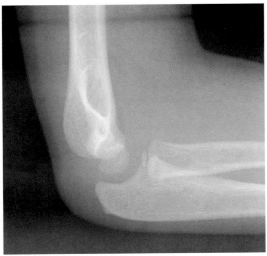

272. 成长中的肘关节 X 线像 (A ~ D)
Radiographs of the elbow joints during development

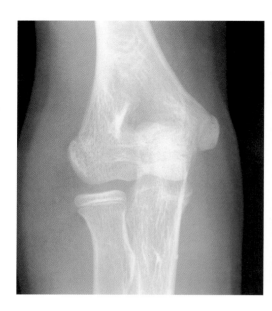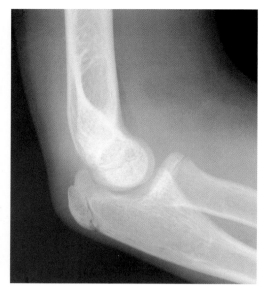

◀ C. 13 岁　男

肱骨小头和滑车外半骨化核继续增大，形成头形的隆起和曲线形的滑车面，唯尚未与体接合。滑车内半骨化核已于 9～11 岁出现，而且形成滑车的曲面，也未与体接合。内上髁骨化核与滑车之间尚存一骺线。外上髁骨化核已经出现（9～13 岁出现），尚未愈合。

桡骨头显著增大，其横径比桡骨颈显著为宽，骺线横行；桡骨粗隆显著隆起，但此处不一定出现骨化核。肱桡关节间隙变窄。鹰嘴尖已出现数个骨化核，边缘不整，它系牵引骨骺，于 10 岁左右出现，15～17 岁愈合。肱尺关节隙亦变窄。

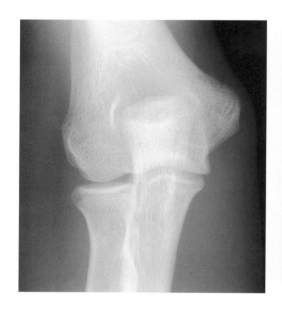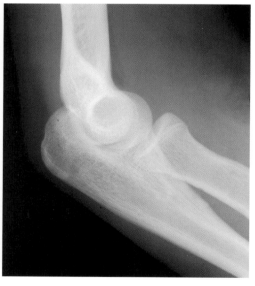

◀ D. 16 岁　男

骨化近于成人。肱骨小头、滑车外半、滑车内半、外上髁、桡骨头及尺骨鹰嘴等部骨骺已接合。本片中只内上髁余一骺线，宜与骨折鉴别。

肘部的骨骼，在儿童与成人有很大差异。儿童此部骨骺多，均覆以软骨，因此，骨骺的损伤在儿童极为常见。肘部骨化核出现较晚，但愈合较早，对上肢长度影响远不如肱骨上端重要，下端骨骺的发育仅关系到肱骨长度生长的 1/5。了解肘部骨骺的位置、出现及接合年龄对于诊断很有用处。

272. 成长中的肘关节 X 线像 (A ~ D)（续）
Radiographs of the elbow joints during development

第十节　肘部运动

肘的屈曲与伸展

肘的屈伸运动轴横贯肱骨滑车和肱骨小头的中心。此轴与肱骨长轴成 83°～85° 的外侧夹角，因之属于不典型的滑车关节，即屈戌关节。屈可达 145°，此时内翻携带角为 −6°～−10°；过伸约为 5°，此时外翻携带角为 10°。

屈肘有肱肌、肱二头肌、肱桡肌和前臂屈肌参与。肱肌宛如肘关节的"辕马"，任何情况屈肘时皆活动。肱二头肌的屈肘情况不同：前臂旋前位时，有强力屈肘作用；半旋前位时，亦有屈肘作用；旋后位时，屈肘作用微弱。负荷屈肘时，随着负荷增加，肱二头肌活动亦增强。在多数情况下，其长头比短头活动显著。肱桡肌为一辅助屈肌，当前臂旋前位或半旋前位抗阻力屈肘时（如提物），它才有明显屈肘作用。旋前圆肌仅是一不重要的屈肘肌。

肘关节亦属第二型杠杆，肱肌和肱二头肌力臂短，收缩时，使手可沿运动轨道产生加速度，同时此二肌亦为慢屈和保持屈曲位之肌。肱桡肌力臂长，为速屈之肌，它可克服离心力保证运动沿一定轨道运行。当肘关节中度屈曲位时，肱二头肌处于最佳工作状态，此时，其向心分力为 0，切线分力就是其牵拉力。对肱桡肌而言，其最佳工作状态为屈肘 100°～110° 时。肱三头肌作为屈肘的拮抗肌，仅在负荷屈肘时有轻微收缩，可保证运动的稳定与平滑，此时，肩关节的固定肌亦行参与。

伸肘由肱三头肌和肘肌完成。肱三头肌内侧头相当于屈肘时的肱肌，任何情况屈肘时都出现明显电位，而长头及外侧头仅在抗阻力伸肘时才明显活动（如当投掷、推物或用上肢倒立时），有如屈肘时的肱二头肌。肘肌发动伸肘，管理纤细调节并稳定肘关节于伸展位。当有力的三头肌收缩时，肘肌活动常减小。伸肘时，屈肌为拮抗肌。前臂慢伸时，拮抗活动主要是肱肌，速伸或抗阻力伸肘时，三个屈肌都有活动。

臂丛损伤尤其涉及肌皮神经损伤和灰质炎等可导致屈肘功能丧失。临床上曾采用如下方法恢复屈肘能力：将内上髁的前臂屈肌总起始向上移接到肱骨近侧 5 cm 远处（Steindler）；将肱三头肌抵止腱从外侧皮下移接于肱二头肌腱上（Carroll）；将带有阔筋膜片的胸锁乳突肌锁骨头移接于桡骨粗隆（Bunnell）；将胸大肌胸肋部移接于肱二头肌腱上（Clark）以及移植带血管神经蒂的背阔肌代替肱二头肌等。

肱三头肌 可伸肘。抗阻力伸肘时，肱三头肌三头皆收缩，可扪其肌腱和肌腹。臂于肩关节前屈或外展时，肱三头肌长头可协助牵拉肱骨向后或向内，并保护肩关节囊下壁。半屈的前臂强力旋后时，肱三头肌和旋后肌皆强力收缩，肱三头肌的协同收缩可固定肘关节于半屈位。

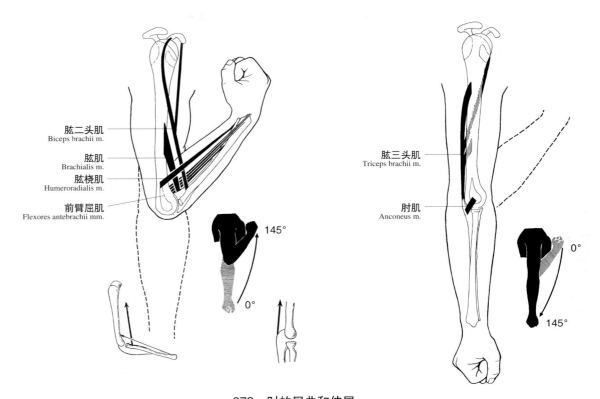

肱二头肌 Biceps brachii m.
肱肌 Brachialis m.
肱桡肌 Humeroradialis m.
前臂屈肌 Flexores antebrachii mm.
肱三头肌 Triceps brachii m.
肘肌 Anconeus m.

273. 肘的屈曲和伸展
Flexion and extension of the elbow

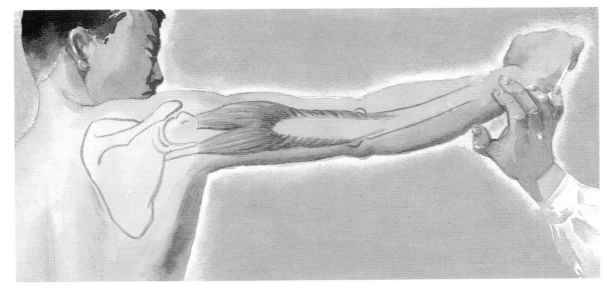

274. 肱三头肌的作用
Action of the triceps brachii

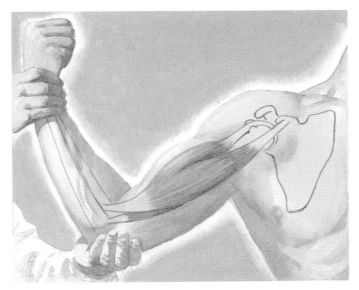

275. 肱二头肌与肱肌的作用
Action of the biceps brachii and the brachialis

第五章　前 臂 部

第一节　前臂前区

前臂前区局解（一）

　　皮肤切除后显示皮下浅组织。前臂深筋膜在上下方与臂和手的筋膜延续。在前臂上端，有肱二头肌腱膜分布以增强前臂筋膜；在腕部，前臂筋膜增厚形成腕掌侧韧带。前臂浅层屈肌除起于骨外并起始于筋膜内面。筋膜并向深部发出筋膜隔包裹着单块肌肉。

　　浅静脉有个体差异，呈网状或干状，头静脉沿前臂桡侧缘前面上行，贵要静脉沿前臂尺侧缘后面上行，前臂正中静脉沿前臂前面中间上行，浅深静脉之间有数个交通支与深静脉相连，其中以肘正中静脉的交通支最大而恒定。

　　前臂皮神经多由肘部延续而来。前臂外侧皮神经分布于前面桡侧，前臂内侧皮神经分布于前面尺侧。桡神经浅支沿前面桡侧下行，约在前臂中、下 1/3 交界处穿出深筋膜，转至腕背和手背。它与前臂外侧皮神经之间有交通支者占 5.07%。正中神经掌支（Palmar br. of median n.）多于屈肌支持带上方穿出深筋膜，可分 2 支分布于手掌近侧皮肤。尺神经手背支（Dorsal br. of ulnar n.）亦于腕上方 4 ～ 5 cm 处经尺侧腕屈肌和尺骨之间穿出深筋膜，转向手背，分 2 ～ 3 支，支配手背尺侧两个半指的皮肤。

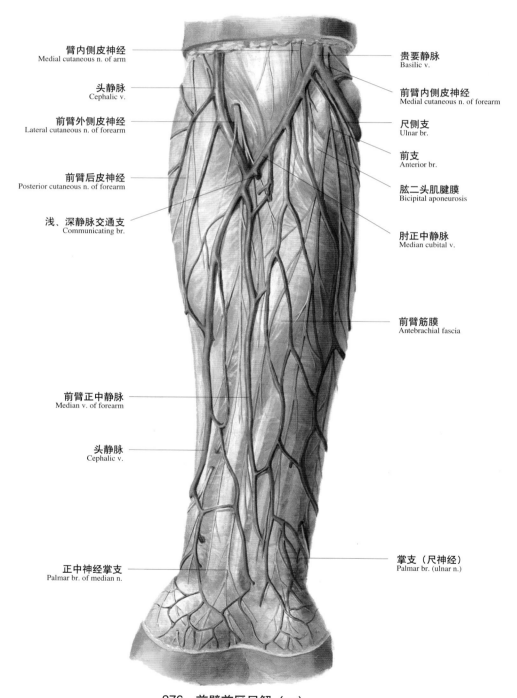

臂内侧皮神经
Medial cutaneous n. of arm

头静脉
Cephalic v.

前臂外侧皮神经
Lateral cutaneous n. of forearm

前臂后皮神经
Posterior cutaneous n. of forearm

浅、深静脉交通支
Communicating br.

前臂正中静脉
Median v. of forearm

头静脉
Cephalic v.

正中神经掌支
Palmar br. of median n.

贵要静脉
Basilic v.

前臂内侧皮神经
Medial cutaneous n. of forearm

尺侧支
Ulnar br.

前支
Anterior br.

肱二头肌腱膜
Bicipital aponeurosis

肘正中静脉
Median cubital v.

前臂筋膜
Antebrachial fascia

掌支（尺神经）
Palmar br. (ulnar n.)

276. 前臂前区局解（一）
Topography of the anterior antebrachial region

前臂（掌侧）皮瓣

属动脉干网状血管类型，血管蒂为桡动脉、桡静脉或头静脉。桡动脉上段（平均长 11.7cm）被肱桡肌所掩，下段（平均长 11.1 cm）仅覆以浅深筋膜。其外径平均为 2.7 mm（桡侧返动脉起点下方）、2.3 mm（浅出肱桡肌时）和 2.4 mm（掌浅支发出下方）。沿途发出 3 种分支：①桡侧返动脉：多在起始下方 9cm 处发出，外径 1.8 mm，77% 为单干，分上、下支。②掌浅支：在与拇长展肌腱交叉处上方 11 mm 处发出，外径 1.4 mm，下内行至鱼际入手掌。③皮支和肌支在掩盖部平均发出 4 个皮支和 7 个肌支，在显露部平均发出 9 个皮支和 8 个肌支。皮支和肌支的外径为 0.2 ~ 0.5 mm。皮支与尺动脉及骨间后动脉皮支有广泛吻合。皮瓣供血范围上可达前臂下 1/3，下可达腕部，根据需要可采取不同范围的皮瓣。头静脉、桡静脉和前臂内、外侧皮神经可供利用。

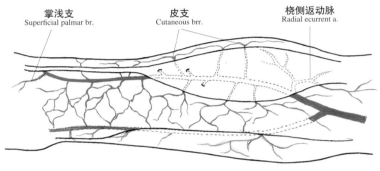

277. 前臂（掌侧）皮瓣
Antebrachial （palmar） flap

前臂桡侧逆行岛状皮瓣

以桡动静脉为血管蒂，可用于手部软组织修复。

桡动脉的体表标志为由肘窝中点下方 2.5 cm 至桡骨茎突的连线，可在此轴线上最好沿桡动脉显露部即前臂远 1/3 采取皮瓣，腕上方桡动脉搏动处可作为岛状皮瓣的逆转轴心。血管蒂必须保留 1.5 cm 宽的深筋膜。阻断桡动脉近端血流，形成以桡动静脉远端为蒂的岛状皮瓣，将皮瓣转向下方经皮下或穿越隧道（如经拇长展肌腱、拇短伸肌腱和拇长伸肌腱深面至第二掌骨底）以修复手部创面。皮瓣静脉为头静脉和桡静脉。前臂外侧皮神经可作为皮瓣的感觉神经。

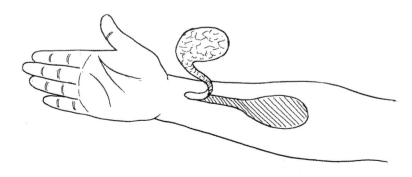

278. 前臂桡侧逆行岛状皮瓣
The radial reverse island flap of forearm

前臂尺侧逆行岛状皮瓣

以尺动脉为血管蒂，尺动脉全长平均为 21.7 cm（20.8 ~ 22.8 cm），上方 3/4 部为旋前圆肌和指浅屈肌等掩盖，位置极深，而在前臂远 1/4 部，出现于尺侧腕屈肌桡侧缘，仅覆以浅、深筋膜，平均长 10.9 cm，为显露部。由此部发出 5 ~ 7 个皮支，分布前臂远位皮肤，并与桡动脉和骨间后动脉皮支吻合。在上部掩盖部，尺动脉发一较大皮支，约在肱骨内上髁远方 8.7 cm 处浅出皮下，滋养前臂内侧面皮肤。皮瓣的静脉为尺静脉。皮瓣的神经为前臂内侧皮神经。

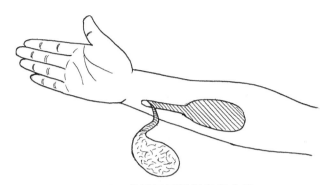

279. 前臂尺侧逆行岛状皮瓣
The ulnar reverse island flap of forearm

前臂背侧（骨间后动脉）逆行岛状皮瓣

以骨间后动脉为蒂的逆行岛状皮瓣，由于蒂长以及对桡、尺动脉没有损伤而受到欢迎。

骨间后动脉上段深在，位浅、深层肌肉间，平均长 6.3 cm，下段表浅，位小指伸肌腱与尺侧腕伸肌腱间，平均长 7.4 cm，为显露部。全程发出 13 ~ 19 条肌支和 5 ~ 13 条皮支。上段平均发出 5 个皮支，其中于旋后肌下缘发出的皮支大而长，营养背面上部。下段平均发出 3.8 个皮支（2 ~ 5 个），在浅筋膜中吻合成网。骨间后动脉皮支的供血范围上可达肘平面，下可至腕横纹。

骨间后静脉有两条，近、远端外径分别为 1.2 mm 和 0.5 mm。近端注入骨间总静脉，远端借吻合支与骨间前静脉交通。因其静脉瓣少且发育差，并存在交通支，在皮瓣逆行移植后可保证血液逆流。

皮瓣的神经是臂后皮神经，约平臂中、下 1/3 交界处穿出深筋膜，在前臂中上部横径 0.6 mm，将近端与手部指背神经吻合可重建皮肤的感觉。

骨间后动脉的体表标志是从肱骨外上髁至尺骨头桡侧缘连线的下 2/3 部，皮瓣设计以此线为轴心，其旋转点为尺骨茎突上方 2.5 cm 处，是骨间后动脉末端与骨间前动脉背侧支的吻合部位。

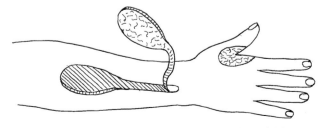

280. 前臂背侧（骨间后动脉）逆行岛状皮瓣
The dorsal （posterior interosseous a.） reverse island flap of forearm

尺动脉腕上皮支皮瓣

以尺动脉腕上皮支为血管蒂的前臂尺侧皮瓣,其血供来自尺动脉腕上皮支。该皮支距豌豆骨上方 3.73 mm 处发自尺动脉后内壁(86.1%)或内壁(10.8%),起始外径 1.33 mm,为尺动脉皮支中最粗者,恒定存在。内行越过尺侧腕屈肌腱深面及尺神经浅面(寻找该皮动脉时应切断尺侧腕屈肌肌性部分),于尺神经背支深面进入皮肤。该皮支为 1 支者占 92.1%,血管蒂平均长 1.24 cm。浅出后分上、下两支。下支较粗,分布于腕背和手背皮肤(100%),营养豌豆骨(96%)并参与腕背网的形成(93.1%);上支上行,成为皮瓣区的营养血管,近侧可延伸 9.61 cm,并与尺动脉其他皮支吻合。

腕上皮支有两条伴行静脉,外径为 1.51 mm,贵要静脉恰位于皮瓣的轴心线上,故此皮瓣有两套静脉回流系统。

前臂内侧皮神经后支分布于前臂内侧皮肤。做成逆行岛状皮瓣时,可将尺神经背支与前臂内侧皮神经远端吻合,以恢复皮瓣的感觉。

可以豌豆骨与肱骨内上髁的连线为轴线采取皮瓣。皮瓣长度依需要而定,最长可达 2.5 cm,宽可达掌、背面中线。用此皮瓣可修复手背、手掌虎口和腕部的皮肤缺损。

的负荷,常引起皮瓣肿胀。因此,头静脉在蒂部应予分离结扎,皮瓣循环可不受影响。

按需要切取皮瓣,从深筋膜下方由近及远掀至蒂部,不能超越桡骨茎突平面,保留皮瓣及蒂的浅、深血管网。放松止血带后,皮瓣均有活跃渗血。皮瓣可通过皮下隧道或切开的皮肤明道转移至供区。

如皮瓣较宽,供区皮肤不能直接缝合时,可专门切取浅、深筋膜,形成不带皮肤的筋膜瓣移至手部创面。再于筋膜上植皮,这样供区皮肤仅留一线状瘢痕。

2. 尺侧筋膜蒂岛状皮瓣 尺动脉显露部走行于尺侧腕屈肌和指浅屈肌之间,沿途亦发出许多肌间隙穿动脉,在深筋膜层形成丰富的链式纵向血管网,尺动脉的腕掌支和掌深支亦发出细小的返支加入前臂的筋膜血管网。纵向血管与横向血管在尺骨茎突上方交汇,因此,尺侧筋膜瓣的基底应设在尺骨茎突上方 1.5 ~ 2.0 cm 处。沿尺动脉行程从深筋膜下层由近及远切取皮瓣,也可将皮瓣设计成岛状、带蒂的岛状筋膜瓣。皮瓣的长宽比例可为 5∶1。

筋膜蒂岛状皮瓣无较大口径血管,不属轴型皮瓣。其血供来源于肌间隙穿支及细小返支,基于血管纵向链式吻合而营养整个皮瓣。尽管这种皮瓣是用近侧组织修复远侧缺损,但其血循环不是逆向灌注,故称远端蒂皮瓣。这种情况也存在于小腿的胫前动脉、胫后动脉和腓动脉,同样可以设计链式筋膜蒂皮瓣。

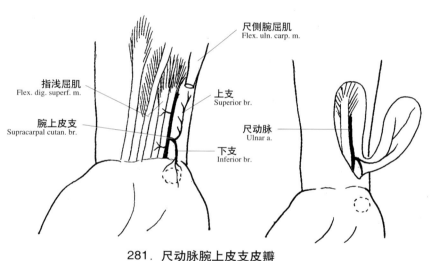

281. 尺动脉腕上皮支皮瓣
The flap with supracarpal cutaneous branch of ulnar artery

尺侧腕屈肌
Flex. uln. carp. m.

指浅屈肌
Flex. dig. superf. m.

腕上皮支
Supracarpal cutan. br.

上支
Superior br.

尺动脉
Ulnar a.

下支
Inferior br.

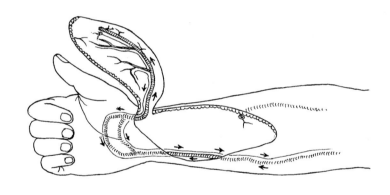

282. 前臂远端筋膜蒂皮瓣的血流方向
Direction of blood flow of the fascial pedicle flap in distal end of the forearm

前臂远端筋膜蒂岛状皮瓣

筋膜蒂岛状皮瓣仅含皮肤和浅深筋膜,不涉及血管蒂,不用吻合血管,手术简便易行。

1. 桡侧筋膜蒂岛状皮瓣 桡动脉显露部行于肱桡肌和桡侧腕屈肌之间,沿途发出 3 ~ 5 支 0.5 mm 口径大小的肌间隙穿动脉,在浅筋膜层形成血管网,在深筋膜浅深两面形成丰富的链式纵向血管吻合。桡动脉腕掌支和掌浅支亦发出 0.3 ~ 0.6 mm 口径的返支,参与前臂的筋膜血管网,如此的纵向和横向血管在桡骨茎突部吻合交汇,可将筋膜皮瓣的蒂部定位于此。在宽 3 cm 的范围内,深筋膜浅、深两面各有 10 ~ 15 支肉眼可见的小血管。

伴行的穿静脉直接汇入深部两条桡静脉。浅筋膜中的头静脉、正中静脉亦借交通支与深部血管网和桡静脉相连。保留头静脉等较大浅静脉反而加重皮瓣静脉回流

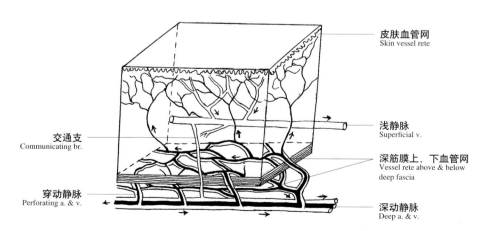

皮肤血管网
Skin vessel rete

交通支
Communicating br.

穿动静脉
Perforating a. & v.

浅静脉
Superficial v.

深筋膜上、下血管网
Vessel rete above & below deep fascia

深动静脉
Deep a. & v.

283. 筋膜蒂岛状皮瓣链式血液供应及静脉回流(模式图)
A diagram showing chainform blood supply and vein's return flow of the fascial pedicle island flap

前臂前区局解 （二）

深筋膜切除示浅层屈肌。由桡侧向尺侧为肱桡肌、旋前圆肌、桡侧腕屈肌、掌长肌、指浅屈肌和尺侧腕屈肌。

1. **肱桡肌** 位于前区外侧缘皮下，为长而扁的梭状肌，起自肱骨外上髁和外侧肌间隔，肌腹向下约于前臂中部移行为腱，腱的远端外侧面被拇长展肌和拇短伸肌掩盖，止于桡骨茎突基部。肱桡肌的内侧缘相当于肱二头肌腱外侧缘与桡骨茎突的连线上。肌重 17 g，肌长 175 mm，纤维长 121 mm。

2. **旋前圆肌** 为圆锥状长肌，肱头起自肱骨内上髁屈肌总腱，尺头起自尺骨冠突内侧缘，两头会合斜向下外，止于桡骨中 1/3 的前外侧面及背面。肌重 16 g，肌长 130 mm，纤维长 36 mm。

3. **桡侧腕屈肌** 位前臂前面中部皮下，为一典型的梭状肌，起于内上髁和前臂筋膜，肌纤维斜向下外，于前臂中部移行为腱，止于第二、三掌骨底掌面。

4. **掌长肌** 位于前臂前面正中线部位，肌腹小，腱细长，约占全长的 2/3，腱越过腕掌侧深筋膜浅面续为掌腱膜，其腱常作为游离肌腱移植术的材料。掌长肌的变异很大。掌长肌缺如者占 3.2%（1 748 例统计），掌长肌腱重复者占 0.88%（114 例统计）。肌重 4 g，肌长 134 mm，纤维长 52 mm。

5. **指浅屈肌** 位于较深面，起点宽大，肱尺头起自内上髁和尺骨冠突，桡头起自桡骨上半前面。肌腹在前臂中下 1/3 交界处移行为四个扁腱，排成两层，浅层为中指和环指腱，深层为示指和小指腱，中指腱来自桡头，其余腱来自肱尺头。各腱可单独活动而适于肌腱移接。

6. **尺侧腕屈肌** 位于前臂内侧缘皮下，为长而扁的半羽状肌。肱头起自内上髁及前臂筋膜，尺头起自鹰嘴和尺骨后缘上 2/3，肌纤维于前臂中下部移行为腱，腱位于肌的前外缘，止于豌豆骨和豆钩韧带，并放散到屈肌支持带上。

桡动静脉在前臂上 1/3 行于旋前圆肌与肱桡肌之间，在前臂中 1/3 则为肱桡肌内缘所掩盖，在前臂下 1/3 行于肱桡肌腱和桡侧腕屈肌腱之间，这里位置表浅，仅为皮肤和筋膜覆盖，适于摸脉和动脉输血。桡动脉介于两组肌肉之间，其外侧肌肉受桡神经支配，内侧肌肉受正中神经和尺神经支配，运动神经没有越过桡动脉者。桡神经浅支在前臂上 1/3 居动脉外侧，至下 1/3 又离开动脉。尺动静脉在前臂上 1/3 位置极深，向下行于尺侧腕屈肌（尺侧）及指浅屈肌（桡侧）之间的沟内。尺神经则居尺血管的尺侧，可于此进行尺神经阻滞。正中神经则出现于掌长肌与桡侧腕屈肌腱之间的深部，手术中宜注意与掌长肌腱的鉴别。正中神经并于腕上方发出掌支支配手掌近位皮肤。

指浅屈肌的测量

至第几指	肌重 (g)	肌长 (mm)	纤维长 (mm)	生理横断面 (cm²)
至示指	12	207	68	1.71
至中指	16	183	61	2.53
至环指	10	155	60	1.61
至小指	2	103	42	0.40

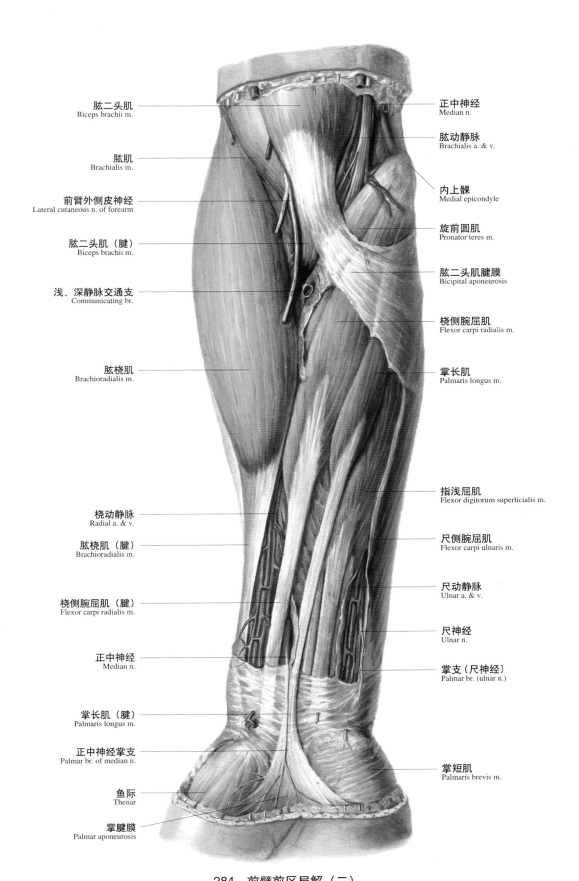

肱二头肌
Biceps brachii m.

肱肌
Brachialis m.

前臂外侧皮神经
Lateral cutaneous n. of forearm

肱二头肌（腱）
Biceps brachii m.

浅、深静脉交通支
Communicating br.

肱桡肌
Brachioradialis m.

桡动静脉
Radial a. & v.

肱桡肌（腱）
Brachioradialis m.

桡侧腕屈肌（腱）
Flexor carpi radialis m.

正中神经
Median n.

掌长肌（腱）
Palmaris longus m.

正中神经掌支
Palmar br. of median n.

鱼际
Thenar

掌腱膜
Palmar aponeurosis

正中神经
Median n.

肱动静脉
Brachialis a. & v.

内上髁
Medial epicondyle

旋前圆肌
Pronator teres m.

肱二头肌腱膜
Bicipital aponeurosis

桡侧腕屈肌
Flexor carpi radialis m.

掌长肌
Palmaris longus m.

指浅屈肌
Flexor digitorum superficialis m.

尺侧腕屈肌
Flexor carpi ulnaris m.

尺动静脉
Ulnar a. & v.

尺神经
Ulnar n.

掌支（尺神经）
Palmar br. (ulnar n.)

掌短肌
Palmaris brevis m.

284. 前臂前区局解（二）
Topography of the anterior antebrachial region

肱二头肌
Biceps brachii m.

肱肌
Brachialis m.

正中神经
Median n.

前臂外侧皮神经
Lateral cutaneous n. of forearm

肱动静脉
Brachial a. & v.

肱二头肌腱膜
Bicipital aponeurosis

肱桡肌
Brachioradialis m.

掌长肌
Palmar longus m.

桡侧腕屈肌
Flexor carpi radialis m.

指浅屈肌
Flexor digitorum superficialis m.

掌长肌（腱）
Palmaris longus m.

浅支（桡神经）
Superficial br. (radial n.)

正中神经掌支
Palmar br. of median n.

掌腱膜
Palmar aponeurosis

臂内侧肌间隔
Medial intermuscular septum of arm

尺侧下副动静脉
Inferior ulnar collateral a. & v.

尺神经
Ulnar n.

旋前圆肌
Pronator teres m.

尺侧腕屈肌及肌支（尺神经）
Flexor carpi ulnaris m. & muscular br. (ulnar n.)

指深屈肌
Flexor digitorum profundus m.

尺动静脉
Ulnar a. & v.

尺动脉分支
Branch of ulnar artery

尺神经手背支
Dorsal br. of ulnar n.

尺侧腕屈肌
Flexor carpi ulnaris m.

尺骨头
Head of ulna

深支（尺神经）
Deep br. (ulnar n.)

尺神经手背支
Dorsal br. of ulnar n.

浅支（尺神经）
Superficial br. (ulnar n.)

掌短肌及肌支（尺神经）
Palmaris brevis m. & muscular br. (ulnar n.)

285. 前臂前区局解（三）
Topography of the anterior antebrachial region

前臂前区局解（三）

尺侧腕屈肌被牵向内侧，指浅屈肌等被牵向外侧，着重显示尺神经和尺动静脉于前臂部的走行。尺神经出肘管后，即被尺侧腕屈肌掩盖，贴指深屈肌表面下降。于前臂上中 1/3 交界处，与由屈肌群深面走出的尺动静脉偕行，组成尺血管神经束。尺动脉口径为 2.5 ~ 3.5 mm，尺神经居动脉的尺侧。于前臂远侧 1/4 部，尺侧腕屈肌全部延续为扁腱抵止于豌豆骨和豆钩韧带，血管神经束出现于该肌腱的桡侧，继续下行进入腕部。尺神经在前臂的体表投影相当于肱骨内上髁至豌豆骨外缘的连线。尺神经于前臂远部位置较浅，仅为皮肤和筋膜遮掩，此处为神经阻滞部位。

尺神经在前臂发出的分支有：

1. 尺侧腕屈肌支　1 ~ 4 支，多为 2 支，占 62%，第一支由内上髁上方发出者占 7%，平内上髁发出者占 4%，在内上髁以下发出者占 89%。第一支起点至肌的距离为 0.5 ~ 12.2 cm，最远一支起点至内上髁距离为 5.4 cm。

2. 指深屈肌支　1 ~ 4 支，多为 1 支，占 63%。第一支起点（在内上髁以下）至肌的距离为 0.3 ~ 6.5 cm，最远一支起点至内上髁的距离为 6.8 cm，绝大部分肌支由尺侧腕屈肌支以下平面发出（占 97%）。

3. 指浅屈肌支　均为 1 支，由内上髁以下的起点至肌的距离为 0.3 ~ 4.1 cm。

4. 尺动脉支　约于前臂上部发出，多为一支，攀附尺血管下行，有时其终支穿出深筋膜，分布于手掌皮面。

5. 手背支　约于腕上方 5 cm 发出，向远侧行于尺侧腕屈肌深面，穿出深筋膜行向腕背及手背，常分 2 ~ 3 支支配手背尺侧两个半指的皮肤。

了解尺神经肌支的发出部位及至肌的距离，对估计神经损伤后恢复的速度有所帮助。

尺神经与正中神经在前臂前面可有吻合，吻合出现率可高达 30%，多在指浅屈肌肱尺头与指深屈肌近侧端之间，吻合形式可呈直线形、"V" 形、"Y" 形等。这点表明前臂前面各肌肉具有双重神经支配，对神经损伤后的代偿有着重要意义。

前臂前区局解（四）

切断肱二头肌腱膜，外牵肱桡肌，内牵浅层屈肌，显示桡动静脉和桡神经浅支，亦可见旋前圆肌抵止和指浅屈肌桡头。肱动脉于肱肌抵止处分为桡、尺动脉。尺动脉较粗，向内下行于旋前圆肌尺头深面。桡动脉较细，口径为 2.0 ~ 2.1 mm，是肱动脉的直接延续。

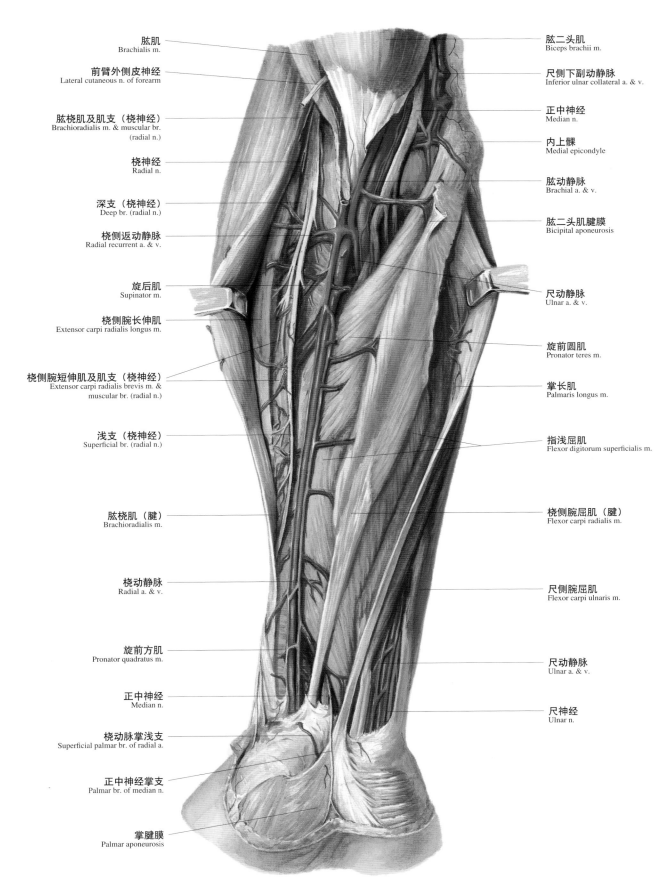

肱肌
Brachialis m.

前臂外侧皮神经
Lateral cutaneous n. of forearm

肱桡肌及肌支（桡神经）
Brachioradialis m. & muscular br.
(radial n.)

桡神经
Radial n.

深支（桡神经）
Deep br. (radial n.)

桡侧返动静脉
Radial recurrent a. & v.

旋后肌
Supinator m.

桡侧腕长伸肌
Extensor carpi radialis longus m.

桡侧腕短伸肌及肌支（桡神经）
Extensor carpi radialis brevis m. &
muscular br. (radial n.)

浅支（桡神经）
Superficial br. (radial n.)

肱桡肌（腱）
Brachioradialis m.

桡动静脉
Radial a. & v.

旋前方肌
Pronator quadratus m.

正中神经
Median n.

桡动脉掌浅支
Superficial palmar br. of radial a.

正中神经掌支
Palmar br. of median n.

掌腱膜
Palmar aponeurosis

肱二头肌
Biceps brachii m.

尺侧下副动静脉
Inferior ulnar collateral a. & v.

正中神经
Median n.

内上髁
Medial epicondyle

肱动静脉
Brachial a. & v.

肱二头肌腱膜
Bicipital aponeurosis

尺动静脉
Ulnar a. & v.

旋前圆肌
Pronator teres m.

掌长肌
Palmaris longus m.

指浅屈肌
Flexor digitorum superficialis m.

桡侧腕屈肌（腱）
Flexor carpi radialis m.

尺侧腕屈肌
Flexor carpi ulnaris m.

尺动静脉
Ulnar a. & v.

尺神经
Ulnar n.

286. 前臂前区局解（四）
Topography of the anterior antebrachial region

其起始部约平肘横纹下 1 cm。先行于肱桡肌和旋前圆肌之间，继行于肱桡肌腱和桡侧腕屈肌腱之间的沟内，至腕上方时即转至前臂背面。桡动脉的体表投影相当于肱二头肌腱内侧缘至腕部可以摸到桡动脉跳动的一点的连线。桡动脉除于肘部发出桡侧返动脉外，于前臂发出多数肌支。邻近肌肉如肱桡肌，桡侧腕长、短伸肌，旋前圆肌，桡侧腕屈肌和指浅屈肌等皆由桡动脉及其分支得到营养。每条肌肉有 3～19 支供应，多为 6～11 支（占 75%），肌支口径在 0.1～0.9 mm，相邻两支间距离在 0.5～2.0 cm，肌支走行方向多为斜行或横行，从肌的深面或靠近动脉干的肌肉边缘进入。

1. 桡神经浅支 在肱桡肌掩盖下沿旋后肌、旋前圆肌及指浅屈肌浅面下行，在前臂中 1/3 处，紧位于桡动脉外侧；至下 1/3 处，离开桡动脉外行，经肱桡肌

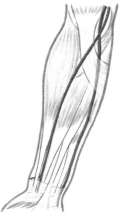

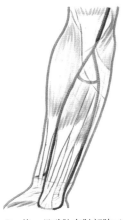

A. 高位分歧的桡、尺动脉（分歧部位在腋部、臂部或肘部）占 9.41%（340 侧统计）

B. 桡、尺动脉在肘部肱二头肌腱膜下方有吻合支占 1.81%（276 侧统计）

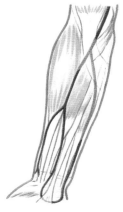

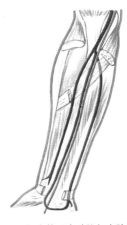

C. 桡动脉远位于前臂上 1/5、下 2/5 交界处分为两支，内侧支参与构成掌浅弓，外侧支绕桡侧诸肌浅面转至前臂背面桡侧（占 1.09%）。祖国医学所谓"反关脉"，即指此种异常动脉而言

D. 粗大的正中动脉起自肱动脉、尺动脉或骨间总动脉，口径在 1.2～2.5 mm，与正中神经伴行入手掌，参与组成掌浅弓（占 3.35%，716 侧统计）

287. 前臂动脉干的变异
Variation of the antebrachial arterial trunk

腱深面转向背侧，穿出深筋膜至腕和手背的桡侧皮下。桡神经浅支还有时发出：

（1）桡侧腕长伸肌支：1～5 支，1～2 支多见，多数发自桡神经干，少数发自深支或浅支。

（2）桡侧腕短伸肌支：1～4 支，1～2 支多见。第一支多发自深支，少数发自桡神经干或浅支。

2. **正中神经**　在肘部穿旋前圆肌两头之间，行于指浅屈肌深面，在前臂远侧，出现于指浅屈肌桡侧缘下方，经指浅屈肌和桡侧腕屈肌之间入腕管。

前臂前区局解（五）

旋前圆肌肱头切断牵向外，显露尺头。指浅屈肌桡头切断并翻向内，显露正中神经和深层的拇长屈肌、指深屈肌。

正中神经　经旋前圆肌肱头和尺头之间出现于前臂，与尺动静脉之间仅隔以尺头。其后，正中神经通过指浅屈肌上缘的腱弓深面，此腱弓由指浅屈肌肱尺头和桡头在中间愈合而成，如腱弓强韧，有时可造成对正中神经的压迫。神经继贴于指浅屈肌的深面下降，并发支支配该肌。当翻转指浅屈肌时，正中神经借肌支攀附其后面随之翻起，手术中应予注意避免损伤。正中神经约于腕上方 5 cm 处从指浅屈肌腱性外缘的下方出现，下行入腕管。骨间前动脉发出循正中神经而行的滋养动脉。正中神经在前臂发出下列分支：

（1）骨间前神经：当正中神经穿经旋前圆肌两头之间时由神经后面发出，伴同骨间前动脉沿深层屈肌之间下降，除支配深层屈肌外有时发出指浅屈肌支。

（2）旋前圆肌支：1～6 支，以 2 支多见，其第一支常为正中神经在前臂最上的分支，有时在内上髁上方发出，有时平内上髁或在髁下方发出。

（3）指浅屈肌支：1～5 支，2 支多见。第一支多发自髁下平面的正中神经，少数发自骨间前神经。少数为单干，多数与其他肌支共干。

（4）掌长肌支：1 支为多，多与指浅屈肌支共干。

（5）桡侧腕屈肌支：1～4 支，1～2 支多见。第一支多发自髁下平面。多为单干，少数与其他肌支共干。

（6）掌支：约于腕上方 5 cm 发出，支配手掌基部皮肤。

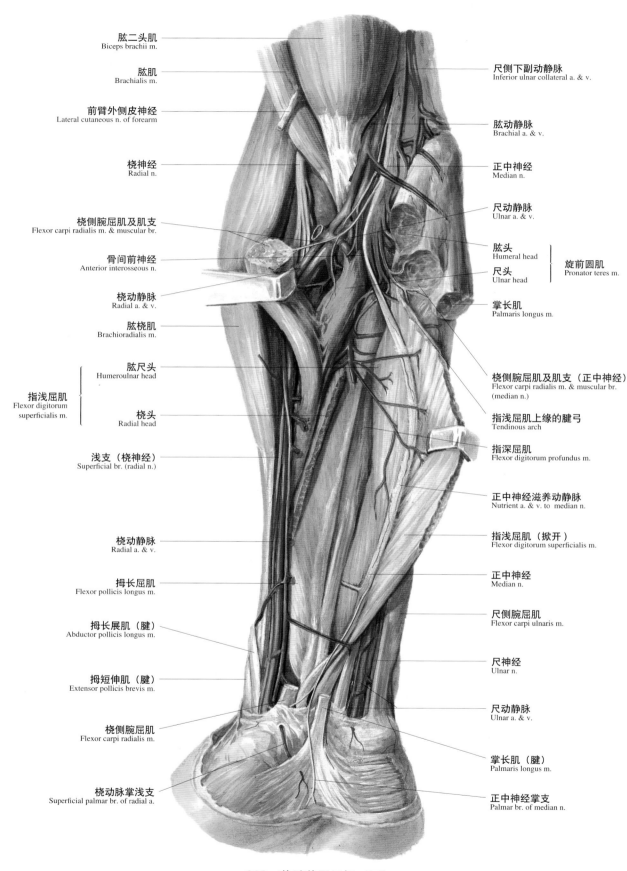

288．前臂前区局解（五）
Topography of the anterior antebrachial region

前臂前区局解（六）

前臂浅层肌全部切除，只余旋前圆肌尺头。正中神经已由指浅屈肌深面剥下，显露深层肌肉及三个血管神经束的行程。

1. 拇长屈肌　为半羽状肌，位于前臂桡侧，肱桡肌和指浅屈肌的深面，起自桡骨中部前面和邻近骨间膜，有时有一小束起自内上髁和尺骨冠突（占 59.17%）。肌纤维向内下行，移行为长腱，腱居肌的内侧缘，向远侧通过腕管，止于拇指远节指骨底。肌重 10 g，肌长 168 mm，纤维长 45 mm，生理横断面 2.08 cm²。

2. 指深屈肌　起自尺骨体上 2/3 前面及邻近骨间膜，肌腹较大，呈梭形，向远侧移行为腱。此肌可分两部，外侧份较小，主要起自骨间膜，除上端深部有纤维束与内侧份交错外，基本上形成一独立的半羽状肌，腱向远侧至示指。内侧份较大，呈羽状成一肌腹，肌腹向远侧移行于至中、环、小指的腱，除至小指的腱在肌腱结合部上方即行分离外，其余各腱都借结缔组织和肌束连结，腱入手后才分离。因之，示指活动有较大的独立性。

指深屈肌的测量

至第几指	肌重 (g)	肌长 (mm)	纤维长 (mm)	生理横断面 (cm²)
至示指	12	149	61	1.77
至中指	16	200	68	2.23
至环指	12	194	65	1.72
至小指	14	150	61	2.20

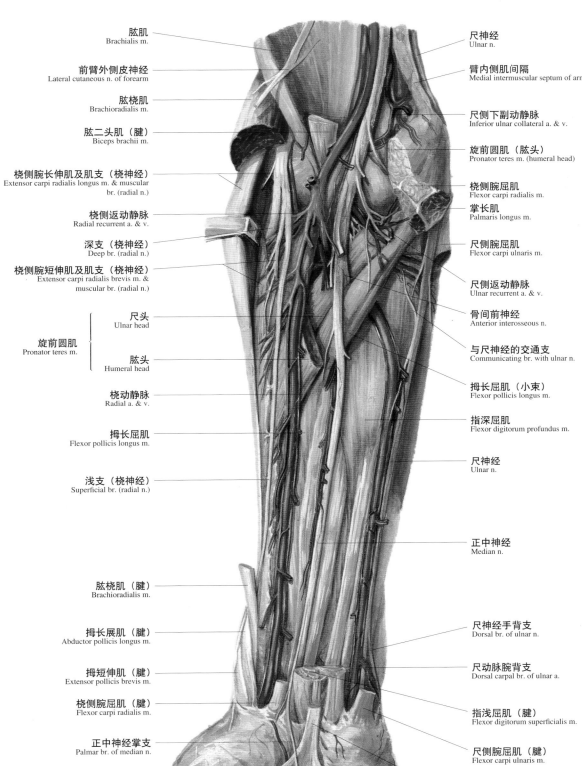

左侧标注（从上到下）：
- 肱肌 Brachialis m.
- 前臂外侧皮神经 Lateral cutaneous n. of forearm
- 肱桡肌 Brachioradialis m.
- 肱二头肌（腱）Biceps brachii m.
- 桡侧腕长伸肌及肌支（桡神经）Extensor carpi radialis longus m. & muscular br. (radial n.)
- 桡侧返动静脉 Radial recurrent a. & v.
- 深支（桡神经）Deep br. (radial n.)
- 桡侧腕短伸肌及肌支（桡神经）Extensor carpi radialis brevis m. & muscular br. (radial n.)
- 旋前圆肌 Pronator teres m. — 尺头 Ulnar head — 肱头 Humeral head
- 桡动静脉 Radial a. & v.
- 拇长屈肌 Flexor pollicis longus m.
- 浅支（桡神经）Superficial br. (radial n.)
- 肱桡肌（腱）Brachioradialis m.
- 拇长展肌（腱）Abductor pollicis longus m.
- 拇短伸肌（腱）Extensor pollicis brevis m.
- 桡侧腕屈肌（腱）Flexor carpi radialis m.
- 正中神经掌支 Palmar br. of median n.

右侧标注（从上到下）：
- 尺神经 Ulnar n.
- 臂内侧肌间隔 Medial intermuscular septum of arm
- 尺侧下副动静脉 Inferior ulnar collateral a. & v.
- 旋前圆肌（肱头）Pronator teres m. (humeral head)
- 桡侧腕屈肌 Flexor carpi radialis m.
- 掌长肌 Palmaris longus m.
- 尺侧腕屈肌 Flexor carpi ulnaris m.
- 尺侧返动静脉 Ulnar recurrent a. & v.
- 骨间前神经 Anterior interosseous n.
- 与尺神经的交通支 Communicating br. with ulnar n.
- 拇长屈肌（小束）Flexor pollicis longus m.
- 指深屈肌 Flexor digitorum profundus m.
- 尺神经 Ulnar n.
- 正中神经 Median n.
- 尺神经手背支 Dorsal br. of ulnar n.
- 尺动脉腕背支 Dorsal carpal br. of ulnar a.
- 指浅屈肌（腱）Flexor digitorum superficialis m.
- 尺侧腕屈肌（腱）Flexor carpi ulnaris m.
- 掌长肌（腱）Palmaris longus m.

289. 前臂前区局解（六）
Topography of the anterior antebrachial region

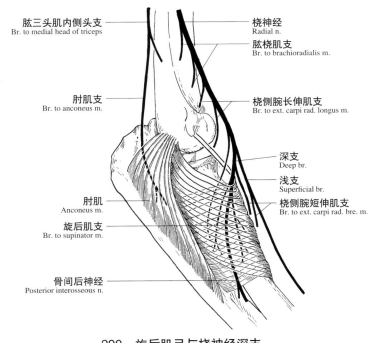

左侧标注：
- 肱三头肌内侧头支 Br. to medial head of triceps
- 肘肌支 Br. to anconeus m.
- 肘肌 Anconeus m.
- 旋后肌支 Br. to supinator m.
- 骨间后神经 Posterior interosseous n.

右侧标注：
- 桡神经 Radial n.
- 肱桡肌支 Br. to brachioradialis m.
- 桡侧腕长伸肌支 Br. to ext. carpi rad. longus m.
- 深支 Deep br.
- 浅支 Superficial br.
- 桡侧腕短伸肌支 Br. to ext. carpi rad. bre. m.

290. 旋后肌弓与桡神经深支
Arcade of the supinator and the deep branch of the radial nerve

291. 前臂前区局解（七）
Topography of the anterior antebrachial region

左侧标注（从上到下）：

肌皮神经 Musculocutaneous n.

肱肌 Brachialis m.

肱桡肌 Brachioradialis m.

肱二头肌（腱）Biceps brachii m.

浅支（桡神经）Superficial br. (radial n.)

深支（桡神经）Deep br. (radial n.)

桡侧返动静脉 Radial recurrent a. & v.

桡动静脉 Radial a. & v.

旋后肌 Supinator m.

肌支（正中神经）至拇长屈肌 Muscular br. (median n.)

骨间前动静脉 Anterior interosseous a. & v.

指浅屈肌 Flexor digitorum superficialis m.

拇长屈肌 Flexor pollicis longus m.

桡侧腕长伸肌（腱）Extensor carpi radialis longus m.

肱桡肌（腱）Brachioradialis m.

拇长展肌（腱）Abductor pollicis longus m.

拇短伸肌（腱）Extensor pollicis brevis m.

桡动静脉 Radial a. & v.

桡侧腕屈肌（腱）Flexor carpi radialis m.

右侧标注（从上到下）：

肱动静脉 Brachial a. & v.

尺侧下副动静脉 Inferior ulnar collateral a. & v.

正中神经 Median n.

旋前圆肌 Pronator teres m.

桡侧腕屈肌 Flexor carpi radialis m.

掌长肌、指浅屈肌 Palmaris longus m. & flexor digitorum superficialis m.

尺侧腕屈肌 Flexor carpi ulnaris m.

尺侧返动静脉 Ulnar recurrent a. & v.

骨间前神经 Anterior interosseous n.

肌支（正中神经）至拇长屈肌 Muscular br. (median n.)

尺动静脉 Ulnar a. & v.

指深屈肌 Flexor digitorum profundus m.

骨间前动静脉 Anterior interosseous a. & v.

旋前方肌 Pronator quadratus m.

正中神经 Median n.

尺侧腕屈肌（腱）Flexor carpi ulnaris m.

指浅屈肌（腱）Flexor digitorum superficialis m.

正中神经掌支 Palmar br. of median n.

旋后肌弓与骨间后神经

旋后肌弓（Arcade of supinator）（Frohse）是旋后肌浅头近侧缘的纤维弓，起自外上髁尖，弓形向下 1 cm，呈半环状，止于外上髁内面。弓大部分是腱性的，其内半有 70% 是膜性的，它的形成可能与前臂回旋动作有关。桡神经深支经此弓下方进入旋后肌两层之间。当弓极厚、神经间隙窄以及邻近组织肿瘤、肿胀和前臂过度回旋时，此弓可能造成对桡神经深支的压迫，引起骨间后神经麻痹，伸指和伸拇指功能障碍，称此为旋后肌综合征。肘关节病变或外伤、肘内翻、局部软组织瘢痕粘连或重复性劳动摩擦都可引起骨间后神经的麻痹。如于 6 周后伸腕伸指肌功能仍不恢复，应手术切开此弓予以缓解。

前臂前区局解（七）

正中神经、桡神经浅支和桡动静脉已切除，旋前圆肌尺头亦切除，显露尺动静脉在前臂的全部行程。拇长屈肌和指深屈肌牵向两旁，显露骨间前神经、骨间前动静脉及下方的旋前方肌。

骨间前神经约于内上髁下方 5 cm 正中神经穿旋前圆肌时从神经背面发出，向深处经过指浅屈肌上缘纤维弓的深面，贴前臂骨间膜行于指深屈肌和拇长屈肌之间，向远侧入旋前方肌深部。途中有骨间前动静脉与之伴行。骨间前神经发出下列各支：

1. **指深屈肌支** 多为 3～4 支，单干或共干，平均长 3.89 cm，有少数直接发自正中神经。

2. **拇长屈肌支** 多为 2 支，单干或共干，平均长 7.66 cm，有少数直接发自正中神经。

3. **旋前方肌支** 多为 1 支，平均长 16.5 cm。

4. **腕关节支** 分布桡腕关节及腕骨间关节。骨间前神经可因指浅屈肌上缘纤维弓的压迫和摩擦、前臂骨骨折等原因而受损，亦可单独发生神经炎而致指深屈肌示指头麻痹。

在前臂下 1/4 部，指深屈肌和拇长屈肌深面与旋前方肌筋膜面之间，有一疏松组织间隙，称前臂间隙（Perona间隙）。此间隙桡侧界为桡侧腕屈肌及前臂筋膜，尺侧界为尺侧腕屈肌及前臂筋膜，远侧借腕管与手掌间隙相通，因之，前臂和手可互为感染。

前臂前区局解（八）

除旋前方肌外，前区肌肉全部切除，可见骨间前动脉和神经沿骨间膜下行。

前臂骨间膜（Interosseous membrane of forearm）是

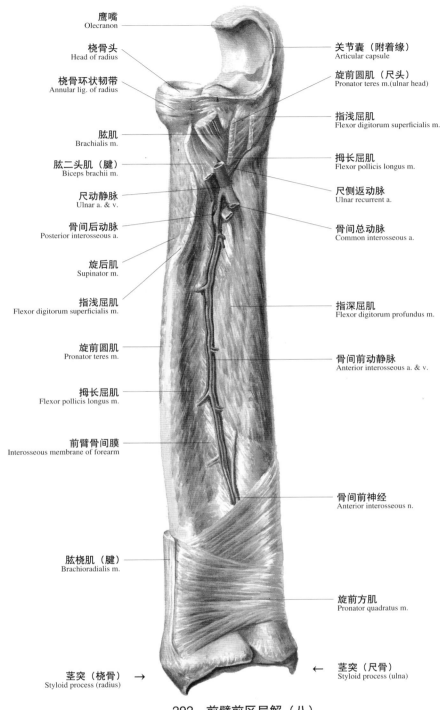

鹰嘴
Olecranon

桡骨头
Head of radius

桡骨环状韧带
Annular lig. of radius

肱肌
Brachialis m.

肱二头肌（腱）
Biceps brachii m.

尺动静脉
Ulnar a. & v.

骨间后动脉
Posterior interosseous a.

旋后肌
Supinator m.

指浅屈肌
Flexor digitorum superficialis m.

旋前圆肌
Pronator teres m.

拇长屈肌
Flexor pollicis longus m.

前臂骨间膜
Interosseous membrane of forearm

肱桡肌（腱）
Brachioradialis m.

茎突（桡骨）→
Styloid process (radius)

关节囊（附着缘）
Articular capsule

旋前圆肌（尺头）
Pronator teres m.(ulnar head)

指浅屈肌
Flexor digitorum superficialis m.

拇长屈肌
Flexor pollicis longus m.

尺侧返动脉
Ulnar recurrent a.

骨间总动脉
Common interosseous a.

指深屈肌
Flexor digitorum profundus m.

骨间前动静脉
Anterior interosseous a. & v.

骨间前神经
Anterior interosseous n.

旋前方肌
Pronator quadratus m.

← 茎突（尺骨）
Styloid process (ulna)

292. 前臂前区局解（八）
Topography of the anterior antebrachial region

一坚韧纤维膜，附于尺桡骨的骨间缘，近侧约始于桡骨粗隆下方2 cm，远侧与桡尺远侧关节囊融合。膜的纤维大半从桡骨斜向下内达尺骨（也有少许纤维呈相反方向走行），力量的传递是从手至桡骨，再经骨间膜达尺骨。膜的上缘有一纤维窄带自尺骨粗隆外缘斜抵桡骨粗隆下方，称斜索（Oblique cord），有肱二头肌腱纤维与之交织。骨间膜除供肌肉附着外，对稳定桡尺远侧关节及维持前臂旋转功能起重要作用。前臂居中间位时，桡尺二骨骨间缘对峙，两骨距离最远（中部宽度为1.5～2.0 cm），骨间膜也绷得最紧。前臂旋前或旋后时，骨间缘移位，膜松弛，因而两骨间的稳定性消失。治疗前臂骨折时，常采用小夹板和分骨垫以恢复骨间膜的张力并使骨断端保持稳定。

旋前方肌骨膜骨瓣

旋前方肌骨膜骨瓣（Pronator quadratus muscular periostiosteal flap）应用于舟骨骨折不愈合和月骨缺血性坏死可取得良好效果。

旋前方肌位于前臂前面远侧1/5区，紧贴桡、尺骨和骨间膜。肌束起自尺骨下1/5前面及内侧面，止于桡骨下1/5掌面及前缘。约90%的肌束斜向下外行，另10%的浅部肌束外行或上外行。肌呈方形，上缘长约4.4 cm，下缘长约4.3 cm，尺缘宽约4.8 cm，桡缘宽约4.5 cm。肌的上缘、中部和下缘的中点厚度分别为0.7 cm、1.0 cm和0.5 cm。肌的上缘距尺骨茎突约6.4 cm，距桡骨茎突约6.6 cm。下缘距舟骨、月骨约2.6 cm。

旋前方肌的血供有骨间前动脉和桡、尺动脉的旋前方肌支和骨间后动脉穿支。骨间前动脉是旋前方肌的主要供血动脉，紧贴骨间膜前面下行，至肌的下1/3或下缘分成两支。动脉在肌上缘的外径约1.6 mm，伴行静脉外径约1.4 mm。骨间前动脉发出7～10条旋前方肌支，支距0.5～1.0cm，外径0.5～0.8 mm。尺动脉的旋前方肌支有1～3支（占90%），余缺如。肌支外径0.3～0.5 mm。在肌的尺侧半下1/3区有一恒定的肌支，蒂长0.7～2.0 cm。桡动脉有1～4条旋前方肌支。在桡骨茎突上方4.4 cm处发一恒定肌支，外径0.7 mm，蒂长约1.4 cm，分布于肌的桡侧半下2/3部。

旋前方肌的神经为骨间前神经，入肌前的横径约1.4 mm，血管神经束沿两骨间中轴下行，蒂可游离达7.0 cm。

旋前方肌骨膜骨瓣有三组血管蒂可供选择。①以桡侧血管为蒂：桡动静脉在桡骨茎突上方5～9 cm处有1～3支分布于肌肉和骨膜。②以旋前方肌为蒂：因肌的桡侧附着点较低，可以肌的桡侧附着点为蒂，分离尺侧附着点并切取骨膜骨瓣进行转位移植。③以尺侧血管为蒂：因肌的尺侧附着点较高，蒂不易到达腕部，为增加血管肌蒂长度，应将骨膜骨瓣设计在背内侧，以使在转位后，能顺利到达舟骨腰部和月骨。

移植手术应注意保护正中神经及鱼际肌支，注意保护血管肌蒂与骨瓣的联系，蒂部不可急剧扭转及绷紧，骨瓣植入后不应高出舟骨和月骨的关节面，屈肌支持带要"Z"形缝合延长，以免腕管压力升高。旋前方肌骨膜骨瓣移植具有诸多优点，但肌瓣在腕管处显得臃肿，且有与肌腱粘连的可能。

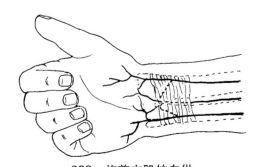

293. 旋前方肌的血供
Blood supply of the pronator quadratus muscle

第二节　前臂后区

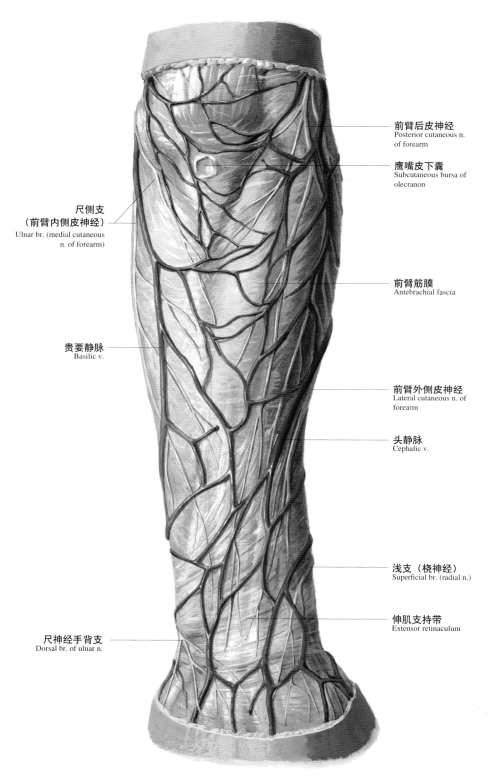

前臂后皮神经
Posterior cutaneous n.
of forearm

鹰嘴皮下囊
Subcutaneous bursa of
olecranon

尺侧支
（前臂内侧皮神经）
Ulnar br. (medial cutaneous
n. of forearm)

前臂筋膜
Antebrachial fascia

贵要静脉
Basilic v.

前臂外侧皮神经
Lateral cutaneous n. of
forearm

头静脉
Cephalic v.

浅支（桡神经）
Superficial br. (radial n.)

伸肌支持带
Extensor retinaculum

尺神经手背支
Dorsal br. of ulnar n.

294. 前臂后区局解（一）
Topography of the posterior antebrachial region

前臂后区局解（一）

前臂后区深筋膜较厚，在腕上方有伸肌支持带增强，筋膜亦供伸肌起始，并向深部发出筋膜隔包裹着各个肌肉。

前臂后区的皮静脉呈网状，较前区皮静脉稀疏，血液由细静脉汇入静脉干。头静脉沿前臂下部桡侧上行，于中部转至前面；贵要静脉沿前臂尺侧上行，至肘部转至前面。

前臂内侧皮神经、前臂后皮神经和前臂外侧皮神经从肘部延续而来，分布前臂后面。桡神经浅支于腕上方 6～7 cm 处的前臂桡侧穿出深筋膜，分布于手背和指背的桡侧半皮肤。尺神经背支于腕上方的前臂尺侧缘行向手背，分布于手背和指背的尺侧半皮肤。

前臂后区局解（二）

筋膜切除显示浅层肌肉。从桡侧向尺侧为桡侧腕长、短伸肌、指伸肌、小指伸肌、尺侧腕伸肌和肘肌。于尺骨后缘的尺侧尚可见到指深屈肌和尺侧腕屈肌。

1. **桡侧腕长、短伸肌**　皆为长梭形肌，依次起于臂外侧肌间隔、髁上嵴和外上髁，肌束在前臂中下部移行于长而扁的肌腱，经拇长展肌和拇短伸肌深面，分别止于第二、三掌骨底背面。

2. **指伸肌**　起自肱骨外上髁和前臂筋膜，肌腹于前臂中、下 1/3 交界处移行为四个并列的长腱，与示指伸肌腱一道，经伸肌支持带深面至手背，分别移行为 2～5 指指背腱膜。指伸肌有 4 条腱者占 39.0%。有 5 条者占 29.0%，还有 7 条（6.8%）、3 条（5.0%）和 8 条（2.8%）者。小指未接受指伸肌腱者占 53.4%。

3. **小指伸肌**　肌腹细长，实为指伸肌的一部分，在腕背独占一鞘，腱至手背大多分成两束（占 80.1%），移行于小指指背腱膜。肌重 4g，肌长 152 mm，纤维长 55 mm。

4. **尺侧腕伸肌**　为一长梭形肌，居尺骨后缘外侧。起自外上髁、前臂筋膜和尺骨后缘。肌纤维向下移行为长腱，经伸肌支持带深面，止于第五掌骨底后面。

前臂后区局解（三）

内牵尺侧腕伸肌，外牵指伸肌和小指伸肌，显示深层肌肉和骨间后神经血管。

1. **拇长展肌**　为小梭形肌，起于旋后肌下方的尺桡骨及骨间膜，纤维斜向下外

指伸肌的测量

肌名	肌重 (g)	肌长 (mm)	纤维长 (mm)	生理横断面 (cm²)
至示指	3	114	57	0.52
至中指	6	112	59	1.02
至环指	5	125	51	0.86
至小指	2	121	53	0.40

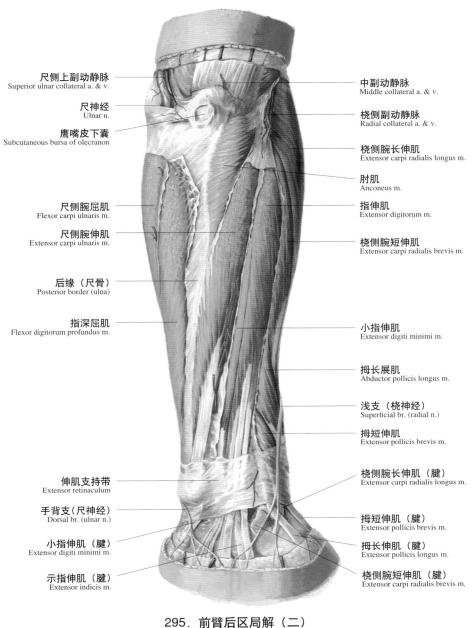

295. 前臂后区局解（二）
Topography of the posterior antebrachial region

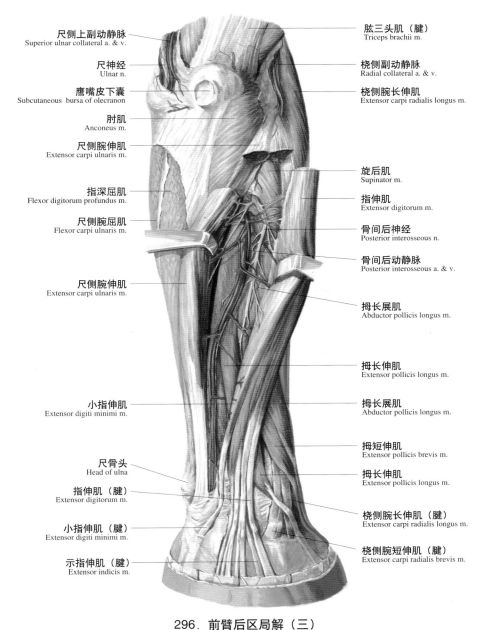

296. 前臂后区局解（三）
Topography of the posterior antebrachial region

方移行为长腱，越过桡侧腕长、短伸肌腱浅面，止于第一掌骨底外侧。副腱出现率为 88.11%。

2. **拇短伸肌** 为小梭形肌，起于桡骨背面及邻近骨间膜，紧贴拇长展肌外侧下行，被共同腱鞘包裹，止于拇指近节指骨底后面。肌重 2.58 g，肌长 57.2 mm，纤维长 41.5 mm。该肌缺如率为 5.48%，副腱出现率为 68%。

3. **拇长伸肌** 位于前臂后面中部，起自尺骨后面中 1/3 和邻近骨间膜，肌束斜向下外，在指伸肌腱外侧移行为长腱，越过桡侧腕长、短伸肌腱浅面，经屈肌支持带深面，止于拇指远节指骨底背面。肌重 5 g，肌长 138 mm，纤维长 44 mm。

4. **示指伸肌** 起自拇长伸肌下方的尺骨后面及骨间膜，肌纤维向下移行于长腱，在指伸肌腱深面与之一道通过骨纤维鞘，移行于示指的指背腱膜。肌重 3 g，肌长 105 mm，纤维长 48 mm。

5. **骨间后神经**（Posterior interosseous n.） 为纯运动纤维，是桡神经深支从旋后

肌下缘出现后延续而来，伴骨间后动静脉在浅深层肌肉之间下降，达拇短伸肌下缘时，贴骨间膜后面下行，并与从前面穿骨间膜而来的骨间前动静脉伴行，最后至腕背侧形成节状膨大，并发关节支分布腕关节。

骨间后神经出旋后肌不久即发出多数肌支，计有：指伸肌支、小指伸肌支、尺侧腕伸肌支、拇长展肌支、拇短伸肌支、拇长伸肌支、示指伸肌支。

骨间后神经可因桡骨上端骨折或手术不慎而损伤，如于旋后肌中或其下缘处损伤，则前臂背肌均遭瘫痪，腕下垂，指不能伸，影响甚大。该神经细扁，分支众多，不易吻合，在肘部及前臂部手术时，尤其在切断或牵拉旋后肌及指伸肌时应特别注意。

6. **骨间后动脉** 起自骨间总动脉，穿过骨间膜上缘与斜索之间，至前臂背侧浅层肌深面，先行于旋后肌与拇长展肌之间，后行于指伸肌、小指伸肌和尺侧腕伸肌之间。平均长 13.7 cm，起始外径 1.4 mm，末端外径 0.7 mm。在尺骨茎突上方 2.5 cm 处与骨间前动脉背侧支呈弧形吻合（96.6%）。

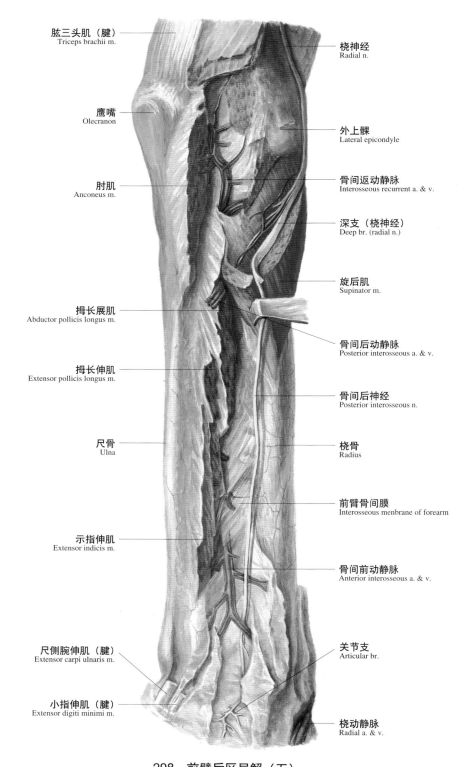

肱三头肌（腱）
Triceps brachii m.

尺神经
Ulnar n.

鹰嘴
Olecranon

尺侧腕屈肌
Flexor carpi ulnaris m.

肘肌
Anconeus m.

指深屈肌
Flexor digitorum profundus m.

后缘（尺骨）
Posterior border (ulna)

拇长伸肌
Extensor pollicis longus m.

示指伸肌
Extensor indicis m.

尺骨头
Head of ulna

尺侧腕伸肌（腱）
Extensor carpi ulnaris m.

小指伸肌（腱）
Extensor digiti minimi m.

指伸肌
Extensor digitorum m.

肱三头肌内侧头
Medial head of triceps

前臂伸肌（浅层）
Extensores antebrachii mm.

肌支（桡神经）至肘肌
Muscular br. (radial n.)

骨间返动静脉
Interosseous recurrent a. & v.

旋后肌
Supinator m.

骨间后动静脉
Posterior interosseous a. & v.

骨间后神经
Posterior interosseous m.

桡侧腕短伸肌
Extensor carpi radialis brevis m.

拇长展肌
Abductor pollicis longus m.

拇短伸肌
Extensor pollicis brevis m.

桡骨
Radius

骨间前动静脉
Anterior interosseous a. & v.

桡侧腕短伸肌
Extensor carpi radialis brevis m.

桡侧腕长伸肌
Extensor carpi radialis longus m.

桡动静脉
Radial a. & v.

297. 前臂后区局解（四）
Topography of the posterior antebrachial region

肱三头肌（腱）
Triceps brachii m.

鹰嘴
Olecranon

肘肌
Anconeus m.

拇长展肌
Abductor pollicis longus m.

拇长伸肌
Extensor pollicis longus m.

尺骨
Ulna

示指伸肌
Extensor indicis m.

尺侧腕伸肌（腱）
Extensor carpi ulnaris m.

小指伸肌（腱）
Extensor digiti minimi m.

桡神经
Radial n.

外上髁
Lateral epicondyle

骨间返动静脉
Interosseous recurrent a. & v.

深支（桡神经）
Deep br. (radial n.)

旋后肌
Supinator m.

骨间后动静脉
Posterior interosseous a. & v.

骨间后神经
Posterior interosseous n.

桡骨
Radius

前臂骨间膜
Interosseous menbrane of forearm

骨间前动静脉
Anterior interosseous a. & v.

关节支
Articular br.

桡动静脉
Radial a. & v.

298. 前臂后区局解（五）
Topography of the posterior antebrachial region

桡侧腕长、短伸肌肌腹和指伸肌已切除，肘肌切断并牵向外，拇长伸肌亦向外牵，显露深层诸结构。骨间后神经出旋后肌下缘后，沿拇长展肌、拇短伸肌和骨间膜后面下行，并有骨间后动静脉和骨间前动静脉伴行，沿途并发出拇长展肌支、拇短伸肌支和拇长伸肌支等。骨间返动静脉沿尺骨后缘外侧出现于前臂后面上行，参与肘关节网。

前臂后面肌肉全部切除，显露骨间膜后面、骨间后神经、骨间返动静脉和骨间后、前动静脉。骨间后神经于腕后面形成膨大，并发出腕关节支。骨间后动脉末端与骨间前动脉背侧支在腕背面上方呈弧形吻合（本图未显示）。

第三节 前臂外侧面

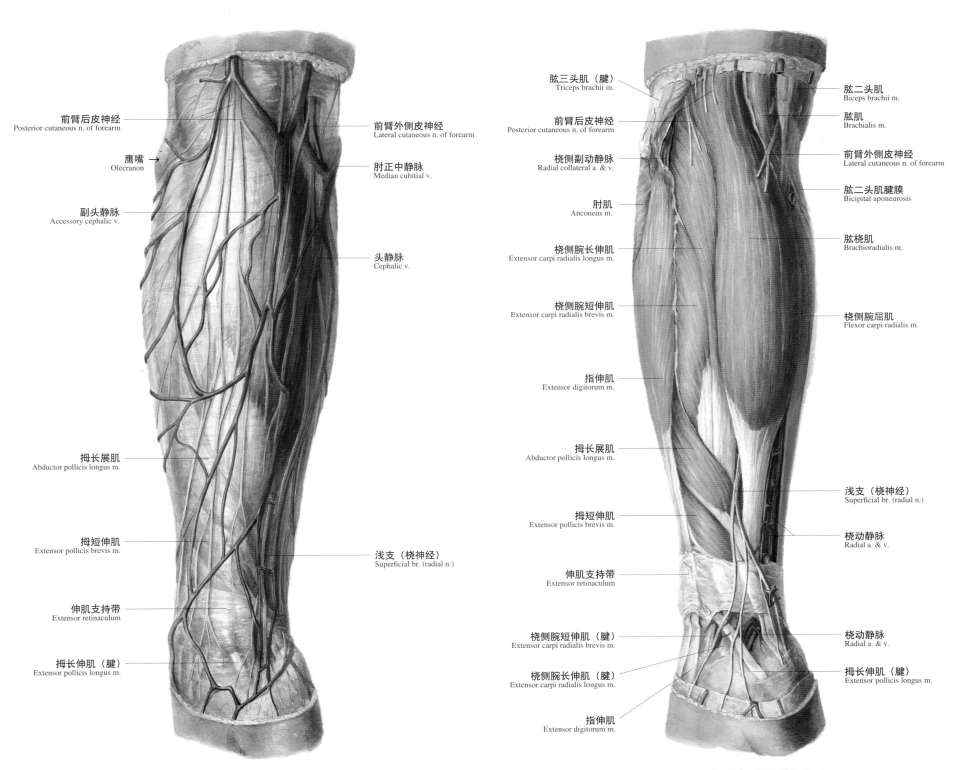

前臂后皮神经
Posterior cutaneous n. of forearm

鹰嘴→
Olecranon

副头静脉
Accessory cephalic v.

拇长展肌
Abductor pollicis longus m.

拇短伸肌
Extensor pollicis brevis m.

伸肌支持带
Extensor retinaculum

拇长伸肌（腱）
Extensor pollicis longus m.

前臂外侧皮神经
Lateral cutaneous n. of forearm

肘正中静脉
Median cubitial v.

头静脉
Cephalic v.

浅支（桡神经）
Superficial br. (radial n.)

肱三头肌（腱）
Triceps brachii m.

前臂后皮神经
Posterior cutaneous n. of forearm

桡侧副动静脉
Radial collateral a. & v.

肘肌
Anconeus m.

桡侧腕长伸肌
Extensor carpi radialis longus m.

桡侧腕短伸肌
Extensor carpi radialis brevis m.

指伸肌
Extensor digitorum m.

拇长展肌
Abductor pollicis longus m.

拇短伸肌
Extensor pollicis brevis m.

伸肌支持带
Extensor retinaculum

桡侧腕短伸肌（腱）
Extensor carpi radialis brevis m.

桡侧腕长伸肌（腱）
Extensor carpi radialis longus m.

指伸肌
Extensor digitorum m.

肱二头肌
Biceps brachii m.

肱肌
Brachialis m.

前臂外侧皮神经
Lateral cutaneous n. of forearm

肱二头肌腱膜
Bicipital aponeurosis

肱桡肌
Brachioradialis m.

桡侧腕屈肌
Flexor carpi radialis m.

浅支（桡神经）
Superficial br. (radial n.)

桡动静脉
Radial a. & v.

桡动静脉
Radial a. & v.

拇长伸肌（腱）
Extensor pollicis longus m.

299. 前臂外侧面局解（一）
Topography of the lateral antebrachial aspect

300. 前臂外侧面局解（二）
Topography of the lateral antebrachial aspect

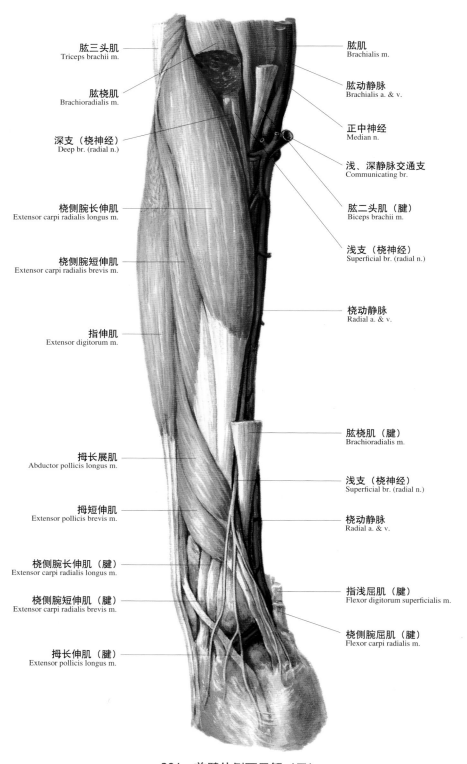

肱三头肌
Triceps brachii m.

肱桡肌
Brachioradialis m.

深支（桡神经）
Deep br. (radial n.)

桡侧腕长伸肌
Extensor carpi radialis longus m.

桡侧腕短伸肌
Extensor carpi radialis brevis m.

指伸肌
Extensor digitorum m.

拇长展肌
Abductor pollicis longus m.

拇短伸肌
Extensor pollicis brevis m.

桡侧腕长伸肌（腱）
Extensor carpi radialis longus m.

桡侧腕短伸肌（腱）
Extensor carpi radialis brevis m.

拇长伸肌（腱）
Extensor pollicis longus m.

肱肌
Brachialis m.

肱动静脉
Brachialis a. & v.

正中神经
Median n.

浅、深静脉交通支
Communicating br.

肱二头肌（腱）
Biceps brachii m.

浅支（桡神经）
Superficial br. (radial n.)

桡动静脉
Radial a. & v.

肱桡肌（腱）
Brachioradialis m.

浅支（桡神经）
Superficial br. (radial n.)

桡动静脉
Radial a. & v.

指浅屈肌（腱）
Flexor digitorum superficialis m.

桡侧腕屈肌（腱）
Flexor carpi radialis m.

301．前臂外侧面局解（三）
Topography of the lateral antebrachial aspect

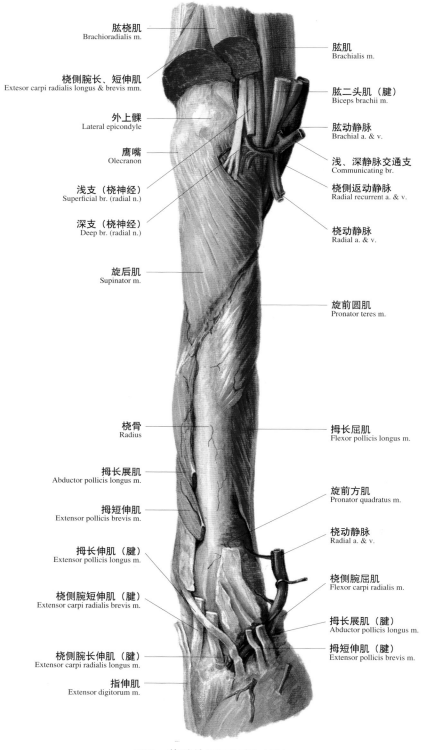

肱桡肌
Brachioradialis m.

桡侧腕长、短伸肌
Extesor carpi radialis longus & brevis mm.

外上髁
Lateral epicondyle

鹰嘴
Olecranon

浅支（桡神经）
Superficial br. (radial n.)

深支（桡神经）
Deep br. (radial n.)

旋后肌
Supinator m.

桡骨
Radius

拇长展肌
Abductor pollicis longus m.

拇短伸肌
Extensor pollicis brevis m.

拇长伸肌（腱）
Extensor pollicis longus m.

桡侧腕短伸肌（腱）
Extensor carpi radialis brevis m.

桡侧腕长伸肌（腱）
Extensor carpi radialis longus m.

指伸肌
Extensor digitorum m.

肱肌
Brachialis m.

肱二头肌（腱）
Biceps brachii m.

肱动静脉
Brachial a. & v.

浅、深静脉交通支
Communicating br.

桡侧返动静脉
Radial recurrent a. & v.

桡动静脉
Radial a. & v.

旋前圆肌
Pronator teres m.

拇长屈肌
Flexor pollicis longus m.

旋前方肌
Pronator quadratus m.

桡动静脉
Radial a. & v.

桡侧腕屈肌
Flexor carpi radialis m.

拇长展肌（腱）
Abductor pollicis longus m.

拇短伸肌（腱）
Extensor pollicis brevis m.

302．前臂外侧面局解（四）
Topography of the lateral antebrachial aspect

　　肱桡肌已切除，进一步显露桡侧腕长伸肌、桡侧腕短伸肌、拇长展肌、拇短伸肌、拇长伸肌、指伸肌及桡神经浅支等。

　　肌肉大部切除，显露旋后肌及桡骨。旋后肌紧贴桡骨上1/3，自前向后被肱桡肌、桡侧腕长伸肌、桡侧腕短伸肌、指伸肌和尺侧腕伸肌掩盖。起自肱骨外上髁、桡骨环状韧带和尺骨旋后肌嵴，环绕桡骨后、外、前三面，该肌止于桡骨上1/3前面。

第四节　前臂内侧面

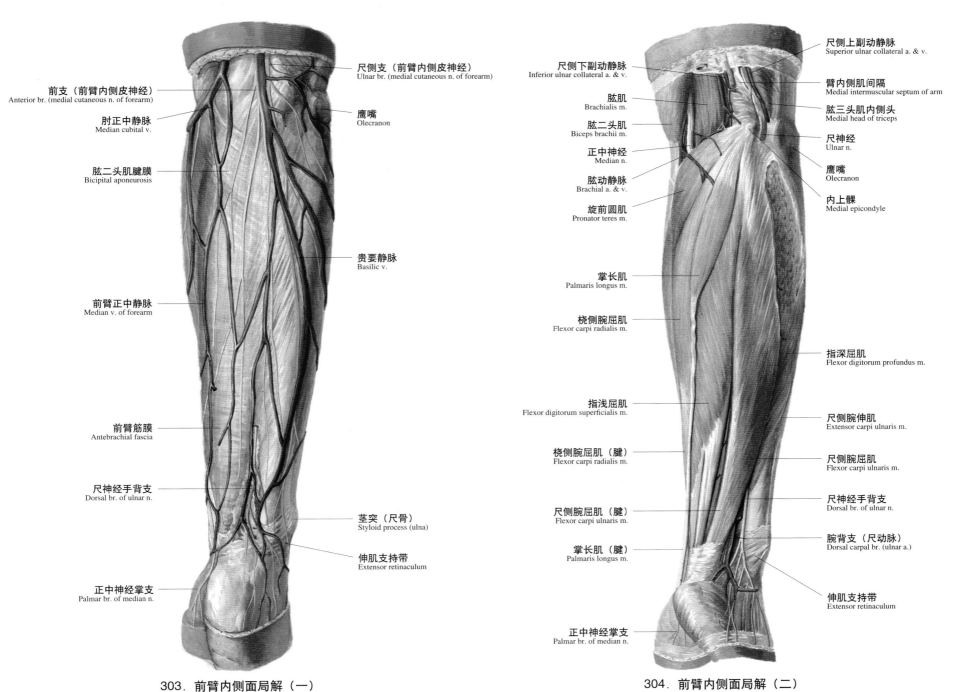

303. 前臂内侧面局解（一）
Topography of the medial antebrachial aspect

图中标注（左图）：
- 前支（前臂内侧皮神经）Anterior br. (medial cutaneous n. of forearm)
- 肘正中静脉 Median cubital v.
- 肱二头肌腱膜 Bicipital aponeurosis
- 前臂正中静脉 Median v. of forearm
- 前臂筋膜 Antebrachial fascia
- 尺神经手背支 Dorsal br. of ulnar n.
- 正中神经掌支 Palmar br. of median n.
- 尺侧支（前臂内侧皮神经）Ulnar br. (medial cutaneous n. of forearm)
- 鹰嘴 Olecranon
- 贵要静脉 Basilic v.
- 茎突（尺骨）Styloid process (ulna)
- 伸肌支持带 Extensor retinaculum

304. 前臂内侧面局解（二）
Topography of the medial antebrachial aspect

图中标注（右图）：
- 尺侧下副动静脉 Inferior ulnar collateral a. & v.
- 肱肌 Brachialis m.
- 肱二头肌 Biceps brachii m.
- 正中神经 Median n.
- 肱动静脉 Brachial a. & v.
- 旋前圆肌 Pronator teres m.
- 掌长肌 Palmaris longus m.
- 桡侧腕屈肌 Flexor carpi radialis m.
- 指浅屈肌 Flexor digitorum superficialis m.
- 桡侧腕屈肌（腱）Flexor carpi radialis m.
- 尺侧腕屈肌（腱）Flexor carpi ulnaris m.
- 掌长肌（腱）Palmaris longus m.
- 正中神经掌支 Palmar br. of median n.
- 尺侧上副动静脉 Superior ulnar collateral a. & v.
- 臂内侧肌间隔 Medial intermuscular septum of arm
- 肱三头肌内侧头 Medial head of triceps
- 尺神经 Ulnar n.
- 鹰嘴 Olecranon
- 内上髁 Medial epicondyle
- 指深屈肌 Flexor digitorum profundus m.
- 尺侧腕伸肌 Extensor carpi ulnaris m.
- 尺侧腕屈肌 Flexor carpi ulnaris m.
- 尺神经手背支 Dorsal br. of ulnar n.
- 腕背支（尺动脉）Dorsal carpal br. (ulnar a.)
- 伸肌支持带 Extensor retinaculum

　　皮肤切除显示浅组织。前臂筋膜前面较薄，后面较厚。从尺骨鹰嘴经尺骨后缘到尺骨茎突皆可隔皮摸到。头静脉从腕背侧上升，于前臂中部逐渐行向内上髁前方。于前臂内侧面分布一些静脉小支。前臂内侧皮神经分布于前臂内侧面。尺神经背支于腕上方4～5cm处穿出深筋膜，分布于腕背和手背尺侧半。

　　深筋膜切除显示浅层肌肉。起自内上髁和前臂筋膜的屈肌由前向后为：旋前圆肌、桡侧腕屈肌、掌长肌、指浅屈肌和尺侧腕屈肌。伸肌可见尺侧腕伸肌。在尺骨体尺侧和尺侧腕屈肌之间显现出指深屈肌。尺骨鹰嘴、尺骨后缘和尺骨远端露出于皮下。

第五节 前臂部断面及筋膜间隙

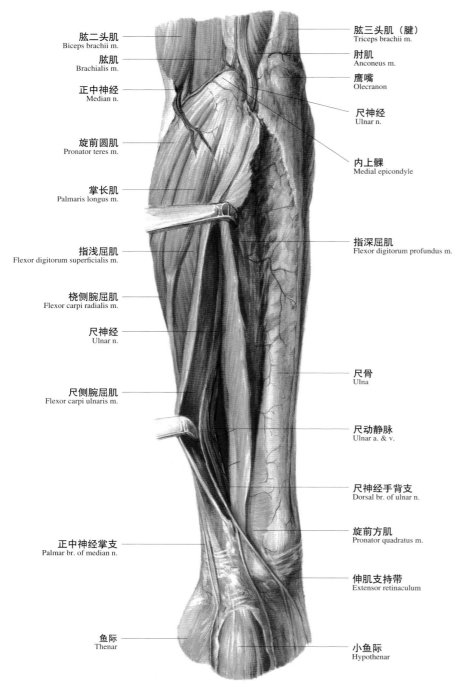

肱二头肌
Biceps brachii m.

肱肌
Brachialis m.

正中神经
Median n.

旋前圆肌
Pronator teres m.

掌长肌
Palmaris longus m.

指浅屈肌
Flexor digitorum superficialis m.

桡侧腕屈肌
Flexor carpi radialis m.

尺神经
Ulnar n.

尺侧腕屈肌
Flexor carpi ulnaris m.

正中神经掌支
Palmar br. of median n.

鱼际
Thenar

肱三头肌（腱）
Triceps brachii m.

肘肌
Anconeus m.

鹰嘴
Olecranon

尺神经
Ulnar n.

内上髁
Medial epicondyle

指深屈肌
Flexor digitorum profundus m.

尺骨
Ulna

尺动静脉
Ulnar a. & v.

尺神经手背支
Dorsal br. of ulnar n.

旋前方肌
Pronator quadratus m.

伸肌支持带
Extensor retinaculum

小鱼际
Hypothenar

305. 前臂内侧面局解（三）
Topography of the medial antebrachial aspect

指深屈肌在其尺骨附着处切断并牵向前，可显露整个尺骨。前拉尺侧腕屈肌，可见尺神经和尺动静脉行于尺侧腕屈肌和指深屈肌之间，尺神经并发出手背支从肌间隙走出行向腕背和手背。

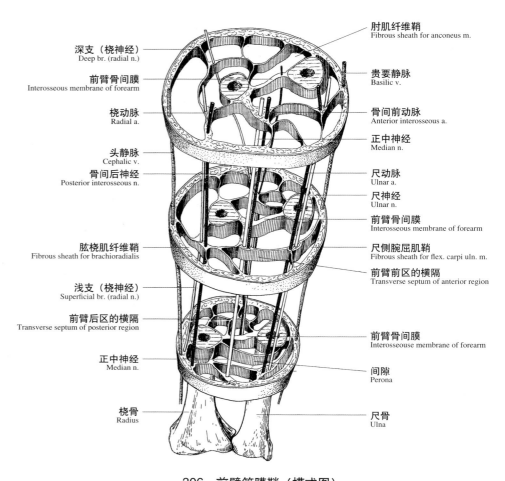

深支（桡神经）
Deep br. (radial n.)

前臂骨间膜
Interosseous membrane of forearm

桡动脉
Radial a.

头静脉
Cephalic v.

骨间后神经
Posterior interosseous n.

肱桡肌纤维鞘
Fibrous sheath for brachioradialis

浅支（桡神经）
Superficial br. (radial n.)

前臂后区的横隔
Transverse septum of posterior region

正中神经
Median n.

桡骨
Radius

肘肌纤维鞘
Fibrous sheath for anconeus m.

贵要静脉
Basilic v.

骨间前动脉
Anterior interosseous a.

正中神经
Median n.

尺动脉
Ulnar a.

尺神经
Ulnar n.

前臂骨间膜
Interosseous membrane of forearm

尺侧腕屈肌鞘
Fibrous sheath for flex. carpi uln. m.

前臂前区的横隔
Transverse septum of anterior region

前臂骨间膜
Interosseous membrane of forearm

间隙
Perona

尺骨
Ulna

306. 前臂筋膜鞘（模式图）
A diagram showing the fascial sheath of the forearm

前臂深筋膜与臂和手的筋膜延续，较为发达。在前臂上部，前面的筋膜被肱二头肌腱膜增强，并有屈肌群从其内面起始。后面的筋膜被肱三头肌腱膜增强，较致密，纤维纵行并有伸肌起始，筋膜还附着于鹰嘴和尺骨后缘。在前臂中部，筋膜弱，纤维方向不定。在前臂下部，需要维持屈伸肌腱的位置，筋膜增厚，纤维横行，形成前面的腕掌侧韧带和后面的伸肌支持带，两韧带在桡侧附着于桡骨，在尺侧于皮下延续而不附着尺骨，宛如为尺骨形成一环形韧带以利前臂的回旋。前臂筋膜除附着于鹰嘴和尺骨后缘外，并向深部发出肌间隔，分隔肌肉并供肌附丽。肌间隔除分隔肌群外还包裹着单个肌肉，形成各个肌肉的鞘，其中以尺侧腕屈肌、尺侧腕伸肌和肘肌的鞘比较发达。在前臂前、后区，筋膜还发出横隔分隔浅深层肌群。在前臂远端，在拇长屈肌和指深屈肌的深面与旋前方肌和骨间膜之间，有一疏松组织间隙，称 Perona 间隙，与手的间隙相通，手和前臂感染时，脓液可沿此间隙蔓延。

桡动脉和桡神经浅支、尺动脉与尺神经、正中神经皆行于前区浅深层肌肉之间，惟桡动脉在前臂远端居于皮下，可摸其脉搏。

掌长肌 Palmaris longus m.

正中神经和骨间总动脉 Median n. & common interosseous a.

头静脉 Cephalic v.

贵要静脉和前臂内侧皮神经 Basilic v. & medial cutaneous n. of forearm

桡侧腕屈肌 Flexor carpi radialis m.

指浅屈肌 Flexor digitorum superficialis m.

桡动静脉 Radial a. & v.

浅支（桡神经）Superficial br. (radial n.)

尺神经和尺侧返动静脉 Ulnar n. & ulnar recurrent a. & v.

旋前圆肌 Pronator teres m.

尺侧腕屈肌 Flexor carpi ulnaris m.

桡侧腕长、短伸肌 Extensor carpi radialis longus & brevis mm.

尺动静脉 Ulnar a. & v.

肱桡肌 Brachioradialis m.

指深屈肌 Flexor digitorum profundus m.

旋后肌 Supinator m.

肘肌 Anconeus m.

指伸肌 Extensor digitorum m.

尺侧腕屈肌 Flexor carpi ulnaris m.

A. 平前臂上 1/4 与下 3/4 交界处横断

掌长肌（腱）Palmaris longus m.

指浅屈肌 Flexor digitorum superficialis m.

桡侧腕屈肌 Flexor carpi radialis m.

尺侧腕屈肌（腱）Flexor carpi ulnaris m.

尺动静脉和尺神经 Ulnar a. & v. & n.

正中神经 Median n.

骨间前动静脉和骨间前神经 Anterior interosseous a. & v. & n.

拇长屈肌 Flexor pollicis longus m.

旋前圆肌（腱）Pronator teres m.

拇长伸肌 Extensor pollicis longus m.

拇长展肌 Abductor pollicis longus m.

尺侧腕伸肌 Extensor carpi ulnaris m.

骨间后动静脉 Posterior interosseous a. & v.

指伸肌 Extensor digitorum m.

小指伸肌 Extensor digiti minimi m.

B. 平前臂中部横断

指浅屈肌 Flexor digitorum superficialis m.

尺侧腕伸肌 Extensor carpi ulnaris m.

桡侧腕屈肌（腱）Flexor carpi radialis m

尺动静脉和尺神经 Ulnar a. & v. & n.

正中神经 Median n.

指深屈肌 Flexor digitorum profundus m.

拇长屈肌 Flexor pollicis longus m.

旋前方肌 Pronator quadratus m.

肱桡肌（腱）和浅支（桡神经）Brachioradialis m. & superficial br. (radial n.)

拇长伸肌 Extensor pollicis longus m.

桡侧腕长、短伸肌（腱）Extensor carpi radialis longus & brevis mm.

示指伸肌 Extensor indicis m.

拇短伸肌 Extensor pollicis brevis m.

尺侧腕伸肌 Extensor carpi ulnaris m.

拇长展肌 Abductor pollicis longus m.

小指伸肌 Extensor digiti minimi m.

指伸肌 Extensor digitorum m.

C. 平前臂上 3/4 与下 1/4 交界处横断

掌长肌 Palmaris longus m.

尺侧腕屈肌（腱）Flexor carpi ulnaris n.

桡动静脉 Radial a. & v.

尺动静脉 Ulnar a. & v.

浅支（桡神经）Superficial br. (radial n.)

拇长屈肌（腱）Flexor pollicis longus m.

指浅屈肌 Flexor digitorum superficialis m.

拇短伸肌（腱）Extensor pollicis brevis m.

指深屈肌 Flexor digitorum profundus m.

肱桡肌（腱）Brachioradialis m.

旋前方肌 Pronator quadratus m.

桡侧腕长、短伸肌（腱）Extensor carpi radialis longus & brevis mm.

尺侧腕伸肌 Extensor carpi ulnaris m.

拇长伸肌 Extensor pollicis longus m.

小指伸肌 Extensor digiti minimi m.

示指伸肌、指伸肌 Extensor indicis & extensor digitorum mm.

D. 平腕上横断

307. 通过前臂不同高度的横断面
Transverse sections through various levels of the forearm

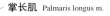

第六节　前臂骨骼及骨折变位

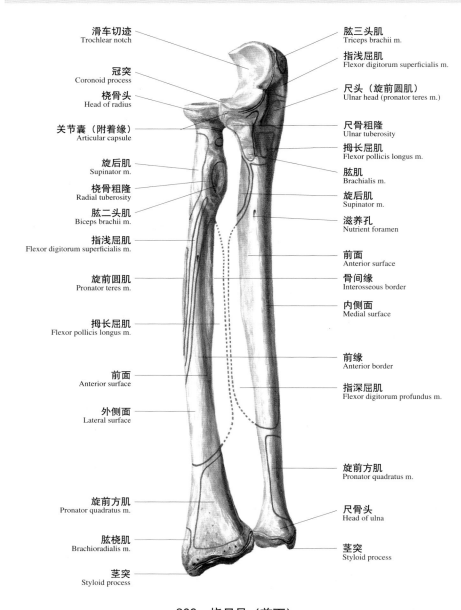

308. 桡尺骨（前面）
The radius and the ulna (Anterior aspect)

滑车切迹 Trochlear notch
冠突 Coronoid process
桡骨头 Head of radius
关节囊（附着缘）Articular capsule
旋后肌 Supinator m.
桡骨粗隆 Radial tuberosity
肱二头肌 Biceps brachii m.
指浅屈肌 Flexor digitorum superficialis m.
旋前圆肌 Pronator teres m.
拇长屈肌 Flexor pollicis longus m.
前面 Anterior surface
外侧面 Lateral surface
旋前方肌 Pronator quadratus m.
肱桡肌 Brachioradialis m.
茎突 Styloid process

肱三头肌 Triceps brachii m.
指浅屈肌 Flexor digitorum superficialis m.
尺头（旋前圆肌）Ulnar head (pronator teres m.)
尺骨粗隆 Ulnar tuberosity
拇长屈肌 Flexor pollicis longus m.
肱肌 Brachialis m.
旋后肌 Supinator m.
滋养孔 Nutrient foramen
前面 Anterior surface
骨间缘 Interosseous border
内侧面 Medial surface
前缘 Anterior border
指深屈肌 Flexor digitorum profundus m.
旋前方肌 Pronator quadratus m.
尺骨头 Head of ulna
茎突 Styloid process

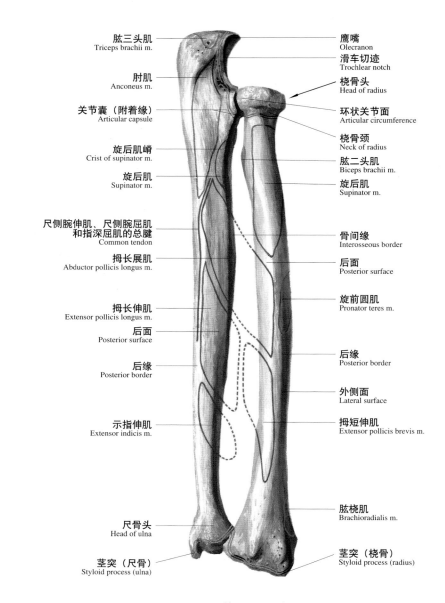

309. 桡尺骨（后面）
The radius and the ulna (Posterior aspect)

肱三头肌 Triceps brachii m.
肘肌 Anconeus m.
关节囊（附着缘）Articular capsule
旋后肌嵴 Crist of supinator m.
旋后肌 Supinator m.
尺侧腕伸肌、尺侧腕屈肌和指深屈肌的总腱 Common tendon
拇长展肌 Abductor pollicis longus m.
拇长伸肌 Extensor pollicis longus m.
后面 Posterior surface
后缘 Posterior border
示指伸肌 Extensor indicis m.
尺骨头 Head of ulna
茎突（尺骨）Styloid process (ulna)

鹰嘴 Olecranon
滑车切迹 Trochlear notch
桡骨头 Head of radius
环状关节面 Articular circumference
桡骨颈 Neck of radius
肱二头肌 Biceps brachii m.
旋后肌 Supinator m.
骨间缘 Interosseous border
后面 Posterior surface
旋前圆肌 Pronator teres m.
后缘 Posterior border
外侧面 Lateral surface
拇短伸肌 Extensor pollicis brevis m.
肱桡肌 Brachioradialis m.
茎突（桡骨）Styloid process (radius)

　　桡骨体呈三棱柱状，分三面和三缘。
　　前面上半狭窄凹陷，有拇长屈肌附着，下半宽阔平坦，有拇长屈肌和旋前方肌附着。上、中 1/3 交界处可见滋养孔。背面上部圆隆，中部凹陷，有拇长展肌及拇短伸肌附着，下部宽阔。外侧面凸隆，上部有旋后肌附着，中部有一卵圆形粗面，为旋前圆肌附着部，称旋前肌粗隆。下部光滑。
　　前缘自桡骨粗隆前外侧斜向外下，达桡骨茎突前缘，由上向下有指浅屈肌桡头和拇长屈肌附着。后缘自桡骨粗隆后方斜向外下，中部缘较明显，其余部呈钝圆。骨间缘介于前后两面之间，自桡骨粗隆后缘向下，于体的下半分为两支，分别移行于尺骨切迹的前后缘，上部钝圆，下部锐薄，有骨间膜附着。

　　尺骨体上部呈三棱柱状，下部为圆柱形，亦分三面及三缘。
　　前面上半宽广凹陷，有指深屈肌附着，下部狭窄凸隆，有旋前方肌附着，中部稍上有 1～3 个滋养孔。后面转向后外，上部被一斜线分成上、下两部，上部有肘肌附着，下部有拇长展肌、拇长伸肌和示指伸肌附着。内侧面光滑凸隆，上部有指深屈肌附着。
　　前缘钝圆，自尺骨粗隆内上方达尺骨茎突前面，有指深屈肌及旋前方肌附着。后缘钝圆，自鹰嘴后面斜向外下，达尺骨茎突，上部明显，有尺侧腕伸肌、尺侧腕屈肌和指深屈肌的总腱附着。骨间缘起自旋后肌嵴，上部显著，有骨间膜附着。

桡、尺骨的血供

桡、尺骨一如其他管状骨，血供来源有 3 个。

一、滋养动脉

滋养动脉多为 1 支。桡骨的滋养动脉多起自骨间前动脉，尺骨的滋养动脉多起自尺动脉，多在骨体中上 1/3 交界处前面经滋养孔进入骨髓腔，分升、降支。占总供血量的 50% ~ 60%。

二、骺动脉和干骺动脉

骺动脉和干骺动脉从桡、尺骨的近远两端进入，供应关节软骨、骨骺和干骺端。骺板愈合后，和滋养动脉的末梢吻合。骨端动脉系统占总供血量的 20% ~ 30%。

在桡、尺骨下端 3 cm 范围内，血供丰富。在掌面，骺、干骺动脉来自桡、尺动脉的腕掌支、骨间前动脉的掌侧终支、掌深弓的返支及腕掌侧网。在背面，骺、干骺动脉较细小，来自桡、尺动脉的腕背支、骨间前动脉的背侧终支、骨间后动脉及腕背网。它们都经骨端小的滋养孔入骨。此外，桡、尺动脉本干也可直接发支进入桡、尺骨远端。如桡动脉的茎突支和茎突返支直接滋养桡骨茎突尖。

三、骨膜动脉

1. **轴型骨外膜动脉** 即滋养动脉或骨端血管环沿骨外膜长轴走行的分支。

2. **肌源性血管** 即肌肉在骨的附着处形成的血管网，可营养骨皮质的外 1/4。

3. **筋膜源性骨外膜血管** 如桡动脉的两支肌间隙穿支，其分支分布于骨膜，为桡骨外侧面提供良好的血供。

了解桡、尺骨的血供，可为其他部位（如手）的骨缺损提供良好的骨膜骨瓣。

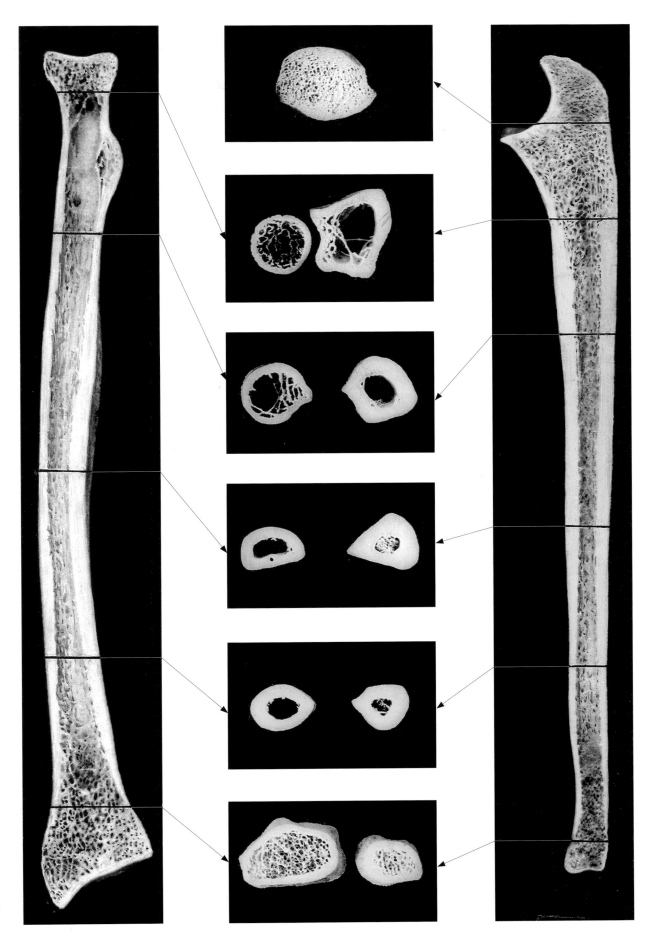

310. 桡尺骨纵断面及横断面图像
（图中桡骨的照像比例稍大）
Photographs of the longitudinal and transverse sections
of the radius and the ulna

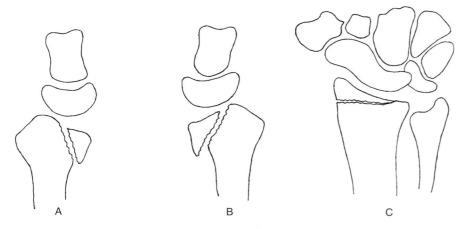

311. 桡骨远端骨折和茎突骨折
Fractures of distal end and styloid process of the radius

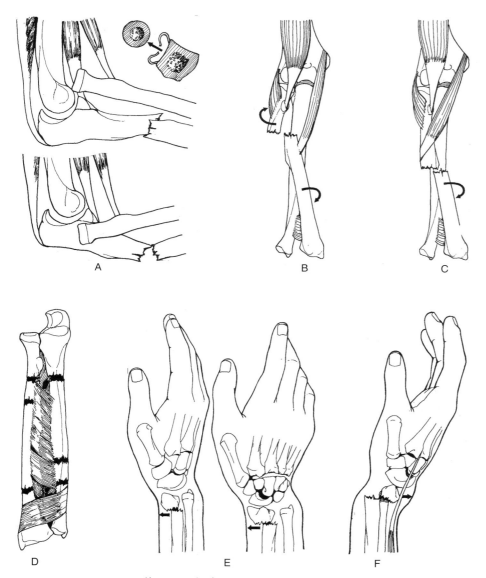

312. 桡尺骨骨折由于肌肉等因素所引起的变位
Diagrams showing the displacement caused by the muscles and other factors in fractures of the radius and the ulna

桡骨远端骨折和桡骨茎突骨折

A. Barton 背侧缘骨折 常见于腕背伸而前臂旋前时跌倒，腕骨冲击桡骨远端背侧缘造成骨折。折块呈楔形，包括了关节面的 1/3，多向背侧及近侧移位，腕关节呈半脱位状。整复后，腕宜固定于伸直位或轻度背伸位。

B. Barton 掌侧缘骨折 多为摔倒时手背着地，腕骨冲击桡骨远端掌侧缘，造成骨折，腕骨与手随骨折块向近侧及掌侧移位。整复后，腕宜固定于轻度背伸位。

C. 桡骨茎突骨折 少见。多为跌倒时手掌着地，暴力沿舟骨冲击桡骨下端，造成桡骨茎突横行骨折。骨折线距茎突尖约 1 cm。另一种为腕关节强力尺偏时，桡侧副韧带牵拉造成茎突撕脱骨折。牵引腕关节尺偏，向尺侧推挤骨折块予以整复，固定腕于中立尺偏位。

桡尺骨骨折的变位

A. 尺骨上 1/3 骨折合并桡骨头脱位（Monteggia 骨折） 此种骨折多因急跑时跌倒，肘关节伸直或微屈时手掌着地所致。冲击先达尺骨使之骨折，继传递到肱桡关节，环状韧带断裂，桡骨头多向前上方脱位，骨间后神经因牵拉或压迫有时发生麻痹。此损伤兼有骨折和脱位，因桡尺二骨借强的韧带和骨间膜相连，尺骨上 1/3 骨折后引起缩短和成角，必然影响桡骨头使之脱位。桡骨头脱位的方向与尺骨成角的方向一致，即尺骨头因肱肌的牵拉克服了肱三头肌的作用向前成角，桡骨头亦因肱二头肌的牵拉和骨间膜的作用而向前脱位，此型多见（A 上图）。向后成角和脱位者少见（A 下图）。如果桡骨头没有脱位，表明暴力作用较小，强韧的骨间膜对尺骨构成了一个限制，尺骨也不发生重叠和短缩。

B. 桡骨近 1/3 旋前圆肌止点以上骨折 近折片由于旋后肌和肱二头肌作用处于屈曲和旋后位，远折片因旋前圆肌和旋前方肌作用旋前并向尺侧移位，二折片向背侧成角。需将远折片牵就近折片，将前臂充分固定于旋后位，才能防止旋转变形。

C. 桡骨中 1/3 旋前圆肌止点以下骨折 近折片由于旋前圆肌与旋后肌作用的平衡处于中间位，并因肱二头肌的牵拉稍前移；远折片因旋前方肌的作用居于旋前位稍偏向尺侧。应使前臂和手居于中间位即拇指向上固定，才可防止旋转变位。

D. 桡尺骨双骨折 常见，多因急跑跌倒、手掌着地或因外力直接作用于前臂引起。折片随力的方向、桡骨环绕尺骨的旋转位、骨间膜的作用和肌肉牵拉等因素而有不同变位，或重叠，或旋转，或成角，或侧方移位。当两骨靠近一个平面骨折时，两远折片常并连或短缩；当两骨在下 1/3 平面骨折时，两远折片亦因旋前圆肌的作用而彼此靠近。注意骨间膜有时嵌夹于折片间。

E. 桡骨远端伸展型骨折（Colles 骨折） 是一种最常见的骨折，多由身体向前扑跌、手掌撑地引起。骨折发生于桡骨下端距腕关节面 2～4 cm 处。近折片常保持正常位，远折片随暴力方向和桡、尺侧腕伸肌的牵拉移向背上位，桡骨茎突与尺骨茎突相平甚或居其近侧，腕手呈餐叉式变形。由于桡骨腕关节面转向背侧，并因腕关节盘系于尺骨茎突上，有时伴有旋后扭转，所以腕部变宽，腕和手随桡骨向桡侧偏斜。这是伸展型骨折的典型体征。

F. 桡骨远端屈曲型骨折（Smith 骨折） 暴力作用于手掌或腕背，折片被冲向前方，呈铲式变形，即 Smith 骨折或反 Colles 骨折。保持腕的正常角度，即桡骨腕关节面向掌侧倾斜 5°～10°，向尺侧倾斜 15°～25° 是整复的关键。

第七节　前臂部入路局解

尺骨近 1/3 和桡骨近 1/4 后入路

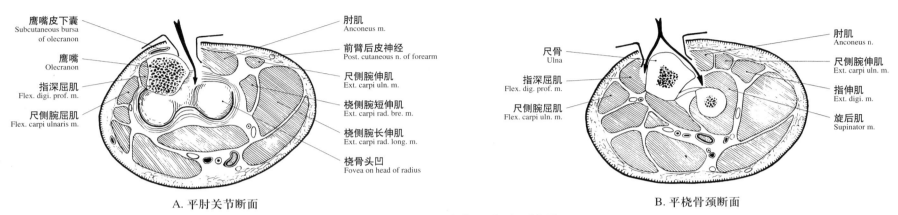

左图标注（从左到右）：

鹰嘴皮下囊
Subcutaneous bursa
of olecranon

鹰嘴
Olecranon

指深屈肌
Flex. digi. prof. m.

尺侧腕屈肌
Flex. carpi ulnaris m.

肘肌
Anconeus m.

前臂后皮神经
Post. cutaneous n. of forearm

尺侧腕伸肌
Ext. carpi uln. m.

桡侧腕短伸肌
Ext. carpi rad. bre. m.

桡侧腕长伸肌
Ext. carpi rad. long. m.

桡骨头凹
Fovea on head of radius

右图标注（从左到右）：

尺骨
Ulna

指深屈肌
Flex. dig. prof. m.

尺侧腕屈肌
Flex. carpi uln. m.

肘肌
Anconeus n.

尺侧腕伸肌
Ext. carpi uln. m.

指伸肌
Ext. digi. m.

旋后肌
Supinator m.

A. 平肘关节断面　　　　　　　　　　　　B. 平桡骨颈断面

313. 尺骨近 1/3 和桡骨近 1/4 后入路
Posterior approach to the proximal third of the ulna and the proximal fourth of the radius (Boyd)

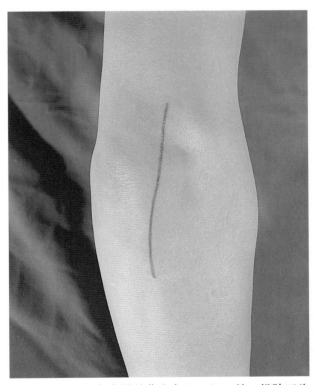

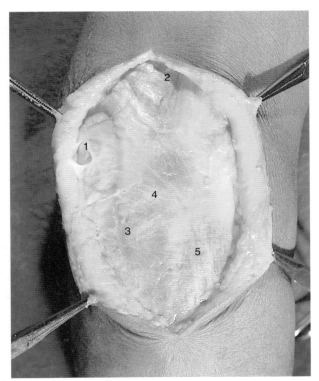

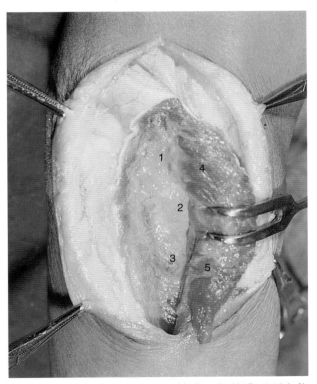

313-1. 切口起自肘关节上方 2～3 cm 处，沿肱三头肌腱外缘向下，经鹰嘴外缘和尺骨背缘，达尺骨中、上 1/3 交界处。此口适用于尺骨上端骨折伴同桡骨头脱位的切开复位术、桡骨上端骨折切开复位术、尺骨鹰嘴骨折切开复位术、肱三头肌腱撕脱修复术、肿瘤切除术、骨髓炎病灶清除术等。

313-2. 切开皮肤及皮下组织，将皮瓣牵向两侧。可见鹰嘴皮下囊 (1) 及肘后深筋膜。鹰嘴上方为肱三头肌 (2)，鹰嘴向下可扪及尺骨后缘 (3)，其外侧为三角形的肘肌（起自外上髁）(4)，肘肌外侧为尺侧腕伸肌 (5)。

313-3. 沿尺骨后缘切断深筋膜，行骨膜下剥离将肘肌 (4) 和尺侧腕伸肌 (5) 翻向桡侧，即显露肘关节囊后面 (1)、桡骨环状韧带 (2) 及下方的旋后肌 (3)。

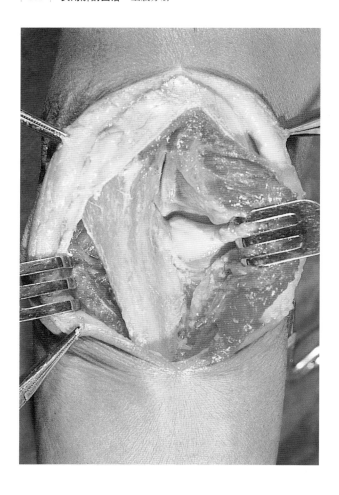

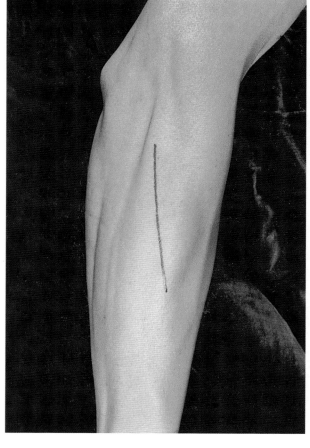

◀ 313-4. 切开肘关节囊，即显露桡骨头和桡骨颈，如贴近尺骨切断旋后肌，即露出骨间膜及桡骨上 1/4，此时，避免损伤桡神经深支。

沿尺骨后缘尺侧切断深筋膜和骨膜，行骨膜下剥离，将指深屈肌和尺侧腕屈肌牵向尺侧，即露出尺骨上 1/3。

▶ 314-1. 切口起自桡骨头稍下，沿桡骨后缘向远侧延伸 8～9 cm，可视需要而延长。此口适用于桡骨骨折切开复位术、肿瘤切除术等。

桡骨近 1/3 后入路

前臂外侧皮神经
Lat. cutan. n. of forearm

尺侧腕伸肌
Ext. carpi uln. m.

旋后肌
Supinator m.

指伸肌
Ext. digi. m.

桡侧腕长、短伸肌
Ext. carpi rad. long. & bre. m.

肱桡肌
Brachioradialis m.

平前臂近 1/3 断面

314. 桡骨近 1/3 后入路
Posterior approach to the proximal third of the radius

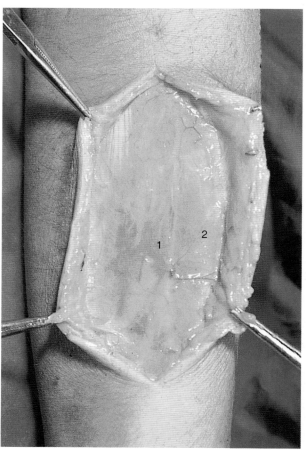

▶ 314-2. 切开皮肤及皮下组织，将皮瓣牵向两侧。隔筋膜可见内侧的指伸肌 [1] 和外侧的桡侧腕短伸肌 [2]。

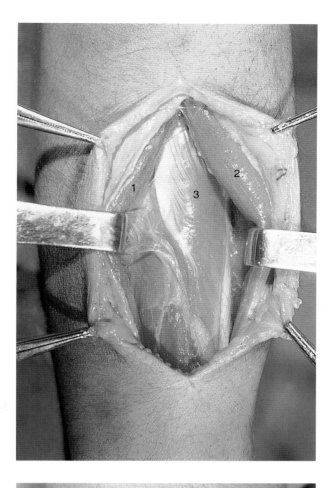

▶ 314-3A. 将指伸肌[1] 牵向后方，将桡侧腕短伸肌[2] 牵向前方，显露深面的旋后肌[3]。

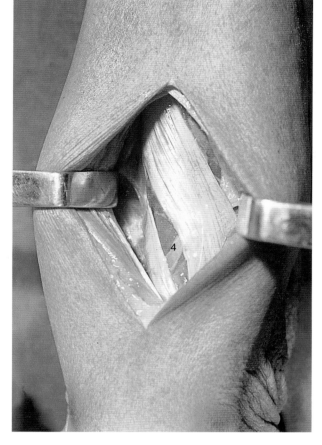

▶ 314-3B. 另一种方法是小心地切开旋后肌浅层纤维，找出桡神经深支[4]。

◀ 314-4A. 行骨膜下分离将旋后肌[3]，牵向外侧远方，即显露桡骨[5]。

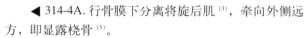

▶ 314-4B. 再分离旋后肌深层纤维暴露桡骨。两种方法都必须悉心保护桡神经深支（即骨间后神经），否则将招致前臂伸肌的麻痹。还有一种主张，即切口沿桡侧腕长、短伸肌的间隙进入，将指伸肌、桡侧腕短伸肌和旋后肌一并向背侧剥离牵开，因此，桡神经深支及其支配的肌群皆拉向背侧，而将桡神经本干支配的桡侧腕长伸肌和肱桡肌则牵向掌侧。这样，既不会损伤桡神经深支，又不易损伤桡神经本干。

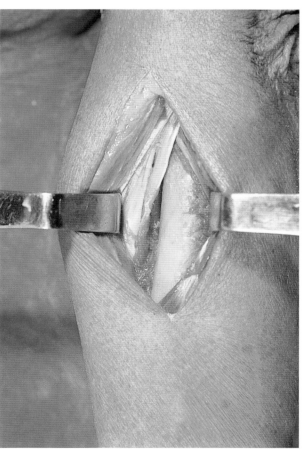

桡骨中段前外侧入路（左）

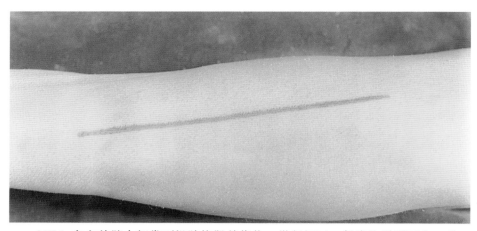

315-1. 在左前臂中部掌面沿肱桡肌前缘作一纵行切口，长度依需要而定。此口适用于桡骨中段的骨折切开复位术、肿瘤切除术、慢性骨髓炎死骨摘除术以及骨瓣移植等。

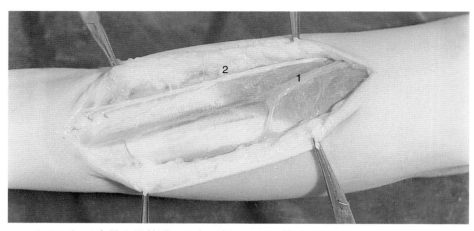

315-2. 切开皮肤和浅筋膜，翻向两侧，可见头静脉[1]沿前臂桡侧缘上升达前面，前臂外侧皮神经[2]沿前臂桡侧缘下降达腕。

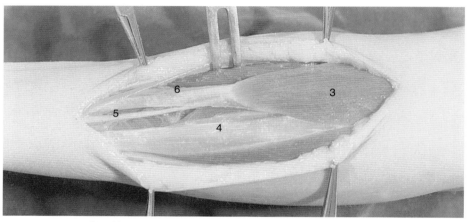

315-3. 切除深筋膜，显露肱桡肌[3]、桡侧腕长伸肌[4]、桡神经浅支[5]和桡动静脉[6]。

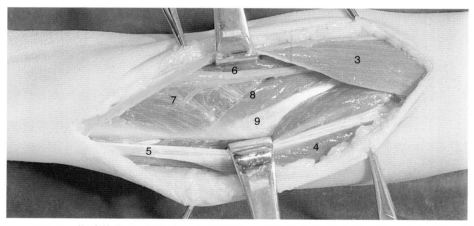

315-4. 将肱桡肌[3]牵向内，桡侧腕长、短伸肌[4][5]牵向外，进一步显露桡动静脉[6]、拇长屈肌[7]、旋前圆肌[8]和桡骨[9]。

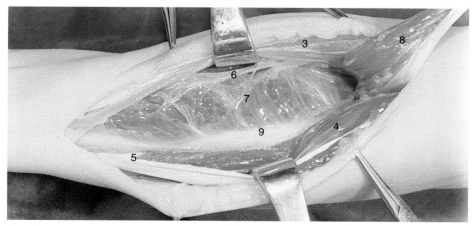

315-5. 将旋前圆肌[8]从桡骨剥离并翻向上，进一步显露桡骨[9]、拇长屈肌[7]及支配该肌的血管神经。

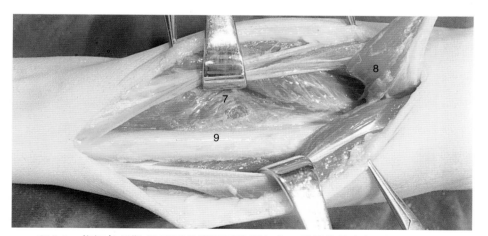

315-6. 将拇长屈肌[7]连同骨膜切开并剥向内，显露桡骨中部[9]。

315. 桡骨中段前外侧入路（左）
Anterolateral approach to the middle part of the radius（Left）

桡骨远 1/4 后入路

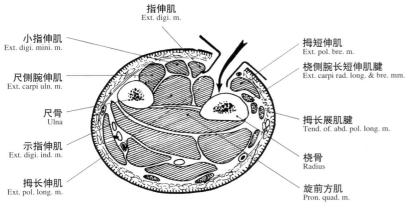

小指伸肌
Ext. digi. mini. m.

尺侧腕伸肌
Ext. carpi uln. m.

尺骨
Ulna

示指伸肌
Ext. digi. ind. m.

拇长伸肌
Ext. pol. long. m.

指伸肌
Ext. digi. m.

拇短伸肌
Ext. pol. bre. m.

桡侧腕长短伸肌腱
Ext. carpi rad. long. & bre. mm.

拇长展肌腱
Tend. of. abd. pol. long. m.

桡骨
Radius

旋前方肌
Pron. quad. m.

平桡骨远 1/4 断面

316. 桡骨远 1/4 后入路
Posterior approach to the distal fourth of the radius

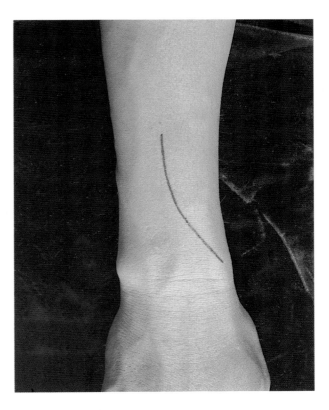

▶ 316-1. 切口起自桡骨茎突,向上沿桡骨后缘并略偏向尺侧,长约 8 cm。此口适用于桡骨远段骨折切开复位术,骨折不连接的处理、肿瘤切除术和骨髓炎病灶清除术等。

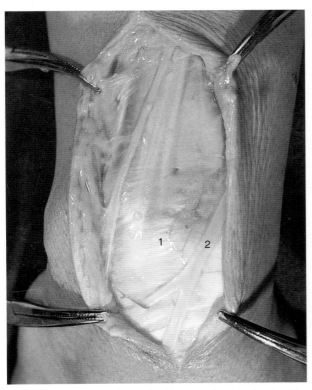

316-2. 切开皮肤及皮下组织,向两侧牵开皮瓣。可见伸肌支持带 (1) 横过远侧术野,向上延续为前臂固有筋膜。头静脉 (2) 从伸肌支持带浅面走向前臂桡侧。隔深筋膜可见前臂伸肌。

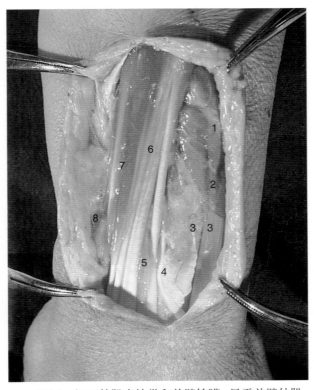

316-3. 切开伸肌支持带和前臂筋膜,显露前臂伸肌。从桡侧向尺侧可见拇长展肌 (1)、拇短伸肌 (2),通过上述二肌下方的桡侧腕长、短肌腱 (3)、拇长伸肌 (4)、示指伸肌 (5)、指伸肌 (6)、小指伸肌 (7) 和尺侧腕伸肌 (8)。

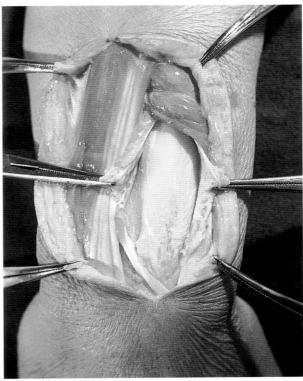

316-4. 将拇长展肌、拇短伸肌和桡侧腕长、短伸肌牵向桡侧,将拇长伸肌和指伸肌牵向尺侧,于桡侧腕短伸肌和拇长伸肌之间的桡骨骨膜上做一纵切口,即可显露桡骨远端。注意在切口近端尺侧,避免损伤支配拇长伸肌的神经支。如需要更广泛地暴露桡骨,可切断拇长展肌和拇短伸肌,进一步向近侧牵拉。

第八节　前臂的运动

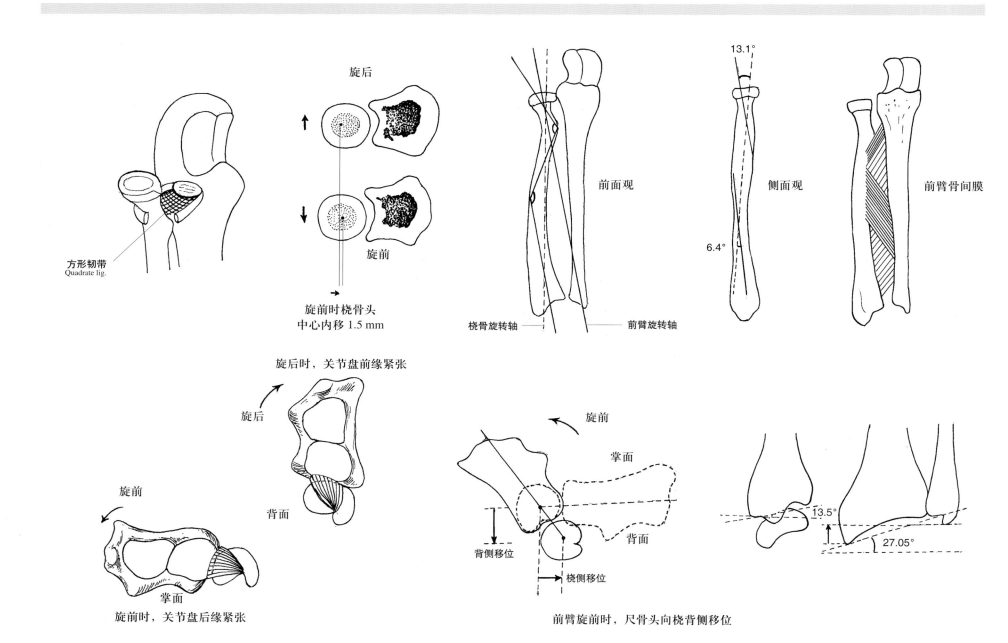

317. 前臂的旋前与旋后（一）
Pronation and supination of the forearm

前臂的旋前与旋后（一）

前臂的旋转运动较为复杂，运动是沿由桡骨头中心至尺骨茎突根部的旋转轴进行的。前臂旋前肌的收缩牵引桡骨干交叉于尺骨前方，旋后肌的收缩牵引桡骨复位于尺骨的桡侧。运动时，桡骨头在桡骨环状韧带内"自转"，桡骨远端围绕尺骨头"公转"，尺骨和前臂骨间膜亦产生移位和变化，分析如下。

1. 肘关节的运动　在桡尺近侧关节，桡骨环状韧带与尺骨的桡切迹共同围成一个纤维骨环，包绕着桡骨颈。桡骨的环状关节面在尺骨的桡切迹上旋转。环状韧带约占纤维骨环的 3/4 圈，并被桡侧副韧带纤维所加强。桡骨环状韧带下缘有一方形韧带（Quadrate ligament），其前后缘与环状韧带相连，内缘附着于尺骨桡切迹的下缘，外缘连结着桡骨颈。桡骨头的旋转同时受到方形韧带的制约。旋前时，方形韧带后部紧张，旋后时前部紧张。桡骨头关节凹略呈横椭圆形，横径平均 24 mm，前后径平均 21 mm，横径大于前后径 3 mm，因之，桡骨头旋前时，其轴心可向尺侧移动 1.5 mm，即 3 mm 的一半。在肱桡关节，桡骨头关节凹及其内侧斜面沿肱骨小头及肱骨滑车沟而滑动，当旋前时，肱骨头关节凹向桡侧倾斜，稍离开肱骨小头而只与滑车沟接触，以适应桡骨干交叉于尺骨前方。在肱尺关节，尺骨也在运动，旋前时，尺骨有轻度伸展，并向桡侧做短弧线运动。

2. **桡骨的旋转弓**　桡骨有两个弯曲，称旋转弓 Rotatory arch。桡骨颈斜向尺侧，桡骨干近段斜向桡侧，两段间形成的向外夹角称旋后弓，恰位于肱二头肌抵止的桡骨粗隆平面。桡骨远段又斜向尺侧，与近段形成的向内夹角称旋前弓，恰位于旋前肌粗隆处。两个旋转弓分别位于桡骨旋转轴的内外，而且不在一个额状面上。旋后弓平面与额状面的夹角为 13.1°，旋前弓平面与额状面的夹角为 6.4°。肱二头肌收缩牵拉旋后弓旋后，旋前圆肌收缩牵拉旋前弓旋前，它们的存在可提供旋转力臂，从而发挥肌肉的效能。桡骨干骨折的整复，宜保持旋转弓的方位，如发生改变，前臂旋转即将受到限制。

3. **前臂骨间膜的张力**　桡尺骨间的距离随前臂旋转程度不同而产生变化，骨间膜的张力亦随着改变。骨间膜中部厚韧，近远部较薄弱，中部浅层纤维附着于两骨的骨间嵴，由内下走向外上，深层纤维走向相反。近侧部有一增厚的纤维束，自尺骨粗隆外缘斜向下外抵于桡骨粗隆下方，称斜索，以增强两骨的连结。

由于旋转弓的存在，骨间膜的张力即或在同一旋转角度也不相同。在前臂近侧部（桡骨粗隆以远 4 cm 平面），旋后 60°～70° 时，两骨距离最大（达 11.2～11.5 mm），

骨间膜最为紧张。在中部和远侧部（桡骨茎突 5 cm 以上），当旋后 10°～30° 时，两骨距离最大，骨间膜最为紧张，继续旋后或旋前，骨间膜反而松弛。因此，桡尺骨骨干骨折时，宜固定前臂于中间位，以保持骨间膜的最大张力。骨间膜对前臂旋转亦起制约作用，超出其最大宽度，旋转即受到限制。桡骨干骨折的整复若产生向前、向后成角畸形，与旋转轴的关系发生改变，则旋转运动亦会因骨间膜的紧张而受限。

实验表明，骨间膜紧张时，骨间膜可将力由桡骨传至尺骨。当腕部受力时，会引起桡骨稍有偏移，将牵动骨间膜坚韧部，可传导腕部载荷力的 16%。

4. **桡骨腕关节面的前倾角和内倾角**　桡骨腕关节面向掌侧及尺侧倾斜，向掌侧倾斜平均 13.45°（9°～12°）称前倾角；向尺侧倾斜平均 27.05°（20°～35°），称内倾角。同时桡骨茎突与尺骨茎突不等长，不在同一平面上，桡骨茎突低 7～12 mm。上述形态可加大腕的掌屈和尺偏运动范围，有利于手的抓握功能。

5. **桡尺远侧关节的运动**　三角形的关节盘连接着桡骨的尺切迹与尺骨茎突根部。关节盘的作用：①使桡腕关节保持稳定。②便于桡骨环绕尺骨环状关节面旋转，同时带动全手的旋转。③盘为近位的尺骨头和远位的月骨和三角骨提供平滑的滑动面。旋前时，关节盘后缘紧张，旋后时，前缘紧张。

桡骨由旋后位转至旋前位时，尺骨头亦向背侧和桡侧作短弧线运动。因之，当进行拧螺丝那样的旋前旋后运动时，前臂的旋转轴实际上居于自桡骨头中心至桡骨腕关节面尺侧缘，进而至第二掌骨的连线上。

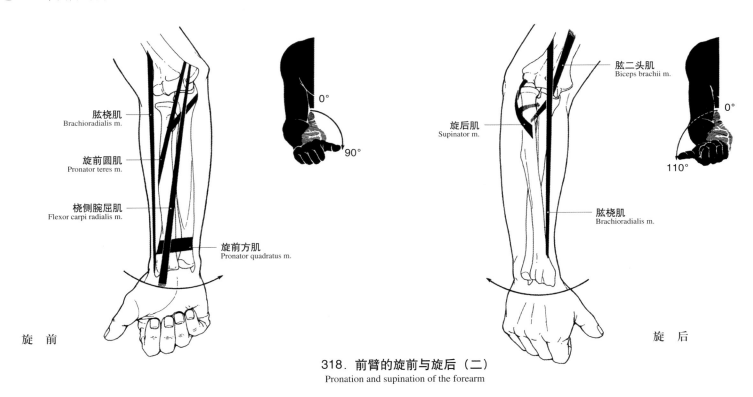

肱桡肌
Brachioradialis m.

旋前圆肌
Pronator teres m.

桡侧腕屈肌
Flexor carpi radialis m.

旋前方肌
Pronator quadratus m.

旋　前

0°
90°

肱二头肌
Biceps brachii m.

旋后肌
Supinator m.

肱桡肌
Brachioradialis m.

0°
110°

旋　后

318. 前臂的旋前与旋后（二）
Pronation and supination of the forearm

桡尺近、远侧关节和前臂骨间膜完成前臂的回旋动作。运动时尺骨不动，桡骨头在桡骨环状韧带内自转，桡骨远端绕尺骨小头作半径旋转，运动轴通过桡骨头和尺骨头中心。当进行像拧螺丝那样的旋前旋后联合运动时，桡骨不仅绕尺骨旋转，而且尺骨外移，运动轴接近桡骨远端尺侧缘和第二掌骨的线上。

1. **旋前**（Pronation）　运动范围从 0°～90°，原发运动肌为旋前方肌，辅助肌为旋前圆肌和桡侧腕屈肌，辅助于迅速旋前或抗阻力旋前之时，此时，肘肌和肱三头肌亦有中度活动，而拮抗的旋后肌或肱二头肌几乎没有活动。桡尺背侧韧带和腕

背侧韧带在旋前时紧张。

2. **旋后**（Supination）　运动范围从 0°～110°，原发运动肌为旋后肌，辅助肌为肱二头肌，辅助于迅速旋后或抗阻力旋后之时。此外，肘肌和肱三头肌亦有中度活动，而拮抗的旋前圆肌没有活动。旋后时，斜索、骨间膜下部纤维和桡尺掌侧韧带紧张。

肱桡肌不参与旋前、旋后动作，或仅起着使旋前位或旋后位的前臂回到中间位的作用。

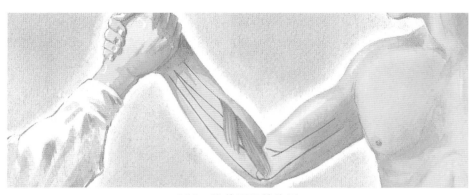

319．旋前圆肌的作用
Action of the pronator teres

旋前圆肌 可使前臂旋前并稍屈肘。被检者居屈肘位，前臂抗阻力旋前，肌肉发达者可见旋前圆肌肌腹收缩。

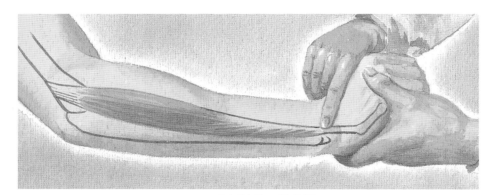

320．尺侧腕伸肌的作用
Action of the extensor carpi ulnaris

尺侧腕伸肌 位前臂背面内缘皮下，为一长梭形肌，起自肱骨外上髁、前臂筋膜和尺骨后缘，腱止于第五掌骨底背面。抗阻力伸腕并向尺偏时，在腕尺侧可以见到或扪及尺侧腕伸肌腱。

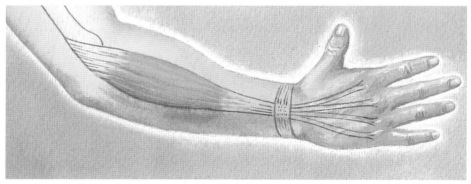

321．指伸肌的作用
Action of the extensor digitorum

指伸肌 作用主要是伸掌指关节，当手准备抓握时，指伸肌可使手指张开并与腕伸肌一起作为原发运动肌而伸腕。为了避免屈、腕引起指伸肌腱的被动牵拉作用，使腕关节居于伸展位，此时过伸掌指关节，在手背可以看到指伸肌腱的隆起。示指和小指伸肌腱位于相应指伸肌腱的尺侧，不易观察到。

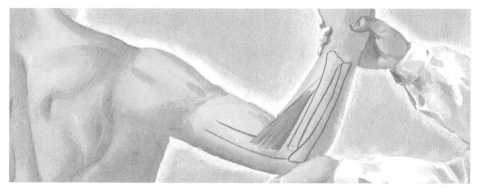

322．肱桡肌的作用
Action of the brachioradialis

肱桡肌 为一辅助屈肌。当前臂居旋前旋后中间位抗阻力屈肘时，在肘和前臂桡侧可见肱桡肌收缩。

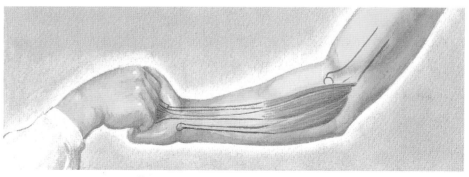

323．桡侧腕屈肌、掌长肌和尺侧腕屈肌的作用
Action of the flexor carpi radialis,the palmaris longus and the flexor carpi ulnaris

桡侧腕屈肌、掌长肌和尺侧腕屈肌 此三肌主要为屈腕肌，位前臂皮下，共同起于肱骨内上髁及前臂筋膜。桡侧腕屈肌居外侧，其腱止于第二、三掌骨底；掌长肌居中间，腱续于掌腱膜；尺侧腕屈肌居内侧，腱止于豌豆骨。抗阻力屈腕，于前臂下部和腕部可见到或扪及三个肌腱的收缩。

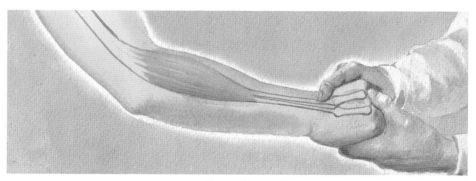

324．桡侧腕伸肌的作用
Action of the extensor carpi radialis

桡侧腕长、短伸肌 与手指屈肌协调活动，攒拳时可予以察觉。与尺侧腕伸肌协同活动时可伸腕，与桡侧腕屈肌协同活动时可使手外展。它们常作为协同肌而不是原发运动肌而行使功能。单纯伸腕时，桡侧腕短伸肌较桡侧腕长伸肌收缩强烈，而在抓握或攒拳时，桡侧腕长伸肌活动较多。抗阻力伸腕时，检查者扪腕关节背桡侧，可触知两个桡侧腕伸肌腱。

第六章　手　部

第一节　手整体观

手的体表和切口

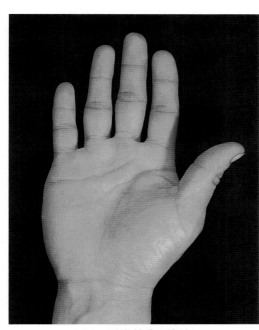

325．手掌的表面解剖
Surface anatomy of the palm of the hand

手掌的表面解剖

手掌和手指皮肤厚而坚韧，无毛发、色素和皮脂腺，富于汗腺和皮神经末梢，尤以指端为多。较多的皮下脂肪被分隔在垂直的纤维束中间，束将皮肤与掌腱膜和腱鞘等连结起来，因此皮肤既富弹性又少滑动，适于抓握和把持物体。但在手感染肿胀时，必须切断纤维束以利引流排脓。

手掌面皮肤可见一些明显凹痕，为皮纹，系适应关节滑动而产生的。纹处的皮肤附于深处，少移动，握拳时则聚为深沟，它们可作为重要的体表标志及手术切口的标志。

1. **腕掌纹**（The palmar wrist crease）　适于腕的屈曲，较浅，有 2～3 条。

2. **鱼际纹**（The thenar crease）　适于拇指单独活动，位鱼际尺侧，斜向下外，远端几呈横行，达手掌桡侧缘，

深面对着第二掌骨头。

3. **掌中纹**（The middle palmar crease）　远端与鱼际纹重迭，向手掌尺侧延伸，止于第四指蹼的垂线上，有人此纹缺如。

4. **掌远纹**（The distal palmar crease）　从第二指蹼达手掌尺侧缘，平对第三、四、五掌骨头，适应第三、四、五指的屈曲活动。屈指时，指腹可抵此纹稍远侧。依指腹抵达横纹的距离，可用为测量指屈曲程度的简便方法。少数人掌中、远纹连成一线。

5. **指近侧纹**（The proximal finger crease）　平指蹼的边缘，约对着近节指骨的中 1/3 稍近侧，指蹼背面呈斜坡达掌指关节，外伤、瘢痕挛缩及并指手术中需予以再造。

6. **指中间纹**（The middle finger crease）　有二三条，两旁抵赤白肉际，即手指掌、背面境界处。纹处皮肤直抵屈肌腱鞘，这里的刺伤可进入鞘中。

7. **指远侧纹**（The distal finger crease）　只一条，平对远侧指间关节。

8. **拇指近侧纹**（The proximal thumb crease）　平第一掌骨头，拇外展时几呈垂直，此纹延至第一指蹼。第一指蹼松弛柔软，拇指运动时形成一些斜皱襞。

9. **拇指远侧纹**（The distal thumb crease）　有一二条，平对拇指指间关节。

手的皮肤切口

手部外科切口的选择必须考虑手的构造和功能特点，例如，既容易暴露所需结构，又应避免损伤血管神经等深部结构；应尽量与凹痕平行，以免切口处皮肤张力过大、术后产生瘢痕影响手的功能；应避免切口与深部结构粘连等。至于切口大小没有确切

规定，以符合需要为准。

在手指（如暴露屈肌腱鞘和屈肌腱），宜沿侧方中线作切口，即指横纹尽头的赤白肉际处。不应垂直跨过指横纹，以免瘢痕挛缩。但在这里应注意避免损伤皮肤系带（Cleland 韧带）所包裹的指血管神经。末节指腹当中的切口，其瘢痕易影响触觉。末节指背中央的切口，易伤及甲床，造成指甲畸形。在指蹼（如切开排脓），宜在指蹼背面作垂直切口，不应于指蹼掌面作横行切口，以免损伤屈肌腱鞘，并易使指蹼挛缩，妨碍分指功能。在手掌（如暴露指屈肌腱、拇长屈肌腱或处理严重的掌腱膜挛缩），切口应与掌纹平行，避免垂直跨过掌纹，造成瘢痕挛缩影响手的张开。鱼际处的切口，尤应避免损伤正中神经返支而影响拇指的功能。在手背（如暴露伸肌腱），切口不宜横行和过深，以免损伤伸肌腱和皮神经。在腕区，切口应为弧形，不应垂直跨过腕横纹。

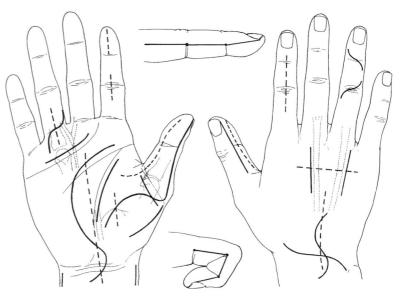

326．手的皮肤切口图
A chart of skin incisions in the hand

手的姿势

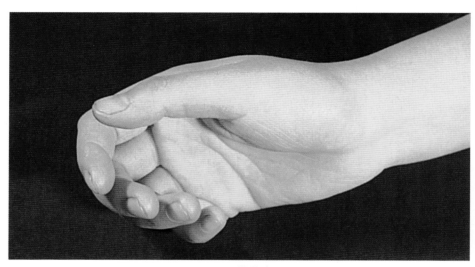

327. 手的休息位
The hand in position of rest

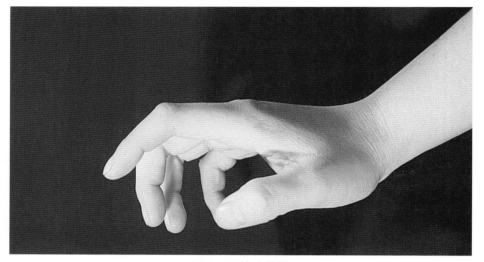

328. 手的功能位
The hand in position of function

休息位是手处于自然静止状态，为一种半握拳姿势，手部各组拮抗肌的肌张力呈现相对平衡。此时，腕关节背屈为 10°～15°，伴有轻度尺侧偏斜。拇指轻度外展，指腹接近或触及示指远侧指间关节的桡侧缘。其他各指的掌指关节和指间关节皆呈半屈位，示指屈曲较小，越向小指屈曲越大。但这种姿势受腕屈伸程度所影响，当腕被动屈曲时，各指的屈曲程度即减小。了解手的屈曲位有助于诊断。如果中枢神经、周围神经、肌肉或肌腱损伤时，即破坏了手部肌肉的平衡，从而引起休息位的畸形。

功能位犹如手握茶杯的姿势，也是手能发挥最大功能的位置。此时，腕有较大的背屈（为 20°～25°），伴轻度尺侧偏斜（约 10°）。拇指充分外展，拇指掌指和指间关节微屈。各指分开，关节屈曲程度不尽相同，即掌指关节屈 30°～45°，近侧指间关节屈 60°～80°，远侧指间关节屈 10°～15°。总之，拇指处于对掌位。功能位是手进行各种活动（如张手、握拳、捏物等）前的准备姿势，根据需要手可迅速发挥其功能。处理手外伤尤其是手部骨折时，应将手固定于此种姿势。

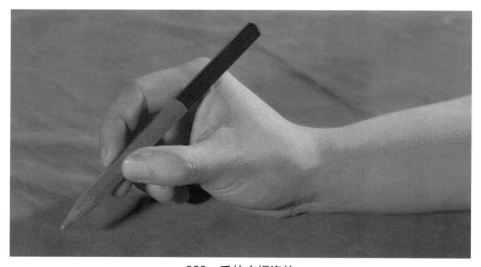

329. 手的夹捏姿势
The hand in posture of pinch

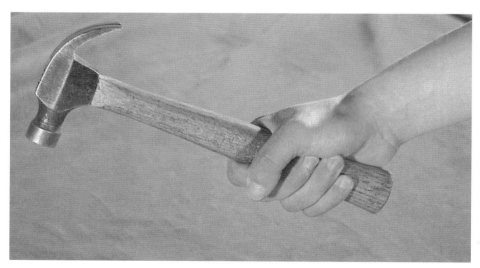

330. 手的抓握姿势
The hand in posture of grasp

拇、示二指（有时伴有中指）的指腹紧密接触，以捏住细小的物体（如写字、捏针），为夹捏姿势。此时，腕明显背屈，第一掌骨旋转并外展，拇指掌指关节及指间关节轻度屈曲，示指掌指关节及指间关节亦屈曲，拇指尖可触及示指尖，拇、示二指宛如一个钳子的双臂，拇收肌和第一、二骨间背侧肌则提供了强大的肌力。在穿针时，拇指的指间关节和示指远侧指间关节则变成伸直位，以发挥大的肌力。如用拇指指腹紧贴示指桡侧缘以捏住物体（如捏住钥匙），此为另种形式的夹捏，实际上属于强力抓握的一种形式。

抓握是手的一种重要功能，可分强力抓握（如握锤柄）和精细抓握（如开瓶盖）两种形式。在强力抓握时，腕背屈，掌指关节及指间关节皆屈曲 90°，并内收，从而可使手指的长屈肌将物体牢固地压于手掌上；拇指对掌并内收，拇指腕掌关节、掌指关节及指间关节皆屈曲，拇指遂压在紧握的其他各指上或直接紧握在物体上。在精细抓握时，腕背屈或掌屈，手指半屈，拇指与半屈的各指相对，在这种姿势下手的骨间肌、蚓状肌可使手指作各种运动，从一种姿势迅速转变为另种姿势。上述两种形式也可同时出现，如用中、环、小指握住绳索，用示指和拇指结扣其两端。

手 掌 面

深 部 结 构 于 手 掌 面 的 体 表 投 影

了解手深层结构与手掌表面标志的关系对手部疾患的检查、诊断和治疗具有重要意义。

一、骨、关节投影

1. **桡腕关节** 居腕近侧横纹深面。桡骨茎突掩盖着舟骨近 1/3 部，它比尺骨茎突约长 1.2 cm。

2. **豌豆骨** 腕远侧纹恰通过豌豆骨近端，腕背屈时，豌豆骨易被触及，掌屈时有轻微活动性。

3. **钩骨钩** 位豌豆骨远方桡侧约 1 cm 处。

4. **舟骨结节** 居腕远侧纹深面，内侧被桡侧腕屈肌覆盖，远侧为大多角骨叠掩，不易触及，腕背屈时较明显。

5. **大多角骨结节** 紧位于舟骨结节远方，其近侧部掩于舟骨结节上。

6. **掌指关节** 鱼际纹横部稍远侧平对示指掌指关节，掌远纹稍远侧平对中、环、小指掌指关节，拇指近侧纹稍远侧平对拇指掌指关节。

7. **指间关节** 指中间纹正对着近侧指间关节，指远侧纹稍远侧平对远侧指间关节，拇指远侧纹平对拇指指间关节。

二、腱滑液鞘投影

1. **示、中、环指腱鞘** 近端平齐掌远纹，远端达远节指骨底。

2. **拇、小指腱鞘** 延伸于屈肌腱全长。

3. **指屈肌总腱鞘** 远端约与拇指外展时的尺侧缘相平齐。

三、血管神经投影

1. **尺神经和尺动脉** 尺神经沿豌豆骨桡侧通过，尺动脉又居神经的桡侧。

2. **掌浅弓** 从豌豆骨桡侧引一弧线，连于掌正中线中点（掌正中线为腕远侧纹与中指近侧纹的连线），大致即代表掌浅弓的尺侧部。

3. **掌深弓** 位掌浅弓近侧约 1 cm 处。

4. **正中神经返支** 鱼际纹近侧 1/3 段的桡侧区或鱼际近侧部的尺侧区为返支走行部位。此区的损伤或切口有累及返支的可能。

5. **尺神经深支** 行于豌豆骨远缘与钩骨钩近缘之间，然后环绕钩骨钩的内、前缘，与掌深弓相伴而行。

6. **指动脉和神经** 指掌侧总动脉与指掌侧总神经伴行，神经居深面。动脉距指蹼边缘约 1.25 cm 处分叉为指掌侧固有动脉，神经分叉居动脉分叉的近侧。在掌指关节平面指掌侧固有动脉和神经行于各指掌面侧缘，在赤白肉际稍前方，神经行于动脉的掌侧。

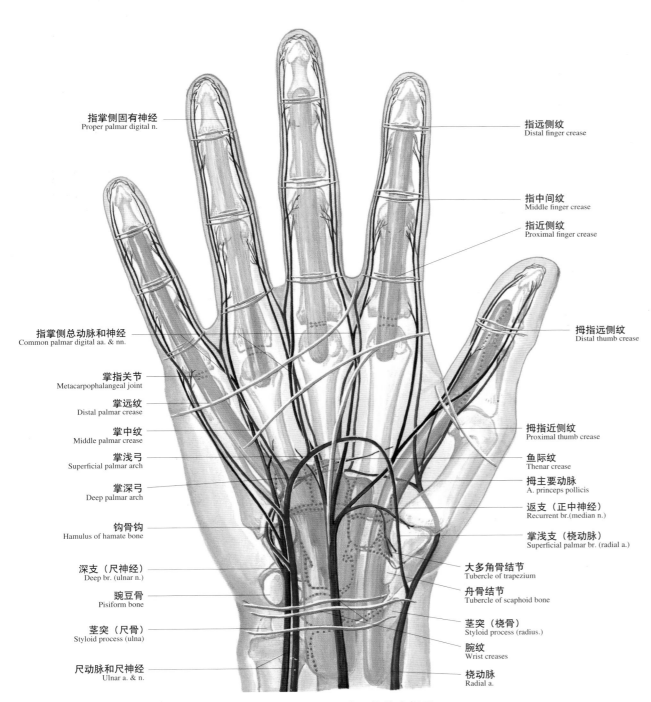

指掌侧固有神经 Proper palmar digital n.
指远侧纹 Distal finger crease
指中间纹 Middle finger crease
指近侧纹 Proximal finger crease
指掌侧总动脉和神经 Common palmar digital aa. & nn.
拇指远侧纹 Distal thumb crease
掌指关节 Metacarpophalangeal joint
掌远纹 Distal palmar crease
拇指近侧纹 Proximal thumb crease
掌中纹 Middle palmar crease
鱼际纹 Thenar crease
掌浅弓 Superficial palmar arch
拇主要动脉 A. princeps pollicis
掌深弓 Deep palmar arch
返支（正中神经）Recurrent br.(median n.)
钩骨钩 Hamulus of hamate bone
掌浅支（桡动脉）Superficial palmar br. (radial a.)
深支（尺神经）Deep br. (ulnar n.)
大多角骨结节 Tubercle of trapezium
豌豆骨 Pisiform bone
舟骨结节 Tubercle of scaphoid bone
茎突（尺骨）Styloid process (ulna)
茎突（桡骨）Styloid process (radius.)
腕纹 Wrist creases
尺动脉和尺神经 Ulnar a. & n.
桡动脉 Radial a.

331. 深部结构于手掌面的体表投影
Projection of the deep structures to the palmar surface of the hand

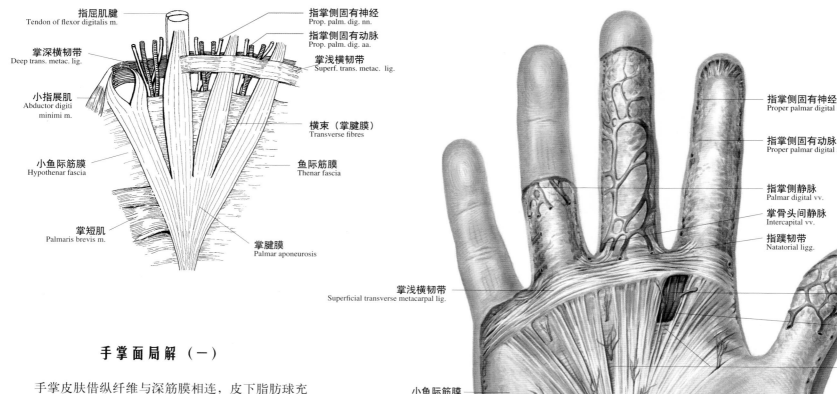

指屈肌腱
Tendon of flexor digitalis m.

掌深横韧带
Deep trans. metac. lig.

小指展肌
Abductor digiti minimi m.

小鱼际筋膜
Hypothenar fascia

掌短肌
Palmaris brevis m.

指掌侧固有神经
Prop. palm. dig. nn.

指掌侧固有动脉
Prop. palm. dig. aa.

掌浅横韧带
Superf. trans. metac. lig.

横束（掌腱膜）
Transverse fibres

鱼际筋膜
Thenar fascia

掌腱膜
Palmar aponeurosis

指掌侧固有神经
Proper palmar digital nn.

指掌侧固有动脉
Proper palmar digital aa.

指掌侧静脉
Palmar digital vv.

掌骨头间静脉
Intercapital vv.

指蹼韧带
Natatorial ligg.

掌浅横韧带
Superficial transverse metacarpal lig.

小鱼际筋膜
Hypothenar fascia

掌短肌
Palmaris brevis m.

掌皮支（尺神经）
Palmar cutaneous br. (ulnar n.)

掌长肌（腱）
Palmaris longus m.

指掌侧总动脉
Common palmar digital a.

指掌侧固有神经
Proper palmar digital nn.

横束（掌腱膜）
Transverse fibres

掌腱膜
Palmar aponeurosis

浅支（桡神经）
Superficial br. (radial n.)

正中神经掌支
Palmar br. of median n.

前臂外侧皮神经
Lateral cutaneous n. of forearm

桡侧腕屈肌
Flexor carpi radialis m.

332. 手掌面局解（一）
Topography of the palmar aspect of the hand

手掌面局解（一）

　　手掌皮肤借纵纤维与深筋膜相连，皮下脂肪球充填于筋膜隔中间，便于牢固抓握物体并保护深部血管神经诸结构。鱼际、小鱼际和手指等处脂肪垫极厚，掌中央、掌指关节和手掌边缘等处脂肪垫较薄，掌、指凹痕处脂肪组织甚少，小鱼际脂肪中含有掌短肌。

　　手掌皮静脉极细，散布成网。在手指有指掌侧静脉，在手掌分布有手掌静脉网，静脉血经手侧缘分支流入手背静脉或汇入近侧粗静脉支，手掌静脉网有数处与掌深静脉交通。

　　图中脂肪垫与静脉网已大部切除，显示掌腱膜、筋膜和掌短肌。

　　1. **掌腱膜（Palmar aponeurosis）** 是掌中部一三角形的致密纤维膜，近端与掌长肌延续，并有纤维附着于腕掌侧韧带上。掌长肌缺如时，掌腱膜近端纤维直接与屈肌支持带相连。两侧与鱼际和小鱼际筋膜延续，鱼际和小鱼际筋膜再转向手背续于手背的筋膜。向远侧，掌腱膜形成四束纵纤维趋向掌指关节，称掌腱膜纵束或腱前束，牢固附着于指纤维鞘及掌指关节侧副韧带上，以保护深面的肌腱和血管神经。此外，掌腱膜并借垂直纤维与皮肤相连，在皮纹处更为明显，手指伸时这些纤维束紧张。

　　在近掌骨头平面，掌腱膜纵束间有横束相连，称掌腱膜横束；稍远于掌指关节平面，另有一些较浅的横纤维附着于指屈肌鞘上，可能增强对掌骨的固定，称此为掌浅横韧带。再远侧，于指间皱襞皮下，有些横纤维连结于第二～五指指蹼间隙中，为指蹼韧带（Natatorial ligg.），它们可延入手指，覆盖指动脉神经，

并被皮系韧带（Cleland）所增强。指蹼韧带可增强指间皮肤皱襞，当一指伸直时，可限制邻指过度屈曲，或当一指屈曲时限制邻指过度伸展。

　　在掌浅横韧带近侧与掌腱膜纵束间，有3个间隙被脂肪所充满，剔除脂肪后可显露至手指的动脉神经。

　　掌腱膜挛缩症（Dupuytren挛缩症）系掌腱膜部分或全部纤维增生、肥厚和短缩所引起的掌指关节和近侧指间关节屈曲挛缩。手掌皮肤变得粗厚，出现褶皱。

严重者可累及深部结构继发挛缩。

　　2. **掌短肌（Palmaris brevis m.）** 居小鱼际皮下，呈斜方形，尺侧借扁平腱附于皮肤，宽约3.6 cm，桡侧抵掌腱膜尺侧缘，宽约2.7 cm，构成豆钩管的上界，尺神经浅支经行其深面，较恒定地通行此肌外缘内侧1 cm处。掌短肌收缩可使小鱼际皮肤聚为褶皱，防止小鱼际脂肪垫移位，保护尺神经和尺血管免受损伤。外科入路应保护此肌的完整。

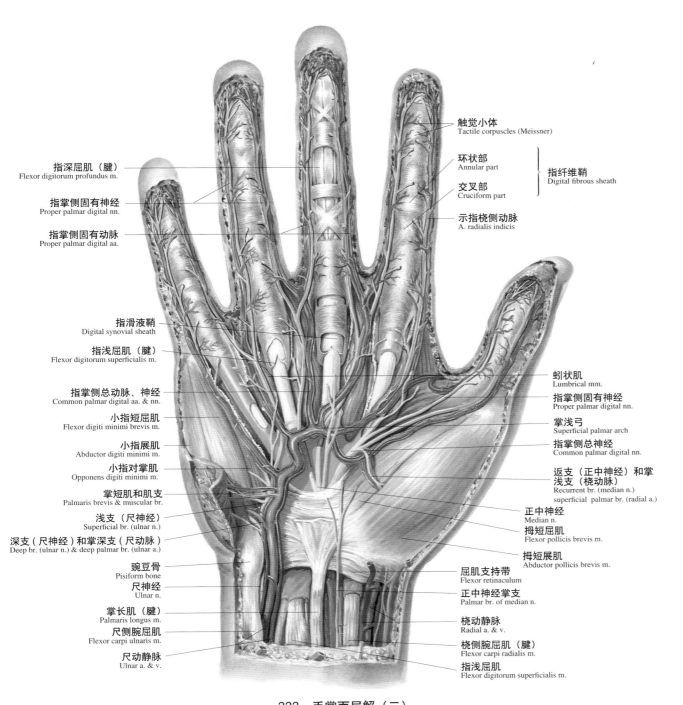

指深屈肌（腱）
Flexor digitorum profundus m.

指掌侧固有神经
Proper palmar digital nn.

指掌侧固有动脉
Proper palmar digital aa.

触觉小体
Tactile corpuscles (Meissner)

环状部
Annular part

交叉部
Cruciform part

指纤维鞘
Digital fibrous sheath

示指桡侧动脉
A. radialis indicis

指滑液鞘
Digital synovial sheath

指浅屈肌（腱）
Flexor digitorum superficialis m.

指掌侧总动脉、神经
Common palmar digital aa. & nn.

小指短屈肌
Flexor digiti minimi brevis m.

小指展肌
Abductor digiti minimi m.

小指对掌肌
Opponens digiti minimi m.

掌短肌和肌支
Palmaris brevis & muscular br.

浅支（尺神经）
Superficial br. (ulnar n.)

深支（尺神经）和掌深支（尺动脉）
Deep br. (ulnar n.) & deep palmar br. (ulnar a.)

豌豆骨
Pisiform bone

尺神经
Ulnar n.

掌长肌（腱）
Palmaris longus m.

尺侧腕屈肌
Flexor carpi ulnaris m.

尺动静脉
Ulnar a. & v.

蚓状肌
Lumbrical mm.

指掌侧固有神经
Proper palmar digital nn.

掌浅弓
Superficial palmar arch

指掌侧总神经
Common palmar digital nn.

返支（正中神经）和掌浅支（桡动脉）
Recurrent br. (median n.) superficial palmar br. (radial a.)

正中神经
Median n.

拇短屈肌
Flexor pollicis brevis m.

拇短展肌
Abductor pollicis brevis m.

屈肌支持带
Flexor retinaculum

正中神经掌支
Palmar br. of median n.

桡动静脉
Radial a. & v.

桡侧腕屈肌（腱）
Flexor carpi radialis m.

指浅屈肌
Flexor digitorum superficialis m.

333. 手掌面局解（二）
Topography of the palmar aspect of the hand

手掌面局解（二）

掌腱膜及鱼际筋膜等切除，显示血管、神经、肌肉诸结构。

在鱼际，可见浅层的拇短展肌和拇短屈肌浅头。

1. 拇短展肌（Abductor pollicis brevis m.）起自屈肌支持带、舟骨结节和掌长肌腱，79% 还起自拇长屈肌腱。肌纤维越过掌指关节，向下外止于拇指近节指骨底

桡侧、外侧籽骨及关节囊，大多数还止于拇指指背腱膜。

2. 拇短屈肌（Flexor pollicis brevis m.）浅头起自屈肌支持带远缘、桡侧腕屈肌腱鞘和大多角骨结节，止于拇指近节指骨底桡侧、外侧籽骨及指背腱膜。此肌外侧常和拇对掌肌融合。深头出现率为 85%，与拇收肌斜头同起，与浅头同止，两头之间夹有拇长屈肌腱。探查拇长屈肌腱时，切口应位于拇短屈肌尺侧缘。

在小鱼际，可见小指展肌（Abductor digiti minimi m.）和小指短屈肌（Flexor digiti minimi brevis m.）二肌起自豌豆骨、豆钩韧带及屈肌支持带，向下内止于小指近节骨底尺侧及指背腱膜。

在手掌中部，由浅入深为掌浅弓及指掌侧总动脉、正中神经和尺神经分出的指掌侧总神经、长屈肌腱和腱鞘及蚓状肌、掌深弓和尺神经深支，最深部为掌骨和骨间肌（见下二图）。

3. 掌浅弓由尺动脉终支和桡动脉掌浅支吻合而成（本例因桡动脉掌浅支不发达，属尺动脉型弓），由弓凸缘发四条指掌侧总动脉沿掌间隙远行，距指蹼缘约 1.25 cm 处分为两条指掌侧固有动脉达手指毗邻缘，居指神经的背外侧。两侧指动脉于指尖互相吻合成密网。

4. 正中神经经腕管，从屈肌支持带深面出现于手掌，通常分三支指掌侧总神经行于动脉深面和屈肌腱桡侧。平掌指关节处，每支又分叉为指掌侧固有神经分布于桡侧三个半指毗邻侧。其中，外侧指掌侧总神经分三支指掌侧固有神经，分别达拇指桡、尺侧和示指桡侧。到拇指外缘的神经，横过拇长屈肌腱，与指动脉伴行达拇指末端，暴露该腱时宜注意此支。

另有一返支（Recurrent br.）返行越拇短屈肌表面，达拇短展肌内缘，终于深面的拇对掌肌。因此支外露浅在，易受损伤而致鱼际肌麻痹。

5. 尺神经越屈肌支持带浅面和豌豆骨桡侧入手掌，分浅、深二支。浅支经掌短肌深面并发支支配该肌。于该肌远缘，它分成至环、小指毗邻侧的掌指支和至小指尺侧的掌指支，支配尺侧一个半指的皮肤。

上述各支沿途发出细丝，末端呈小球状，支配掌和指的掌面皮肤，并发关节支和血管支支配掌和指的关节和动脉。

手掌面局解（三）

手的血管神经大部切除，着重展示手固有肌及其神经支配。

在鱼际，切断拇短展肌，将其两端掀起，显示深面的拇对掌肌（Opponens pollicis m.），它起自屈肌支持带、大多角骨嵴及腕掌关节，斜向外行，止于第一掌骨桡侧缘。正中神经返支潜入深部支配该肌。拇收肌（Adductor pollicis m.）位鱼际最深层，掌深弓通过其横头与斜头之间。横头起自第三掌骨前缘全长和头状骨，斜头起自头状骨、屈肌支持带及桡侧腕屈肌腱鞘。两头向外合一短腱，止于内侧籽骨、掌指关节囊和掌板，另有两扩张部，一止于拇指近节指骨底尺侧结节，一止于指背腱膜。因此，该肌除内收拇指外，还有轻度屈掌指关节和伸指间关节的作用。

在小鱼际，切断小指展肌将其两端掀起，显示小指对掌肌（Opponens digiti minimi m.）。该肌居小指展肌和小指短屈肌深面，起自腕豆骨、钩骨钩及豆钩韧带，纤维斜向下内，止于第五掌骨尺侧缘全长。尺神经深支先穿小指展肌和小指短屈肌之间，继行于小指对掌肌浅面，转向外潜入屈肌腱深面与掌深弓伴行。

在手掌中间，可见指浅、深屈肌腱和蚓状肌。蚓状肌（Lumbrical mm.）长约50 mm，居相应屈肌腱桡侧，几乎覆盖着腱，在腱入腱鞘处，斜向手指桡侧，居指血管神经深面和掌深横韧带浅面，并包于由掌腱膜形成的蚓状肌管中至手指，止于指背腱膜桡侧的外侧腱，直达近侧指间关节平面。

第一蚓状肌为单羽状，起自示指深屈肌腱桡侧，最为恒定，起端有附加头者仅占2.3%。肌重0.57 g，肌长64.9 mm，纤维长度55.4 mm，生理横切面0.11 cm²。

第二蚓状肌亦为单羽状，起自中指深屈肌腱桡侧，但变异较多，以双羽状起自示指和中指深屈肌腱者占23.1%。肌重0.39 g，肌长61.2 mm，纤维长55.5 mm。

第三蚓状肌多为双羽状，起自相邻二腱，以单羽状起自环指腱者占4.17%，止腱分裂分别止于相邻二指指背腱膜者占27.8%。肌重0.37 g，肌长63.4 mm，纤维长56.2 mm。

第四蚓状肌多为双羽状，起自相邻二腱，以单羽状起自小指腱或有附加头者占

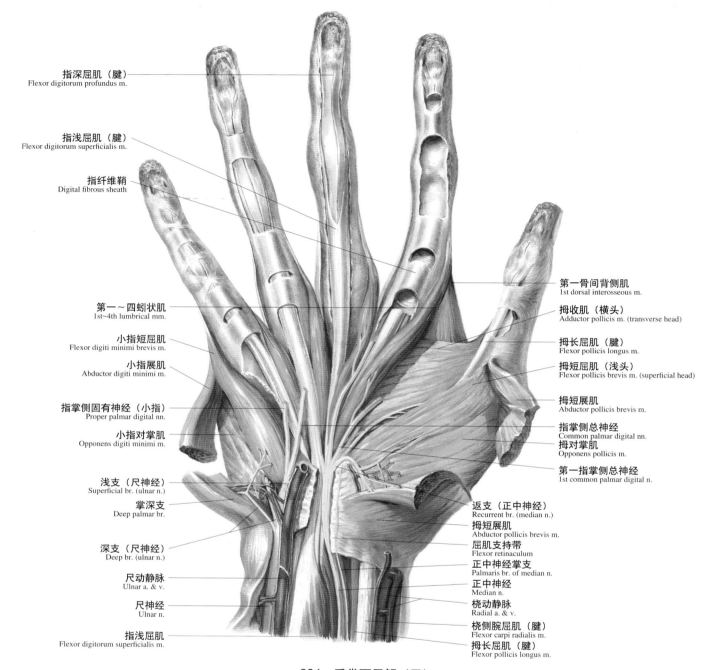

指深屈肌（腱）
Flexor digitorum profundus m.

指浅屈肌（腱）
Flexor digitorum superficialis m.

指纤维鞘
Digital fibrous sheath

第一～四蚓状肌
1st~4th lumbrical mm.

小指短屈肌
Flexor digiti minimi brevis m.

小指展肌
Abductor digiti minimi m.

指掌侧固有神经（小指）
Proper palmar digital nn.

小指对掌肌
Opponens digiti minimi m.

浅支（尺神经）
Superficial br. (ulnar n.)

掌深支
Deep palmar br.

深支（尺神经）
Deep br. (ulnar n.)

尺动静脉
Ulnar a. & v.

尺神经
Ulnar n.

指浅屈肌
Flexor digitorum superficialis m.

第一骨间背侧肌
1st dorsal interosseous m.

拇收肌（横头）
Adductor pollicis m. (transverse head)

拇长屈肌（腱）
Flexor pollicis longus m.

拇短屈肌（浅头）
Flexor pollicis brevis m. (superficial head)

拇短展肌
Abductor pollicis brevis m.

指掌侧总神经
Common palmar digital nn.

拇对掌肌
Opponens pollicis m.

第一指掌侧总神经
1st common palmar digital n.

返支（正中神经）
Recurrent br. (median n.)

拇短展肌
Abductor pollicis brevis m.

屈肌支持带
Flexor retinaculum

正中神经掌支
Palmaris br. of median n.

正中神经
Median n.

桡动静脉
Radial a. & v.

桡侧腕屈肌（腱）
Flexor carpi radialis m.

拇长屈肌（腱）
Flexor pollicis longus m.

334. 手掌面局解（三）
Topography of the palmar aspect of the hand

13.6%，止腱分裂分别止于相邻二指指背腱膜者占22.7%。缺如者约5%。肌重0.23 g，肌长53.8 mm，纤维长50.1 mm。

第一蚓状肌全由正中神经支配；第二蚓状肌由正中神经支配者占82.7%，由正中神经和尺神经双重支配者占16.4%；第三蚓状肌由正中神经支配者占40.9%，由尺神经支配者占48.2%；第四蚓状肌全由尺神经支配。了解蚓状肌的神经支配对于神经损伤的检查诊断具有实际意义。

手掌面腱滑液鞘

　　当腱行于韧带下方或通过骨纤维性管时有腱滑液鞘包裹，以减少摩擦和便于腱的活动。腱滑液鞘为密闭的双层套筒状结构，分脏、壁两层，脏层紧贴于腱上，壁层衬于周围结构的内面，两层间隙中充有少许滑液，两层并以滑膜皱襞相连，滑膜皱襞宽者为腱系膜（Mesotendon），窄者称腱纽（Vinculum），其中有血管神经通过。手掌面有下列腱滑液鞘。

　　1. **指屈肌总腱鞘**　又称尺侧囊，包裹指浅、深屈肌腱，大部居腕管内。囊近端达屈肌支持带上方二横指，远端与拇指外展时的尺侧缘平齐。远端尺侧较恒定地与小指滑液鞘相通（占80%～90%）。断面观时，此囊深入于指浅、深屈肌腱中间，尺缘相通，桡缘分离，形如"E"字形。尺神经行于尺侧囊浅面，切开囊时宜避免损伤尺神经。

　　2. **拇长屈肌腱鞘**　又称桡侧囊，居外侧，包裹拇长屈肌腱，近端亦达屈肌支持带上方二横指，远端恒与拇指滑液鞘相通。内侧因与尺侧囊相贴，当一囊化脓时易穿破至另一囊。此时，拇指和小指可互为感染。正中神经行于桡、尺二囊间的浅面，其返支则行于桡侧囊的前外方，切开此囊时避免损伤返支。

　　3. **指腱滑液鞘**　包裹各指的指屈肌腱，附着于指骨两侧并被指纤维鞘所覆盖。近端达掌远纹或掌指关节，远端止于各指远节指骨底。手指的血管神经行于指腱滑液鞘的掌面两侧，指腱滑液鞘切开时宜贴指骨两侧缘进行。

交叉部
Cruciform part

环状部
Annular part

指纤维鞘
Digital fibrous sheath

第一骨间背侧肌
1st dorsal interosseous m.

拇收肌
Adductor pollicis m.

第一～四蚓状肌
1st ～ 4th lumbrical mm.

拇短屈肌
Flexor pollicis brevis m.

拇短展肌
Abductor pollicis brevis m.

桡侧腕屈肌腱鞘
Tendinous sheath of flexor carpi radialis m.

拇长屈肌腱鞘
Tendinous sheath of flexor pollicis longus m.

指滑液鞘
Digital synovial sheath

小指展肌
Abductor digiti minimi m.

小指短屈肌
Flexor digiti minimi brevis m.

小指对掌肌
Opponens digiti minimi m.

指屈肌总腱鞘
Common synovial sheath of
flexores digitorum mm.

屈肌支持带
Flexor retinaculum

豌豆骨
Pisiform bone

指浅屈肌（腱）
Flexor digitorum superficialis m.

尺侧腕屈肌（腱）
Flexor carpi ulnaris m.

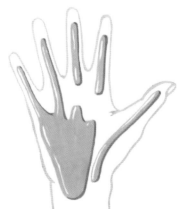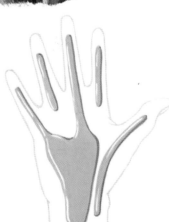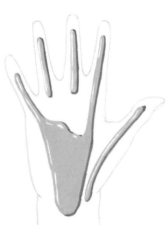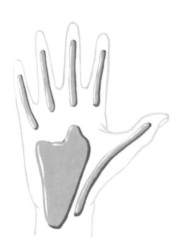

335. 手掌面腱滑液鞘及其主要分型
The synovial sheaths of the tendons and its chief patterns on the palmar aspect of the hand

手掌面局解 （四）

肌肉大部切除，拇收肌（横头及斜头）和小指对掌肌切断并翻起，显示骨间肌、掌深弓、尺神经深支及掌深横韧带。

1. **骨间肌** 有八块，掌四背四。四个骨间掌侧肌皆为单头，起于第一、二、四、五掌骨的掌面，经掌深横韧带背侧，止于第一、二指尺侧和第四、五指桡侧的指背腱膜。骨间背侧肌皆为双头，起于掌骨间隙毗邻缘，经掌深横韧带背侧，第一、二骨间背侧肌止于第二、三指指背腱膜的桡侧和近节指骨底侧结节，第三、四骨间背侧肌止于第三、四指指背腱膜的尺侧和近节指骨底侧结节。

2. **尺神经深支** 出豆钩管，绕钩骨钩转而外行，偕掌深弓行于骨间肌前方，依次发出小指展肌支、小指短屈肌支、小指对掌肌支、第四、三、二、一骨间肌支、第四、三蚓状肌支、拇收肌斜头支、拇收肌横头支等。

3. **掌深弓** 桡动脉穿第一骨间隙达手掌后，被拇收肌斜头所掩，经横、斜二头之间，沿骨间肌前面向尺侧行达第五掌骨底，与尺动脉深支形成掌深弓。桡动脉终支外径平均 2.4 mm（1.7～3.4 mm），尺动脉深支外径平均 1.3 mm（0.6～2.2 mm）。掌深弓凸侧发出三支掌心动脉（Palmar metacarpal aa.），经掌骨间隙远行，于掌指关节附近与相应指掌侧总动脉吻合，亦发小支滋养掌骨、骨间肌和蚓状肌。掌深弓凹侧发出数条返支（Recurrent brr.），参与组成腕掌侧网。掌深弓还向深面发出三个穿支（Perforating brr.），穿过第二～四骨间背侧肌两头间至手背，与相应掌背动脉吻合。掌深弓损伤出血结扎桡、尺动脉后，手仍可借前臂的骨间前动脉和骨间后动脉维持血运。

桡动脉露于手掌时，发出拇主要动脉，于拇收肌斜头深面分为两支，分别至拇指掌面两侧缘，居指神经深层。另发一示指桡侧动脉，常与拇主要动脉共干（相当于第一掌心动脉），在拇收肌横头和第一骨间背侧肌之间远行，继沿示指桡侧缘达示指末端。示指桡侧动脉发自掌深弓者占 43.1%，发自掌浅弓者占 40.9%。

4. **掌深横韧带** 居掌指关节平面，是横跨 2～5 掌骨头的连续纤维束，韧带厚为 1～2 mm，高约 10 mm，在两关节间宽 5～6 mm，与掌指关节囊和掌板相连。蚓状肌和指血管神经行于韧带掌面，骨间肌通过韧带背面。掌深横韧带将掌骨头连系在一起，从而稳定掌骨，对蚓状肌由掌侧转向背侧起滑车作用。由于韧带较靠近手的掌面，所以外科从掌侧入路较易接近它。

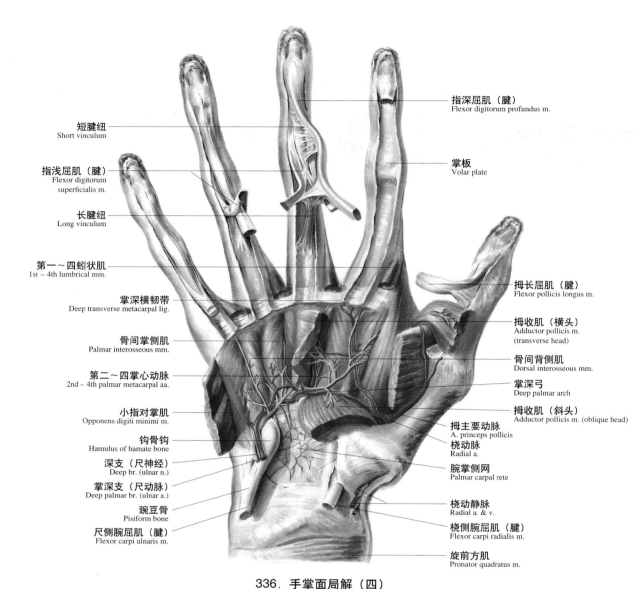

指深屈肌（腱）
Flexor digitorum profundus m.

短腱纽
Short vinculum

指浅屈肌（腱）
Flexor digitorum superficialis m.

掌板
Volar plate

长腱纽
Long vinculum

第一～四蚓状肌
1st ~ 4th lumbrical mm.

拇长屈肌（腱）
Flexor pollicis longus m.

掌深横韧带
Deep transverse metacarpal lig.

拇收肌（横头）
Adductor pollicis m.
(transverse head)

骨间掌侧肌
Palmar interosseous mm.

骨间背侧肌
Dorsal interosseous mm.

第二～四掌心动脉
2nd ~ 4th palmar metacarpal aa.

掌深弓
Deep palmar arch

小指对掌肌
Opponens digiti minimi m.

拇收肌（斜头）
Adductor pollicis m. (oblique head)

钩骨钩
Hamulus of hamate bone

拇主要动脉
A. princeps pollicis

深支（尺神经）
Deep br. (ulnar n.)

桡动脉
Radial a.

掌深支（尺动脉）
Deep palmar br. (ulnar a.)

腕掌侧网
Palmar carpal rete

豌豆骨
Pisiform bone

桡动静脉
Radial a. & v.

尺侧腕屈肌（腱）
Flexor carpi ulnaris m.

桡侧腕屈肌（腱）
Flexor carpi radialis m.

旋前方肌
Pronator quadratus m.

336. 手掌面局解 （四）
Topography of the palmar aspect of the hand

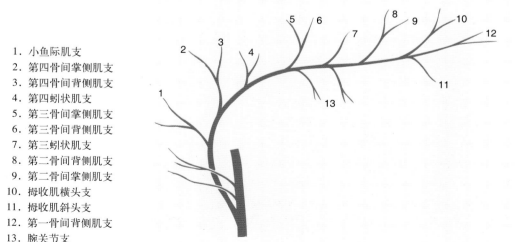

1. 小鱼际肌支
2. 第四骨间掌侧肌支
3. 第四骨间背侧肌支
4. 第四蚓状肌支
5. 第三骨间掌侧肌支
6. 第三骨间背侧肌支
7. 第三蚓状肌支
8. 第二骨间背侧肌支
9. 第二骨间掌侧肌支
10. 拇收肌横头支
11. 拇收肌斜头支
12. 第一骨间背侧肌支
13. 腕关节支

337. 尺神经深支分支 （模式图）
A plan to show the branches of the deep branch of the ulnar nerve

手 背 面

手背面表面解剖

手背皮肤薄而柔软，生有毛发和汗腺（但远节指背毛发缺如）。皮下组织薄且疏松，无纵纤维束与皮相连，皮可滑动。握拳时皮肤可作较大范围的伸展，此点在植皮时应予考虑（如加大皮肤面积、固定于屈曲位）。伸肌腱和粗大的皮静脉隔皮可见，易损伤。手背皮纹细浅，在掌指关节和指间关节背面皮纹较多，尤以近侧指间关节屈曲范围大，皮纹数量最多。

腕手背面可触及下列骨点：桡骨茎突、桡骨背侧结节（Lister 结节）、尺骨远端背面、尺骨茎突、第一～五掌骨的底、体、头及各节指骨。距 Lister 结节远侧 3.5 cm 处，为第三掌骨底的隆起。

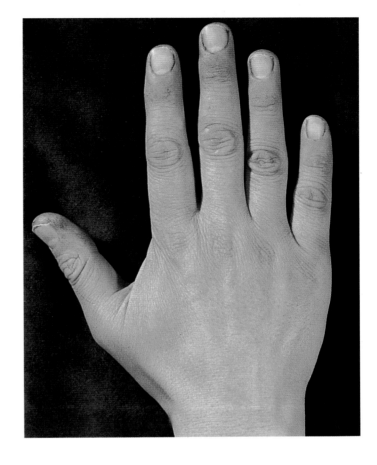

338．手背面表面解剖
Surface anatomy of the dorsal aspect of the hand

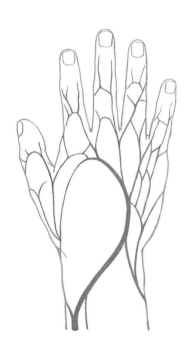 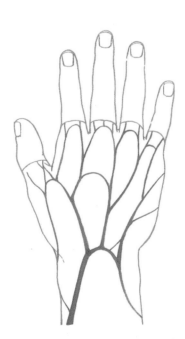 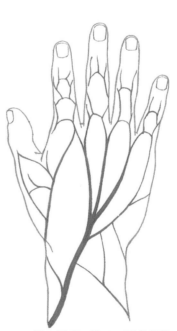 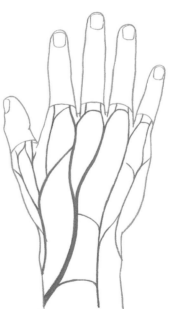 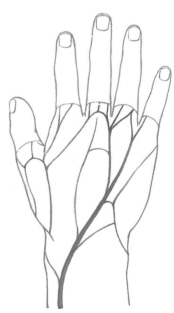

Ⅰ．弓型 掌背静脉于手背形成一大静脉弓，此型较多，占20%左右。

Ⅱ．弓型 掌背静脉于腕背面形成一较大静脉弓，有时于手背形成二、三排静脉弓。此型亦较多。

Ⅲ．网型 第二～四掌背静脉较粗，向近侧逐渐会合，形成一粗静脉干，占19%左右。

Ⅳ．网型 第二、三掌背静脉较粗，形成一粗静脉干，其余静脉较细，呈网状。

Ⅴ．网型 第三、四掌背静脉较粗，向近侧合成一条大静脉干，其余细小。

339．手背浅静脉的主要类型
Chief forms of the superficial veins on the dorsum of the hand

手背面局解（一）

皮肤切除，显示浅静脉、皮神经和手背筋膜。

手背静脉分支多，口径粗，汇集手大部分静脉血回流至前臂。手指的浅静脉是手指静脉血回流的主要途径，断指再植手术中主要吻合这些静脉。有两条指背小静脉起自甲床两侧距甲沟 1 ～ 2 mm 处，口径0.3 ～ 0.4 mm，沿甲襞向指背正中靠拢，在中线处汇合，此时口径为 0.5 ～ 0.6 mm。越过远侧指间关节，接受中节指侧面的小静脉（口径 0.2 mm）。汇集形式可有变异（图 341）。

在中节指中部，纵行的浅静脉多行于 1 点和 3 点间，互相吻合成网。达近侧指间关节平面又趋分散，形成 4 ～ 6 条平行的静脉（口径 0.8 ～ 1.0 mm）。

在近节指骨平面，浅静脉又集中并吻合成网，形成 1 ～ 3 排指静脉弓（Digital venous arch），弓的口径约 1.5 mm。单弓者占 70%，双弓占 21%，三弓占 5%。以近侧指静脉弓较恒定。最后形成指桡侧静脉和指尺侧静脉（口径 1.0 mm），经指蹼汇入掌背静脉，拇指指背静脉不形成弓，数量较多，口径较大，近侧者口径可达 1.8 mm。

相邻二指的指静脉弓于掌指关节处彼此汇合，合成第二～四掌背静脉（2nd-4th dorsal metacarpal vv.），在汇合处有掌骨头间静脉 Intercapital vv. 汇入其中。第二掌背静脉接受示指尺侧和中指桡侧的静脉，各掌背静脉沿掌骨间隙向近侧走行，于手背形成静脉弓或静脉网。至腕背时，弓或网的桡侧端延续为头静脉，尺侧端延续为贵要静脉。

一、手背皮神经

1. **桡神经浅支** 在腕上方三横指处穿出深筋膜，下行越拇长展肌和拇短伸肌浅面至手背，分布于手背桡侧半及桡侧两个半指背面近侧位的皮肤。

2. **尺神经手背支** 于腕上方 4 ～ 5 cm 处穿出深筋膜，分布于手背尺侧半及尺侧两个半指背面的皮肤。

3. **指掌侧固有神经（正中神经）** 由其背支发出的分支分布桡侧三个半指背面远侧位的皮肤。

4. **前臂外侧皮神经** 分布于腕背面桡侧的皮肤。

二、手背筋膜

薄而疏松，近侧与伸肌支持带延续，远侧与指背腱膜相连，覆盖各伸肌腱浅面。手背深筋膜（Deep dorsal fascia）较为发达，位伸肌腱深面。上述两层筋膜在指蹼处连接，伸肌腱通行于两层筋膜之间，手背间隙感染时可经伸肌腱延续到前臂。

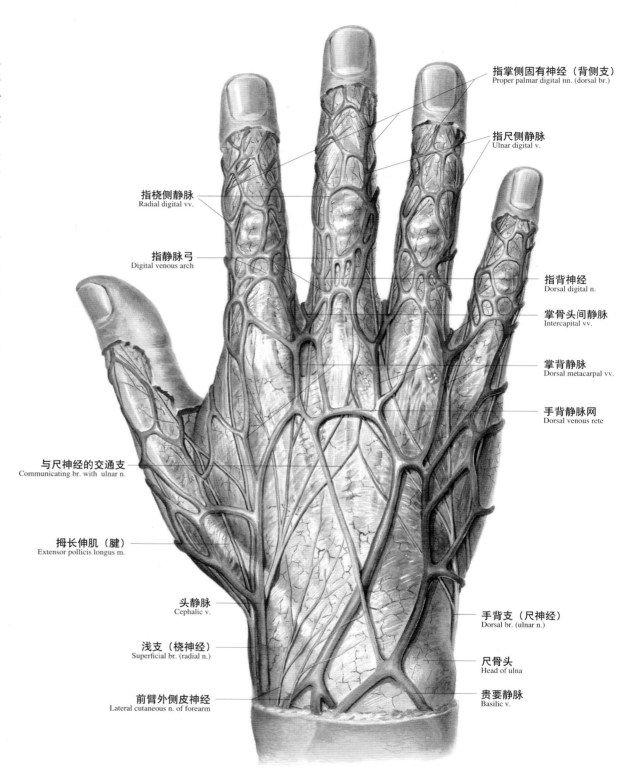

指掌侧固有神经（背侧支）
Proper palmar digital nn. (dorsal br.)

指尺侧静脉
Ulnar digital v.

指桡侧静脉
Radial digital vv.

指静脉弓
Digital venous arch

指背神经
Dorsal digital n.

掌骨头间静脉
Intercapital vv.

掌背静脉
Dorsal metacarpal vv.

手背静脉网
Dorsal venous rete

与尺神经的交通支
Communicating br. with ulnar n.

拇长伸肌（腱）
Extensor pollicis longus m.

头静脉
Cephalic v.

手背支（尺神经）
Dorsal br. (ulnar n.)

浅支（桡神经）
Superficial br. (radial n.)

尺骨头
Head of ulna

前臂外侧皮神经
Lateral cutaneous n. of forearm

贵要静脉
Basilic v.

340. 手背面局解（一）
Topography of the dorsal aspect of the hand

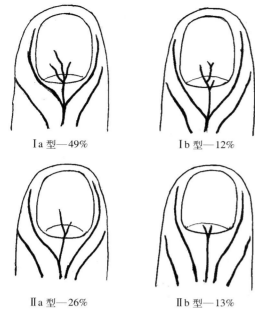

I a 型—49% I b 型—12%

II a 型—26% II b 型—13%

341. 末指背面浅静脉分布类型
Patter of the superficial veins on the dorsal surface of the terminal digit

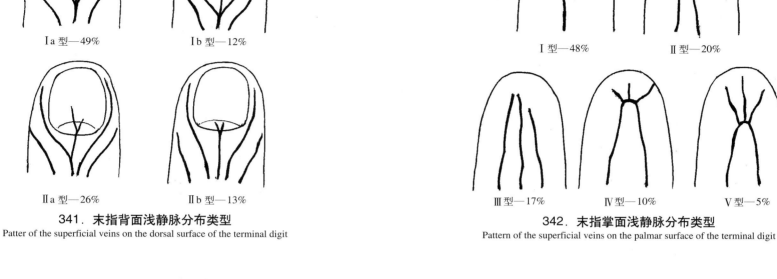

I 型—48% II 型—20%

III 型—17% IV 型—10% V 型—5%

342. 末指掌面浅静脉分布类型
Pattern of the superficial veins on the palmar surface of the terminal digit

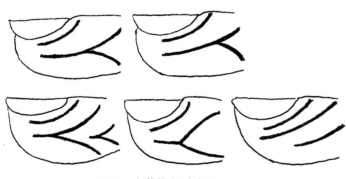

343. 末节指静脉各型
Types of veins of the terminal digit

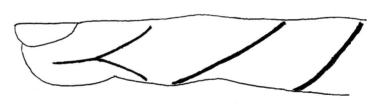

344. 指侧面的静脉
Veins of lateral surface of the digit

手 部 的 静 脉

1. **指侧面浅静脉** 位甲沟外侧小静脉的前方，口径约 0.3 mm，至远侧指间关节平面，侧静脉以权状或弓状分成两条，分别汇入掌面和背面的静脉。在中、近节指平面，侧面的二、三条静脉向后斜行汇入到背面的静脉，至指根部，侧面静脉几呈垂直走行。

2. **指掌面浅静脉** 较纤细（口径约 0.4 mm），与皮肤粘合不易分离。在手指不同平面，掌面浅静脉不断汇入指背浅静脉。在手指基部，相邻两指的掌面浅静脉会合成指蹼静脉 Natotory vein（口径约 1.0 mm）。

3. **手的深静脉** 指背深静脉与指背浅静脉伴行，起自近节指骨近侧 1/3 和掌指关节附近，旋即汇入掌背静脉。指掌侧固有静脉纤细，仅为同名动脉口径的

1/3 ~ 1/2，起始水平不一，多为一条，最后汇入指掌侧总静脉。手背和手掌的深静脉都有两条，与同名动脉伴行，也有掌浅静脉弓、掌深静脉弓、指掌侧总静脉和掌心静脉等，但伴行静脉的口径较同名动脉细，但借较多侧支相连。

4. **手浅、深静脉交通支** 在手指，指掌侧固有静脉有交通支和指背浅静脉相连，交通支与指掌侧固有动脉分支伴行。在手掌，交通支多位于手掌中部。在手背，深、浅静脉的交通支多位于掌骨头间和腕部附近。

5. **手部静脉和静脉瓣** 手指掌面和背面的静脉瓣多位于近节指中部，瓣膜向近心端开口。手指侧面的静脉瓣多靠近背侧，即在 2 点和 10 点之间。向背侧开口。手指深静脉的静脉瓣向近端开口。交通支的静脉瓣靠近手背浅静脉并向浅静脉方向开口。手指静脉血的回流方

向大致为由掌面流向背面，由深静脉流向浅静脉。手背静脉的瓣膜多集中于第一掌骨间隙即第二掌骨的桡侧（占 54%）。掌骨头间静脉的静脉瓣向手背方向开口。掌面的指蹼静脉和掌横纹处的静脉其静脉瓣位于两端，开口向两侧。鱼际和小鱼际的静脉瓣多位于手掌边缘，并向边缘方向开口。掌中间网的静脉瓣接近腕部，向前臂方向开口。手掌深、浅静脉的交通支多无瓣膜，手背深、浅静脉交通支的瓣膜开口向手背浅静脉。

从瓣膜分布和开口方向来看，手掌的浅静脉血由掌心流向周边，最终至前臂和手背，这有利于手的抓握功能。手掌深静脉的血液除向近端回流外，还经吻合支和交通支流向手背浅静脉。在手部再植术、修复术及皮瓣设计时，应考虑这一回流规律。

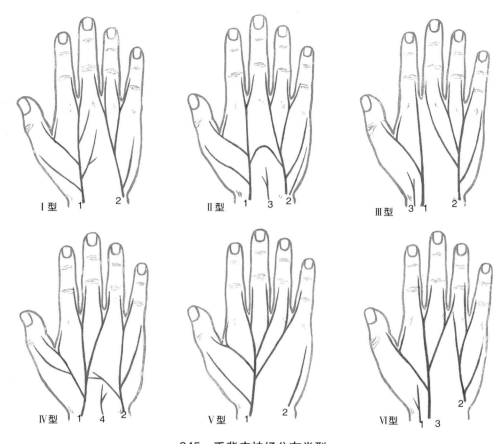

345. 手背皮神经分布类型
Patterns of distribution of the cutaneous nerve on the dorsum of the hand

1. 桡神经浅支
   Superficial br. of radial n.
2. 尺神经手背支
   Dorsal br. of ulnar n.
3. 前臂外侧皮神经
   Lateral cutaneous n. of forearm
4. 前臂后皮神经
   Posterior cutaneous n. of forearm
5. 正中神经
   Median n.

Ⅰ型 桡神经浅支和尺神经手背支各分布于桡尺侧两个半指,占 60.92%。

Ⅱ型 分布同前,两神经间有粗大吻合支相连,占 2.46%。

Ⅲ型 尺神经手背支大于桡神经浅支分布区域,占 3.28%。

Ⅳ型 桡神经浅支大于尺神经手背支分布区域,占 28.69%。

Ⅴ型 桡神经浅支分布全部手背,尺神经手背支仅残留一小支或缺如,占 1.92%。

Ⅵ型 前臂外侧皮神经取代桡神经浅支分布于手背,桡神经浅支仅存一小支或缺如,占 2.73%。此型系桡神经损伤后手背感觉丧失较少的原因之一(以上系 223 例调查)。

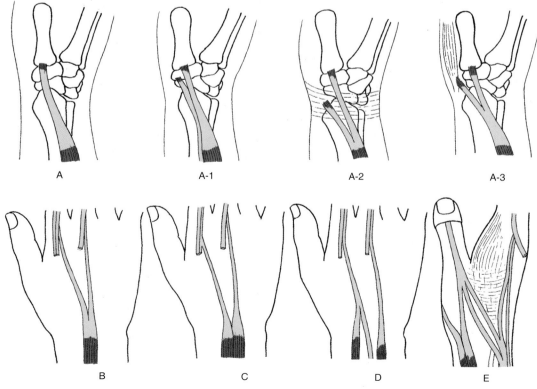

346. 手背肌腱的变异
Variations of the tendons on the dorsum of the hand

手背肌腱的变异

A. **拇长展肌**(Abductor pollicis longus m.) 发生腱鞘炎的概率较多,其主腱止于第一掌骨底。副腱出现率占 89.38%,多为 1～3 条。一条者占 66.58%,二条者占 20%,三条者占 2.4%。

A-1. 拇长展肌副腱止于大多角骨。

A-2. 拇长展肌副腱止于屈肌支持带。

A-3. 拇长展肌副腱止于拇短展肌。

B. **异常的中指示指伸肌**(Extensor indicis & tertii m.) 占 42%。

C. **异常的中指伸肌**(Extensor tertii m.) 占 2.4%。

D. **异常的示指短伸肌**(Extensor indicis brevis m.) 占 2%,起自腕骨背面及筋膜,止于示指指背腱膜。

E. **拇指示指总伸肌**(Extensor communis pollicis & indicis m.) 占 0.4%,由示指伸肌桡侧末端分出两腱,分别加入拇、示指指背腱膜,两腱间有薄膜相连。

小鱼际皮瓣

小鱼际皮瓣（Hypothenar flap）血供来自尺动脉本干和小指尺侧固有动脉的皮支。小指尺侧固有动脉发自掌浅弓的尺侧，行于小鱼际脂肪垫中，发出皮支分布小鱼际远侧 2/3 部，尺动脉本干发出的皮支供应小鱼际近侧 1/3 部，两者互相吻合。此皮瓣血管细小，不宜作吻合血管的游离移植，可作以豌豆骨为轴的带蒂皮瓣移植。皮瓣范围内侧达手掌内缘，外侧相当于小指屈肌腱部位，近侧为腕横纹，远侧至小指横纹，切取面积因人而异，最大可达 6 cm×4 cm，适于修复拇指或其他指的皮肤缺损、瘢痕或感觉缺失。

先沿豌豆骨至鱼际纹中点的连线上（此线相当于掌浅弓尺侧半）作切口，解剖出尺动脉和尺神经，将尺动脉向掌心及桡侧的分支予以游离和结扎，保护好尺动脉向小鱼际的皮支及小指尺侧固有动脉，再作皮瓣尺侧切口，沿尺神经浅支发出的皮支向主干方向作干支分离，达足够长度切断，以备在皮瓣移位后与受区神经吻接，重建感觉。

手背皮瓣

手背皮瓣又称第二、三、四掌背动脉逆行岛状皮瓣，属网状血管皮瓣。第二、三、四掌背动脉发出多数皮支，呈网状吻合，在指蹼处还发出较粗皮支走向近侧，与腕背网相连。因此皮瓣范围可达手背及腕背。

手背皮瓣的解剖学基础是掌背动脉在指蹼处与指掌侧总动脉有恒定的吻合支。吻合支长 1.1～1.4 cm，外径 0.4～0.8 mm。

逆行岛状皮瓣的血供系通过指掌侧总动脉的吻合支逆行流入掌背动脉。吻合支的部位正是皮瓣转移的轴点，因此，分离皮瓣时应距指蹼游离缘 1.5 cm 以外进行，避免损伤吻合支。吻合支注入指掌侧总动脉的角度为 70°～90°，蒂部的旋转角应在 90°～120°，才不致出现因反折而影响动脉供血及静脉回流的情况。

掌背动脉的伴行静脉有两条，口径 0.2～0.3 mm，缺少瓣膜并有交通支，可作为皮瓣的回流静脉。

尺、桡神经的手背支发出 1～4 条掌背神经（横径 0.6～0.9 mm）分布于皮瓣，将神经向近侧分离 1～2 cm 切断，与受区的神经吻接，可恢复皮肤感觉。

掌背动静脉行于手背深筋膜和伸肌腱深面、掌骨和骨间肌浅面，分离血管蒂时，应带有 0.8 cm 宽的深筋膜和腱周组织，以保证血管蒂不受牵拉和破坏。分离皮瓣时，边分离边缝合，将动静脉、神经与深筋膜和皮下组织固定，以防撕脱。

手背皮瓣的切取范围可根据损伤面大小而定，其最大范围为 9 cm×4 cm，蒂长 2 cm，可用于修复手掌和手指的皮肤缺损，同时，可做带伸肌腱和带掌骨片的复合组织移植，以同时修复肌腱、做骨延长或治疗骨的不连。

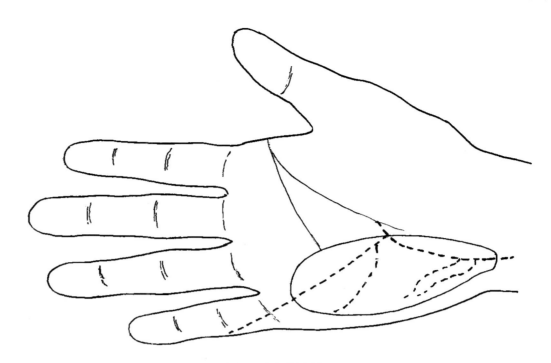

347. 小鱼际皮瓣
The hypothenar flap

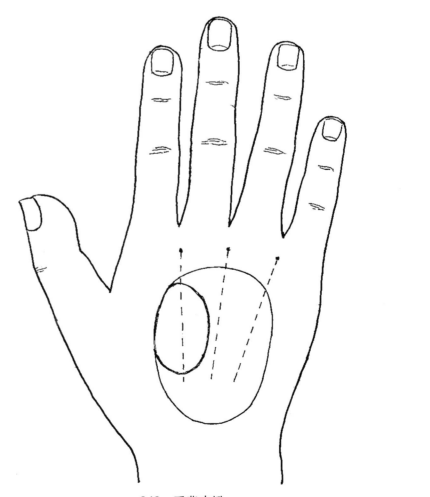

348. 手背皮瓣
The hand dorsum flap

手背面局解（二）

手背浅静脉、皮神经和手背筋膜已切除，显露手背肌腱、伸肌支持带、腱滑液鞘和手背血管。

1. **伸肌支持带**（Extensor retinaculum） 为前臂筋膜的增厚，宽 2 ~ 3 cm，纤维横行和斜行，在桡侧附着于桡骨下端外侧缘及桡骨茎突，在尺侧绕过尺骨茎突及其远侧与屈肌支持带延续，并附着于豌豆骨及三角骨。其位置比屈肌支持带略高。从它的深面向桡尺骨远端的隆起发出数个纵隔，伸入各肌腱之间，与骨膜共同构成骨性纤维性管，前臂伸肌腱连同腱滑液鞘即通过这些区格至手背。

2. **腕背侧腱滑液鞘** 从桡侧向尺侧有 6 个，即：拇长展肌和拇短伸肌腱鞘、桡侧腕长短伸肌腱鞘、拇长伸肌腱鞘、指伸肌和示指伸肌腱鞘、小指伸肌腱鞘和尺侧腕伸肌腱鞘。各腱鞘的近远端约超出伸肌支持带边缘 2.5 cm，腱出鞘后行至手背，并借薄的腱间纤维相连接。

3. **手背肌腱**

（1）拇长展肌腱：止于第一掌骨底外侧，副腱出现率达 89.2%，1 ~ 4 个不等。

（2）拇短伸肌腱：多数止于拇指近节指骨底，同时延伸于远节指骨底者占 29%。

（3）桡侧腕长伸肌腱：止于第二掌骨底，有22.4% 存在副腱，同时止于第二掌骨底。

（4）桡侧腕短伸肌腱：止于第三掌骨底，有11.4% 存在副腱，多数止于第二、三掌骨底。

（5）拇长伸肌腱：越过上述二腱斜向下外，70.8% 止于拇指近节指骨底和远节指骨底，专止于近节指骨底者仅占 29.2%。

（6）示指伸肌腱：居指伸肌示指腱的深面和桡侧。

（7）小指伸肌腱：多数为两腱（81%），大多止于第五指的指背腱膜（84%），还有一部分同时止于第四指的指背腱膜。

指伸肌的肌腱数目 3 ~ 10 个不等，其中以 4个腱（39%）和 5 个腱（29%）较为常见。至环指的腱数目最多，至中指的腱最粗，环指次之，至小指的腱最细。各腱之间有腱间结合（Intertendinous junction）。示、中指腱间结合多呈膜性，纤维横向；中、环指腱间结合多呈腱性，纤维斜行；环、小指腱间结合为腱性，呈"Y"形。腱间结合的作用在于加强手指连接的坚固性，限制手指过度单独活动，以保证手指运动协调，加大手指的作用力。有的作者认为腱间结合并非限制各指单独运动，可能与腱的固定、掌指关节的固定及

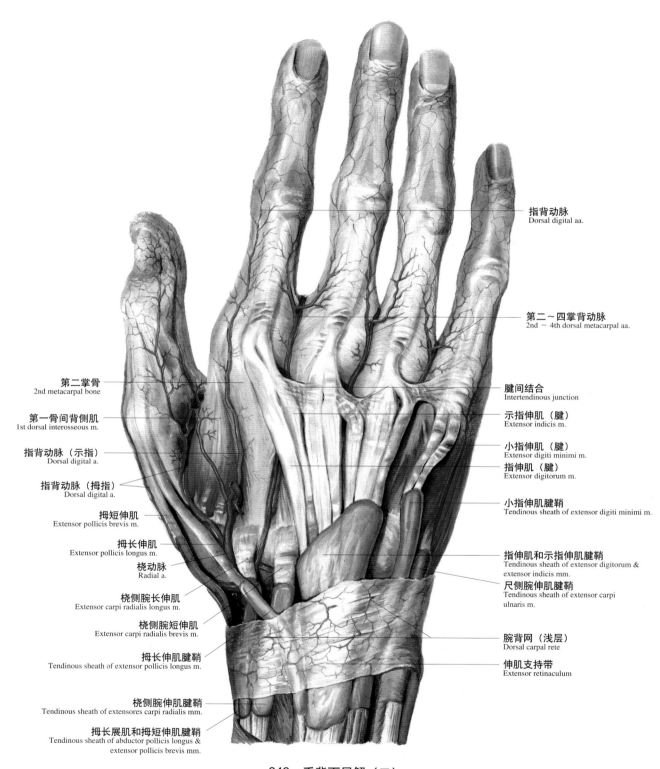

指背动脉
Dorsal digital aa.

第二~四掌背动脉
2nd ~ 4th dorsal metacarpal aa.

第二掌骨
2nd metacarpal bone

腱间结合
Intertendinous junction

第一骨间背侧肌
1st dorsal interosseous m.

示指伸肌（腱）
Extensor indicis m.

指背动脉（示指）
Dorsal digital a.

小指伸肌（腱）
Extensor digiti minimi m.

指背动脉（拇指）
Dorsal digital a.

指伸肌（腱）
Extensor digitorum m.

拇短伸肌
Extensor pollicis brevis m.

小指伸肌腱鞘
Tendinous sheath of extensor digiti minimi m.

拇长伸肌
Extensor pollicis longus m.

指伸肌和示指伸肌腱鞘
Tendinous sheath of extensor digitorum & extensor indicis mm.

桡动脉
Radial a.

尺侧腕伸肌腱鞘
Tendinous sheath of extensor carpi ulnaris m.

桡侧腕长伸肌
Extensor carpi radialis longus m.

桡侧腕短伸肌
Extensor carpi radialis brevis m.

腕背网（浅层）
Dorsal carpal rete

拇长伸肌腱鞘
Tendinous sheath of extensor pollicis longus m.

伸肌支持带
Extensor retinaculum

桡侧腕伸肌腱鞘
Tendinous sheath of extensores carpi radialis mm.

拇长展肌和拇短伸肌腱鞘
Tendinous sheath of abductor pollicis longus & extensor pollicis brevis mm.

349. 手背面局解（二）
Topography of the dorsal aspect of the hand

运动调节有关。由于第二掌骨间隙腱间结合多呈膜性，且不与示指伸肌腱相连，故示指运动最为灵活。由于第三、四掌骨间隙的腱间结合为腱性，斜行或呈"Y"形，当中、小两指屈曲时即限制了环指的活动，环指的灵活性最差。

手背面局解（三）

伸肌支持带、伸肌腱及腱滑液鞘大部切除，只余指背腱膜，显示掌骨背面、骨间背侧肌及手背的血管。

掌骨背面无肌肉附着，直接露于皮下。骨间背侧肌皆为双腹，呈羽状，起于掌骨间隙的毗邻缘，于手背可见。

1. 桡动脉 于桡骨茎突远方经拇长展肌腱和拇短伸肌腱深面转向手背，沿第一掌骨间隙远行，穿第一骨间背侧肌两头之间回至手掌，沿途发出下列各支。

（1）腕背支：于拇长展肌腱深面发出，循腕关节背面行向尺侧，与尺动脉腕背支、骨间后动脉和骨间前动脉的终支吻合，组成腕背网（Dorsal carpal rete）。此网发第二～四掌背动脉（2nd ～ 4th dorsal metacarpal aa.），沿相应骨间肌背面远行，至近节指骨底分两条指背动脉（Dorsal digital aa.），达各指毗邻缘背侧。小指尺侧缘由腕背网单独发一小支滋养。各掌背动脉在第二～四掌骨间隙近侧部接受掌深弓发来的穿支（Perforating brr.）。

（2）第一掌背动脉：在桡动脉穿第一骨间背侧肌两头之前发出，几乎马上分两支分布拇指尺侧缘和示指桡侧缘。至拇指桡侧缘的分支常直接发自桡动脉。

2. 骨间后神经 由前臂背面行至腕背面，在此，形成一扁平膨大，类似神经节，由节发出细支支配腕的关节和韧带。

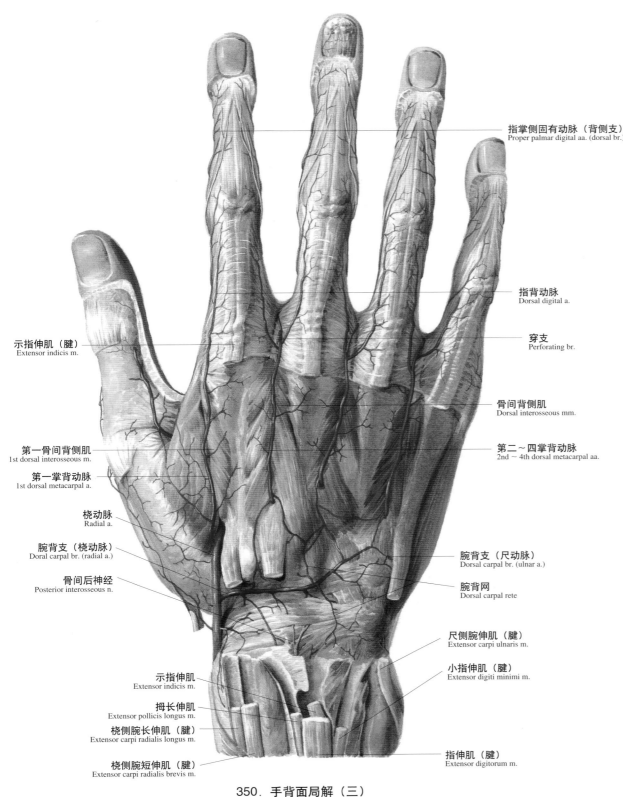

指掌侧固有动脉（背侧支）
Proper palmar digital aa. (dorsal br.)

指背动脉
Dorsal digital a.

穿支
Perforating br.

骨间背侧肌
Dorsal interosseous mm.

第二～四掌背动脉
2nd ～ 4th dorsal metacarpal aa.

腕背支（尺动脉）
Dorsal carpal br. (ulnar a.)

腕背网
Dorsal carpal rete

尺侧腕伸肌（腱）
Extensor carpi ulnaris m.

小指伸肌（腱）
Extensor digiti minimi m.

指伸肌（腱）
Extensor digitorum m.

示指伸肌（腱）
Extensor indicis m.

第一骨间背侧肌
1st dorsal interosseous m.

第一掌背动脉
1st dorsal metacarpal a.

桡动脉
Radial a.

腕背支（桡动脉）
Doral carpal br. (radial a.)

骨间后神经
Posterior interosseous n.

示指伸肌
Extensor indicis m.

拇长伸肌
Extensor pollicis longus m.

桡侧腕长伸肌（腱）
Extensor carpi radialis longus m.

桡侧腕短伸肌（腱）
Extensor carpi radialis brevis m.

350. 手背面局解（三）
Topography of the palmar aspect of the hand

手的关节韧带

手 的 关 节 和 韧 带

手关节包括桡腕关节、腕骨间关节、中腕关节、腕掌关节、掌骨间关节、掌指关节和指关节。

1. **桡腕关节**（Radiocarpal joint） 为二轴性椭圆关节，由桡骨腕关节面、关节盘下面与舟骨、月骨、三角骨上面构成。关节囊薄而松弛，囊周围有桡腕掌侧韧带（Palmar radiocarpal lig.）、桡腕背侧韧带（Dorsal radiocarpal lig.）、腕桡侧副韧带（Radial carpal collateral lig.）、腕尺侧副韧带（Ulnar carpal collateral lig.）增强。

2. **腕骨间关节**（Intercarpal joint） 近侧列腕骨间关节由舟骨、月骨、三角骨相互间构成，属于微动平面关节。有腕骨间掌侧韧带（Palmar intercarpal ligg.）、腕骨间背侧韧带（Dorsal intercarpal ligg.）和腕骨间骨间韧带（Intercarpal interosseous ligg.）增强。另外，豌豆骨与三角骨之间形成豌豆骨关节（Pisiform joint），有独立的关节囊和关节腔，并被豆掌韧带（Pisometacarpal lig.）和豆钩韧带（Pisohamate lig.）所增强。

远侧列腕骨间关节由大多角骨、小多角骨、头状骨和钩骨相互间构成，属微动平面关节，亦由腕骨间掌侧韧带、腕骨间背侧韧带和腕骨间骨间韧带增强。

3. **中腕关节**（Midcarpal joint） 介于两排腕骨之间，为一变形的平面关节，实为椭圆关节。关节面呈"∽"状弯曲，外侧的大、小多角骨形成凹面与舟骨相接，内侧的头状骨和钩骨形成凸面与舟骨、月骨、三角骨相接。关节腔甚大，左右完全相通，尚可与近侧列腕骨间关节腔和远侧列腕骨间关节腔相通。关节囊借腕辐状韧带（Radiate carpal lig.）和腕骨间背侧韧带增强。

4. **腕掌关节**（Carpometacarpal joint） 由远侧列腕骨远侧面与掌骨底构成。因远侧列腕骨是4个，掌骨是5个，所以它们不是一个接一个。第一掌骨底与大多角骨构成拇指腕掌关节（Carpometacarpal joint of thumb），关节面呈鞍状，关节囊肥厚松弛。第二掌骨底与大、小多角骨和小部分头状骨相关节，第三掌骨底与头状骨相关节，第四掌骨底与钩骨和部分头状骨相关节，第五掌骨底与钩骨相关节。第二～五腕掌关节皆属平面关节，第五腕掌关节运动范围较大。

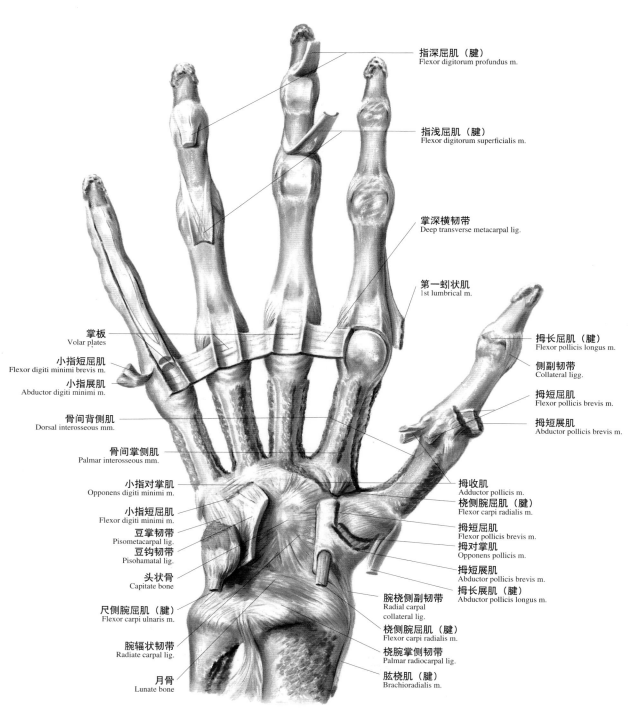

指深屈肌（腱）
Flexor digitorum profundus m.

指浅屈肌（腱）
Flexor digitorum superficialis m.

掌深横韧带
Deep transverse metacarpal lig.

第一蚓状肌
1st lumbrical m.

掌板
Volar plates

小指短屈肌
Flexor digiti minimi brevis m.

小指展肌
Abductor digiti minimi m.

骨间背侧肌
Dorsal interosseous mm.

骨间掌侧肌
Palmar interosseous mm.

小指对掌肌
Opponens digiti minimi m.

小指短屈肌
Flexor digiti minimi m.

豆掌韧带
Pisometacarpal lig.

豆钩韧带
Pisohamatal lig.

头状骨
Capitate bone

尺侧腕屈肌（腱）
Flexor carpi ulnaris m.

腕辐状韧带
Radiate carpal lig.

月骨
Lunate bone

拇长屈肌（腱）
Flexor pollicis longus m.

侧副韧带
Collateral ligg.

拇短屈肌
Flexor pollicis brevis m.

拇短展肌
Abductor pollicis brevis m.

拇收肌
Adductor pollicis m.

桡侧腕屈肌（腱）
Flexor carpi radialis m.

拇短屈肌
Flexor pollicis brevis m.

拇对掌肌
Opponens pollicis m.

拇短展肌
Abductor pollicis brevis m.

拇长展肌（腱）
Abductor pollicis longus m.

腕桡侧副韧带
Radial carpal collateral lig.

桡侧腕屈肌（腱）
Flexor carpi radialis m.

桡腕掌侧韧带
Palmar radiocarpal lig.

肱桡肌（腱）
Brachioradialis m.

351. **手的关节和韧带（掌面）**
The joints and the ligaments of the hand（Palmar aspect）

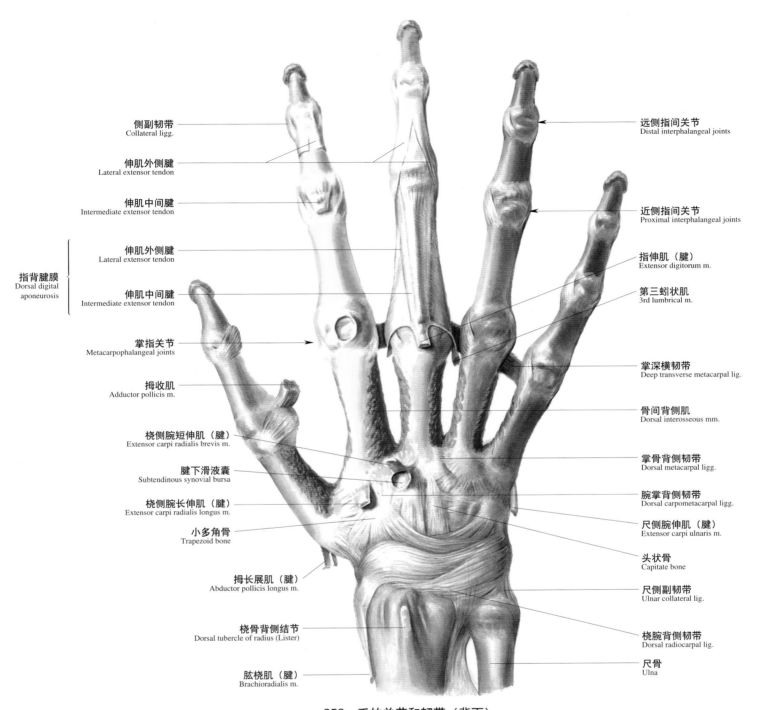

侧副韧带
Collateral ligg.

伸肌外侧腱
Lateral extensor tendon

伸肌中间腱
Intermediate extensor tendon

伸肌外侧腱
Lateral extensor tendon

指背腱膜
Dorsal digital
aponeurosis

伸肌中间腱
Intermediate extensor tendon

掌指关节
Metacarpophalangeal joints

拇收肌
Adductor pollicis m.

桡侧腕短伸肌（腱）
Extensor carpi radialis brevis m.

腱下滑液囊
Subtendinous synovial bursa

桡侧腕长伸肌（腱）
Extensor carpi radialis longus m.

小多角骨
Trapezoid bone

拇长展肌（腱）
Abductor pollicis longus m.

桡骨背侧结节
Dorsal tubercle of radius (Lister)

肱桡肌（腱）
Brachioradialis m.

远侧指间关节
Distal interphalangeal joints

近侧指间关节
Proximal interphalangeal joints

指伸肌（腱）
Extensor digitorum m.

第三蚓状肌
3rd lumbrical m.

掌深横韧带
Deep transverse metacarpal lig.

骨间背侧肌
Dorsal interosseous mm.

掌骨背侧韧带
Dorsal metacarpal ligg.

腕掌背侧韧带
Dorsal carpometacarpal ligg.

尺侧腕伸肌（腱）
Extensor carpi ulnaris m.

头状骨
Capitate bone

尺侧副韧带
Ulnar collateral lig.

桡腕背侧韧带
Dorsal radiocarpal lig.

尺骨
Ulna

352. 手的关节和韧带（背面）
The joints and the ligaments of the hand（Dorsal aspect）

关节腔迂曲，在近侧，与远侧列腕骨间关节腔相通，远侧与第二～五掌骨间关节腔相通。关节囊周围有腕掌掌侧韧带（Palmar carpometacarpal ligg.）和腕掌背侧韧带（Dorsal carpometacarpal ligg.）增强。

5. **掌骨间关节**（Intermetacarpal joints） 共有 3 个，介于第二～五掌骨底之间，为微动平面关节，各自有关节囊，关节腔与腕掌关节相通。关节囊借掌骨掌侧韧带（Palmar metacarpal ligg.）、掌骨背侧韧带（Dorsal metacarpal ligg.）和掌骨骨间韧带（Interosseous ligg.of metacarpal bones）增强。

6. **掌指关节**（Metacarpophalangeal joints） 由掌骨小头与近节指骨底构成的球

窝关节。可作屈伸、收展和旋转运动，但拇指掌指关节为屈成关节，只能作伸屈运动。关节囊周围借掌侧韧带 Palmar ligg.（又称掌板 Volar plate）和侧副韧带（Collateral ligg.）增强。在第二～五掌骨头间借掌深横韧带（Deep transverse metacarpal ligg.）连接。

7. **指间关节**（Interphalangeal joints） 由近节指骨头与中节指骨底及中节指骨头与远节指骨底所构成，共 9 个。属一轴性滑车关节。关节囊松弛而薄，囊周围借掌侧韧带（即掌板）、副韧带和侧副韧带增强。

手　骨

手　骨

手骨分为腕骨、掌骨和指骨三部分。

一、腕骨

腕骨（Carpal bones）居腕部，有8块，排成近、远侧两列。近侧列腕骨（Proximal carpal bones）自外向内为舟骨（Scaphoid bone）、月骨（Lunate bone）、三角骨 Triquetral bone 和豌豆骨 Pisiform bone。远侧列腕骨（Distal carpal bones）自外向内为大多角骨（Trapezium bone）、小多角骨（Trapezoid bone）、头状骨（Capitate bone）和钩骨（Hamate bone）。

腕骨均为短骨，外覆一层密质，内为松质。一般呈立方形，有六面，掌、背面有韧带附着，显得粗糙，其他四面彼此连接成关节。除月骨掌面较宽背面较窄外，其他则相反。

近侧列腕骨在近侧形成一椭圆形凸面，与桡骨远端及关节盘相关节，在远侧形成一凹面，容纳远侧列腕骨尤其是头状骨和钩骨，其中舟骨较宽，与大、小多角骨相连，月骨和三角骨较小，豌豆骨则位于三角骨之前，不参与形成桡腕关节。

远侧列腕骨中头状骨位于中央，最为坚强，头状骨头与舟骨、月骨形成鞍状连结，手进行冲击时，外力可经头状骨头传递到桡骨。远端关节面较为平坦，与掌骨底形成平面关节。

全部腕骨背面从内向外呈凸隆状，掌面则成一深沟，称腕骨沟（Carpal groove），沟的内外缘各形成一隆起，为腕桡侧和腕尺侧隆起。腕桡侧隆起（Radial carpal eminence）由舟骨结节和大多角骨结节形成，舟骨结节（Tubercle of scaphoid）是一小而圆的隆起，其上有拇短展肌附着，此结节位于腕远侧纹皮下，可触及。大多角骨结节（Tubercle of trapezium）为一圆形嵴，呈朝内的钩状，居舟骨结节远侧，亦可于皮下触到。腕尺侧隆起（Ulnar carpal eminence）由豌豆骨和钩骨钩形成，豌豆骨近端居腕远侧纹深面，其上有尺侧腕屈肌和小指展肌附着。钩骨钩位于豌豆骨远方桡侧1 cm，其上有小指短屈肌和小指对掌肌附着，用指深压时可感到尺神经浅支在钩上滚动。

二、掌骨

掌骨（Metacarpal bones）为小管状骨，有五块，每块分底、体、头三部分。

1. **底（Base）** 为近侧端的膨大，其近侧面与远侧列腕骨相关节，做成腕掌关节，但关节面不相一致，第一、三、五掌骨仅与一个腕骨相接，第二掌骨与大、小多角骨和头状骨相接，第四掌骨与头状骨和钩骨相接，因之，头状骨有与第二～四掌骨相接的关节面。第一掌骨底呈鞍状，与大多角骨形成拇指腕掌关节。掌骨底两侧则与相邻掌骨底相接，形成掌骨间关节，但第一掌骨除外。

2. **体（Body）** 横断面呈三角形，前缘分前内侧面和前外侧面，第二、四、五掌骨前缘有骨间掌侧肌附着，第三掌骨前缘有拇收肌横头附着，五个掌骨体的毗邻缘有骨间背侧肌附着。掌骨体较细，受到剧烈冲击后有时可引起骨折，由于屈肌力量强大，折片常向背侧成角。

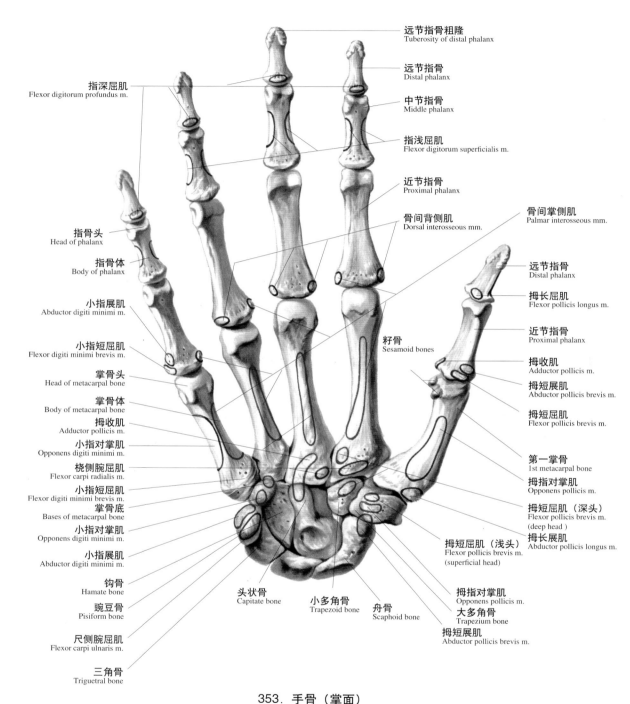

353. 手骨（掌面）
The skeleton of the hand (Palmar aspect)

指深屈肌
Flexor digitorum profundus m.

远节指骨粗隆
Tuberosity of distal phalanx

远节指骨
Distal phalanx

中节指骨
Middle phalanx

指浅屈肌
Flexor digitorum superficialis m.

近节指骨
Proximal phalanx

指骨头
Head of phalanx

骨间背侧肌
Dorsal interosseous mm.

骨间掌侧肌
Palmar interosseous mm.

指骨体
Body of phalanx

远节指骨
Distal phalanx

小指展肌
Abductor digiti minimi m.

籽骨
Sesamoid bones

拇长屈肌
Flexor pollicis longus m.

近节指骨
Proximal phalanx

小指短屈肌
Flexor digiti minimi brevis m.

拇收肌
Adductor pollicis m.

拇短展肌
Abductor pollicis brevis m.

掌骨头
Head of metacarpal bone

拇短屈肌
Flexor pollicis brevis m.

掌骨体
Body of metacarpal bone

拇收肌
Adductor pollicis m.

第一掌骨
1st metacarpal bone

小指对掌肌
Opponens digiti minimi m.

拇指对掌肌
Opponens pollicis m.

桡侧腕屈肌
Flexor carpi radialis m.

拇短屈肌（深头）
Flexor pollicis brevis m. (deep head)

小指短屈肌
Flexor digiti minimi brevis m.

拇长展肌
Abductor pollicis longus m.

掌骨底
Bases of metacarpal bone

拇短屈肌（浅头）
Flexor pollicis brevis m. (superficial head)

小指对掌肌
Opponens digiti minimi m.

小指展肌
Abductor digiti minimi m.

拇指对掌肌
Opponens pollicis m.

钩骨
Hamate bone

大多角骨
Trapezium bone

豌豆骨
Pisiform bone

头状骨
Capitate bone

小多角骨
Trapezoid bone

舟骨
Scaphoid bone

拇短展肌
Abductor pollicis brevis m.

尺侧腕屈肌
Flexor carpi ulnaris m.

三角骨
Triquetral bone

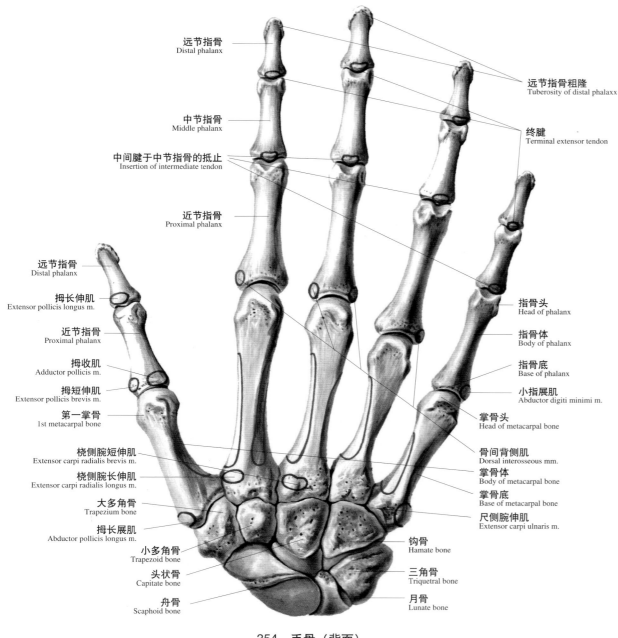

远节指骨
Distal phalanx

远节指骨粗隆
Tuberosity of distal phalaxx

中节指骨
Middle phalanx

终腱
Terminal extensor tendon

中间腱于中节指骨的抵止
Insertion of intermediate tendon

近节指骨
Proximal phalanx

远节指骨
Distal phalanx

指骨头
Head of phalanx

拇长伸肌
Extensor pollicis longus m.

近节指骨
Proximal phalanx

指骨体
Body of phalanx

拇收肌
Adductor pollicis m.

指骨底
Base of phalanx

拇短伸肌
Extensor pollicis brevis m.

小指展肌
Abductor digiti minimi m.

第一掌骨
1st metacarpal bone

掌骨头
Head of metacarpal bone

桡侧腕短伸肌
Extensor carpi radialis brevis m.

骨间背侧肌
Dorsal interosseous mm.

桡侧腕长伸肌
Extensor carpi radialis longus m.

掌骨体
Body of metacarpal bone

大多角骨
Trapezium bone

掌骨底
Base of metacarpal bone

拇长展肌
Abductor pollicis longus m.

尺侧腕伸肌
Extensor carpi ulnaris m.

小多角骨
Trapezoid bone

钩骨
Hamate bone

头状骨
Capitate bone

三角骨
Triquetral bone

舟骨
Scaphoid bone

月骨
Lunate bone

354. 手骨（背面）
The skeleton of the hand（Dorsal aspect）

3. 头（Head） 圆形，其球形关节面与近节指骨底相接，成掌指关节。关节面大部分位于掌侧，小部分位于背侧，关节面前后方向的凸度较横的方向凸度为大。当掌指关节屈曲时，近节指骨底滑向前方，掌骨头则露于外方，于体表可触及。

五个掌骨形状大小稍有差异。第一掌骨最短最粗，掌面凹陷，由一嵴分内外两面。外侧面较大，有拇指对掌肌附着，内侧面较小，可见滋养孔。背面宽广平滑。底为鞍状关节面，外侧有小结节，有拇长展肌附着，内侧粗糙，有拇短屈肌附着。头的曲度较其他掌骨小，

但横径最大，头掌面两侧，各有一隆起的关节面，与拇指的两个籽骨相接。

第二掌骨最长，底有三个关节面，分别与大、小多角骨和头状骨相接。底背侧面粗糙，有桡侧腕长、短伸肌附着；掌侧面有结节或嵴，有桡侧腕屈肌附着。体呈三棱柱状，稍弯向背侧。

第三掌骨稍短于第二掌骨，底与头状骨相接，掌侧面粗糙，有拇收肌斜头和桡侧腕屈肌附着，背侧面有桡侧腕短伸肌附着。

第四掌骨较短而细，底较窄，有二关节面与头状骨和钩骨相接。体较细，有三个骨间肌附着，外侧面有滋养孔。

第五掌骨细而短，底关节面呈鞍状，与钩骨相接，掌面粗糙，有豆掌韧带附着，底的内面有一结节，有尺侧腕伸肌附着。

手的活动（如握物、冲击），重力多集中在第一～三掌骨，第二掌骨的力量可经大多角骨、舟骨传递至桡骨，第三掌骨的力量可经头状骨、月骨传递至桡骨，而第四、五掌骨的力量仅借头状骨尖经月骨间接传递至桡骨。掌骨的发育与上述功能有关。

三、指骨

指骨（Phalanx）共十四个，除拇指两节外，其他为三节。即近节指骨、中节指骨和远节指骨。每节指骨分底、体、头三部。底（Base）宽阔，有卵圆形凹陷的关节面；体（Body）较细，掌面平坦凹陷，作成骨纤维性管的一部，背面凸隆，为指背腱膜所覆盖。头（Head）较窄，呈滑车状，关节面有两个小髁，中为凹沟。

1. **近节指骨**（Proximal phalanx） 最长，底与掌骨头作成掌指关节，体横断面呈半月形，掌面平坦，其边缘有指浅屈肌腱附着，头与中节指骨底形成近侧指间关节。中节指骨（Middle phalanx）较短而细，底有两个凹陷的关节面以小嵴相隔，与近节指骨头相接，体掌面两侧微凹，有指浅屈肌腱附着，头较近节指骨小，与远节指骨相接。远节指骨（Distal phalanx）最小，底与中节指骨头相关节，底掌面微凹，有指深屈肌附着，头掌面有蹄铁形粗隆，称远节指骨粗隆（Tuberosity of distal phalanx）。

2. **籽骨**（Sesamoid bone） 为圆形小骨块，包于肌腱及韧带内，手部常出现五个，其中两个恒定出现于拇指掌指关节掌面。

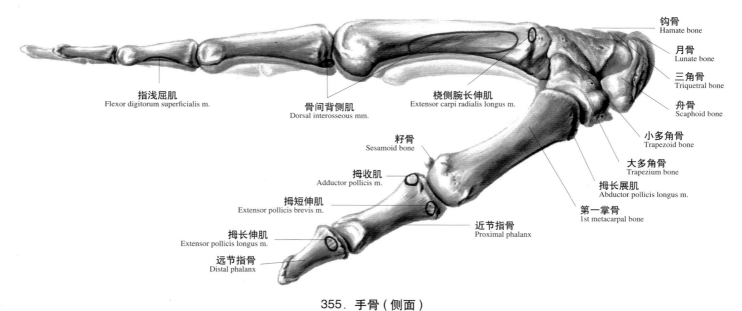

指浅屈肌
Flexor digitorum superficialis m.

骨间背侧肌
Dorsal interosseous mm.

桡侧腕长伸肌
Extensor carpi radialis longus m.

钩骨
Hamate bone

月骨
Lunate bone

三角骨
Triquetral bone

舟骨
Scaphoid bone

籽骨
Sesamoid bone

小多角骨
Trapezoid bone

拇收肌
Adductor pollicis m.

大多角骨
Trapezium bone

拇短伸肌
Extensor pollicis brevis m.

拇长展肌
Abductor pollicis longus m.

拇长伸肌
Extensor pollicis longus m.

近节指骨
Proximal phalanx

第一掌骨
1st metacarpal bone

远节指骨
Distal phalanx

355. 手骨（侧面）
The skeleton of the hand（Lateral aspect）

手的 X 线像及年龄特征

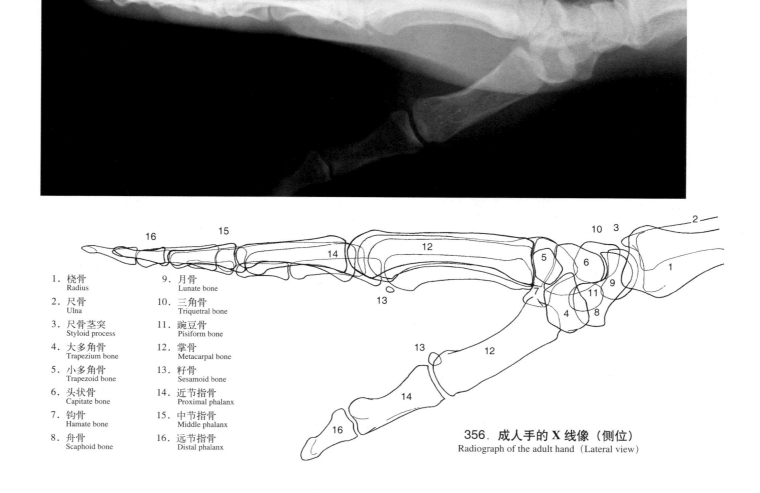

1. 桡骨
   Radius
2. 尺骨
   Ulna
3. 尺骨茎突
   Styloid process
4. 大多角骨
   Trapezium bone
5. 小多角骨
   Trapezoid bone
6. 头状骨
   Capitate bone
7. 钩骨
   Hamate bone
8. 舟骨
   Scaphoid bone

9. 月骨
   Lunate bone
10. 三角骨
    Triquetral bone
11. 豌豆骨
    Pisiform bone
12. 掌骨
    Metacarpal bone
13. 籽骨
    Sesamoid bone
14. 近节指骨
    Proximal phalanx
15. 中节指骨
    Middle phalanx
16. 远节指骨
    Distal phalanx

356. 成人手的 X 线像（侧位）
Radiograph of the adult hand（Lateral view）

手骨的发生

一、腕骨

腕骨在诞生时多为软骨，以后相继出现骨化点，每一腕骨常有一个骨化点，它们的出现有一定顺序，但随性别、营养等因素可能发生变异。在出生后不久，头状骨即骨化，女性甚至在诞生时或诞生前即出现骨化点，随后钩骨很快出现骨化点，3～4岁时，三角骨出现骨化点，4～5岁时月骨出现骨化点，稍后，舟骨、大多角骨、小多角骨出现骨化点，豌豆骨骨化点出现最晚，为9～13岁。骨化点出现的顺序基本上是从头状骨开始逆时针方向转一圈。

腕骨发育变异中，较常见者为二分舟骨（Bipartite scaphoid bone），较少见者出现中央骨 Central bone。二分舟骨出现原因可能是舟骨发生两个骨化点，在围腰的部分未愈合，边缘为皮质，有清楚的间隙，且为双侧性。这些宜与骨折相鉴别。

二、掌骨

掌骨由一个原发性骨化点和一个继发性骨化点发育而来。胎儿3个月于掌骨体中部出现一原发中心，于1～3岁时在第二～五掌骨头各出现一次级骨化中心。但第一掌骨例外，与指骨相似，次级骨化点是在2～3岁时出现于第一掌骨底。两者都在16～17岁时与体愈合，因此有人认为，拇指仅有三节指骨而无掌骨。

三、指骨

指骨亦有两个骨化点，指骨体于胎儿3个月出现一原发中心，每一指骨底在1～4岁时出现一继发中心，它们在16～17岁与体愈合。

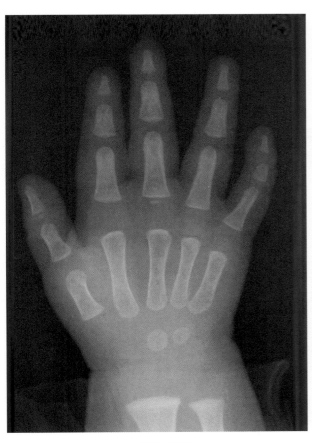

A. 1 岁　男孩

头状骨和钩骨已出现骨化点，指骨底骨化点开始出现。

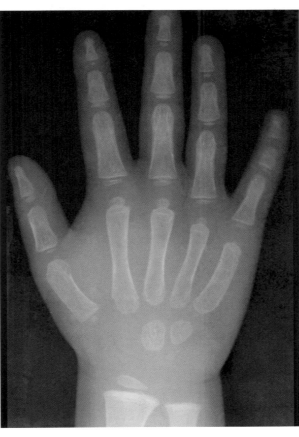

B. 2 岁　男孩

头状骨和钩骨骨化点增大，桡骨远端、第一掌骨底和第二～五掌骨头已出现骨化点，各节指骨底亦出现骨化点。

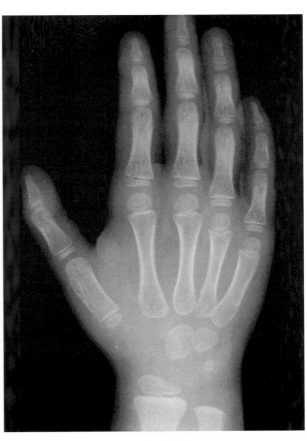

C. 3 岁　男孩

三角骨骨化点开始出现，桡骨远端、掌骨头和指骨底骨化点增大。

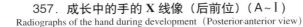

357. 成长中的手的 X 线像（后前位）（A~Ⅰ）
Radiographs of the hand during development（Posterior-anterior view）

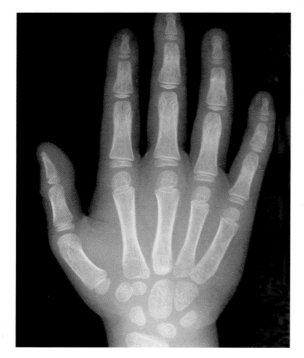

D. 5 岁　女孩

腕骨已出现 7 个骨化点：头状骨、钩骨、三角骨、月骨、舟骨、大多角骨和小多角骨，出现顺序为从头状骨开始逆时针方向转一圈。其他各骨化点继续增大。

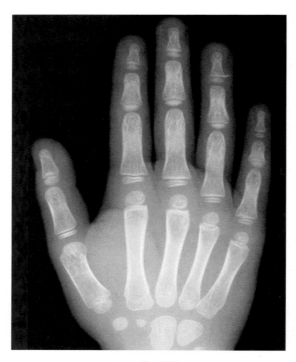

E. 7 岁　男孩

头状骨、钩骨、三角骨、月骨、舟骨和大多角骨骨化点增大。

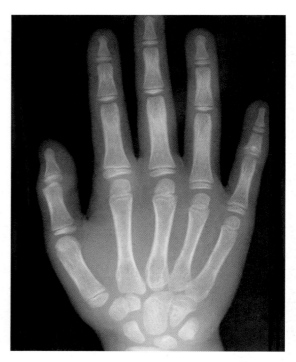

F. 10 岁　男孩

豌豆骨和尺骨头出现骨化点，其余各骨化点继续骨化。

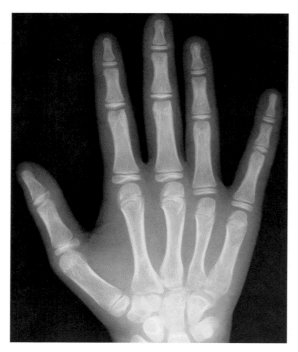

G. 11 岁　男孩

各骨化点继续骨化，桡尺骨远端、掌骨底、掌骨头和指骨底增大，各关节隙变窄。

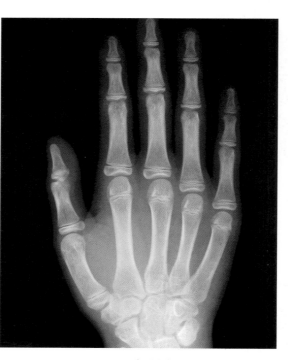

H. 13 岁　男孩

手骨已近成人，唯桡尺骨远端、掌骨头和指骨底的骺软骨尚未完全骨化。

357. 成长中的手的 X 线像（后前位）（A～I）（续）
Radiographs of the hand during development（Posterior-anterior view）

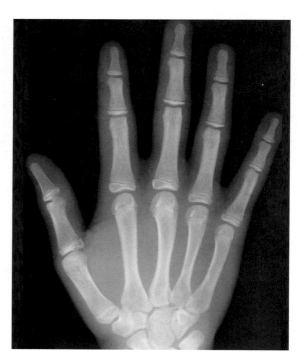

I. 15 岁　男孩

腕骨已具成人形状，钩骨钩、舟骨结节和大多角骨结节显著发育，桡尺骨远端、掌骨头和指骨底显著发育，只余骺线。掌、指骨体显著增长，关节隙变窄。拇指掌指关节出现籽骨。

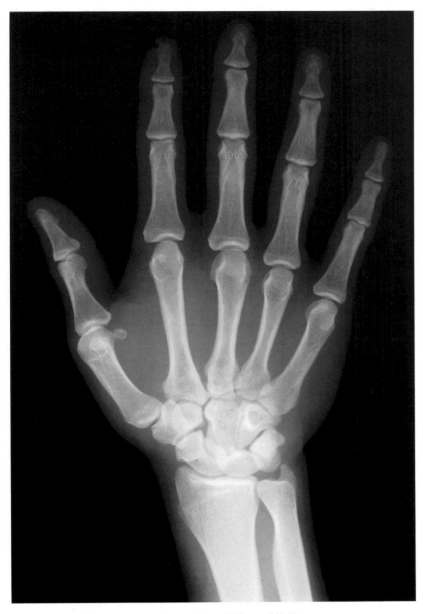

358. 成人手的 X 线像（后前位）
Radiograph of the adult hand（Posterior-anterior view）

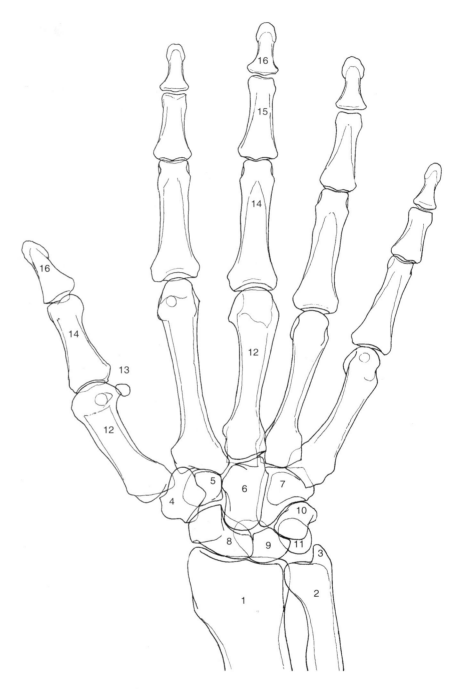

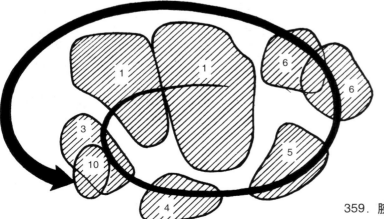

359. 腕骨骨化顺序（图中数字表示年龄，岁）
Order of ossification of the carpal bones

1. 桡骨 Radius	7. 钩骨 Hamate bone	12. 掌骨 Metacarpal bone
2. 尺骨 Ulna	8. 舟骨 Scaphoid bone	13. 籽骨 Sesamoid bone
3. 尺骨茎突 Styloid process	9. 月骨 Lunate bone	14. 近节指骨 Proximal phalanx
4. 大多角骨 Trapezium bone	10. 三角骨 Triquetral bone	15. 中节指骨 Middle phalanx
5. 小多角骨 Trapezoid bone	11. 豌豆骨 Pisiform bone	16. 远节指骨 Distal phalanx
6. 头状骨 Capitate bone		

手 的 动 脉

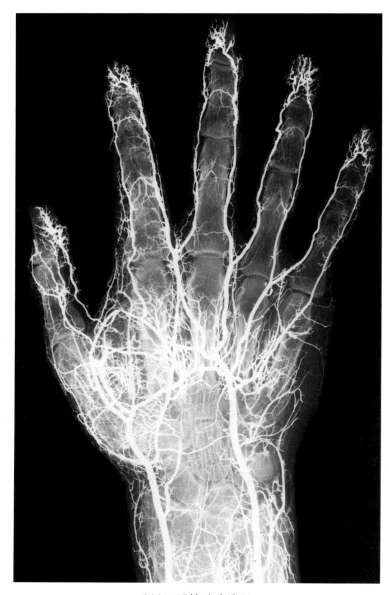

360. 手的动脉造影
Arteriogram of the hand

手 部 动 脉

手的血运主要由尺动脉、桡动脉供应，骨间前、后动脉及有时正中动脉亦参与。尺动脉一般粗于桡动脉，主要由尺动脉形成的掌浅弓发出指掌侧总动脉和指掌侧固有动脉供应尺侧三个半指至五个手指者占 84.6%，可见尺动脉对手的血液供应占主要地位。桡动脉的掌深弓有 96.8% 与尺动脉掌深支相连，指掌侧总动脉有 37.8% 借掌心动脉与掌深弓相通，浅深弓之间有时具有粗的交通支。因此，手部桡尺动脉间有丰富的交通支，如桡尺动脉有一条被阻断，另一条通过丰富的吻合网足以维持手的血运，尤其是尺动脉的存在对各指的成活率更高。

正中动脉 (Median a.) 为粗大的骨间前动脉分支，存在者占 7.5%，它参与浅弓的血运，但因正中动脉口径很细 (1.2～2.5 mm)，估计它难以单独维持手指的全部血运。

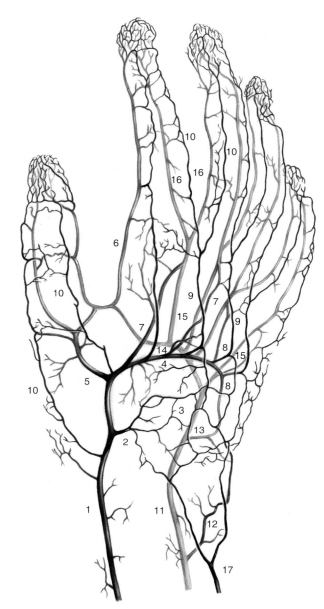

1. 桡动脉
   Radial a.
2. 腕背支
   Dorsal carpal br.
3. 腕背网
   Dorsal carpal rete
4. 掌深弓
   Deep palmar arch
5. 拇主要动脉
   A. princeps pollicis
6. 示指桡侧动脉
   A. radialis indicis
7. 掌心动脉
   Palmar metacarpal a.
8. 穿支
   Perforating brr.
9. 掌背动脉
   Dorsal palmar aa.
10. 指背动脉
    Dorsal digital a.
11. 尺动脉
    Ulnar a.
12. 腕背支（尺动脉）
    Dorsal carpal br. (ulnar a.)
13. 掌深支（尺动脉）
    Deep palmar br. (ulnar a.)
14. 掌浅弓
    Superficial palmar arch
15. 指掌侧动脉
    Common palmar digital aa.
16. 指掌侧固有动脉
    Proper palmar digital aa.
17. 背侧支（骨间前动脉）
    Dorsal br. (anterior interosseous a.)

361. 手部动脉铸型写生
Facsimile of arterial cast in the region of the hand

1. **腕掌侧网**（Palmar carpal rete）位于屈肌腱鞘深面、旋前方肌远缘与掌骨底之间，由桡动脉与尺动脉的腕掌支、骨间前动脉的掌侧终支及掌深弓的返支形成，构成几个横弓和纵向吻合，主要供应桡、尺骨远端、腕骨和腕部关节的血运。当腕横弓损伤时，可能造成出血。

2. **腕背网**（Dorsal carpal rete）位于伸肌腱深面，由桡、尺动脉腕背支、骨间前动脉的腕背支和掌深弓的近侧穿支吻合形成。此网发支通于掌背动脉，掌背动脉又分叉为指背动脉，分布于第二～五指背面的毗邻缘，而拇指指背动脉起源于第一掌心动脉，这样即构成了手背的动脉系统。这个系统的动脉除第二掌背动脉有一部分（27.7%）较粗大外，余皆很细（0.2～0.8 mm），估计它们仅维持手指血运的一小部分。

掌浅弓的类型

A. **尺动脉型** 51.72%。掌浅弓由尺动脉终支构成，桡动脉不参与，分几个亚型：

A-1 弓型 A-2 鞍型 A-3 放线型

B. **桡尺动脉型** 37.31%。由尺动脉终支与桡动脉掌浅支构成，分几个亚型：

B-1 弓型 B-2 线型 B-3 分离型

C. **正中尺动脉型** 4.51%。由尺动脉终支和正中动脉构成，分几个亚型：

C-1 弓型 C-2 分离型

D. **桡尺正中动脉型** 0.96%。由尺动脉终支、桡动脉掌浅支和正中动脉构成。

手部动脉血流方向和侧副循环

掌浅弓的尺动脉终支比桡动脉掌浅支粗1.8倍，手掌浅层的血供以尺动脉为主。掌深弓的桡动脉终支比尺动脉掌深支粗1.9倍，因之，手掌深层的血供以桡动脉为主。掌深弓比掌浅弓粗而恒定，通过掌深弓的血流多于掌浅弓。掌深弓在沟通手桡、尺侧血流方面占有优势。在吻合支和交通支中，近侧穿支、掌骨间隙穿支、掌心动脉和交通支等均是深部的管径较粗，提示血流灌注主要来自掌深弓及其分支。

手部动脉具有明显优势区，从口径、位置和吻合支来看，手掌浅、深动脉明显优于手背动脉。在桡、尺动脉的侧副通道中，掌深弓优于掌浅弓和腕背网。在手掌与手背的侧副通道中，中央吻合优于边缘吻合。手掌浅、深动脉的交通支，以拇指、示指、小指的交通支较多，中指和环指较少，因此，尺动脉或掌浅弓损伤时，中、环指的血供障碍明显。

手与前臂的侧副通道有浅、深两组。浅层为掌浅弓的分支沿正中神经上行，与桡动脉或骨间前动脉的正中神经营养动脉吻合。深层为掌深弓的返支沿腕掌面上行，参与腕掌侧网，与骨间前动脉终支和桡、尺动脉的腕掌侧支吻合。

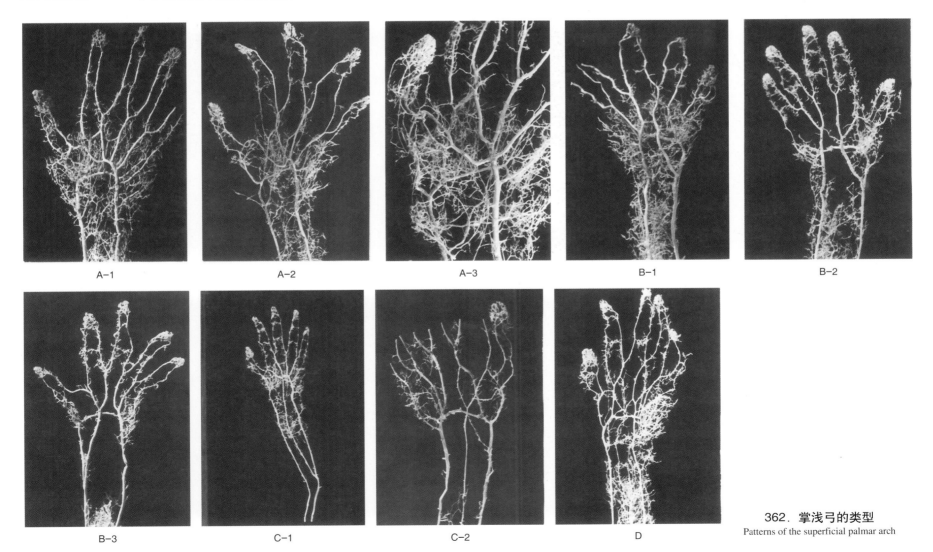

A-1　A-2　A-3　B-1　B-2　B-3　C-1　C-2　D

362. 掌浅弓的类型
Patterns of the superficial palmar arch

1. 桡动脉
   Radial a.
2. 尺动脉
   Ulnar a.
3. 掌深弓
   Deep palmar arch
4. 掌心动脉
   Palmar metacarpal a.
5. 返支
   Recurrent br.
6. 穿支
   Perforating br.
7. 掌背动脉
   Dorsal metacarpal aa.
8. 指背动脉
   Dorsal digital aa.
9. 指掌侧总动脉
   Common palmar digital aa.
10. 腕掌侧网
    Palmar carpal rete
11. 腕背网
    Dorsal carpal rete

363. 掌深弓的类型
Patterns of the deep palmar arch

　　掌深弓由桡动脉终支和尺动脉掌深支构成。完全成弓者占 96.4%（A-1、2），不完全成弓者占 3.4%（A-3），仅见一例掌深弓由尺动脉掌深支形成，占 0.4%（A-4）。

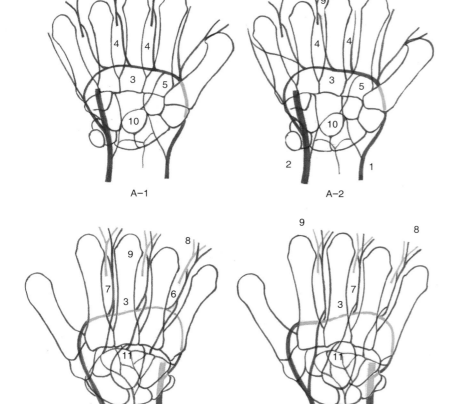

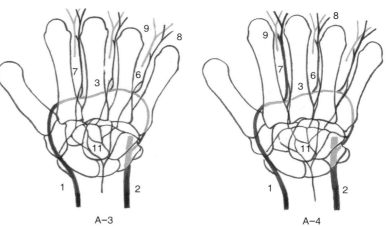

A-1. 三条掌心动脉沿骨间肌表面远行，与指掌侧总动脉或指掌侧固有动脉吻合，占 37.8%。

A-2. 二条或一条掌心动脉与指掌侧总动脉吻合。

A-3. 掌深弓向背侧发出三个穿支（少数由掌心动脉近端发起），穿第二、三、四骨间隙的骨间背侧肌两头之间至手背，延续为掌背动脉，至掌指关节附近又穿回手掌，与指掌侧总动脉远端吻合，以协助供应手指的血运。桡、尺动脉腕背支形成腕背网，由网发出三个细支通向第二、三、四掌背动脉。此型占 60.7%。

A-4. 通常各掌背动脉较细，口径 0.5 ~ 0.8 mm，但第二掌背动脉有时特粗，占 4.7%。

A-5. 腕背网发出三个分支，与穿支等粗，占 11.5%。

A-6. 桡动脉腕背支较粗，直接形成第二掌背动脉的主流，占 23.0%。

364. 掌深弓的分支
Branches of the deep palmar arch

第二节　腕　和　掌

腕的局部记载

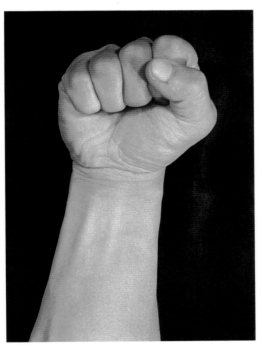

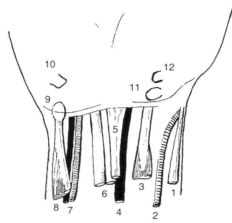

1. 肱桡肌
   Brachioradialis m.
2. 桡动脉
   Radial a.
3. 桡侧腕屈肌
   Flexor carpi radialis m.
4. 正中神经
   Median n.
5. 掌长肌
   Palmaris longus m.
6. 指浅屈肌
   Flexor digitalis superficialis m.
7. 尺动脉和尺神经
   Ulnar a. & n.
8. 尺侧腕屈肌
   Flexor carpi ulnaris m.
9. 豌豆骨
   Pisiform bone
10. 钩骨钩
    Hamulus of hamate bone
11. 舟骨结节
    Tubercle of navicular bone
12. 大多角骨结节
    Tubercle of trapezium bone

365. 腕前面表面解剖
Surface anatomy of the anterior aspect of the wrist

腕前面表面解剖

腕前面可以看到三条腕横纹：腕近纹位于尺骨头的平面上；腕中纹相当于桡腕关节线的两端；腕远纹微凸向手掌，通过中腕关节线的最高点并相当于屈肌支持带的近缘。该纹横越屈肌支持带附着的两个隆起，即外侧的舟骨结节和内侧的豌豆骨，舟骨结节远侧为大多角骨结节，豌豆骨远侧为钩骨钩。

强力握拳屈腕时，腕前面的肌腱明显突出。掌长肌腱居腕的正中部，其外侧为桡侧腕屈肌腱，它通过腕横纹中、外 1/3 交界处和舟骨结节，故可作寻找舟骨结节的向导。桡侧腕屈肌外侧可扪及桡动脉，动脉再外侧为肱桡肌腱。掌长肌腱的内侧为较深位的指浅屈肌腱，再内侧为尺侧腕屈肌腱，由该腱可追踪到豌豆骨。尺动脉和尺神经居指浅屈肌腱和尺侧腕屈肌腱之间，神经尤居内侧。尺动脉和尺神经经豌豆骨桡侧入手掌，它们因被坚强的筋膜掩盖，故不易扪到。

正中神经由掌长肌腱的深面出现于掌长肌腱与桡侧腕屈肌腱之间，经腕横纹中央入手掌，正中神经虽然摸不到，但必须了解其位置。

在腕的两侧可扪及桡骨茎突和尺骨茎突，桡骨茎突比尺骨茎突约低 1.25 cm，桡骨远端骨折时，可发生位置改变。

腕桡侧面表面解剖

从腕桡侧面观，首先见到尺骨茎突明显突出于腕背面尺侧，在背面桡侧，则有桡骨背侧结节（Lister 结节）向后突出，但不如前者明显。拇长伸肌腱从结节的尺侧绕过，行向拇指。

腕桡侧面正中可见一三角形凹窝，即腕桡侧窝（或解剖学鼻烟窝）。此窝的近侧界为桡骨茎突，外侧界由拇长展肌和拇短伸肌腱，内侧界由拇长伸肌腱构成。凹窝的底为桡骨茎突尖、舟骨、大多角骨及第一掌骨底。舟骨骨折后，指按此窝有压痛。桡动脉从腕前方经过此窝至第一掌骨间隙。舟骨手术可于此窝进入，但需注意勿损伤桡动脉。

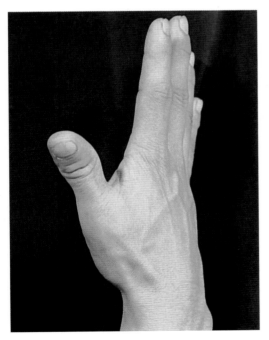

366. 腕桡侧面表面解剖
Surface anatomy of the radial aspect of the wrist

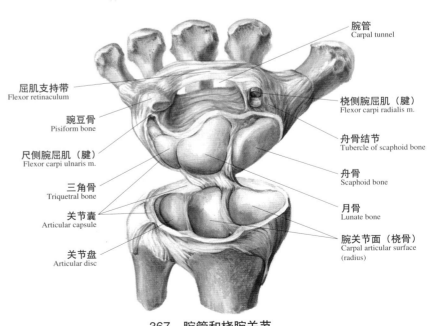

屈肌支持带
Flexor retinaculum

豌豆骨
Pisiform bone

尺侧腕屈肌（腱）
Flexor carpi ulnaris m.

三角骨
Triquetral bone

关节囊
Articular capsule

关节盘
Articular disc

腕管
Carpal tunnel

桡侧腕屈肌（腱）
Flexor carpi radialis m.

舟骨结节
Tubercle of scaphoid bone

舟骨
Scaphoid bone

月骨
Lunate bone

腕关节面（桡骨）
Carpal articular surface (radius)

367. 腕管和桡腕关节
The carpal tunnel and the radiocarpal joint

腕管及其内容

腕管（Carpal tunnel）系一缺乏伸缩性的骨纤维性隧道。底呈凹槽形，由坚硬的腕骨及上覆的桡腕掌侧韧带、腕辐状韧带等构成，顶由坚韧的屈肌支持带构成。管断面呈椭圆形，可容纳一个手指，有指浅、深屈肌腱和拇长屈肌腱等九条肌腱和正中神经及其滋养动脉通过。

屈肌支持带（Flexor retinaculum）宽 1.5～2.0 cm，长 2.5～3.0 cm，中央部（对着头状骨远侧 2/3 和第三掌骨底的部分）厚约 2 mm，两侧部及近远部厚约 1 mm。尺侧附着于腕尺侧隆起即豌豆骨和钩骨钩上，桡侧可分两层，浅层附着于腕桡侧隆起即舟骨结节和大多角骨结节上，有时还附于桡骨茎突上。深层附于大多角骨沟的内唇。浅深两层与大多角骨沟形成一骨纤维性管，称腕桡侧管（Radial carpal tunnel），管内通行有桡侧腕屈肌腱及其腱滑液鞘。

尺动脉和尺神经越过屈肌支持带内侧部浅面和腕掌侧韧带深面，行于尺管（Guyon 管）中。掌长肌腱和尺侧腕屈肌腱有部分纤维止于屈肌支持带浅面。部分鱼际肌和小鱼际肌起于屈肌支持带远侧部。

腕管中各件的配布如下：

腕管桡侧半各结构的位置关系几乎是恒定的。正中神经入管后，变得更扁，直接居于绷紧的屈肌支持带桡侧半的下方。拇长屈肌腱恒定位于卵圆形间隙的桡侧极，它的内侧是指浅、深屈肌的示指腱，浅腱掩盖着深腱。中指浅腱居于示指浅腱的浅面稍内侧。正中神经则位于外侧的拇长屈肌腱和内侧的指浅屈肌示、中指腱中间。

腕管尺侧半各结构的位置关系不那么恒定。一般说来，环指浅腱位于中指浅腱的尺侧和中指深腱的掌侧，中指深腱位于示指深腱的尺侧。环指深腱紧位于中指深腱的内后方，而小指深腱位于环指深腱的尺侧稍前。小指浅腱最小，一般居于环指浅腱的尺侧和小指深腱的外前方。

在腕管中，指浅、深屈肌腱被尺侧囊包裹，拇长屈肌腱被桡侧囊包裹。两囊向腕管近侧延伸 2～3 cm，正中神经没有行于囊内，但覆以一疏松脂肪层，与尺侧囊难以分离。

腕管的口径在各平面亦有变化。近侧在舟骨结节和豌豆骨平面的面积为 25.9 cm²，远侧在大多角骨和钩骨钩平面的面积为 23.2 cm²。距入口 1 cm 处，管的口径逐渐变小，长轴更向掌侧倾斜，三面被骨环绕，宛如一水槽。距入口 2.5 cm 处，腕管最小，屈肌支持带最厚，头状骨凸向槽底，腕管在这里形成一狭窄的腰部，再向远侧管径增大，屈肌支持带变薄，正中神经更为扁平。距入口 4 cm 即为腕管出口，此时神经分内、外侧股，拇长屈肌腱趋向桡侧，指浅、深屈肌腱呈扇状散开。正中神经于腕管中受到压迫所产生的功能障碍称腕管综合征，是神经受压综合征中最常见的一种。由于损伤或疾患引起腕管内容物体积的膨大、腱鞘囊肿和脂肪瘤等的压迫、腕部骨折脱位、屈肌支持带增厚等都可引起此征。此外，还有腕部过力屈伸及其他不明等原因。常见的症状是拇指无力，不灵活（拇短展肌肌力减退），拇、示、中指疼痛麻木，有时向肘、肩部放射，局部叩之有压痛。

伸肌支持带深面的纤维骨性管

伸肌支持带（Extensor retinaculum）为腕背面一强韧纤维带，由前臂筋膜于腕背面增厚形成，并有横行斜行的纤维。此带于外侧附于桡骨前缘，内侧附于三角骨和豌豆骨，并越过尺骨头与屈肌支持带延续。伸肌支持带与桡尺骨背面形成几个骨纤维性管，供伸肌腱及它们的腱滑液鞘通过。通常有六个区格，容纳九条肌腱。但Ⅱ、Ⅲ两区格相通者占 92%，故实为五个区格。

Ⅰ格 通过拇长展肌腱（a）和拇短伸肌腱（b），二腱间借中隔不完全分隔者占 54.4%，无隔者占 34%，借中隔完全分隔者占 11.6%。

Ⅱ格 通过桡侧腕长伸肌腱（c）和桡侧腕短伸肌腱（d），无中隔者占 97.4%，借中

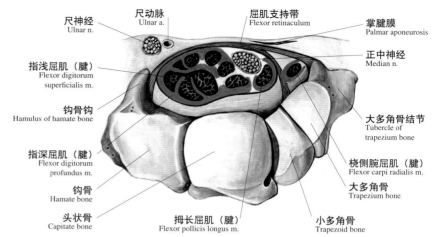

拇指 尺神经　尺动脉　屈肌支持带　掌腱膜
Ulnar n.　Ulnar a.　Flexor retinaculum　Palmar aponeurosis

指浅屈肌（腱）
Flexor digitorum
superficialis m.

正中神经
Median n.

钩骨钩
Hamulus of hamate bone

大多角骨结节
Tubercle of
trapezium bone

指深屈肌（腱）
Flexor digitorum
profundus m.

桡侧腕屈肌（腱）
Flexor carpi radialis m.

钩骨
Hamate bone

大多角骨
Trapezium bone

头状骨
Capitate bone

拇长屈肌（腱）
Flexor pollicis longus m.

小多角骨
Trapezoid bone

A. 通过中腕关节断面 上面

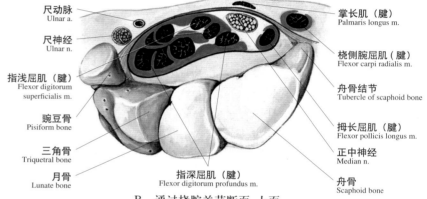

尺动脉
Ulnar a.

掌长肌（腱）
Palmaris longus m.

尺神经
Ulnar n.

桡侧腕屈肌（腱）
Flexor carpi radialis m.

指浅屈肌（腱）
Flexor digitorum
superficialis m.

舟骨结节
Tubercle of scaphoid bone

豌豆骨
Pisiform bone

拇长屈肌（腱）
Flexor pollicis longus m.

三角骨
Triquetral bone

正中神经
Median n.

月骨
Lunate bone

指深屈肌（腱）
Flexor digitorum profundus m.

舟骨
Scaphoid bone

B. 通过桡腕关节断面 上面

368. 腕管构造（半模式图）
Semi-diagrammatics of the structure of the carpal tunnel

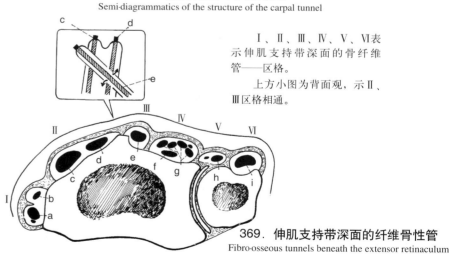

Ⅰ、Ⅱ、Ⅲ、Ⅳ、Ⅴ、Ⅵ表示伸肌支持带深面的骨纤维管——区格。

上方小图为背面观，示Ⅱ、Ⅲ区格相通。

369. 伸肌支持带深面的纤维骨性管
Fibro-osseous tunnels beneath the extensor retinaculum

隔不完全分隔者占 2.6%。

Ⅲ格 通行拇长伸肌腱（e）。

Ⅳ格 通行示指伸肌腱（f）和指伸肌腱（g），两腱共为一鞘者占 96.8%，两腱被一中隔分成浅深两鞘者占 3%。

Ⅴ格 通行小指伸肌腱（h），无中隔者占 95.2%，小指伸肌两个腱在远方借中隔不全分隔者占 4.8%。

Ⅵ格 通行尺侧腕伸肌腱（i），全部无隔。

了解上述区格及其交通，对腱鞘炎的诊治有一定意义。

尺　管

尺管为尺神经及其深支走行于腕部的骨纤维性通道，自屈肌支持带近缘起至豆钩韧带远缘止。尺管的侧壁由豌豆骨及钩骨钩构成，底由屈肌支持带和豆钩韧带构成，顶由腕掌侧韧带和小鱼际肌腱弓等构成。

尺神经和尺动脉于前臂远端行于尺侧腕屈肌与指浅、深屈肌的间隙中，动脉居神经桡侧。至腕部，两者即偕行入尺管。此时，尺神经和尺动脉走于屈肌支持带的浅面、腕掌侧深筋膜和尺侧腕屈肌腱延续部的深面，内界豌豆骨。于此，尺神经分浅支和深支，尺动脉发出掌深支。尺神经浅支和尺动脉终支继续远行，被腕掌侧深筋膜延续部和掌短肌纤维所覆盖。尺神经深支和尺动脉掌深支向内潜入深部，通过豆钩管（即尺管出口）向外折行于掌骨和骨间肌的掌面。在出口处，尺神经深支和尺动脉掌深支行于豌豆骨和钩骨钩之间，居豆钩韧带和小指对掌肌的浅面，小指展肌和小指短屈肌腱弓的深面。

尺神经于腕部易受切割、压迫、骨折等引起的损伤，产生尺管综合征。尺管综合征较腕管综合征为少，有时骨折、腱鞘囊肿、血管瘤、脂肪瘤等可以压迫尺神经，压迫机制主要发生于豆钩管处。神经受压后，出现小鱼际肌及骨间肌肌力减弱、萎缩或麻痹，如涉及浅支则神经支配区皮肤感觉迟钝，但环小指背面感觉良好，因尺神经手背支未受损。

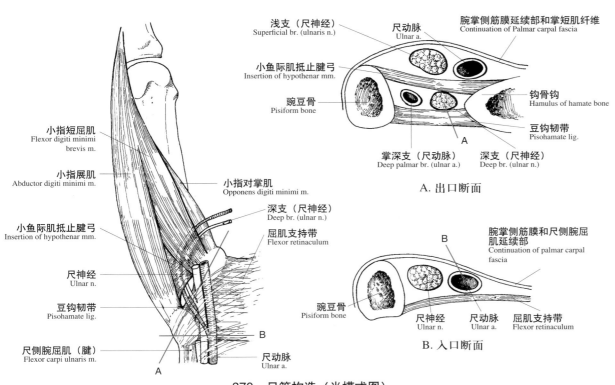

370．尺管构造（半模式图）
Semi-diagrammatics of the structure of the ulnar tunnel (Guyon)

腕的关节韧带

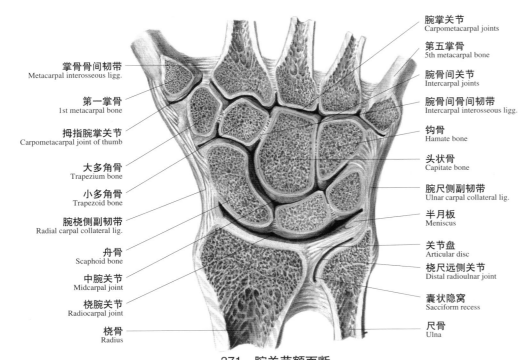

371．腕关节额面断
A coronal section through the carpal joints

腕 的 关 节 和 韧 带

1. 桡尺远侧关节（Distal radioulnar joint）　为尺骨头的环状关节面和桡骨的尺骨切迹组成的车轴关节，桡骨围绕尺骨可作150°左右的旋转。关节囊松弛，尺桡骨远端骺线居于关节囊内，当骺分离时，可能波及关节囊而影响旋前、旋后运动。关节囊前后被韧带增强，韧带将桡尺骨远端连结在一起。从尺骨茎突至三角骨的韧带很坚强，另一韧带附于桡尺骨相对面的边缘，为疏松的关节囊韧带，随关节活动，旋前时背侧部紧张，旋后时掌侧部紧张。关节囊的滑膜向上突出于桡尺两骨之间6～7 mm而且超越尺骨远端骺线，形成囊状隐窝（Sacciform recess），这样便于前臂的回旋运动。囊向下附着于关节盘的边缘。

桡尺远侧关节的一个结构特点是有关节盘存在。关节盘（Articular disc）构成桡尺远侧关节的底，封闭了关节腔，尺骨头远端关节面在盘上活动。这个纤维性软骨盘呈三角形，底附着于桡骨的尺切迹远缘，尖抵于尺骨茎突根部的一小凹，底部厚4～5 mm，其他部厚约 2 mm。少数人的关节盘有穿孔，此时，桡腕关节即与桡尺远侧关节相通。关节盘除将桡腕关节与桡尺骨远侧关节隔开外，也是连接桡尺骨下端的重要结构。此结构为高级灵长目所特有，对尺侧腕骨的稳定及负荷的传递都有重要作用。

关节盘前后缘与囊的滑膜和韧带相连，正常时，此软骨盘在任何旋转角度都处于紧张状态。当前臂作剧烈旋转运动时（如转动螺丝拧子或机器摇把、扣排球等），如腕部受到阻力或掌部固定而前臂仍用力旋转，运动轴心将离开尺骨头而移向桡侧，致使尺桡骨远端的距离增大，关节盘的背侧或掌侧过度紧张，从而可造成关节盘撕裂。另种情形是，当前臂旋前、桡腕关节尺偏背伸时，三角骨可紧压关节盘，一定程度地限制了盘的活动，同时，关节盘随桡骨旋转又需在尺骨头上滑动，如此盘上下面出现动与不动的矛盾，也可引起关节盘撕裂。

关节盘损伤时可施行腕关节造影，穿刺部位在尺骨茎突外侧，避开浅静脉，针尖穿过桡腕背侧韧带及关节囊进入桡腕关节腔中，可有明显的减压感。如盘破裂，造影剂即可进入桡尺远侧关节及囊状隐窝。关节盘外伤性撕裂应与正常穿孔相鉴别，正常时穿孔大小为 1～1.4 mm。关节盘撕裂和桡尺远侧关节分离的损伤在前臂旋前时则出现疼痛、弹响、尺骨头向背侧脱位、腕不能用力旋转等体征。

2. 桡腕关节（Radiocarpal joint） 桡骨下关节面和关节盘作成卵圆形的关节窝，舟骨、月骨、三角骨的近关节面及其间的韧带组成凸面的关节头，合为二轴性椭圆关节，可作屈伸、收展和环转运动。由于桡骨茎突比尺骨茎突长而低，故腕的外展范围比内收受到限制。

在关节窝，尚存在一关节内半月板，此板周围附着于尺骨茎突尖和关节囊，外缘游离，贴于关节盘下面。在半月板与关节盘中间，恒定地存在一憩室，称茎突前滑膜隐窝。隐窝的底达尺骨茎突前面，出口即半月板游离缘，但出口有时被滑膜绒毛所掩盖。隐窝的大小与茎突的长短有关，隐窝的存在为茎突提供一关节性结构。类风湿关节炎的早期，茎突隐窝的滑膜首先

受累，腕尺侧出现疼痛和肿胀即与此有关。半月板有时骨化，形成骨半月，可在 X 线像上显影，应与茎突骨折鉴别。在远侧关节面中，舟月韧带和月三角韧带有时出现穿孔，分别占 40% 和 36%。此时，桡腕关节腔即与腕骨间关节腔相通。

桡腕关节囊被韧带增强：

（1）桡腕掌侧韧带（Palmar radiocarpal lig.）：起自桡骨茎突前面的平滑压迹，行于舟骨结节近侧沟中，分别止于舟骨、月骨、三角骨和头状骨前面。

（2）尺腕掌侧韧带（Palmar ulnocarpal lig.）：起自尺骨头与茎突之间的窝中及关节盘前缘，止于月骨、三角骨、头状骨和豌豆骨。

（3）腕桡侧副韧带（Radial carpal collateral lig.）和腕尺侧副韧带（Ulnar carpal collateral lig.）：从桡骨茎突和尺骨茎突分别抵止于舟骨和三角骨，此两韧带可防止腕过度内收和外展。

（4）桡腕背侧韧带（Dorsal radiocarpal lig.）：腕背面关节囊较薄，此韧带从桡骨到三角骨，增强关节囊。

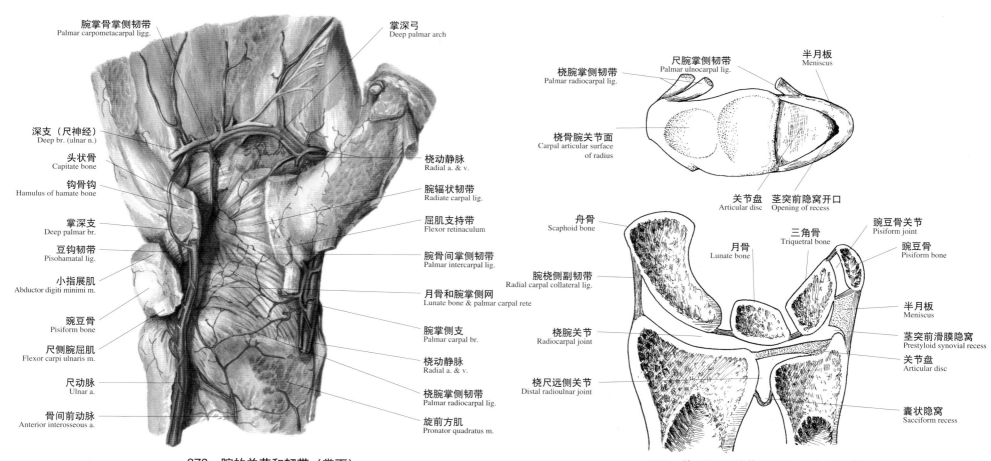

372. 腕的关节和韧带（掌面）
The joints and the ligaments of the wrist（Palmar aspect）

373. 桡尺远侧关节和桡腕关节（模式图）
The distal radio-ulnar joint and the radiocarpal joint（Diagrammatic）

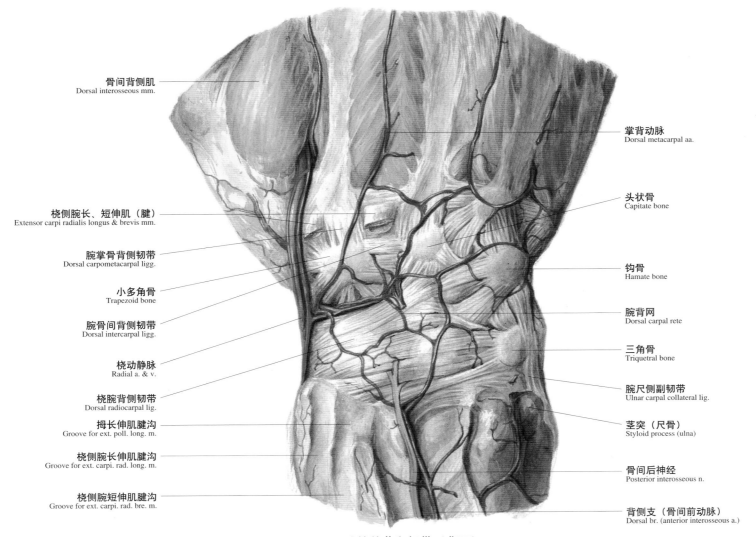

骨间背侧肌
Dorsal interosseous mm.

桡侧腕长、短伸肌（腱）
Extensor carpi radialis longus & brevis mm.

腕掌骨背侧韧带
Dorsal carpometacarpal ligg.

小多角骨
Trapezoid bone

腕骨间背侧韧带
Dorsal intercarpal ligg.

桡动静脉
Radial a. & v.

桡腕背侧韧带
Dorsal radiocarpal lig.

拇长伸肌腱沟
Groove for ext. poll. long. m.

桡侧腕长伸肌腱沟
Groove for ext. carpi rad. long. m.

桡侧腕短伸肌腱沟
Groove for ext. carpi rad. bre. m.

掌背动脉
Dorsal metacarpal aa.

头状骨
Capitate bone

钩骨
Hamate bone

腕背网
Dorsal carpal rete

三角骨
Triquetral bone

腕尺侧副韧带
Ulnar carpal collateral lig.

茎突（尺骨）
Styloid process (ulna)

骨间后神经
Posterior interosseous n.

背侧支（骨间前动脉）
Dorsal br. (anterior interosseous a.)

374. 腕的关节和韧带（背面）
The joints and the ligaments of the wrist（Dorsal aspect）

3. 腕骨间关节（Intercarpal joints） 在舟骨、月骨、三角骨之间，大多角骨、小多角骨、头状骨、钩骨之间借五个腕骨间骨间韧带相连，各骨的背面借五个腕骨间背侧韧带相连，各骨的掌面也借五个腕骨间掌侧韧带相连。豌豆骨与三角骨之间形成豌豆骨关节，关节囊松弛，关节腔常与桡腕关节腔相通。

4. 中腕关节（Midcarpal joint） 关节线由外向内呈"∽"形，在外半，舟骨远端的两个关节面与大、小多角骨相连，在内半，舟骨内半，月骨和三角骨作成凹窝，头状骨和钩骨作成关节头，形成球窝关节，两半合为椭圆形关节。由于外半运动范围小，内半运动范围大，所以运动轴居斜的方向。关节囊背面比掌面疏松，关节掌面有腕辐状韧带增强，该韧带有些纤维从头状骨放散到舟骨、月骨、三角骨，另一些纤维连结着大多角骨、小多角骨、舟骨、钩骨与三角骨。另有一坚强的韧带从豌豆骨至钩骨钩，名豆钩韧带。在背面，两列腕骨借斜的腕骨间背侧韧带相连，但不

如掌侧韧带发达。

5. 腕掌关节（Carpometacarpal joints） 第二掌骨底与大、小多角骨和头状骨相连结，第三掌骨底与头状骨连结，第四掌骨底与头状骨和钩骨相连结，第五掌骨底与钩骨连结。它们分别具有小关节面和关节囊。有 8 个腕掌骨背侧韧带在背面增强关节囊，有 6 个腕掌骨掌侧韧带在掌面增强关节囊。

6. 掌骨间关节（Intermetacarpal joints） 为第二～五掌骨底侧关节面相互间形成的关节，各有关节囊，囊背面被短而厚的横行的掌骨背侧韧带增强，掌面被掌骨掌侧韧带增强。相邻两掌骨底的侧关节面远缘被掌骨骨间韧带增强，并封闭了关节腔远缘。

腕关节的血液供应和神经支配 滋养腕关节的血管有桡、尺动脉，骨间前、后动脉，掌深弓，腕背网等。

桡、尺动脉发支滋养桡骨和尺骨远端及邻近韧带，血管沿桡腕掌侧韧带穿入关节，滋养舟骨近端、月骨和头骨等，并沿桡侧副韧带滋养舟骨远端。舟骨

结节随桡侧腕屈肌腱获得血液供应。舟骨腰部骨折时，远近两端都有血液供应，但骨折线越靠近端，远端发生缺血坏死的可能性越大。月骨掌侧及背侧均有血管进入。

尺动脉腕掌支、桡动脉腕掌支、骨间前动脉的掌侧终支和掌深弓返支组成腕掌侧网，滋养腕骨前面。

尺、桡动脉的腕背支和骨间后动脉组成腕背网，由网发支连于掌背动脉。腕背网和掌背动脉滋养桡骨远端、腕骨背面、腕掌关节等部。

桡、尺动脉本干也直接发支通过滋养孔进入桡、尺骨远端，如桡动脉茎突支和茎突返支（于鼻烟窝内发出）可到达桡骨茎突尖部，尺骨茎突附近亦有干骺动脉供给，尺骨茎突骨折若损伤从滋养孔进入的血管，可造成尺骨茎突的不愈合。

腕的神经支配有：骨间前神经和尺神经深支配腕关节掌面、尺神经手背支和骨间后神经支配腕关节背面，桡神经分支支配腕关节桡侧等。

腕部骨骼

桡尺骨远端

桡骨远端宽广，近四边形，松质外面仅覆以薄层密质。前面平坦，有旋前圆肌附着，背面凸隆，尤以桡骨背侧结节（Lister 结节）最为突出，形成三条纵沟以通过伸肌腱，沟间纵嵴有伸肌支持带附着。内侧面有一凹面，为尺骨切迹，与尺骨头成关节。外侧面有二条浅沟，有拇长展肌和拇短伸肌腱通过，其末端突出，为桡骨茎突，有肱桡肌及腕桡侧副韧带附着。桡骨远端呈三角形凹面，称腕关节面，与舟骨、月骨相关节。

尺骨远端膨大为尺骨头，其前、外、后缘的环状关节面与桡骨的尺切迹相关节。头下面光滑，与关节盘相贴，尺骨头后内侧的向下突起为茎突，茎突后面的浅沟有尺侧腕伸肌腱通过。茎突外面有关节盘附着，内面有腕尺侧副韧带附着。

腕 骨

1. 舟骨（Scaphoid bone） 形如船形，但不规则，长轴斜向下外。近端凸隆的关节面与桡骨相接，远端两个略为平坦的关节面分别与大、小多角骨相连。尺侧亦有两关节面，近侧者较小，与月骨接触，远侧者大而凹，与头状骨成关节。中部呈窄带状粗糙区即舟骨的腰，其掌面稍凹陷，有较大的滋养孔，为舟骨血管主要进入处，也是桡腕掌侧韧带附着处。稍远侧有一突起，为舟骨结节，有屈肌支持带和拇短展肌等附着。腰部背面也有数个滋养孔，有桡腕背侧韧带附着。

2. 月骨（Lunate bone） 侧面呈半月形，正面为四方形，介于舟骨和三角骨之间，近端卵圆形凸面与桡骨关节面和关节盘相接，远端凹面与头状骨和钩骨形成关节。内侧四方形关节面与三角骨相贴，外侧半月形关节面与舟骨相贴。掌背两面粗糙，均有血管进入，并有桡腕掌侧及背侧韧带附着。

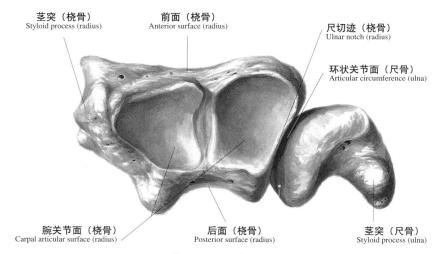

茎突（桡骨）Styloid process (radius) 前面（桡骨）Anterior surface (radius) 尺切迹（桡骨）Ulnar notch (radius) 环状关节面（尺骨）Articular circumference (ulna) 腕关节面（桡骨）Carpal articular surface (radius) 后面（桡骨）Posterior surface (radius) 茎突（尺骨）Styloid process (ulna)

375. 尺桡骨远端（右，远侧面）
The distal ends of the ulna and the radius (Right. Distal aspect)

在腕骨中，月骨的位置比较最不稳定，当手尺偏时，月骨介于头状骨与桡骨之间，易发生脱位，手过度背伸时，月骨也易脱位。月骨血运较差，仅于掌侧和背侧关节囊附着处有 2 ～ 3 条小血管进入。月骨活动度很大，因此外伤或其他不明显的原因均易损伤这些血管，造成月骨缺血性坏死（Kienkoeck 病）。坏死后较难依靠周围组织获得血液供应。

3. 三角骨（Triquetral bone） 呈锥状，介于月骨和钩骨之间并与两骨成关节，远端卵圆形关节面与豌豆骨相接，近端关节面凸隆，与桡腕关节的关节盘接触，腕尺侧副韧带附于其内侧面。三角骨的血供来自背侧的滋养动脉，供应 50% ～ 70% 的区域，掌侧的动脉仅供应 30% ～ 50% 的范围。

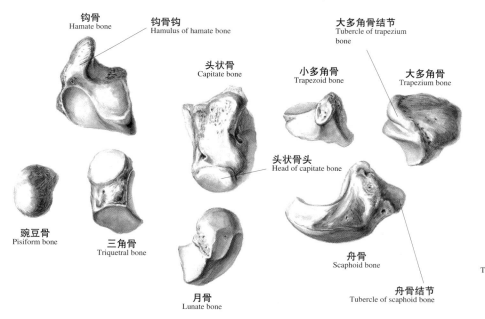

钩骨 Hamate bone 钩骨钩 Hamulus of hamate bone 头状骨 Capitate bone 小多角骨 Trapezoid bone 大多角骨结节 Tubercle of trapezium 大多角骨 Trapezium bone 头状骨头 Head of capitate bone 豌豆骨 Pisiform bone 三角骨 Triquetral bone 月骨 Lunate bone 舟骨 Scaphoid bone 舟骨结节 Tubercle of scaphoid bone

376. 腕骨（掌面）
The carpal bones (Palmar aspect)

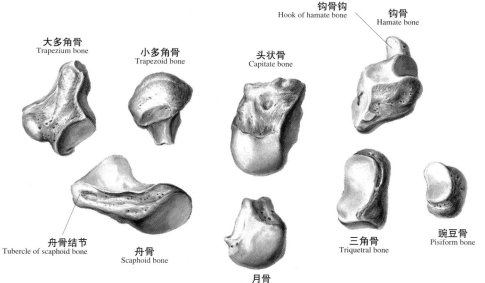

大多角骨 Trapezium bone 小多角骨 Trapezoid bone 头状骨 Capitate bone 钩骨钩 Hook of hamate bone 钩骨 Hamate bone 舟骨结节 Tubercle of scaphoid bone 舟骨 Scaphoid bone 月骨 Lunate bone 三角骨 Triquetral bone 豌豆骨 Pisiform bone

377. 腕骨（背面）
The carpal bones (Dorsal aspect)

4. **豌豆骨**（Pisiform bone） 小如豆状，借平坦关节面与三角骨相接，掌面粗糙，有屈肌支持带、豆钩韧带、尺侧腕屈肌和小指展肌附着。约有数条血管从各面入骨，在骨内广泛吻合，血运丰富。

5. **大多角骨**（Trapezium bone） 呈不规则五角形，近端与舟骨、内侧与小多角骨和第二掌骨底成关节，远端为鞍状面，与第一掌骨底形成拇指腕掌关节。掌面狭窄，有嵴状隆起，为大多角骨结节，上有屈肌支持带、拇短展肌和拇对掌肌附着。结节内侧有深沟，供桡侧腕屈肌腱通过。背面有两个结节，当中成一凹沟，有拇长伸肌腱通过。背面桡侧有腕桡侧副韧带附着。

大多角骨血运较好，有来自桡动脉、拇主要动脉、桡动脉掌深支和掌深弓的 2～9 支滋养动脉从背面、外面、掌面进入骨内，在骨内吻合，其中以背侧滋养动脉供应范围较大。

6. **小多角骨**（Trapezoid bone） 较小，似楔形，近端与舟骨，远端与第二掌骨，桡侧与大多角骨，尺侧与头状骨形成关节。掌面狭窄，背面宽阔，皆有韧带附着。小多角骨血运较差，有 1～7 支滋养动脉从背面、掌面和内面入骨，其中背侧的血管供应范围较大。

7. **头状骨**（Capitate bone） 居腕骨中央，最大，是远排腕骨的活动中心。近端呈球形膨大，为头状骨头，突入于舟骨和月骨的凹窝内，组成中腕关节的一部。远端与二、三、四掌骨底相接。两侧面分别与小多角骨和钩骨相接。头状骨有滋养动脉 2～14 支，由背面和掌面进入。在骨内，动脉形成吻合链和树状分支滋养整个头状骨。头部无血管进入，由骨内血管的逆行分支供应。故头状骨头、颈部骨折若损伤骨内逆行供血系统可引起头部的缺血性坏死。

8. **钩骨**（Hamate bone） 因其掌面有一钩而得名，呈三角形，介于头状骨和三角骨之间。钩骨钩为屈肌支持带、豆钩韧带、小指短屈肌和小指对掌肌附着处，远端与第四、五掌骨成关节。钩骨的滋养动脉有 1～14 支，从背面、掌面和钩部入骨，在骨内吻合分支供应整个钩骨。

舟骨骨折

多发生于青年。腕于桡偏背伸位着地，背侧被桡骨茎突及关节背缘阻挡，致成骨折，占腕骨骨折的 80% 以上。一般可分四种。

1. **腰部骨折** 最多见。骨折两端均有血运，但折线越靠近侧，远端发生缺血坏死的机会越多。愈合需较多时间，手桡偏或尺偏运动常通过骨折线产生剪式应力，尤其桡偏还受桡骨茎突的影响，是不愈合的原因之一。桡侧腕屈肌腱经过其前方，常压迫舟骨近端，腕关节如固定在背伸位，也可导致骨折不连接的后果。约有 30% 骨折不愈合。

2. **结节骨折** 多为撕脱骨折，血供丰富，一个多月可愈合。

3. **远端骨折** 远端血循环较好，愈合多不成问题。

4. **近端骨折** 几乎没有血管进入，骨折后来自远端的血供断绝，骨折不易愈合。

新鲜骨折时腕痛，活动受限。解剖学鼻烟窝处肿胀，压痛明显。如骨折有移位，在茎突远端可触及移位骨块。

治疗可采取复位、外固定或内固定。固定位置应避免剪力，有利愈合。

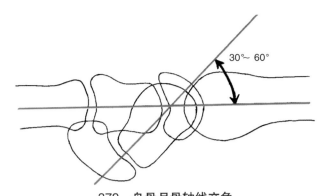

379．舟骨月骨轴线交角
Angle between axes of the navicular and the lunate bones

舟骨月骨轴线交角

腕中立位时，侧位 X 线片上，桡骨纵轴、月骨中轴线、头状骨长轴和第三掌骨纵轴居同一条线上，为共线。舟骨则呈倾斜状，近端在背侧，远端在掌侧。舟骨纵轴线与月骨中轴线呈 30°～60° 交角，平均 47°。此角小于 30° 或大于 60°，皆表明舟月关系有改变。当腕从中立位到充分掌屈及桡偏时，舟骨旋转 60°，月骨仅旋转 30°。当从中立位充分背伸时，舟月两骨皆大致旋转 30°。

腕关节不稳与月骨脱位

创伤性腕关节不稳包括腕背屈不稳、腕掌屈不稳、腕尺侧移位等，这些不稳是由于腕关节损伤后早

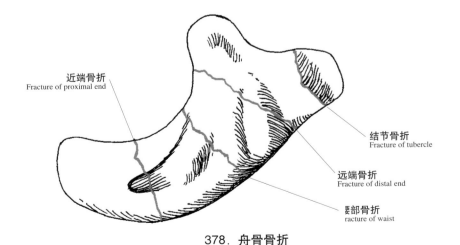

近端骨折
Fracture of proximal end

结节骨折
Fracture of tubercle

远端骨折
Fracture of distal end

腰部骨折
racture of waist

378．舟骨骨折
Fractures of the navicular bone

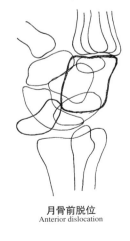

月骨前脱位
Anterior dislocation

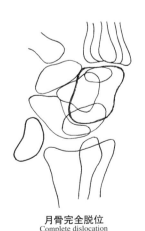

月骨完全脱位
Complete dislocation

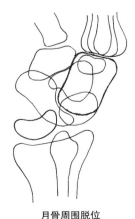

月骨周围脱位
Perilunate dislocation

380．月骨脱位（侧面观）
Dislocation of the lunate bone (Lateral view)

期或晚期发生腕骨间正常位置的改变，这些损伤错位，不容易复位，复位后也不容易保持，其中主要涉及月骨脱位和月骨周围脱位。

1. 月骨前脱位 多见，于腕背伸时手掌撑地引起，如腕背侧韧带未断，月骨可保持部分血运，此为月骨半脱位，侧位片上，月骨脱向掌侧，半月形的凹面也转向掌侧。如腕背侧韧带断裂，月骨完全脱出至掌侧，

为月骨完全脱位。脱位的月骨有时压迫腕管内的屈指肌腱和正中神经，会使手指伸直困难、桡侧三指掌面感觉障碍。

2. 月骨周围脱位 是月骨的解剖位置不变，其他腕骨及整个手骨脱向背侧。此种损伤有时伴有舟骨骨折，舟骨远折段伴随其他腕骨一起脱位，称之为经舟骨月骨周围脱位。

3. 其他腕骨损伤 占腕骨损伤的 1/10。如三角骨横行骨折、大多角骨撕脱骨折、豌豆骨脱位、钩骨钩骨折。

上述脱位和骨折应及早诊断予以整复，严重者可做关节融合等手术，无论哪一种都必须恢复腕骨间的正确位置关系。

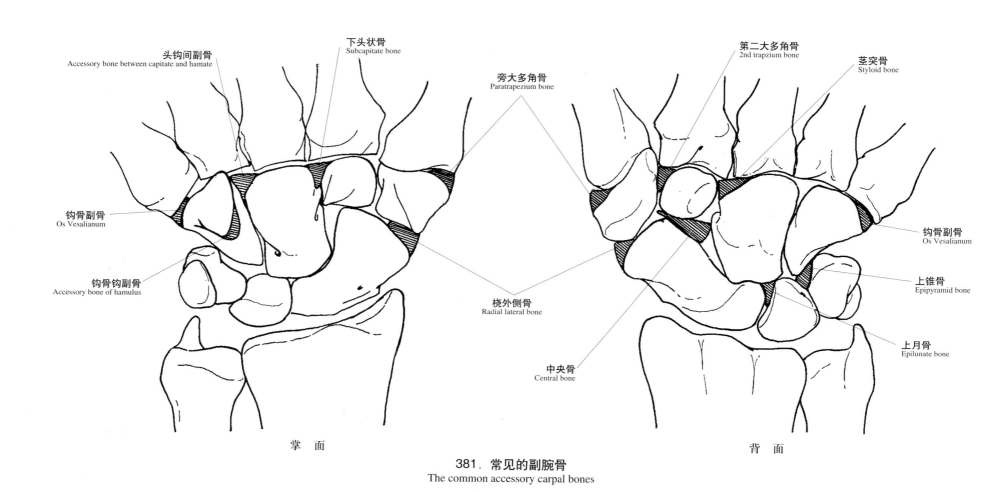

381. 常见的副腕骨
The common accessory carpal bones

掌面 / 背面

副 腕 骨

腕骨在骨化过程中有时出现变异，如相邻的两个骨化中心出现异常融合，而使相邻的两个腕骨化成一块骨（如月骨与三角骨、大多角骨和舟骨等）；又如一块腕骨异常地出现两个骨化中心且单独骨化（如二分舟骨或双舟骨），还有骨化中心应愈合而未愈合，从而出现副腕骨，这些都具有诊断意义，宜与损伤和病理因素相鉴别。

1. 副腕骨从掌面观

（1）桡外侧骨（Radial lateral bone）：位舟骨结节桡侧或舟骨结节与大多角骨之间。

（2）旁大多角骨（Paratrapezium bone）：在大多角骨桡侧与第一掌骨底之间，共同组成拇指腕掌关节。

（3）下头状骨（Subcapitate bone）：罕见，位头状骨掌面与第二、三掌骨底之间。

（4）头钩间副骨（Accessory bone between capitate and hamate）：位头状骨与钩骨之间与第三、四掌骨底连接处的掌面。

（5）钩骨钩副骨（Accessory bone of hamulus）：在钩骨钩前面，可误认为钩骨钩骨折。

（6）钩骨副骨（Os Vesalianum）：位钩骨与第五掌骨底之间，可见于掌面和背面。

2. 副腕骨从背面观

（1）上锥骨（Epipyramid bone）：位三角骨、月骨和钩骨之间。

（2）上月骨（Epilunate bone）：位舟骨、月骨和头状骨之间。

（3）中央骨（Central bone）：常位于舟骨、大多角骨、小多角骨与头状骨之间。

（4）茎突骨（Styloid bone）：位头状骨与小多角骨之间，平第三掌骨茎突，由独立的骨化核发育而来。

（5）第二大多角骨（2nd trapzium bone）：位大、小多角骨之间。

上述各骨中，以茎突骨最常见，旁大多角骨次之。

腕部断面

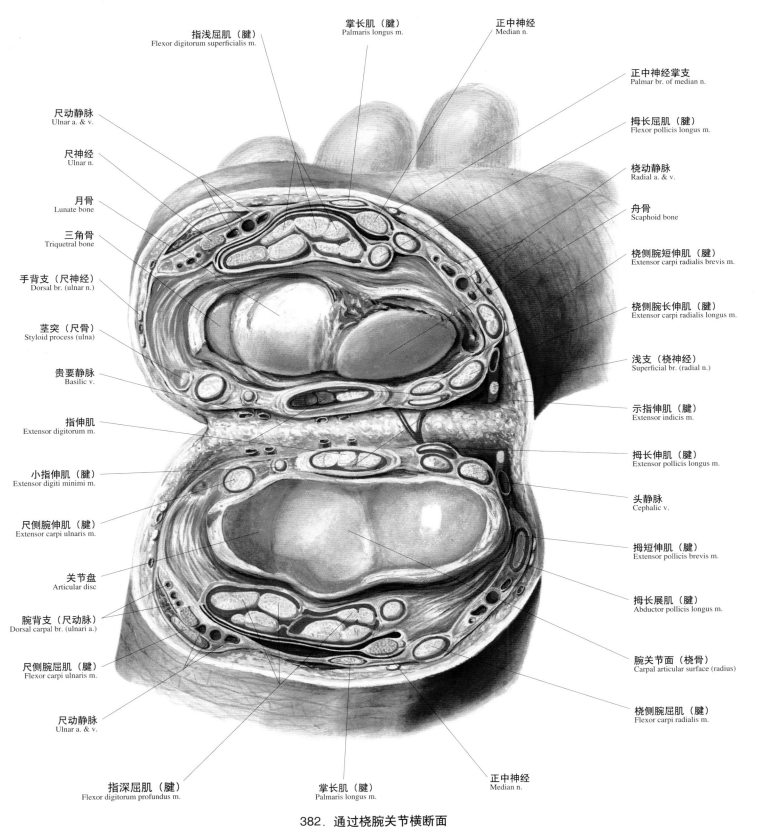

指浅屈肌（腱）
Flexor digitorum superficialis m.

掌长肌（腱）
Palmaris longus m.

正中神经
Median n.

尺动静脉
Ulnar a. & v.

尺神经
Ulnar n.

月骨
Lunate bone

三角骨
Triquetral bone

手背支（尺神经）
Dorsal br. (ulnar n.)

茎突（尺骨）
Styloid process (ulna)

贵要静脉
Basilic v.

指伸肌
Extensor digitorum m.

小指伸肌（腱）
Extensor digiti minimi m.

尺侧腕伸肌（腱）
Extensor carpi ulnaris m.

关节盘
Articular disc

腕背支（尺动脉）
Dorsal carpal br. (ulnari a.)

尺侧腕屈肌（腱）
Flexor carpi ulnaris m.

尺动静脉
Ulnar a. & v.

指深屈肌（腱）
Flexor digitorum profundus m.

掌长肌（腱）
Palmaris longus m.

正中神经
Median n.

正中神经掌支
Palmar br. of median n.

拇长屈肌（腱）
Flexor pollicis longus m.

桡动静脉
Radial a. & v.

舟骨
Scaphoid bone

桡侧腕短伸肌（腱）
Extensor carpi radialis brevis m.

桡侧腕长伸肌（腱）
Extensor carpi radialis longus m.

浅支（桡神经）
Superficial br. (radial n.)

示指伸肌（腱）
Extensor indicis m.

拇长伸肌（腱）
Extensor pollicis longus m.

头静脉
Cephalic v.

拇短伸肌（腱）
Extensor pollicis brevis m.

拇长展肌（腱）
Abductor pollicis longus m.

腕关节面（桡骨）
Carpal articular surface (radius)

桡侧腕屈肌（腱）
Flexor carpi radialis m.

382. 通过桡腕关节横断面
Transverse section through the radiocarpal joint

通过桡腕关节横断面

桡腕关节在体表的投影为通过桡、尺骨茎突凸向近侧 1 cm 的弧线。在此断面中可见下列结构。

（1）在皮下，背桡侧有头静脉和桡神经浅支，背尺侧有贵要静脉和尺神经手背支，掌面有正中神经掌支。贵要静脉和头静脉于此平面为起始部位，多居腕背侧，背侧的浅静脉较掌侧为多。

（2）在腕掌侧增厚的深筋膜深面，由桡侧向尺侧可见桡动静脉、桡侧腕屈肌腱、正中神经、掌长肌腱、指浅屈肌腱、尺动静脉、尺神经和尺侧腕屈肌腱。较深位有拇长屈肌腱和指深屈肌腱。各腱都开始包裹腱滑液鞘。

（3）在伸肌支持带深面，由桡侧向尺侧可见拇长展肌和拇短伸肌腱、桡侧腕长伸肌腱和桡侧腕短伸肌腱、拇长伸肌腱、指伸肌和示指伸肌腱、小指伸肌腱、尺侧腕伸肌腱。各腱都开始包裹腱滑液鞘。尺骨茎突尖亦见于此平面中。

（4）关节囊较厚，两侧有腕桡侧副韧带和腕尺侧副韧带增强，前后壁有桡腕掌侧韧带、尺腕掌侧韧带和桡腕背侧韧带等增强。

（5）近侧关节面为椭圆形凹面，由桡骨腕关节面和关节盘形成，最内侧的半月板与囊相连，隐约可见。远侧关节面呈凸面，由外向内为舟骨、月骨、三角骨及其间的舟月韧带、月三角韧带。

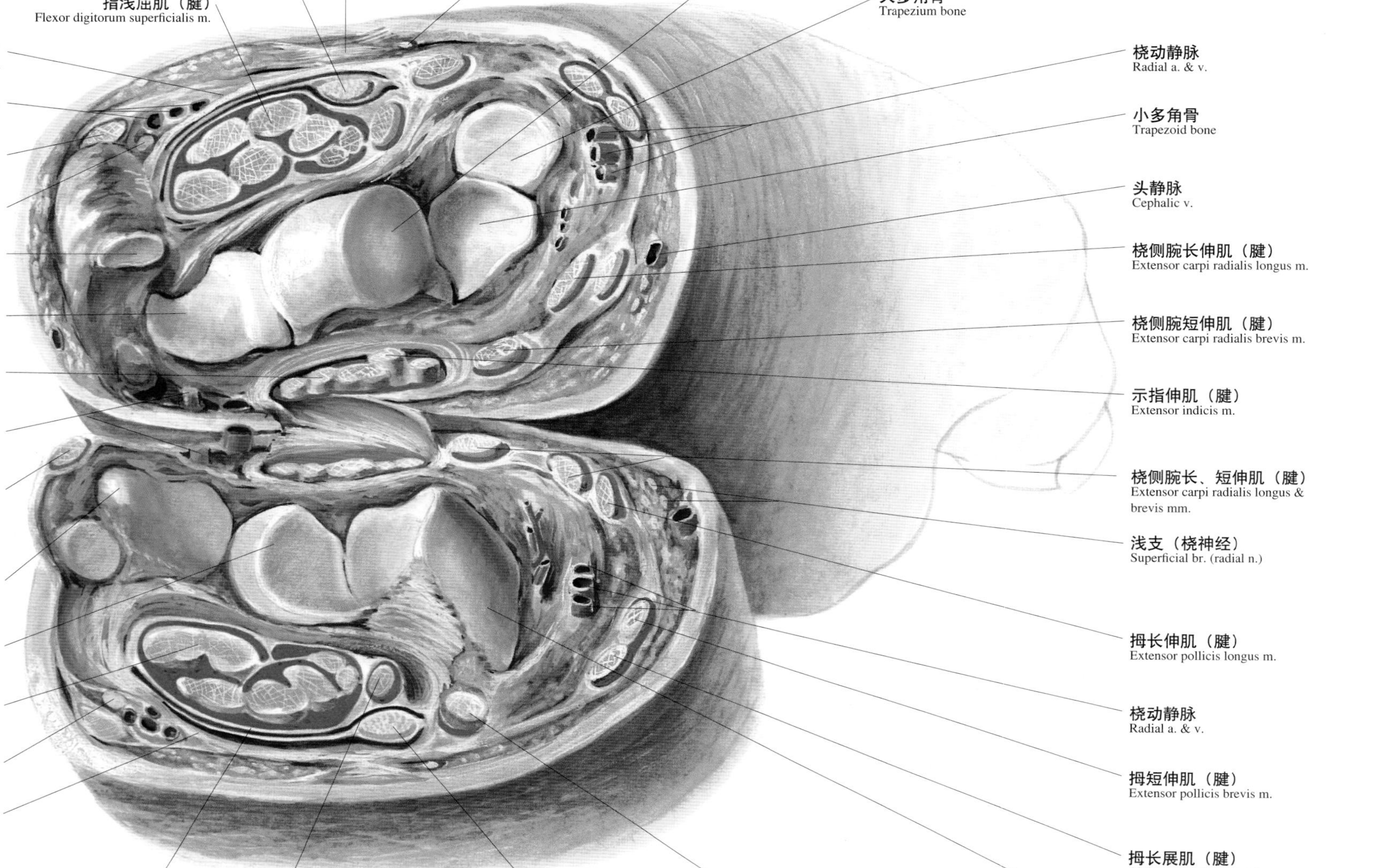

掌腱膜
Palmar aponeurosis

正中神经掌支
Palmar br. of median n.

头状骨
Capitate bone

大多角骨
Trapezium bone

正中神经
Median n.

指浅屈肌（腱）
Flexor digitorum superficialis m.

屈肌支持带
Flexor retinaculum

尺动静脉
Ulnar a. & v.

尺侧腕屈肌（腱）
Flexor carpi ulnaris m.

尺神经
Ulnar n.

豌豆骨
Pisiform bone

钩骨
Hamate bone

指伸肌（腱）
Extensor digitorum m.

小指伸肌（腱）
Extensor digiti minimi m.

尺侧腕伸肌（腱）
Extensor carpi ulnaris m.

三角骨及关节面
Triquetral & articular surface

月骨
Lunate bone

指深屈肌（腱）
Flexor digitorum profundus m.

尺神经
Ulnar n.

屈肌支持带
Flexor retinaculum

指屈肌总腱鞘
Common synovial sheath of flexor digitorum mm.

拇长屈肌（腱）
Flexor pollicis longus m.

正中神经
Median n.

桡侧腕屈肌（腱）
Flexor carpi radialis m.

桡动静脉
Radial a. & v.

小多角骨
Trapezoid bone

头静脉
Cephalic v.

桡侧腕长伸肌（腱）
Extensor carpi radialis longus m.

桡侧腕短伸肌（腱）
Extensor carpi radialis brevis m.

示指伸肌（腱）
Extensor indicis m.

桡侧腕长、短伸肌（腱）
Extensor carpi radialis longus & brevis mm.

浅支（桡神经）
Superficial br. (radial n.)

拇长伸肌（腱）
Extensor pollicis longus m.

桡动静脉
Radial a. & v.

拇短伸肌（腱）
Extensor pollicis brevis m.

拇长展肌（腱）
Abductor pollicis longus m.

舟骨
Scaphoid bone

383. 通过中腕关节横断面
Transverse section through the midcarpal joint

腕远侧横纹约通过中腕关节最高点。此断面中可见下列结构。

（1）在皮下，背桡侧可见头静脉和桡神经浅支，背尺侧可见贵要静脉起始和尺神经手背支，掌侧可见正中神经掌支。

（2）腕管中部出现于此断面中。在近端，腕管由舟骨、月骨、三角骨和豌豆骨的凹槽与屈肌支持带围成；在远端，由大多角骨、小多角骨、头状骨和钩骨与屈肌支持带围成。腕管于此平面最窄，呈椭圆形。正中神经居屈肌支持带桡侧半的直下方，拇长屈肌腱及桡侧囊位腕管的桡侧极，腕管的尺侧部有指浅、深屈肌的8条肌腱及尺侧囊。桡侧腕屈肌腱及腱鞘行于由大多角骨结节和屈肌支持带所形成的桡侧管中。尺神经和尺血管行于豌豆骨外侧、屈肌支持带浅面的尺管中。掌长肌腱延续为掌腱膜，贴于屈肌支持带浅面。尺侧腕屈肌腱即将抵于豌豆骨。

（3）在断面的背侧，依次可见拇长展肌腱、拇短伸肌腱、拇长伸肌腱、桡侧腕长伸肌腱、桡侧腕短伸肌腱，指伸肌腱和示指伸肌腱、小指伸肌腱和尺侧腕伸肌腱。桡动静脉由掌面转向背侧，行于拇长展肌和拇短伸肌腱的深面。

（4）图中可见中腕关节近远端关节面。近关节面由舟骨、月骨、三角骨形成，远关节面由大多角骨、小多角骨、头状骨和钩骨形成。大、小多角骨形成卵圆形凹面与舟骨相接，头状骨和钩骨形成大的凸面突入于舟骨、月骨、三角骨所形成的凹窝中。月骨和头状骨稍向掌侧隆起，突向腕管，故月骨脱位易造成对腕管的压迫。

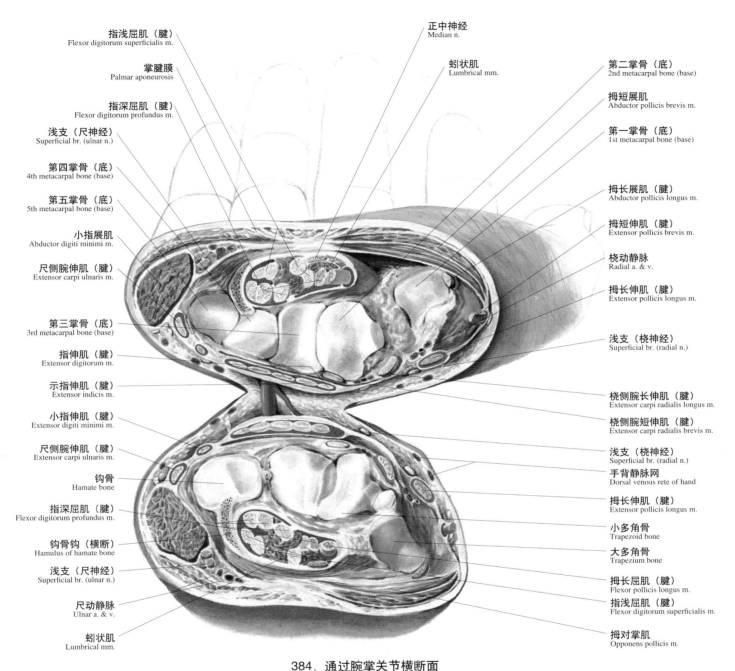

指浅屈肌（腱）
Flexor digitorum superficialis m.

掌腱膜
Palmar aponeurosis

指深屈肌（腱）
Flexor digitorum profundus m.

浅支（尺神经）
Superficial br. (ulnar n.)

第四掌骨（底）
4th metacarpal bone (base)

第五掌骨（底）
5th metacarpal bone (base)

小指展肌
Abductor digiti minimi m.

尺侧腕伸肌（腱）
Extensor carpi ulnaris m.

第三掌骨（底）
3rd metacarpal bone (base)

指伸肌（腱）
Extensor digitorum m.

示指伸肌（腱）
Extensor indicis m.

小指伸肌（腱）
Extensor digiti minimi m.

尺侧腕伸肌（腱）
Extensor carpi ulnaris m.

钩骨
Hamate bone

指深屈肌（腱）
Flexor digitorum profundus m.

钩骨钩（横断）
Hamulus of hamate bone

浅支（尺神经）
Superficial br. (ulnar n.)

尺动静脉
Ulnar a. & v.

蚓状肌
Lumbrical mm.

正中神经
Median n.

蚓状肌
Lumbrical mm.

第二掌骨（底）
2nd metacarpal bone (base)

拇短展肌
Abductor pollicis brevis m.

第一掌骨（底）
1st metacarpal bone (base)

拇长展肌（腱）
Abductor pollicis longus m.

拇短伸肌（腱）
Extensor pollicis brevis m.

桡动静脉
Radial a. & v.

拇长伸肌（腱）
Extensor pollicis longus m.

浅支（桡神经）
Superficial br. (radial n.)

桡侧腕长伸肌（腱）
Extensor carpi radialis longus m.

桡侧腕短伸肌（腱）
Extensor carpi radialis brevis m.

浅支（桡神经）
Superficial br. (radial n.)

手背静脉网
Dorsal venous rete of hand

拇长伸肌（腱）
Extensor pollicis longus m.

小多角骨
Trapezoid bone

大多角骨
Trapezium bone

拇长屈肌（腱）
Flexor pollicis longus m.

指浅屈肌（腱）
Flexor digitorum superficialis m.

拇对掌肌
Opponens pollicis m.

384. 通过腕掌关节横断面
Transverse section through the carpometacarpal joints

腕掌关节约居腕远侧纹远方 1.5 cm。此断面可见如下结构。

（1）在皮下，可见手背静脉网和粗静脉干，它们系头静脉和贵要静脉的起源，还可见桡神经浅支、尺神经手背支和正中神经掌支等。

（2）鱼际和小鱼际开始出现。在鱼际，拇短展肌和拇对掌肌自屈肌支持带起始，在小鱼际，可见皮下的掌短肌和小指展肌。尺神经已分叉为浅、深支，尺神经浅支和尺动静脉行于掌短肌深面。

（3）腕管接近于远缘出口，由大多角骨结节、小多角骨、头状骨和钩骨及钩等围成。正中神经变扁平形，即将分支，蚓状肌开始出现于指深屈肌腱周围。

（4）在掌背，由桡侧向尺侧依次可见拇长展肌腱、拇短伸肌腱、拇长伸肌腱、桡侧腕长伸肌腱、桡侧腕短伸肌腱、指伸肌腱、示指伸肌腱、小指伸肌腱和尺侧腕伸肌腱。指伸肌腱已呈扇状散开，示指伸肌腱与指伸肌的示指腱并列。桡动静脉行于第一掌骨间隙的背侧，第一骨间背侧肌开始出现。

（5）显现腕掌关节近远侧关节面。大多角骨与第一掌骨底形成拇指腕掌关节，关节面互为鞍状，有独立的关节囊及囊韧带。远侧列腕骨的远侧面和掌骨底的关节面皆高低不平，它们之间形成腕掌关节，活动范围极小。第二掌骨底与大、小多角骨和头状骨相接，第三掌骨底与头状骨相接，第四掌骨底与头状骨和钩骨相接，第五掌骨底与钩骨相接。

人手与猿手不同之处在于第一掌骨底为鞍状面，第一、二掌骨发达，第四、五掌骨细小，系由于拇指活动及手的桡侧承受重力不断发展的结果。第二～五掌骨底关节面明显向桡侧倾斜并凸隆，以保证掌骨在额状面能稍作侧方运动。

腕的 X 线像

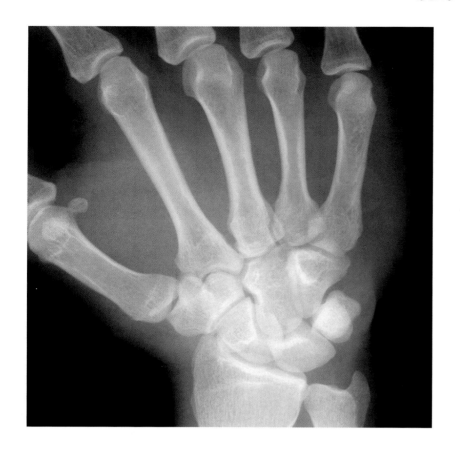 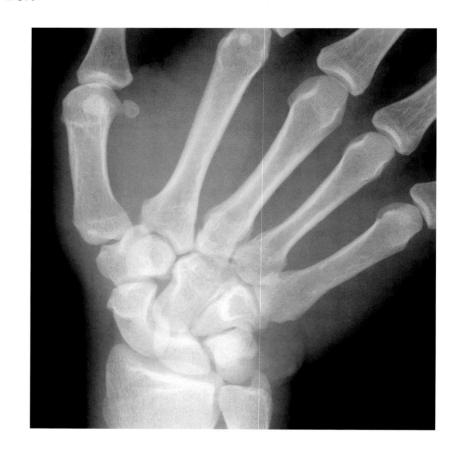

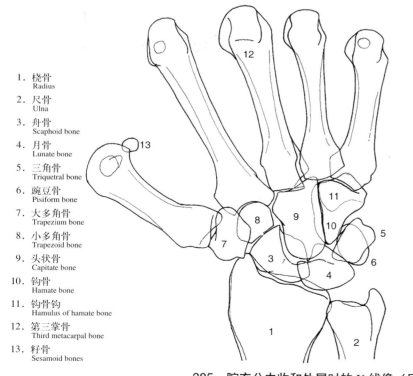

1. 桡骨
   Radius
2. 尺骨
   Ulna
3. 舟骨
   Scaphoid bone
4. 月骨
   Lunate bone
5. 三角骨
   Triquetral bone
6. 豌豆骨
   Pisiform bone
7. 大多角骨
   Trapezium bone
8. 小多角骨
   Trapezoid bone
9. 头状骨
   Capitate bone
10. 钩骨
    Hamate bone
11. 钩骨钩
    Hamulus of hamate bone
12. 第三掌骨
    Third metacarpal bone
13. 籽骨
    Sesamoid bones

385. 腕充分内收和外展时的 X 线像（后前位）
Roentgenograms of the wrist in full adduction and full abduction (Posterior-anterior view)

腕内收和外展

　　腕内收、外展亦为桡腕关节、中腕关节、腕骨间关节的联合运动。腕内收时，舟骨、月骨沿桡骨腕关节面向桡侧移位，舟骨外半移出腕关节面，仅其近端接触桡骨，月骨靠近桡骨茎突，三角骨和豌豆骨紧贴于关节盘下方并靠近尺骨茎突，尺骨头远方的间隙消失。头状骨长轴歪向尺侧，第三掌骨和头状骨的联合

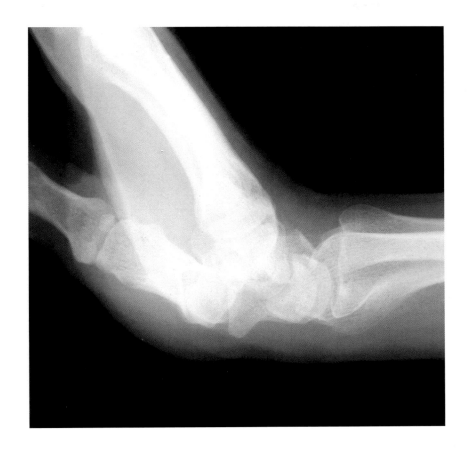
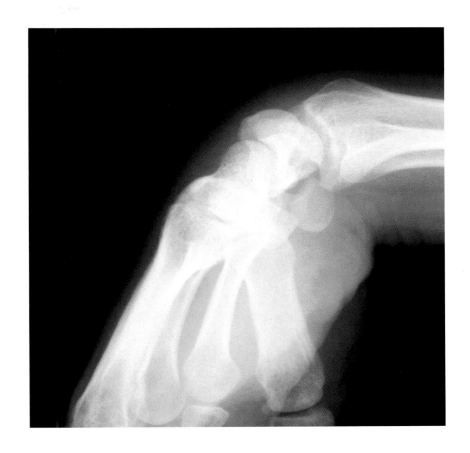

1. 桡骨
   Radius
2. 尺骨
   Ulna
3. 舟骨
   Scaphoid bone
4. 月骨
   Lunate bone
5. 三角骨
   Triquetral bone
6. 豌豆骨
   Pisiform bone
7. 大多角骨
   Trapezium bone
8. 小多角骨
   Trapezoid bone
9. 头状骨
   Capitate bone
10. 钩骨
    Hamate bone
11. 钩骨钩
    Hamulus of hamate bone
12. 掌骨
    Metacarpal bones
13. 籽骨
    Sesamoid bones

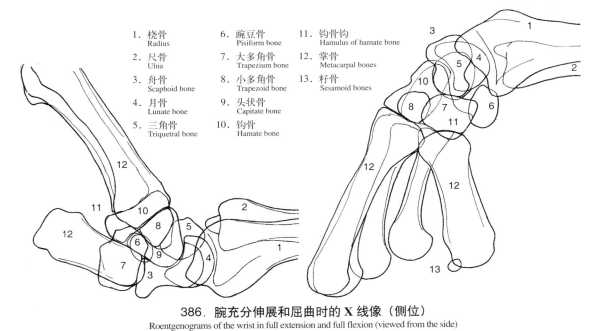

386. 腕充分伸展和屈曲时的 X 线像（侧位）
Roentgenograms of the wrist in full extension and full flexion (viewed from the side)

腕 伸 展 和 屈 曲

腕背伸掌屈为桡腕关节、中腕关节、腕骨间关节的联合运动。腕背伸时，桡骨、月骨、头状骨和第三掌骨成一运动链锁。月骨沿桡骨腕关节面旋转，几乎退于桡骨后唇下方，其背缘与桡骨腕关节面相贴，月骨前凹朝向前上与头状骨相接。月骨脱位时，则失去这一位置而向前方突出。头状骨旋转几乎变垂直位，头移向下方，在腕背面几乎不能触及，颈接近桡骨后唇，底朝前上与第三掌骨相接。

背伸时，舟骨近端随同月骨下移，远端随头状骨体和大多角骨向上，舟骨几乎居水平位，其与头状骨之间，向前上方开放成角。大多角骨结节转向上方，与外展的第一掌骨底影像重叠。豌豆骨与钩骨钩亦突向前上方。

掌屈比背伸运动范围大，接近 90°，月骨朝相反方向旋转，月形凹面朝前下方与头状骨相接，头状骨头移向上方，体转向下。

舟骨近端上移，舟骨结节向下，其长轴几乎成垂直位。大多角骨随舟骨结节下移，大多角骨与头状骨之间向后方开放成角。豌豆骨和钩骨钩移向后下方。

轴向近侧延长时通过舟骨近端。

腕外展时，舟骨、月骨沿桡骨腕关节面向尺侧移位，舟骨整个近侧面与桡骨腕关节面相贴，桡骨茎突碰于大多角骨，故外展范围不如内收范围大。月骨于关节盘上活动，尺骨头远方的间隙加大，三角骨与钩骨之间的间隙亦加大。头状骨几乎居垂直位。第三掌骨与头状骨的联合轴向近侧延长时通过月骨中部，并与桡尺远侧关节交叉。

腕 的 X 线 测 量

腕部 X 线测量，对腕部骨折、脱位、韧带损伤、关节分离及畸形等的诊断治疗具有重要意义。

1. **桡骨前倾角** 腕关节侧位，桡骨腕关节面的切线与桡骨纵轴的垂线中间所夹之角，为桡骨腕关节面前倾角。正常值为 9°～ 20°，平均值为 13.5°。前倾角表示桡骨腕关节面向掌侧倾斜的程度。

2. **桡骨内倾角** 腕关节后前位，桡骨腕关节面切线与桡骨纵轴的垂线中间所夹之角，为桡骨腕关节面内倾角。正常值为 20°～ 35°，平均值为 27.05°。此角表示桡骨腕关节面向尺侧倾斜的程度。

3. **尺腕角** 腕关节后前位，左右居中，作月骨、三角骨内缘的切线，此线与尺骨头关节面切线的夹角，为尺腕角。正常值为 21°～ 51°，平均值为 35.4°。当腕内收、外展时，此角变化甚大。

4. **桡尺远侧关节间隙** 即桡骨远端的尺切迹与尺骨头外缘环状关节面之间的距离。此间隙正常值 0.5～ 2.5 mm，平均值 1.38 mm。尺切迹皮质呈白线条影，但桡骨尺切迹前角大多与尺骨头桡侧缘重叠。

5. **桡骨茎突长度** 自桡骨腕关节面内缘作与桡骨纵轴的垂线，此线至桡骨茎突尖的平行线的距离即桡骨茎突长度。正常值为 8～ 18 mm，平均值为 12.85 mm。

6. **尺骨茎突长度** 自尺骨远关节面至尺骨茎突尖

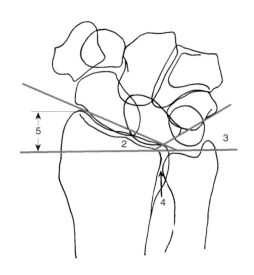
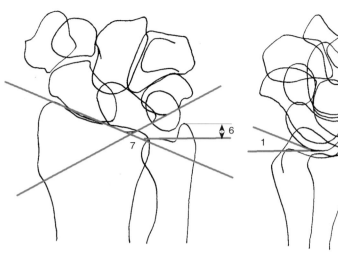

387.腕的 X 线测量
Radiographic measurement in the wrist

的平行线的距离即尺骨茎突长度。正常值为 2～ 8 mm，平均值为 4.9 mm。因此，桡骨茎突比尺骨茎突平均约低 7.8 mm。

在正位像上，尺骨茎突位于尺骨头背侧居中，当尺骨旋转时，茎突围绕尺骨长轴旋转。茎突向尺侧旋转为旋后，向桡侧旋转为旋前。这对前臂骨折的诊断、固定有应用价值。

7. **腕骨角** 腕关节后前位，分别作舟骨、月骨外缘切线和三角骨、月骨内缘切线，两线的夹角为腕骨角，

平均值为 130°。Madelung 畸形时，此角减小（Madelung 畸形为桡骨远端尤其它的尺侧成长障碍，致使尺骨远端突向背侧，外观好像手向掌侧脱位）。

桡腕关节是保证手功能活动的枢纽。桡骨远端关节面的前倾角和内倾角是维持桡腕关节正常活动的一个重要条件。Colles 骨折或桡腕关节脱位时，前倾角、内倾角以及桡尺远侧关节隙、桡尺骨茎度长度差异等都发生变化。这些数值既可做为诊断的参考，又是进行整复的依据。

腕部入路局解

腕掌侧入路

掌长肌（腱）Palmaris longus m.	尺动脉 Ulnar a.
正中神经 Median n.	尺神经 Ulnar n.
拇长屈肌（腱）Flex. poll. long. m.	尺侧腕屈肌（腱）Flex. carpi uln. m.
桡动脉 Radial a.	指浅屈肌（腱）Flex. dig. superf. m.
拇长展肌（腱）Abd. poll. long. m.	指深屈肌（腱）Flex. dig. prof. m.
拇短伸肌（腱）Ext. poll. bre. m.	三角骨 Triquetral bone
茎突（桡骨）Styloid process (radius)	月骨 Lunate bone
舟骨 Scaphoid bone	

通过近侧列腕骨的横断面

388.腕掌侧入路
Palmar approach of the wrist

▶ 388-1.切口呈"S"形，从鱼际和小鱼际中间起始，向近侧达腕横纹时尽量与纹平行，避免与纹垂直以免产生瘢痕。再向近侧延伸 6～ 7 cm。暴露腕关节较少从掌面进入，因其位置深，浅部结构多。故此入路主要适用于屈肌腱和神经损伤修补术、腕管综合征缓解术、月骨复位术、摘除术及感染和外伤后重建功能的手术等。

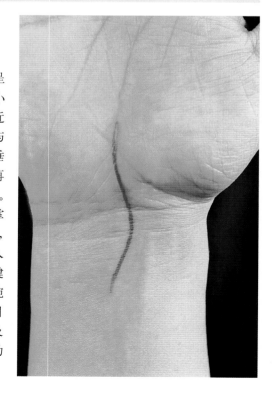

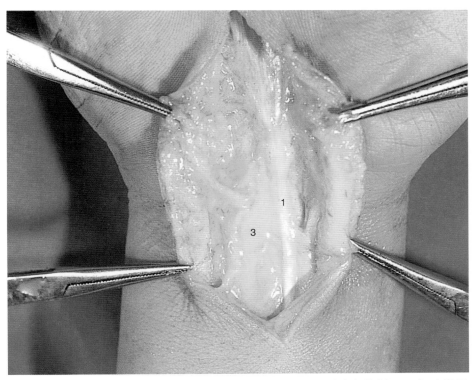

388-2. 切开皮肤和皮下组织，向两侧牵拉皮瓣。显露掌长肌腱 (1)、部分掌腱膜 (2) 及腕掌侧深筋膜增厚部 (3)。

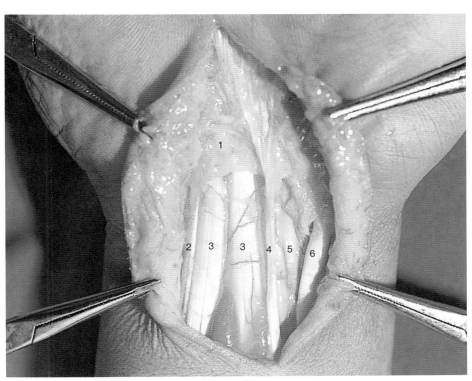

388-3. 切除腕掌侧深筋膜，显露屈肌支持带 (1) 及进入腕管的肌腱和神经。从尺侧向桡侧为尺神经尺血管 (2)、指浅屈肌 (3)、掌长肌 (4)、正中神经 (5) 和桡侧腕屈肌 (6)。

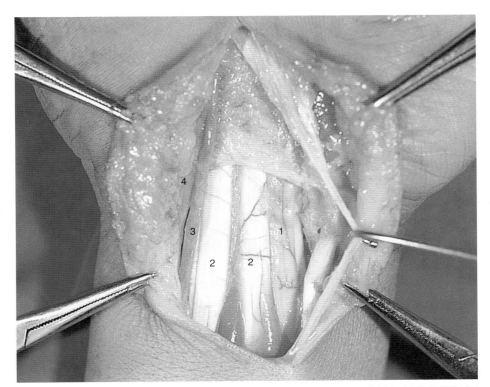

388-4. 将掌长肌腱牵向桡侧，可清楚识别正中神经 (1)。正中神经居掌长肌腱深面，从指浅屈肌腱 (2) 桡侧缘的深面出现，入腕管。正中神经色泽粉红，应与亮白色的肌腱相鉴别，在神经上有纵行的滋养动脉分布。尺动脉 (3) 位指浅屈肌腱尺侧，经屈肌支持带浅面入手掌，其尺侧有尺神经 (4)（本图未明显剥出）。

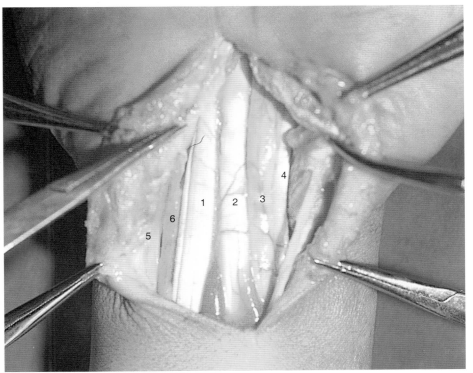

388-5. 切断屈肌支持带并向两侧牵拉，显露腕管内容。从尺侧向桡侧为：至第四指的指浅屈肌腱 (1)、至第三指的指浅屈肌腱 (2)、正中神经 (3) 和拇长屈肌腱 (4)，并于腕部显露出尺神经 (5)、尺动脉 (6)。

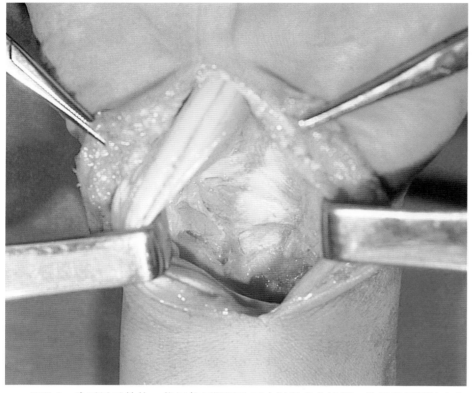

388-6. 为了显示结构，将拇长屈肌腱和正中神经牵向桡侧，将指浅屈肌腱牵向尺侧，显露腕管的底即腕关节囊前壁及囊韧带。

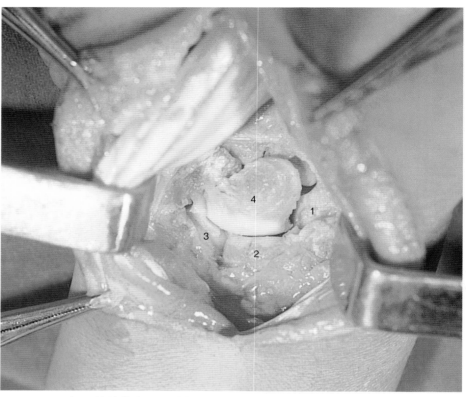

388-7. 切开腕关节囊，显露舟骨[1]、月骨[2]、三角骨[3]和头状骨[4]。

腕背侧入路

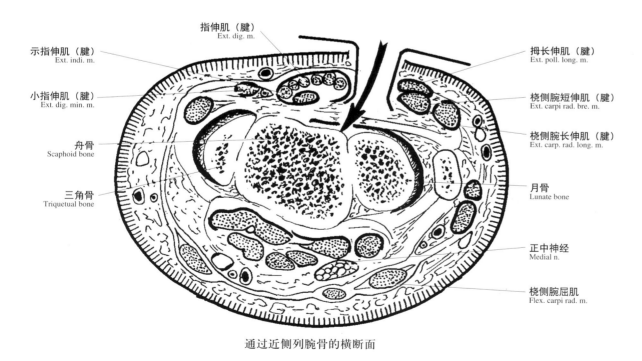

指伸肌（腱）Ext. dig. m.
示指伸肌（腱）Ext. indi. m.
小指伸肌（腱）Ext. dig. min. m.
舟骨 Scaphoid bone
三角骨 Triquetual bone
拇长伸肌（腱）Ext. poll. long. m.
桡侧腕短伸肌（腱）Ext. carpi rad. bre. m.
桡侧腕长伸肌（腱）Ext. carp. rad. long. m.
月骨 Lunate bone
正中神经 Medial n.
桡侧腕屈肌 Flex. carpi rad. m.

通过近侧列腕骨的横断面

389. 腕背侧入路
Dorsal approach of the wrist

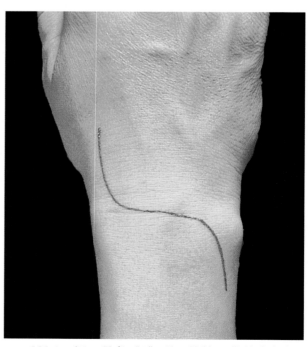

389-1. 切口呈长"S"形，从第二掌骨底起始，向近侧斜行跨过腕背纹，并沿尺骨茎突外侧向上延伸，长约8 cm。此口适用于舟骨切除术、肌腱损伤修补术、腕关节融合术、桡骨远端肿瘤切除术、人工桡骨远端置换术等。

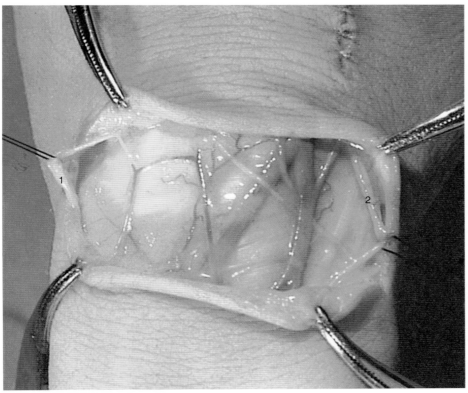

389-2. 向远近牵位皮瓣，显露头静脉和贵要静脉的起始、桡神经浅支 [1] 及尺神经手背支 [2]。

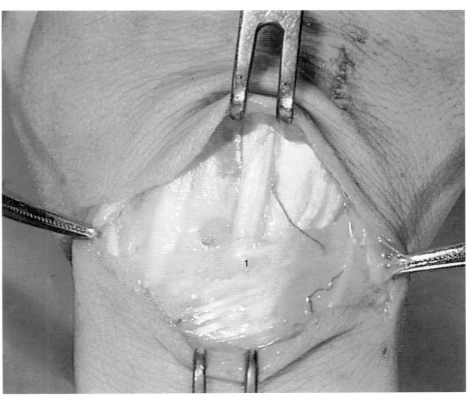

389-3. 将皮神经及浅静脉牵开，显露伸肌支持带 [1] 及其深面通行的肌腱。

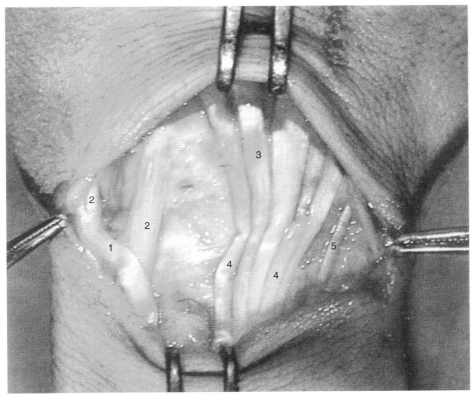

389-4. 切断伸肌支持带，清楚显露肌腱，由桡侧向尺侧为：拇长伸肌 [1]、桡侧腕长短伸肌 [2]、示指伸肌 [3]、指伸肌 [4] 和小指伸肌 [5]。

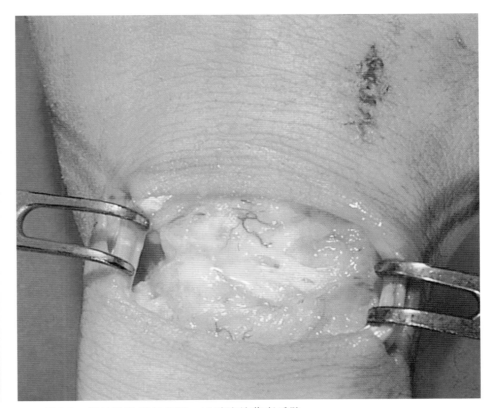

389-5. 将伸肌腱牵向两侧，显露腕关节囊后壁。

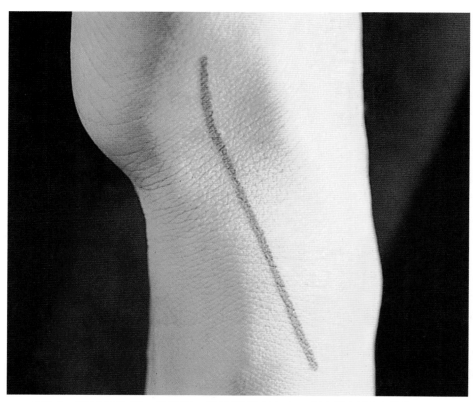

389-6. 纵行切开并牵拉关节囊，显出腕关节腔。可见桡腕关节及中腕关节、舟骨 (1)、月骨 (2)、三角骨 (3) 和头状骨 (4)。如做月骨切除术及舟骨部分切除时，不需要从桡骨剥除拇长伸肌的鞘膜管，但进行腕关节融合术时则需要。

腕桡侧入路

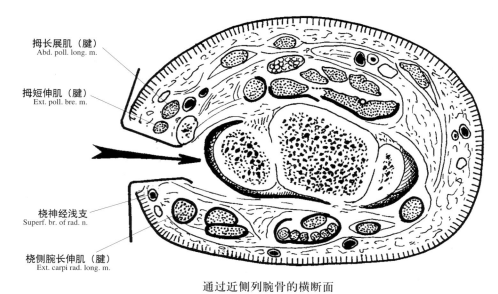

拇长展肌（腱）
Abd. poll. long. m.

拇短伸肌（腱）
Ext. poll. bre. m.

桡神经浅支
Superf. br. of rad. n.

桡侧腕长伸肌（腱）
Ext. carpi rad. long. m.

通过近侧列腕骨的横断面

390. 腕桡侧入路
Radial approach of the wrist

390-1. 切口起自第一掌骨底，经腕桡侧窝中央，斜向腕近侧延伸约 6 cm。此入路适用于桡骨茎突切除术、手舟骨骨折不连接，舟骨全部或部分摘除术。

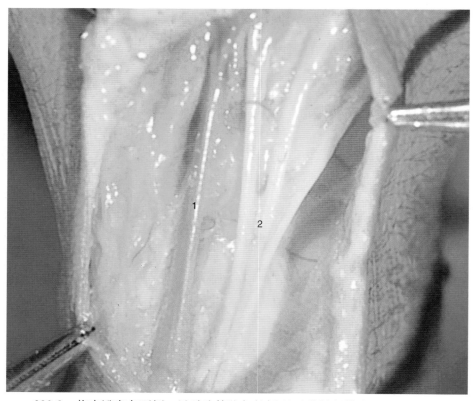

390-2. 将皮瓣牵向两侧，显露头静脉起始部 (1) 及桡神经浅支 (2)。

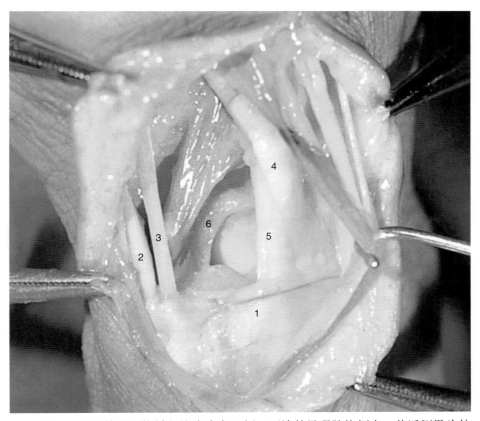

390-3. 将头静脉和桡神经浅支牵向尺侧，可清楚显现腕桡侧窝，其近侧界为伸肌支持带[1]和桡骨茎突，桡侧界为拇长展肌[2]和拇短伸肌[3]，尺侧界为拇长伸肌[4]和桡侧腕长伸肌[5]。桡动脉[6]经拇长展肌和拇短伸肌浅面斜行跨过该窝，经拇长伸肌深面至手背，术中必须妥为保护桡动脉。

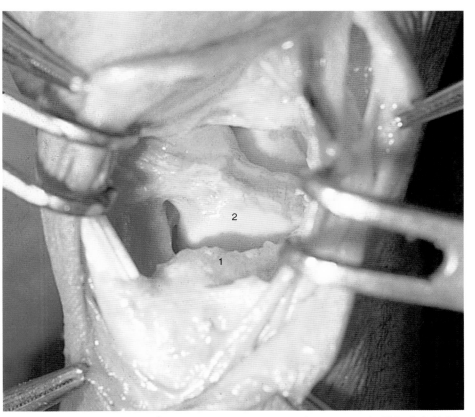

390-4. 将拇长伸肌和桡侧腕长伸肌牵向尺侧，拇长展肌和拇短伸肌牵向桡侧，即可显露腕关节囊及桡侧副韧带。纵行切开关节囊并牵向两侧，显露桡骨茎突[1]及舟骨[2]。

腕的运动

腕的掌屈、背伸运动

腕的运动与手指运动密切相关，对维持手的功能位起关键作用，功能位时，腕背伸 25°～30°。腕的运动对于训练前臂肌的功能也极重要。

手向掌侧屈曲为掌屈（Palmar-flexion），运动范围 0°～90°，手向背侧屈曲为背伸（Dorsi-extension），或称背屈，范围 0°～80°。运动幅度有个体变化。掌屈通常比背伸范围稍大。掌屈时，手稍偏向尺侧，背伸时，手稍偏向桡侧。腕的运动轴实际是背桡－尺掌方向。无论掌屈和背伸都是桡腕关节、中腕关节和腕骨间关节进行的连续而平滑的联合运动。存在着两个纵的关节链锁：一为桡骨－月骨－头状骨－第三掌骨链，一为桡骨－舟骨－大多角骨－第一掌骨链。掌屈时，桡腕关节运动范围大于中腕关节。Kaplan 谓桡腕关节运动范围占 65%～75%，中腕关节占 25%～35%；Lanz

谓桡腕关节掌屈 50°，中腕关节掌屈 35°。背伸时相反，中腕关节背伸 50°，桡腕关节背伸 35°；或中腕关节大于桡腕关节，75% 发生于中腕关节，25% 发生于桡腕关节。近侧列腕骨之间也有交互运动，在某些人活动范围较大，尤其月骨呈楔状，掌面比背面宽，如果韧带松弛，在突然强力背伸时，月骨可能脱位。掌屈时，桡腕背侧韧带紧张，背伸时，桡腕掌侧韧带紧张。

参与屈腕的肌肉主动肌为尺侧腕屈肌、桡侧腕屈肌和掌长肌，辅助肌为指浅屈肌、拇长屈肌。最强者为尺侧腕屈肌，工作能为 2.0 kg·m（千克·米），功能长度（即肌的收缩距离）为 3～3.5 cm；其次为桡侧腕屈肌，工作能为 0.8 kg·m（千克·米），收缩距离为 5 cm。主要拮抗肌为尺侧腕伸肌。指伸肌亦有轻度活动。

参与伸腕的肌肉有桡侧腕长、短伸肌、尺侧腕伸肌、指伸肌、示指和小指伸肌、拇长伸肌等。Tournay 等报道，在任何情况下伸腕时，桡侧腕短伸肌的作用都强

于桡侧腕长伸肌，但持握或握拳时相反，桡侧腕长伸肌出现强烈活动。桡侧腕长伸肌工作能为 1.1 kg·m，收缩距离为 4 cm，因止于第二掌骨底，可使腕背屈并向桡侧偏斜，而桡侧腕短伸肌则为纯粹的背伸肌，工作能为 0.9 kg·m，收缩距离 3.5～4.0 cm，尺侧腕伸肌工作能为 1.1 kg·m，收缩距离 2.5～3.0 cm。伸腕时，屈腕屈指肌亦有轻度活动。

高位桡神经损伤常导致腕伸肌麻痹而致腕下垂，指不能伸。临床上可移接腕屈肌予以代偿。因腕屈肌总工作能约为 13.4 kg·m，是腕伸肌的 2.5 倍（腕伸肌总能量为 5.4 kg·m）。方法可将旋前圆肌止端移入桡侧腕长、短伸肌、尺侧腕屈肌移至指伸肌，掌长肌腱移至拇长伸肌腱。或将指浅屈肌腱移接于指伸肌腱，或将桡侧腕屈肌移接于拇长展肌和拇短伸肌等，方法较多，关键是调整好屈、伸肌工作能量的配布、符合力线及保持移接腱的适当能力。

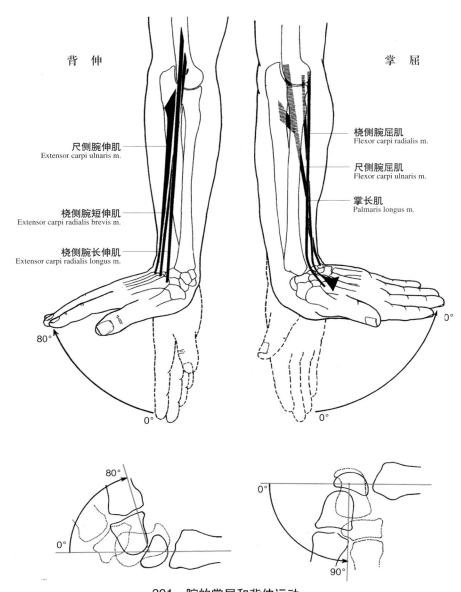

391. 腕的掌屈和背伸运动
Movement of the wrist in palmar-flexion and dorsi-extension

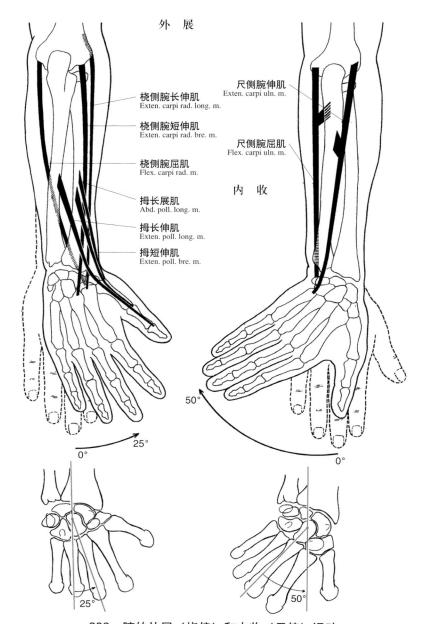

392. 腕的外展（桡偏）和内收（尺偏）运动
Movement of the wrist in abduction (radial deviation) and adduction (ulnar deviation)

腕 的 外 展 （桡 偏）、内 收 （尺 偏）

　　腕的内收（Abduction），又称尺侧偏斜（Ulnar deviation），范围 0°～（40°～50°）。腕的外展（Abduction）又称桡侧偏斜（Radial deviation），范围 0°～25°。

　　腕的内收和外展为桡腕关节、中腕关节和腕骨间关节的联合运动。内收时，桡腕关节运动幅度大，占 55%～60%，近侧列腕骨转动于桡骨腕关节面上，呈旋外背伸状态，月骨靠近桡骨茎突。远侧列腕骨呈旋内掌屈状态，头状骨歪向尺侧。外展时，中腕关节活动范围大，占 60%～65%，近侧列腕骨呈旋内掌屈状态，舟骨近侧面全部与桡骨远关节面相贴，远端与大、小多角骨成关节，月骨活动于关节盘上。大多角骨因触及桡骨茎突，故外展活动受限。远侧列腕骨呈旋外背伸位，头状骨滑动于舟骨、月骨凹面而歪向外。腕尺侧副韧带和腕桡侧副韧带分别在外展内收时紧张。

　　尺侧腕屈肌和尺侧腕伸肌的联合收缩可使腕内收，总工作能为 1.8 kg·m，其中尺侧腕屈肌力量较强，它的收缩距离为 1 cm，尺侧腕伸肌的收缩距离为 2.5～3.0 cm。

　　参与腕外展的肌肉有桡侧腕屈肌、桡侧腕长伸肌、桡侧腕短伸肌、拇长展肌、拇长伸肌等。总工作能为 2.1 kg·m，比内收能量稍大。桡侧腕屈肌的收缩距离约为 1 cm，桡侧腕长伸肌为 1.5～2.0 cm，桡侧腕短伸肌为 1.5～2.0 cm，拇长展肌为 1.5～2.0 cm，拇短伸肌为 1.0～1.5 cm，拇长伸肌为 1 cm。

　　腕强度内收或外展时，指伸肌及指浅屈肌亦参与活动。

手掌的筋膜间隙和骨间肌

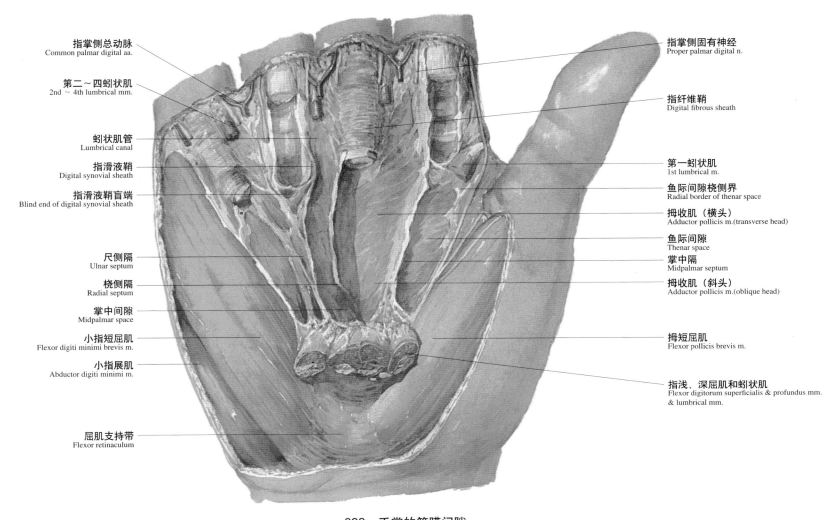

指掌侧总动脉
Common palmar digital aa.

第二～四蚓状肌
2nd ～ 4th lumbrical mm.

蚓状肌管
Lumbrical canal

指滑液鞘
Digital synovial sheath

指滑液鞘盲端
Blind end of digital synovial sheath

尺侧隔
Ulnar septum

桡侧隔
Radial septum

掌中间隙
Midpalmar space

小指短屈肌
Flexor digiti minimi brevis m.

小指展肌
Abductor digiti minimi m.

屈肌支持带
Flexor retinaculum

指掌侧固有神经
Proper palmar digital n.

指纤维鞘
Digital fibrous sheath

第一蚓状肌
1st lumbrical m.

鱼际间隙桡侧界
Radial border of thenar space

拇收肌（横头）
Adductor pollicis m.(transverse head)

鱼际间隙
Thenar space

掌中隔
Midpalmar septum

拇收肌（斜头）
Adductor pollicis m.(oblique head)

拇短屈肌
Flexor pollicis brevis m.

指浅、深屈肌和蚓状肌
Flexor digitorum superficialis & profundus mm. & lumbrical mm.

393. 手掌的筋膜间隙
The fascial spaces in the palm of the hand

手掌的筋膜间隙

手的结构虽然排列紧密，但在筋膜层之间存在一些潜在间隙，具有一定界限，并被液体和脂肪等充填，是易感染化脓的部位。手感染诊断治疗时，必须对手的间隙有所了解。

手掌的间隙较深，位于指屈肌腱的深面，拇收肌筋膜和骨间掌侧筋膜的掌面，借附于第三掌骨前缘的掌中隔分为鱼际间隙和掌中间隙两个间隙。

1. 掌中隔（Midpalmar septum）深部起自第三掌骨前缘，斜向桡侧与拇收肌筋膜愈着，直达第二掌骨平面，于此又与拇收肌筋膜分离走向浅部，附着于示指和中指屈肌腱之间深面的筋膜。掌中隔的近端较薄，与指屈肌总腱鞘（即尺侧囊）背面相连，远端较厚，移行于示指屈肌腱鞘的尺侧缘。

2. 鱼际间隙（Thenar space）又称拇收肌间隙，位于示指屈肌腱和第一蚓状肌的深面、拇收肌筋膜的掌面，桡侧为拇长屈肌腱及其腱鞘，尺侧借掌中隔分离部与掌中间隙相邻。示指腱鞘炎易波及鱼际间隙，第二掌骨的开放性骨折亦可经拇收肌引起此间隙的感染。化脓时，一般多沿拇收肌横头蓄积于第一指蹼背面，故在第一指蹼背面引流，不易损伤神经、血管、肌肉等组织，比第一、二掌骨间隙桡侧或背侧切口效果为佳。切开鱼际间隙时，镊子不应穿越第二掌骨平面，否则有穿破掌中隔引起掌中间隙感染的危险。

3. 掌中间隙（Midpalmar space）位于中、环、小指屈肌腱及第二～四蚓状肌的深面，第三～五掌骨及骨间掌侧筋膜的掌面，桡侧借掌中隔与鱼际间隙相隔，尺侧为第五掌骨和小鱼际肌筋膜。掌中间隙近端居尺侧囊深面，一直可达前臂掌侧间隙（Parona 间隙），远端沿第二～四蚓状肌管可达第二～四指蹼。

掌中间隙近侧部有少许脂肪，远侧部被两个结缔组织小隔分成三个小间隙，分别容纳第三、四、五指屈肌腱和第二、三、四蚓状肌及神经血管，因此，掌中间隙脓肿可分别于第二、三、四指蹼处引流，而第三、四、五指的腱鞘炎也可波及掌中间隙。第二指蹼与掌中间隙相通，鱼际间隙积脓时不应在第二指蹼切开引流。

4. 掌骨间间隙（Metacarpal interosseous spaces）有四个，由骨间掌侧筋膜、骨间背侧筋膜与相邻掌骨围成，各间隙内含有骨间掌侧肌、骨间背侧肌及神经血管。

手背亦有两个筋膜间隙。一为在皮下和手背肌腱之间的皮下间隙，被疏松组织充填，皮肤易于其上滑动，感染时可扩散至整个手背，另一为腱下间隙，位于伸肌腱和深筋膜深面，筋膜在两侧附着于第二和第五掌骨，向前与伸肌腱膜愈合。感染或掌骨骨髓炎时，有向前蔓延的可能。

指滑液鞘
Digital synovial sheaths

掌中隔
Midpalmar septum

鱼际间隙
Thenar space

蚓状肌管
Canals for lumbrical muscles

掌中间隙
Midpalmar space

鱼际间隙
Thenar space

指屈肌总腱鞘
Common synovial sheath of
digital flexor mm.

拇长屈肌腱鞘
Tendinous sheath of flex. dig.
longus m.

拇长屈肌（腱）
Flexor pollicis longus m.

掌中间隙
Midpalmar space

拇收肌（横头）
Adductor pollicis
m.(transverse head)

394. 筋膜间隙和腱滑液鞘的投影
Projection of the fascial spaces and the synovial sheaths of the tendons

395. 筋膜间隙横断面（半模式图）
A transverse section to show the fascial spaces (Semi-diagrammatic)

小指展肌
Abductor digiti minimi m.

第二～四骨间背侧肌
2nd～4th dorsal interosseous mm.

第二～四骨间掌侧肌
2nd～4th palmar interosseous mm.

深支（尺神经）
Deep br. (ulnar n.)

掌深支（尺动脉）
Deep palmar br. (ulnar a.)

小指对掌肌
Opponens digiti minimi m.

小指短屈肌
Flexor digiti minimi brevis m.

小指展肌
Abductor digiti minimi m.

指浅、深屈肌
Flexor digitorum superficialis
& profundus mm.

第一骨间背侧肌
1st dorsal interosseous m.

拇短屈肌
Flexor pollicis brevis m.

拇短展肌
Abductor pollicis brevis m.

拇对掌肌
Opponens pollicis m.

掌深弓
Deep palmar arch

第一骨间掌侧肌
1st palmar interosseous m.

屈肌支持带
Flexor retinaculum

拇长展肌
Abductor pollicis longus m.

桡侧腕屈肌
Flexor carpi radialis m.

396. 手骨间肌
The interosseous muscles of the hand

手骨间肌

骨间肌一般教科书的记载为 7 块，实为 8 块，依据它们的功能、位置和起止，可分骨间掌侧肌（4 块）和骨间背侧肌（4 块）两组。

一般来说，骨间掌侧肌使手指内收，即各指向中指靠拢；骨间背侧肌使手指外展，即各指由中指散开。而中指本身，无论向桡侧或尺侧偏斜，都称外展。拇指和小指有其单独的外展肌。

1. 骨间掌侧肌（Palmar interosseous mm.） 居骨间背侧肌的掌侧和掌骨掌侧，而不是完全居于掌骨间隙中。各肌只有一个肌腹起于掌骨体近 2/3 部靠近前缘，具体为：第一、二、三、四骨间掌侧肌分别起始于第一掌骨尺侧、第二掌骨尺侧、第四掌骨桡侧和第五掌骨桡侧。各肌远行，经掌深横韧带背侧向远侧抵止，抵止部位约在近节指骨头平面，与指背腱膜的侧翼相连。骨间掌侧肌只有这样一个抵止部位，而且有的与指背腱膜对侧的蚓状肌抵止相对称。因此，骨间掌侧肌除内收手指外，在一定条件下，还能与蚓状肌共同伸指间关节。

关于第一骨间掌侧肌记述不一。有人将拇短屈肌深头称第一骨间掌侧肌，实际上，经有的作者调查及我们的解剖表明，第一骨间掌侧肌与拇短屈肌深头属于两块独立肌肉。拇短屈肌深头出现率为 85%，它与拇收肌斜头共同起始，与拇短屈肌浅头共同抵止，即止于拇指近节指骨底桡侧、桡侧籽骨和指背腱膜。第一骨间掌侧肌出现率为97.6%，较为细小，起自第一掌骨前内面近侧部，位第一骨间背侧肌掌面和拇短屈肌深头深面，与拇收肌共同抵止于拇

指近节指骨底尺侧、尺侧籽骨和指背腱膜。通常，拇主要动脉走在此肌前方。其功能可使拇指近节指骨屈曲和内收。

2. **骨间背侧肌** (Dorsal interosseous mm.) 为双羽状肌，有两头，分别起自邻近两个掌骨体的毗邻面，各肌居第一、二、三、四掌骨间隙中，位于骨间掌侧肌的背侧，从手背观察，仅能见到骨间背侧肌。各肌经掌深横韧带背侧移行为扁腱，于掌指关节平面或更远侧平面有骨性和腱性两个抵止，较深的头抵于近节指骨底的侧结节，较浅的头抵于指背腱膜，纤维并向对侧延续成腱帽。

第一骨间背侧肌最为强大，或称示指展肌 (Abductor indicis m.)。有二肌腹，其起于第一掌骨的肌腹较大而深位，腱扁平，抵于示指指背腱膜的腱帽；起于第二掌骨的肌腹居浅位，腱较圆，抵于示指近节指骨底的桡侧结节。此肌可屈掌指关节，在拇、示二指夹捏运动中，帮助示指以对抗拇指；当指伸肌腱紧张，掌指关节稳定于伸直位时，可使示指强力外展。

各骨间背侧肌的抵止常有变异，或单止于骨，或单止于腱膜。

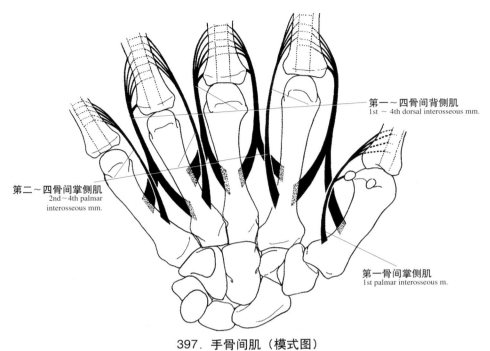

397. 手骨间肌（模式图）
A diagram to show the interosseous muscles of the hand

骨间肌的测量

肌 名	肌重（g）	肌长（mm）	纤维长（mm）	生理横断面（cm²）
背 1	4.67	61.9	31.7	1.50
背 2	2.65	62.8	25.1	1.34
背 3	2.01	54.9	25.8	0.95
背 4	1.90	50.1	25.8	0.91
掌 2	1.56	55.1	25.0	0.75
掌 3	1.28	48.2	26.0	0.65
掌 4	1.19	45.3	23.6	0.61

手掌部断面

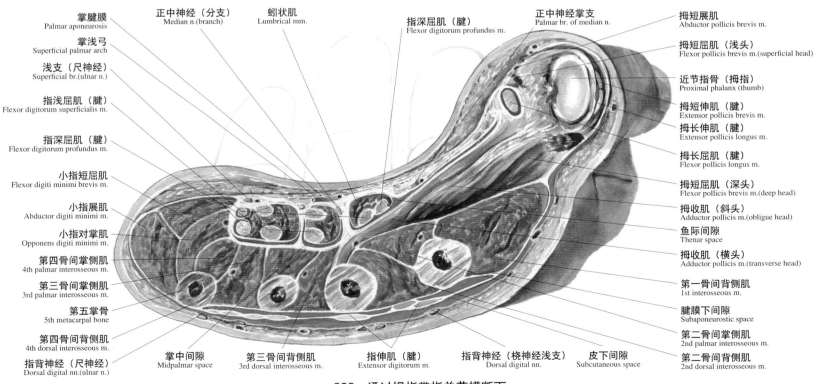

398. 通过拇指掌指关节横断面
Transverse section through the metacarpophalangeal joint of the thumb

通过拇指掌指关节横断面

此平面通过手掌近 1/3 部。

（1）在皮下，手掌的皮下组织很厚，尤其鱼际和小鱼际形成厚的脂肪垫，小鱼际皮下脂肪中含有掌短肌，浅静脉不发达。手背的皮下组织薄而疏松，皮下静脉粗大。桡神经和尺神经各发出指背神经，分布手背的桡、尺侧半。

（2）在鱼际，可见拇短展肌、拇短屈肌浅头和深头及拇收肌。拇长屈肌腱及腱鞘行于第一掌骨的掌侧。在小鱼际，有小指展肌、小指短屈肌和小指对掌肌。在掌

中部，掌腱膜深面为掌浅弓，弓的深面有 8 条指屈肌腱和 4 条蚓状肌。在 4 个掌骨间隙中，从桡侧向尺侧，依次排列有第一骨间背侧肌、第二骨间掌侧肌、第二骨间背侧肌、第三骨间背侧肌、第三骨间掌侧肌、第四骨间背侧肌和第四骨间掌侧肌。

（3）在屈肌腱深面，掌骨和骨间肌浅面，为手掌的筋膜间隙，借掌中隔分为桡侧的鱼际间隙和尺侧的掌中间隙。

（4）在手背的皮下间隙中，由桡侧向尺侧有拇短伸肌腱、拇长伸肌腱、指伸肌腱和示指、小指伸肌腱。

此断面中，掌中间隙和鱼际间隙已消失，只余屈肌腱中间的蚓状肌管包裹着蚓状肌。指血管神经行于蚓状肌的浅面。骨间肌已逐渐移行为腱。

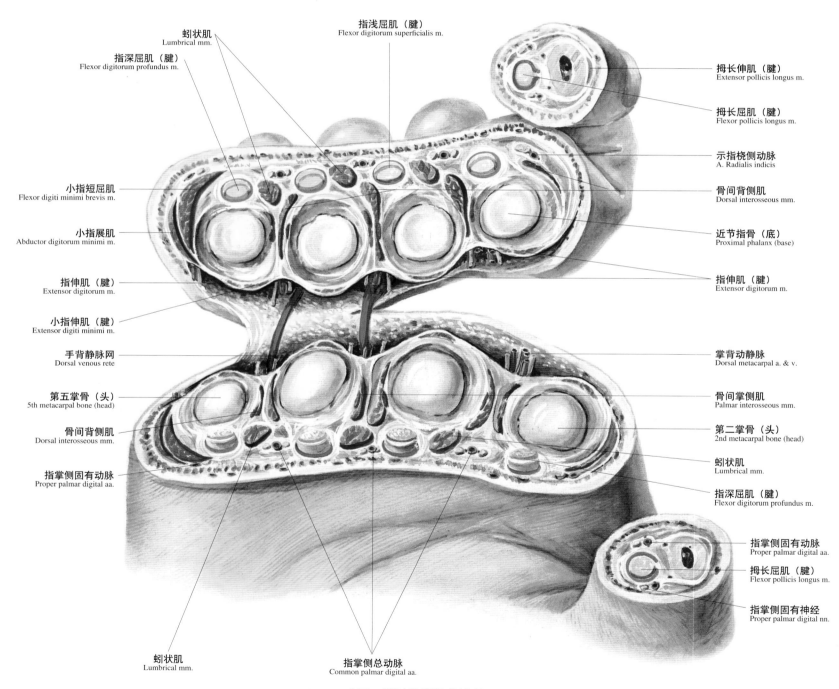

399. 通过掌指关节横断面
Transverse section through the metacarpophalangeal joints

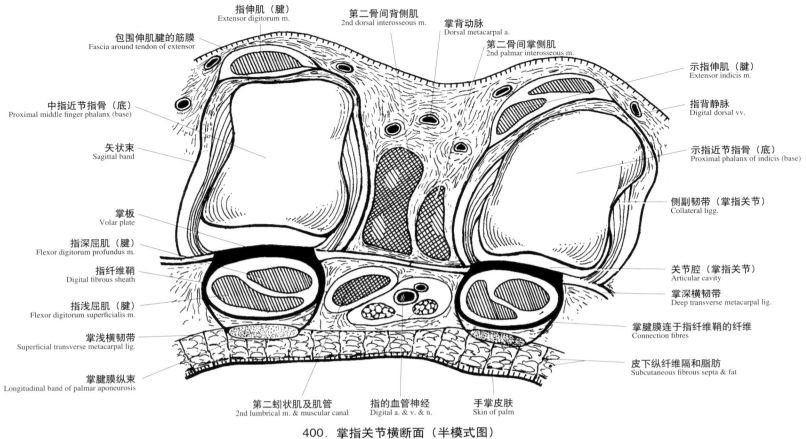

400. 掌指关节横断面（半模式图）
Semi-diagrammatic of the transverse section in the metacarpophalangeal joints

图中标注：

指伸肌（腱）
Extensor digitorum m.

第二骨间背侧肌
2nd dorsal interosseous m.

掌背动脉
Dorsal metacarpal a.

第二骨间掌侧肌
2nd palmar interosseous m.

包围伸肌腱的筋膜
Fascia around tendon of extensor

示指伸肌（腱）
Extensor indicis m.

中指近节指骨（底）
Proximal middle finger phalanx (base)

指背静脉
Digital dorsal vv.

矢状束
Sagittal band

示指近节指骨（底）
Proximal phalanx of indicis (base)

掌板
Volar plate

侧副韧带（掌指关节）
Collateral ligg.

指深屈肌（腱）
Flexor digitorum profundus m.

关节腔（掌指关节）
Articular cavity

指纤维鞘
Digital fibrous sheath

掌深横韧带
Deep transverse metacarpal lig.

指浅屈肌（腱）
Flexor digitorum superficialis m.

掌腱膜连于指纤维鞘的纤维
Connection fibres

掌浅横韧带
Superficial transverse metacarpal lig.

皮下纵纤维隔和脂肪
Subcutaneous fibrous septa & fat

掌腱膜纵束
Longitudinal band of palmar aponeurosis

第二蚓状肌及肌管
2nd lumbrical m. & muscular canal

指的血管神经
Digital a. & v. & n.

手掌皮肤
Skin of palm

手掌部入路局解

手掌弧形入路

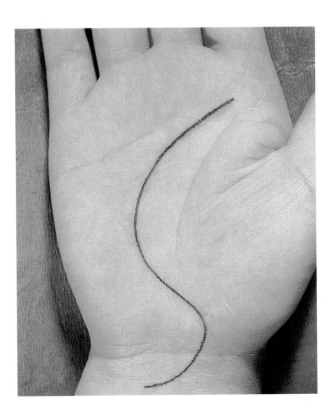

◀401-1. 切口从手掌靠近桡侧缘开始，弓形向内，沿掌中纹延向近侧，然后在鱼际和小鱼际之间弯向腕部，尽量弧形横过腕横纹，至腕横纹近侧 2 cm 左右。此口可用于掌腱膜切除术、手部正中神经修复术、屈肌腱损伤修复术、移接术、感染及外伤后重建手部功能术等。

▶401-2. 翻开皮肤及脂肪垫，显露掌腱膜[1]。

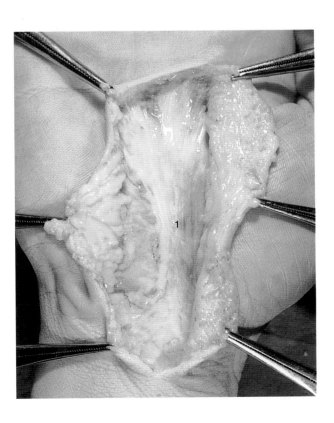

401. 手掌弧形入路
Curved approach of the palm

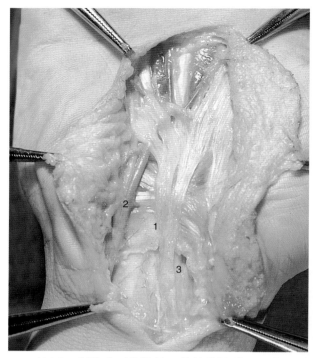

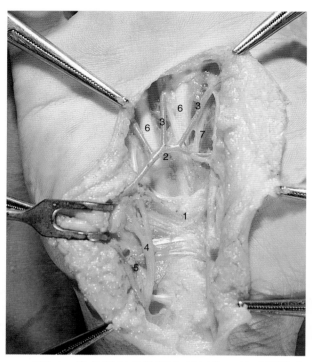

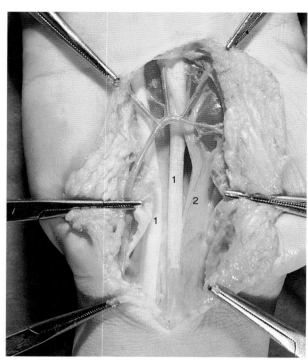

401-3. 剔除皮下脂肪垫，修洁掌腱膜，见掌腱膜行于屈肌支持带[1]浅面，掌浅弓[2]由尺动脉延续而来，掌长肌腱桡侧为正中神经[3]。

401-4. 掌长肌与掌腱膜全部切除，显示屈肌支持带[1]、掌浅弓[2]、指掌侧总动脉[3]、尺动脉牵向尺侧，显示尺神经浅支[4]和深支[5]，掌浅弓深面为指浅屈肌腱[6]，屈肌腱中间可见蚓状肌[7]。

401-5. 屈肌支持带切开牵向两侧，可清晰见到指浅屈肌中、环指腱[1]，它们的桡侧为正中神经[2]，宜仔细将神经与肌腱鉴别。屈肌腱呈亮白色，正中神经为粉红色，其上并有滋养动脉。

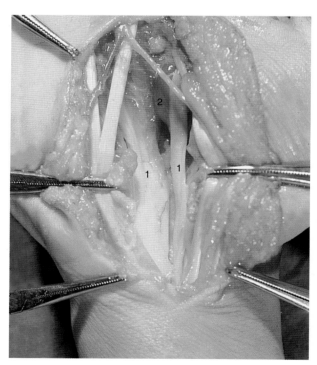

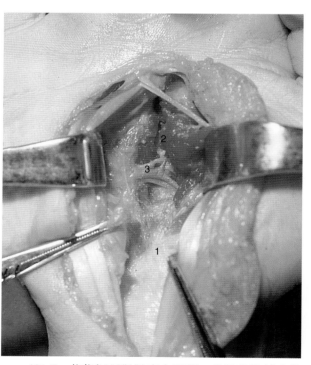

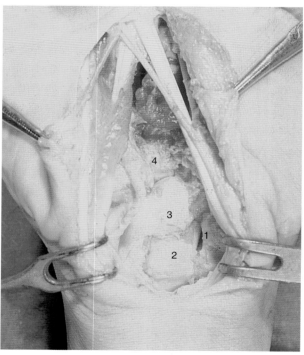

401-6. 将正中神经及指浅屈肌腱牵向两侧，显示深面的指深屈肌腱[1]及其上的蚓状肌起始[2]。

401-7. 将指深屈肌腱牵向两侧，将拇收肌斜头从腕关节囊剥离并翻向桡侧，将拇收肌横头从第三掌骨前缘切断亦翻向桡侧，可见腕关节囊前壁[1]、第三掌骨前缘[2]及横越掌骨和骨间肌掌面的掌深弓及尺神经深支[3]。

401-8. 为了显示结构，切开腕关节囊，显露舟骨[1]、月骨[2]、头状骨[3]和第三掌骨底[4]。

第三节 指

手指掌面

手指局解 掌面（一）

　　沿手指掌面中线切开皮肤，摘除皮下脂肪而留下纤维束，边剥离边将皮肤翻向两侧，但由于纤维束的牵扯翻皮时受到限制。于手指掌面，可见细而稀疏的浅静脉网，由远端走向近侧，并沿手指侧缘转向指背。中央部为指纤维鞘，指掌侧固有神经和指掌侧固有动脉行于指纤维鞘的两侧，动脉更居神经的背外侧。指纤维鞘的纤维束附着于指掌面的皮肤。在掌指关节区，可见指蹼韧带从指蹼皮下延入手指，与指纤维鞘和皮系韧带交织，并附于皮肤。

　　手指掌面皮肤，触觉敏锐，有人统计，在近节手指有 100 个环层小体，在中节手指有 20 个环层小体，在远节指腹，触觉小体每平方毫米多达 50 个。

手指局解 掌面（二）

　　指纤维鞘与皮肤相连的纤维束和指蹼韧带已切除，显示指纤维鞘掌面、指掌侧固有神经、血管和皮系韧带。

　　指纤维鞘（Digital fibrous sheath）是由指关节掌板和坚韧的纤维共同围成的骨－纤维性管道，鞘管的纤维于不同部位增厚，形成具有生物力学特性的滑车系统（Pulley system）。指浅、深屈肌的纤维鞘附着于指骨掌面侧缘和关节的掌板侧缘，包围着屈肌腱和腱滑液鞘。从掌指关节近侧约 1 cm 处向远侧延伸，到远侧指间关节区变薄而终止。鞘的全程厚薄不一。通常，指纤维鞘有两段或三段较厚。一段在近侧，覆盖着掌指关节和近节指骨的近侧 3/5。在此段中，覆盖掌指关节的部分和覆盖近节指骨中部的部分很厚，都由环行纤维组成，两厚部中间被一斜行交叉纤维组成的稍薄的段相连接，因之形成一延续的相当厚的 3 cm 长的管道，称此段为近侧滑车（Proximal pulley）。另一厚段在远侧，位中节指骨中央，由环行纤维组成，长 6～7 mm，称此为远侧滑车（Distal pulley）。此外，在近侧指间关节区另有一短的厚段，包括环行和斜行的纤维（斜行纤维在关节稍近侧），称为中滑车（Middle pulley）。

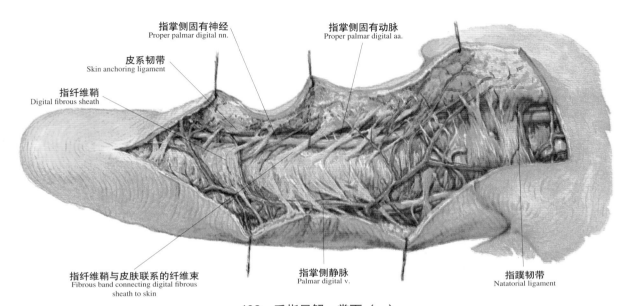

指掌侧固有神经
Proper palmar digital nn.

指掌侧固有动脉
Proper palmar digital aa.

皮系韧带
Skin anchoring ligament

指纤维鞘
Digital fibrous sheath

指纤维鞘与皮肤联系的纤维束
Fibrous band connecting digital fibrous sheath to skin

指掌侧静脉
Palmar digital v.

指蹼韧带
Natatorial ligament

402. 手指局解 掌面（一）
Topography of the finger (Palmar aspect)

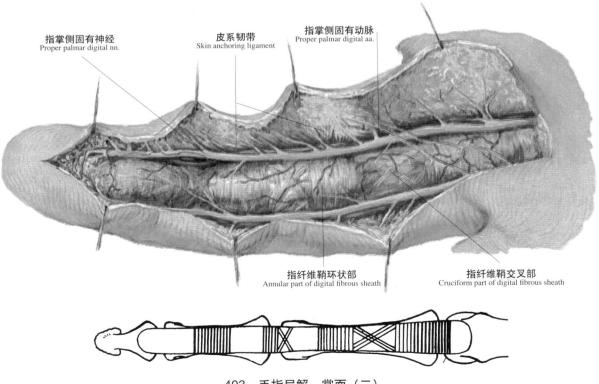

指掌侧固有神经
Proper palmar digital nn.

皮系韧带
Skin anchoring ligament

指掌侧固有动脉
Proper palmar digital aa.

指纤维鞘环状部
Annular part of digital fibrous sheath

指纤维鞘交叉部
Cruciform part of digital fibrous sheath

403. 手指局解 掌面（二）
Topography of the finger (Palmar aspect)

指纤维鞘的滑车系统

有研究指出，指纤维鞘存在着 4 个环形滑车和 3 个交叉滑车；有的研究指出，指纤维鞘有掌腱膜滑车（位掌骨头近侧）、5 个环形滑车和 3 个交叉滑车。这些研究结果均包括前述的近、中、远三个滑车。近侧滑车近侧部的出现率为 95%，近侧滑车远侧部的出现率为 100%，远侧滑车出现率为 98%，其余滑车的出现率较少。在平均断裂强度（kg）和平均张力强度（kg/mm²）上，以近侧滑车近侧部（平掌指关节）和远侧滑车（平中节指骨中部）为最大，示、中、环、小各指皆如此。

指纤维鞘和腱滑液鞘的功能在于保护屈肌腱免受损伤，促进肌腱滑动，为肌腱滑动提供力学支点，防止肌腱在关节屈曲时向掌侧悬起呈弓弦状。但如果鞘管隧道变窄或粘连，腱在运动时即产生障碍，出现所谓扳机指（Frigger or snapping finger）或狭窄性腱鞘炎等疾患，临床上有时切除腱鞘以解除狭窄或粘连。此时，必须注意保存腱滑车的功能，如保存不了则需再建，一般最好保持或再建两个滑车，一在近节指骨中远位平面，即近侧滑车的最远部，一在中节指骨中央，这样，即可防止弦状肌腱的发生。如仅能保留一个，最好在近侧滑车的最远部。重建滑车时，应保持滑车适当的口径，以使肌腱贴近指骨同时又不限制其滑动为准。如果滑车口径过大，当关节屈曲时，将导致肌腱移动距离增加从而丧失滑车功能。

指掌侧固有神经行于指纤维鞘的侧方偏掌面，沿途发多数小支分布于皮肤，小支末端呈球状，为触觉小体和环层小体。指掌侧固有动脉居其背外侧。

皮系韧带呈板状纤维束，从指血管神经的背侧环绕其外方前方，附着于手指掌面的皮肤。

图 405 手指纤维鞘和滑液鞘大部被切除，只余近侧滑车，显示指浅、深屈肌腱和神经血管。

指浅屈肌腱于近节指骨中部分裂成两半，螺旋形包绕指深屈肌腱两侧并转至其深面。指深屈肌腱从浅腱的分叉中出现，行于浅腱所围成的腱筒中。深腱劈成不完全分隔的两半，向远侧抵于远节指骨底的掌面结节。

指掌侧固有神经大部被切除，可见该神经背支行向手指侧面。指掌侧固有动脉行于屈肌腱鞘两侧，动脉口径为 0.8 ~ 1.2 mm，具有多数分支滋养骨、关节和肌腱，并在远节指腹形成丰富的网状吻合和动静脉短路吻合。极细的指掌侧固有静脉（0.1 mm 左右）攀行于动脉周围，有时为单条，有时为两三条网络着动脉，只有在显微扩大镜下才能窥见其全貌。因其口径纤细，故手指血液的反流主要通过指背静脉。

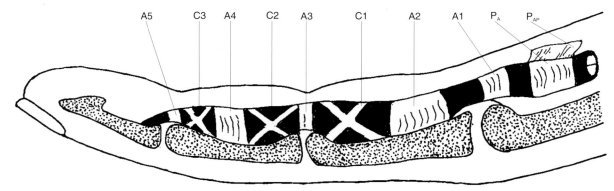

A—环形滑车，C—交叉滑车，P_A—掌腱膜滑车，P_AP—掌腱膜

404．指纤维鞘的滑车系统
The pulley system of the fibrous sheath

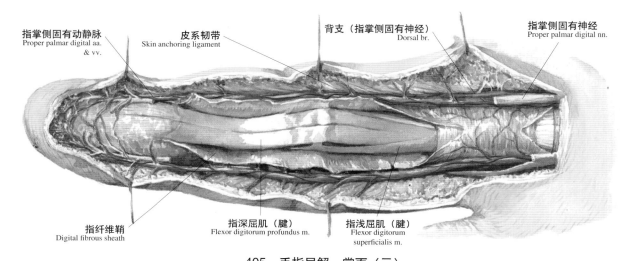

405．手指局解　掌面（三）
Topography of the finger（Palmar aspect）

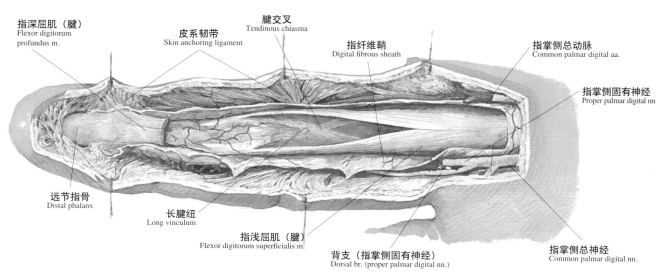

406．手指局解　掌面（四）
Topography of the finger（Palmar aspect）

手指指浅屈肌腱的形态和测量

图 406 将指深屈肌腱切除，主要显示指浅屈肌。图 407 为指浅屈肌腱的模式图，显示其各部形态。

指浅屈肌由于对中节指骨的屈曲作用，在手指外科中具有重要意义，有必要描述其形态细节。

指浅屈肌行于手掌时，各腱的断面呈卵圆形，于指纤维鞘近侧滑车的近缘处 [1]，示、中、环、小各指腱的宽度分别为 5.0 mm、6.5 mm、5.5 mm、3.0 mm。

浅腱自掌指关节平面起，向远侧延续成未分开的扁平腱干，至近节指骨近、中 1/3 交界处扁腱开始劈成两半为止，此段称指浅屈肌带（Flexor digitorum superficialis band）。指浅屈肌带在劈开前 [2]，于各指的宽度分别为 8.5 mm、9.0 mm、8.0 mm、5.5 mm。

指浅屈肌带分叉后，螺旋形包绕指深屈肌腱两侧并转至其深面，到近侧指间关节平面再行分叉止，此段称桡侧和尺侧分裂带（Scissura bands）。分裂带中部的宽度 [3]，各指分别为 4.0 mm、4.5 mm、4.0 mm、3.0 mm。

两侧的分裂带于近侧指间关节平面各分为交叉带（Crossed bands）与未交叉带（Uncrossed bands）两个纤维束。两侧的交叉带在近侧指间关节平面形成腱交叉（Chiasma tendinum）。腱交叉的近远侧点分别称近侧腱交叉点和远侧腱交叉点。

近侧腱交叉点至近侧滑车远缘的距离 [4]，各指平均为 3.0 mm、3.0 mm、3.5 mm、5.0 mm。近侧腱交叉点至远侧腱交叉点的距离 [5]，各指平均为 10.5 mm、10.0 mm、8.0 mm、5.0 mm。远侧腱交叉点至远侧滑车近缘的距离 [6]，各指平均为 11.0 mm、12.0 mm、13.0 mm、8.5 mm。

近侧腱交叉点至指浅屈肌带分叉的距离 [7]，各指平均为 13.0 mm、17.0 mm、14.5 mm、8.5 mm。远侧腱交叉点至近侧指间关节中点的距离 [8]，各指平均为 3.5 mm、3.5 mm、4.5 mm、4.0 mm。

一侧的交叉带与对侧的未交叉带结合形成终腱（Terminal tendon），分别止于中节指骨中部的掌面侧缘。

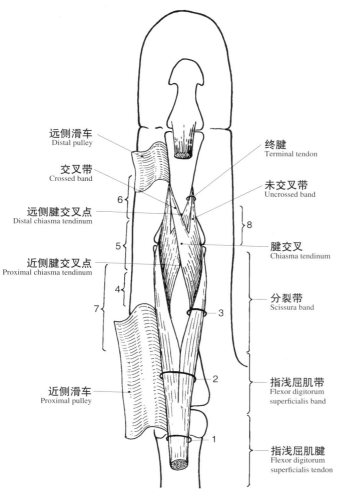

407. 手指指浅屈肌的形态和测量
Form and measurement of the flexor digitorum superficialis in finger

左图标注：
远侧滑车 Distal pulley
交叉带 Crossed band
远侧腱交叉点 Distal chiasma tendinum
近侧腱交叉点 Proximal chiasma tendinum
近侧滑车 Proximal pulley
终腱 Terminal tendon
未交叉带 Uncrossed band
腱交叉 Chiasma tendinum
分裂带 Scissura band
指浅屈肌带 Flexor digitorum superficialis band
指浅屈肌腱 Flexor digitorum superficialis tendon

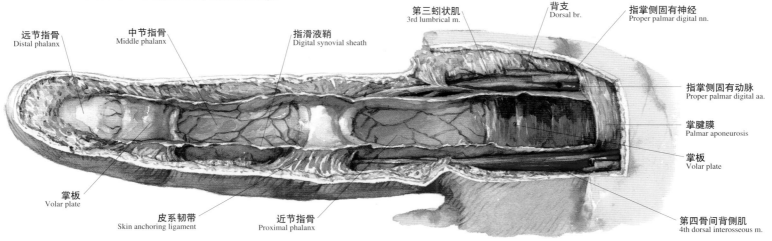

408. 手指局解 掌面（五）
Topography of the finger（Palmar aspect）

标注：
远节指骨 Distal phalanx
中节指骨 Middle phalanx
指滑液鞘 Digital synovial sheath
掌板 Volar plate
皮系韧带 Skin anchoring ligament
近节指骨 Proximal phalanx
第三蚓状肌 3rd lumbrical m.
背支 Dorsal br.
指掌侧固有神经 Proper palmar digital nn.
指掌侧固有动脉 Proper palmar digital aa.
掌腱膜 Palmar aponeurosis
掌板 Volar plate
第四骨间背侧肌 4th dorsal interosseous m.

指屈肌腱及指滑液鞘已切除，显示指骨掌面及各关节的掌板。

掌指关节的掌板呈长方形，厚而坚固，远端附于近节指骨底掌唇，近端变薄，附于掌骨颈掌侧，并与深筋膜交织。两侧缘与关节囊副韧带相连。近侧指间关节的掌板呈方形，远侧附着于中节指骨底掌唇，近侧形成一游离缘，与骨膜延续。近缘并以两个外侧角牢固地附着于指骨颈的外侧嵴。远侧掌指关节的掌板亦呈方形，远

侧附于指骨底掌缘，近侧附于头的掌面侧嵴，可容许掌指关节有少许过伸。

指骨掌面有一些血管，滋养指骨及关节，并借腱组滋养屈指肌腱。皮系韧带主要起于各关节囊和掌板侧缘，位于指血管神经的背侧。蚓状肌及骨间肌通过掌指关节的两侧，行向指背。

手指侧面

手指局解 侧面（一）

此标本为右手示指。沿指横纹尽头赤白肉际处纵切手指皮肤并翻向两侧。皮系韧带已随背侧皮瓣翻向背侧，它于掌侧皮瓣的抵止已行切断。支持韧带斜束（Landsmeer）从近节手指腱纤维鞘和指骨掌面侧缘行向指背。

指掌侧固有神经行于指纤维鞘的两侧，发一些分支至指掌面和侧面皮肤及掌指关节和指间关节，并以环层小体而终。拇、示、中指两侧和环指桡侧的指掌侧固有神经由正中神经而来，环指尺侧和小指两侧的指掌侧固有神经由尺神经而来。起自正中神经和尺神经的指掌侧固有神经含有感觉纤维和交感纤维（血管运动和汗腺分泌），但无运动纤维，它们支配手指皮肤、关节、甲床和指髓，故引起临床外科的注意。于近节指骨底平面，每一指掌侧固有神经发一背支，向远侧指背斜行，分支支配中、远节手指背面皮肤。但至拇指和小指的指掌侧固有神经没有背支。仅由指掌侧固有神经远侧部发若干小支支配远节指背面的皮肤。指掌侧固有神经直径为 1.0 ～ 1.5 mm，背支直径为 0.5 mm。在手指外侧皮肤切口手术中，宜避免损伤上述神经。

指掌侧固有动脉在手指与同名神经伴行，居神经背外方，由此表明指动脉损伤常伴有指神经的损伤。

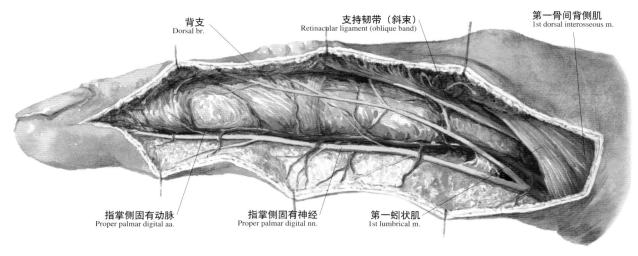

409．手指局解 侧面（一）
Topography of the finger（Lateral aspect）

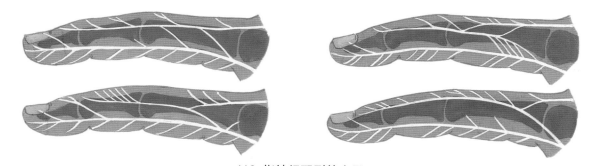

410．指神经配列的变异
Variation in the arrangement of the finger nerves

手指局解 侧面（二）

皮系韧带和支持韧带斜束已切除，腱滑液鞘亦切除，指浅、深屈肌腱牵向掌侧。

指浅、深屈肌腱借腱组与腱滑液鞘壁层和指骨骨膜相连，腱纽是聚缩的腱系膜，其中通行有滋养腱的血管。深腱抵止处有一短腱纽，浅腱于中节指骨抵止处亦有一短腱纽。浅腱分叉远方有一系膜从浅腱连于深腱。在深腱穿过浅腱分叉的部位，有两个长腱纽分别连于指浅屈肌腱的两个叉，另有一长腱纽连于指深屈肌腱。在屈肌腱外科中，应尽量保存腱纽，以免招致腱的坏死。

蚓状肌和骨间肌经掌指关节侧方，抵于指背腱膜外侧缘，参与组成指背腱膜。

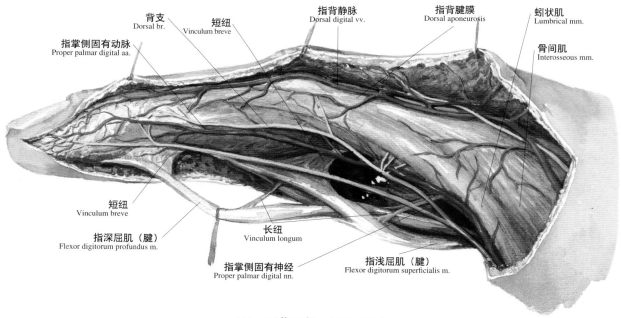

411．手指局解 侧面（二）
Topography of the finger（Lateral aspect）

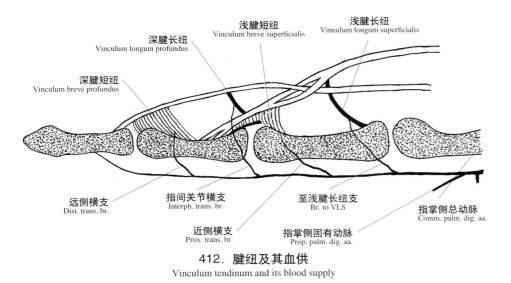

412．腱纽及其血供
Vinculum tendinum and its blood supply

腱系膜和腱纽

腱系膜和腱纽都是滑膜从骨面移行至肌腱时所形成的双层滑膜皱襞，其间通行有分布肌腱的血管、淋巴管和神经。两者只是在位置和形态上有些不同。

1. 腱系膜 Mesotendineum (mesotendon, mesotenon)　一般指包绕肌腱的两层滑膜皱襞（如腕掌部、腕背部）或连接于两腱之间的滑膜皱襞（如掌指关节掌侧）。腱系膜较宽，可沿腱的走行延续一段距离，而腱纽较窄。

2. 腱纽（Vinculum tendinum）　系指屈肌腱鞘内的滑膜皱襞，可分短纽和长纽。

（1）短纽（Vinculum breve）：有两个，是较为恒定的系膜皱襞，分别位于指浅屈肌腱和指深屈肌腱的止点处。短纽呈三角形，居正中矢状位，近侧缘游离，背侧缘附着于指骨掌面，掌侧缘附着于肌腱背面。

指浅屈肌腱短纽（Vinculum breve superficialis）起自近侧指间关节掌板的膜性部，向前抵于浅腱的腱交叉。血管主要来自指掌侧固有动脉发出的近侧横支。

指深屈肌腱短纽（Vinculum longum profundus）起自中节指骨的远侧2/3，抵于指深屈肌腱背面和远侧指间关节掌板。其血供主要来自指间关节支和远侧横支。

（2）长纽（Vinculum longum）：是细而长的滑膜索条状结构，其位置、形态和数量常不恒定。

指浅屈肌腱长纽（Vinculum longum superficialis）从近节指骨底的一侧或双侧起始，向远侧走行，在浅、深肌腱交叉处附近进入浅腱，供应浅腱10～25 mm的一段。指浅屈肌腱长纽有三种类型：①桡侧型，②尺侧型，③桡、尺侧型。

指深屈肌腱长纽（Vinculum longum profundus）多直接或间接来自指浅屈肌腱短纽，供应深腱30～50 mm长的一段。

深腱长纽可分五型：①远侧型，起自浅腱抵止的平面，血管主要来自指掌侧固有动脉的指间关节横支。②中间型，经腱交叉，架于浅腱短纽和深腱之间，血管来自指固有动脉的近侧横支。③近侧型，起自浅腱两脚之间的滑膜，通过浅腱交叉的间隙止于深腱。血管来自浅腱长纽。④混合型，与近侧型相似，连于两腱之间，但此型没有浅腱长纽，血供通过浅腱两脚之间的滑膜间接来自浅腱短纽。⑤缺如型，此型无长纽。

上述各型在各指中皆存在。

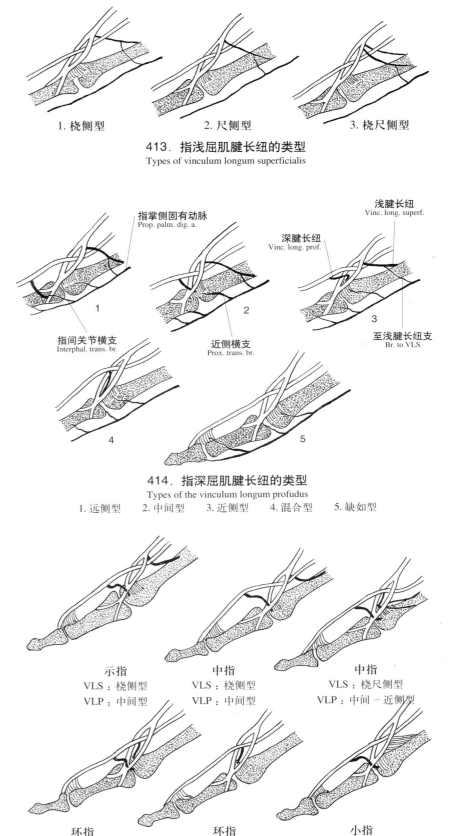

413．指浅屈肌腱长纽的类型
Types of vinculum longum superficialis

1. 桡侧型　　2. 尺侧型　　3. 桡尺侧型

414．指深屈肌腱长纽的类型
Types of the vinculum longum profundus

1. 远侧型　2. 中间型　3. 近侧型　4. 混合型　5. 缺如型

示指
VLS：桡侧型
VLP：中间型

中指
VLS：桡侧型
VLP：中间型

中指
VLS：桡尺侧型
VLP：中间－近侧型

环指
VLS：缺如型
VLP：中间-近侧型

环指
VLS：缺如型
VLP：混合型

小指
VLS：尺侧型（阔）
VLP：中间型

415．各指腱纽系统的常见组合
Common conbination of vincular system in each of four fingers

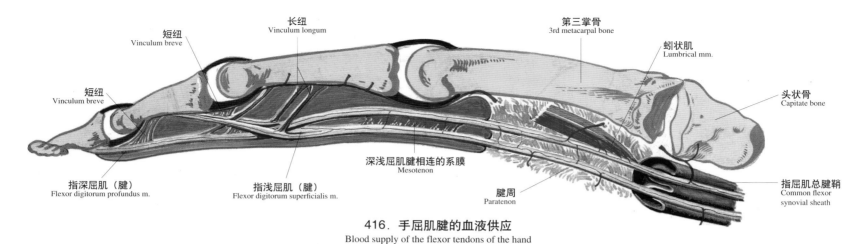

长纽
Vinculum longum

短纽
Vinculum breve

短纽
Vinculum breve

第三掌骨
3rd metacarpal bone

蚓状肌
Lumbrical mm.

头状骨
Capitate bone

指深屈肌（腱）
Flexor digitorum profundus m.

指浅屈肌（腱）
Flexor digitorum superficialis m.

深浅屈肌腱相连的系膜
Mesotenon

腱周
Paratenon

指屈肌总腱鞘
Common flexor synovial sheath

416. 手屈肌腱的血液供应
Blood supply of the flexor tendons of the hand

手指屈肌腱外科必须了解屈肌腱的血液供应，其各部的情况是不同的。

1. 在腕区　指浅、深屈肌的 8 条肌腱紧密相贴，包于腕管尺侧囊中。有的肌腱完整地被滑膜包裹并形成腱系膜，有的则两面或三面覆以滑膜，腱与滑膜之间被结缔组织所包绕。肌腱的血供来源有三：一是由肌与腱结合部延伸至腱实质的纵行血管，行于束间结缔组织内，口径 10～25 μm；二是来自腱系膜的血管，在腱的附着缘入腱，分支走向腱的近端和远端，并与纵行血管吻合；三是在滑囊两端返折处，由腱周组织进入腱外膜的血管，这些血管呈弓形，允许腱自由滑动，其深层血管网发出细支，入腱后亦与纵行血管吻合。

2. 在掌区　屈肌腱由腱周包裹，血管在不同距离通过腱周入腱，包括一条动脉和两条伴行静脉，它们亦呈弓状配布，当腱滑动时可以伸直。深肌腱桡侧有蚓状肌起始，供应深肌腱的血管主要是经蚓状肌从腱的桡侧进入的。

3. 在掌指关节平面　屈肌腱开始包于腱滑液鞘中。指固有动脉的分支滋养掌板和指纤维鞘的近侧滑车，此部腱鞘的血供较其他部丰富。但是浅、深屈肌腱与腱鞘之间没有血管联系。两腱之间借一短系膜相连，允许两腱可以自由地移动，此部的血运是由两腱内的纵循环维持的。

4. 掌指关节以远至腱抵止部　此段浅深肌腱均被滑液鞘包裹，并分布有长、短纽。其血供来源有四：一是腱内近侧纵行血管的延续；二是来自腱抵止处骨和骨膜的血管；三是来自长、短腱纽的血管；四是经滑膜返折处的血管。后两种血管均来自指掌侧固有动脉的分支，长纽的血管入腱后可向近、远侧延伸 8～15 mm。腱抵止处来自骨和骨膜的血管以及来自短纽的血管，可向近侧延伸

10～20 mm，并与来自长纽的血管汇合。

指浅屈肌腱在手指部的血供可分三段。近段由腱内纵行血管供应，中段（浅腱分叉处 10～25 mm 的一段）由浅腱长纽的血管供应；远段由来自骨和骨膜的血管以及短纽的血管供应。短纽宽度变化很大，宽者可达近节指骨中部。血管分布到指浅屈肌两终腱的内侧面、并在两唇中间的滑膜皱襞内形成密集的血管网，血管走向近侧与长纽来的血管汇合。同时，滑膜及血管穿过浅腱交叉而上抵达深腱，形成深腱的长纽。

指深屈肌腱在鞘内的血供也具有明显的节段性。近段（至腱交叉前的一段）由腱内纵行血管供应；远段（从止点至近侧指间关节平面）由骨、骨膜血管及短纽血管供应；中间段（长 35～50 mm 的一段）由长纽供血。各段之间的血管吻合不够充分。

总观屈肌腱，它们的血管通过腱系膜、腱周和腱纽等作较均匀地节段性分布，各段血管有纵向吻合，通过微循环维持整个腱的代谢需要。腱纽不但是肌腱重要的血供来源，而且是腱鞘内产生滑液的主要结构。腱

外科中应避免损伤腱纽，否则有招致腱坏死的可能。

应当指出，深腱长纽的血管直接或间接地来自浅腱短纽。就是说，浅腱的短纽不但负担浅腱的血供，还负担深腱中段的血供。因此，在手术中，要特别保护浅腱的短纽和深腱的长纽。

图 417 手指软组织切除，只余骨、韧带和肌腱抵止。

在掌指关节，关节囊侧壁有副韧带和侧副韧带增强，骨间肌深层肌纤维抵于近节指骨底侧结节，掌面有掌板（图中见不到），指纤维鞘起于掌板侧缘，关节背面有指伸肌腱通过，有部分腱纤维抵于近节指骨底并与关节囊交织。

在近侧指间关节，指背腱膜亦有纤维与关节囊背面交织，并有肌腱抵于中节指骨底。指浅屈肌腱经关节囊掌面，抵于中节指骨掌面侧缘，囊侧壁有副韧带和侧副韧带增强。

在远侧指间关节，关节囊背面有指背腱膜终腱增强，并抵于远节指骨底背面，关节囊掌面有指深屈肌腱增强，并抵于远节指骨底掌面。

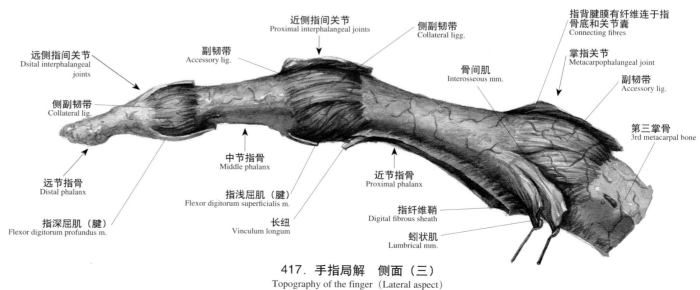

近侧指间关节
Proximal interphalangeal joints

侧副韧带
Collateral ligg.

指背腱膜有纤维连于指骨底和关节囊
Connecting fibres

远侧指间关节
Dsital interphalangeal joints

副韧带
Accessory lig.

骨间肌
Interosseous mm.

掌指关节
Metacarpophalangeal joint

副韧带
Accessory lig.

侧副韧带
Collateral lig.

第三掌骨
3rd metacarpal bone

远节指骨
Distal phalanx

中节指骨
Middle phalanx

指浅屈肌（腱）
Flexor digitorum superficialis m.

近节指骨
Proximal phalanx

指深屈肌（腱）
Flexor digitorum profundus m.

长纽
Vinculum longum

指纤维鞘
Digital fibrous sheath

蚓状肌
Lumbrical mm.

417. 手指局解　侧面（三）
Topography of the finger （Lateral aspect）

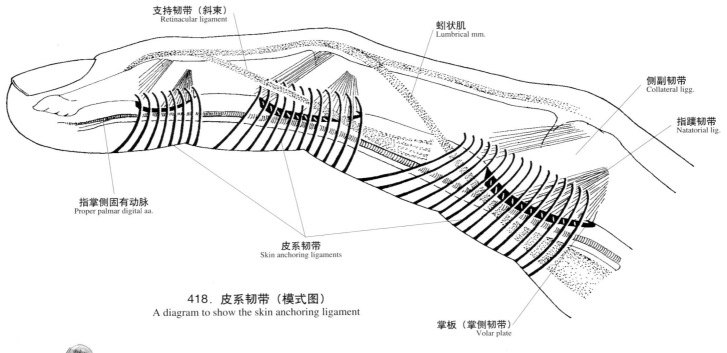

支持韧带（斜束）
Retinacular ligament

蚓状肌
Lumbrical mm.

侧副韧带
Collateral ligg.

指蹼韧带
Natatorial lig.

指掌侧固有动脉
Proper palmar digital aa.

皮系韧带
Skin anchoring ligaments

掌板（掌侧韧带）
Volar plate

418．皮系韧带（模式图）
A diagram to show the skin anchoring ligament

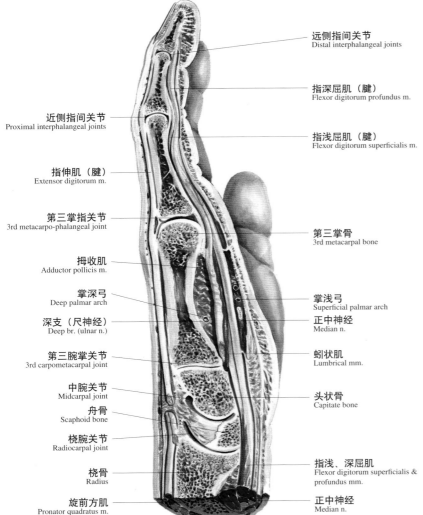

远侧指间关节
Distal interphalangeal joints

指深屈肌（腱）
Flexor digitorum profundus m.

指浅屈肌（腱）
Flexor digitorum superficialis m.

近侧指间关节
Proximal interphalangeal joints

指伸肌（腱）
Extensor digitorum m.

第三掌指关节
3rd metacarpo-phalangeal joint

第三掌骨
3rd metacarpal bone

拇收肌
Adductor pollicis m.

掌浅弓
Superficial palmar arch

掌深弓
Deep palmar arch

正中神经
Median n.

深支（尺神经）
Deep br. (ulnar n.)

蚓状肌
Lumbrical mm.

第三腕掌关节
3rd carpometacarpal joint

头状骨
Capitate bone

中腕关节
Midcarpal joint

舟骨
Scaphoid bone

桡腕关节
Radiocarpal joint

指浅、深屈肌
Flexor digitorum superficialis &
profundus mm.

桡骨
Radius

旋前方肌
Pronator quadratus m.

正中神经
Median n.

419．手通过第三掌骨矢状断
A sagittal section through the third metacarpal bone of the hand

皮系韧带

皮系韧带（Skin anchoring ligament）又称 Cleland 皮韧带，是 Cleland 于 1878 年首先报道的。它是手指中一个复杂的纤维 - 筋膜系统，将手指掌面的皮肤联系到深部结构——指骨外缘和关节囊侧壁上。这些韧带致密坚韧，呈板状构造，悉心钝性解剖才能显示出它的若干环行和斜行的纤维束。皮下脂肪层完全与这一纤维系统粘连，并填充于纤维束中间。因之，很难完整地将其分离出来。这些纤维一部分由掌指关节和指间关节囊韧带延续而来，另外，指纤维鞘和手指筋膜亦与其交织、融合。

皮系韧带从关节囊和指骨侧缘骨膜起始，行于指掌侧固有血管神经束背侧，弓形包绕指血管神经，向掌侧横行或向远侧斜行，附着于手指掌面的皮肤。这些韧带从背侧环绕指血管神经束（血管神经束的掌侧也有韧带包裹，或称 Grayson 韧带，实际为指纤维鞘的一部分），当手指屈伸运动时，使血管神经保持其原位不变，同时，可维系和固定手指的腱纤维鞘，并牵引和固定指掌面皮肤，防止运动时皮肤移位。蚓状肌腱膜和支持带斜束（Landsmeer）于近、中节指骨平面从手指掌侧穿此韧带间隙走向背侧，分别参与指背腱膜的形成（蚓状肌腱膜参与形成外侧腱，支持韧带斜束参与组成终腱）。

皮系韧带系统的构造在手指三个关节平面上是有区别的。在掌指关节区，皮系韧带可由掌指关节囊、掌板侧缘、掌深横韧带和近节指骨骨膜等处起始，经指血管神经背外方，向掌侧弓形行或向远侧斜行，附着于近节指掌面皮肤。但在此区，①皮系韧带被指蹼韧带增强，指蹼韧带从指蹼皮下延入手指掌面，与皮系韧带交织、融合。②掌指关节腱纤维鞘的纤维在血管神经束的内侧环行，继与皮系韧带融合形成血管神经鞘，并呈辐射状与皮肤相连。③掌腱膜有纵束延入手指腱纤维鞘的掌面，亦与皮系韧带交织。因之，上述各结构与皮系韧带形成密切愈合的复合体，起着包裹指血管神经、悬挂掌板、固定指纤维鞘等作用。在近侧指间关节区，腱纤维鞘从掌板侧缘和指骨侧面起始并环行，相当强大的皮系韧带从关节囊和中节指骨底起始，经血管神经背侧，抵于远侧掌面皮肤。纤维鞘与皮系韧带密切联系，皮系韧带在纵的方向上，于近、中节指骨平面有时中断，有时变得稀疏，此与腱纤维鞘的中断和稀疏密切相关。在远侧指间关节，皮系韧带相当薄弱，它由关节囊起始，取侧掌面行程，包围并固定着血管神经和腱鞘。

手屈肌腱的外科分区

指屈肌腱依其本身和周围组织的解剖关系，可将它分为五个区域。肌腱损伤修复时，应考虑这些区域特征，而作适当处理。

Ⅰ区（腱末端区）　为从近侧指间关节到远节指骨底的一段。此段肌腱有腱鞘包绕，指深屈肌腱居浅位，指浅屈肌腱居近侧深位，并以两个扁平的终腱止于中节指骨掌面边缘。两腱抵止处各有一短腱纽存在，指深屈肌腱如断裂，因近端有长腱纽牵制，故回缩不大。但修补时宜防止与周围的腱鞘或浅肌腱粘连。

Ⅱ区（鞘管区）　为从掌远纹至近侧指间关节的一段。此段有两条扁的指浅屈肌腱围拥着一条指深屈肌腱，深腱在浅腱围成的套筒中作较大范围的滑动，深肌腱在近节指骨平面借一长腱纽相连。此段中，三条肌腱被包于硬韧而狭长的纤维鞘管内，因之，肌腱损伤或感染后，极易与管壁粘连或肌腱相互粘连，较难处理。在此区近端，浅肌腱居浅位，单纯浅肌腱损伤，屈指功能障碍不大。在此区远端，深肌腱居浅层，它

单独损伤，影响末节手指屈曲。若浅深肌腱均断裂，屈指功能完全丧失。是早期缝合还是二期修复意见不一。近来，主张早期修复的越来越多。

Ⅲ区（手掌区）　居手掌内，为从屈肌支持带远缘至掌远纹的一段。此区包括8条指浅、深屈肌腱，指浅屈肌腱借腱系膜与深腱相连，深肌腱桡侧有蚓状肌起于腱上，示、中、环指的腱包围有腱周组织（Paratenon），小指的腱包围以滑液鞘。此区肌腱多因切割伤受损，单纯的指浅屈肌腱断裂，对屈指功能影响不大。如浅、深肌腱同时断裂，深腱断端可向蚓状肌附着部缩入。

Ⅳ区（腕管区）　在坚韧的屈肌支持带下方，居腕管内。有九条肌腱及正中神经通过。肌腱间有腱系膜和疏松组织相连，并分别被尺侧囊和桡侧囊包裹。此段肌腱多为切割伤，缝合后易发生肿胀，坚韧的腕管没有缓冲的余地，腱易发生粘连，故以减少腕管内容，重点修复，鉴别神经与肌腱等为原则。

Ⅴ区（腕区）　由腱起点至屈肌支持带近缘的一段。此区肌腱距离较宽，各腱有腱系膜及腱周组织包围，此区肌腱修复后，粘连机会少，适于早期处理。

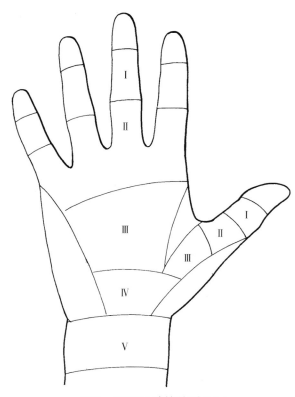

420．手屈肌腱的外科分区
Surgical zones of the flexor tendon in the hand

手指背面

指静脉弓 Digital venous arch　　指尺侧静脉 Ulnar digital v.　　示指伸肌 Extensor indicis m.　　指伸肌 Extensor digitorum m.　　指背神经 Dorsal digital nn.　　背支 Dorsal br.　　指背动脉 Dorsal digital a.　　指桡侧静脉 Radial digital v.

421．手指局解　背面（一）
Topography of the finger（Dorsal aspect）

手指局解 背面（一）

沿指背中线切开皮肤 指背皮下组织疏松，皮肤与深结构之间缺乏垂直的纤维束联系，因而皮肤有移动性。当手指伸直时，掌指关节和指间关节背面的皮肤聚为多数皱褶。手指屈曲时，皱褶散开，皮肤的移动性即减少。尤其在掌指关节背侧，皮肤因张力增加而局部变白。

指背皮下浅静脉发达，手指血运主要沿指背静脉回流，断指再植时必须妥为接通指背静脉。指桡侧静脉和指尺侧静脉吻合成 2～3 排指静脉弓。

指背的皮神经有：① 指背神经（Dorsal digital nn.），为桡神经浅支和尺神经手背支的末梢分支，分布于掌指关节和近节手指背面的皮肤。②指掌侧固有神经背支（Dorsal br.）从指侧面绕到指背，分布中、远节手指背面的皮肤。

手指局解 背面（二）

皮下组织已切除，显示指背的伸肌装置。本标本为右手示指，可见示指伸肌腱伴同指伸肌腱行至示指背面，二腱共同参与形成指背腱膜。骨间肌和蚓状肌从两侧亦参与形成指背腱膜。可见皮系韧带从关节囊侧面和指背腱膜侧缘起始。

指背腱膜

指背腱膜（Digital dorsal aponeurosis）或称伸肌装置（Extensor apparatus），位于手指背面，是一薄而滑动的，由纵、横、斜纤维组成的腱‐膜性装置。指运动时，它往返于手指背面，在皮下依稀可见。腱膜的主体是指伸肌腱（示指和小指还包括示指和小指伸肌腱），沿途有骨间肌、蚓状肌和支持韧带的纤维参与其中。

指伸肌腱行至近节指骨背面时变扁变宽，其腱纤维向深面附着于掌指关节囊（关节囊内衬一层纤维软骨），并直接地或通过关节囊附着于近节指骨底。伸肌腱两侧缘与骨间肌的腱纤维相连。骨间肌经掌深横韧带背侧，行至掌指关节平面时，其深部纤维（主要是骨间背侧肌）抵止于近节指骨底两侧，浅部纤维形成腱膜，连于伸肌腱侧缘，并横行包裹深肌腱与对侧腱膜相延续，形成一三角形的腱膜扩张（Aponeurosis expansion），又称腱帽（Tendon hood），它们与骨膜之间夹有疏松组织，腱和腱帽可于其上自由滑动。

腱帽的近侧部为一 7～8 mm 宽的矢状束（Sagittal band），此纤维束起自掌深横韧带，经掌指关节两侧连于伸肌腱外缘并包绕腱的背面，因之，骨间肌腱帽及矢状束宛如一吊带环绕并系缚着伸肌腱居于掌指关节及近节指骨的中央位，以防止腱在手抓握运动时向两旁脱位。如果一侧的矢状束和腱帽断裂，当掌指关节屈曲时，伸肌腱即移向健侧，致使伸指功能障碍。

在近节指骨远端，指伸肌腱分成三束：一个中间束（Intermediate extensor band）和两个外侧束（Lateral extensor band）。中间束最宽，接受两侧骨间肌内侧束的腱纤维，组成一宽阔的中间腱（Intermediate extensor tendon）。此腱紧密连于近侧指间关节囊（囊内衬一层纤维软骨），并随其抵止于中节指骨底的背及背外侧。两外侧束细小，接受骨间肌外侧束及蚓状肌的腱纤维，组成两个外侧腱（Lateral extensor tendon）与近侧指间关节囊疏松相连，经关节背外侧，向中节指骨远端集中，两外侧腱交错编织，组成一终腱（Terminal extensor tendon）。终腱与中节骨骨膜疏松相连，与远节指间关节囊紧密愈着，随囊止于远节指骨底的背及背外侧。

在中节指骨侧面有一稀疏的纤维带，为支持韧带（Retinacular ligament,Landsmeer），此纤维带起自近节指骨侧面的骨沟和指纤维鞘，经近侧指间关节，终止于外侧腱。支持韧带的部分纤维几呈横行，象腱帽一样连结两个外侧腱，称此横纤维为三角韧带（Triangular ligament）。

总观伸肌装置，在构造及功能上均较屈肌装置复杂。在伸肌腱两侧大致附有三个系统，即近侧的矢状束‐骨间肌系统，中间的蚓状肌系统，远侧的支持韧带系统。此三系统与长伸肌腱一道对手指运动具有密切关系。与屈肌腱不同的是，指背和手背的肌腱扁而薄，无腱鞘包裹，仅借少量疏松组织存在于骨面与皮肤之间，位置表浅，易受损伤，有时伴以骨关节损伤。但伸肌腱滑行范围小，断裂时回缩不大。

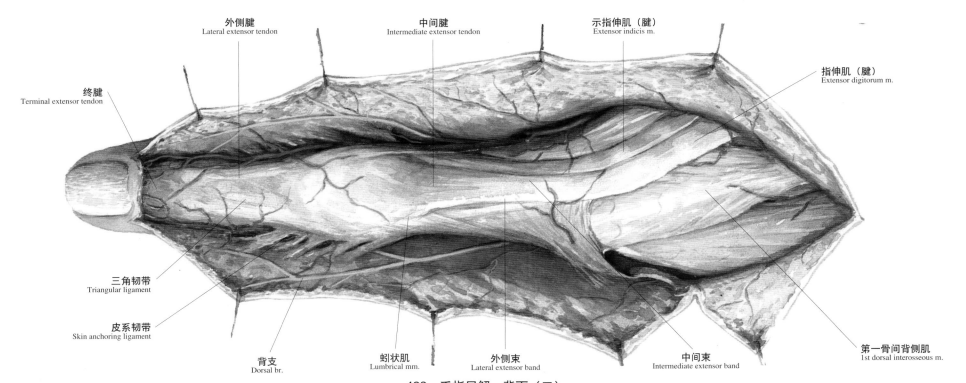

422. 手指局解 背面（二）
Topography of the finger（Dorsal aspect）

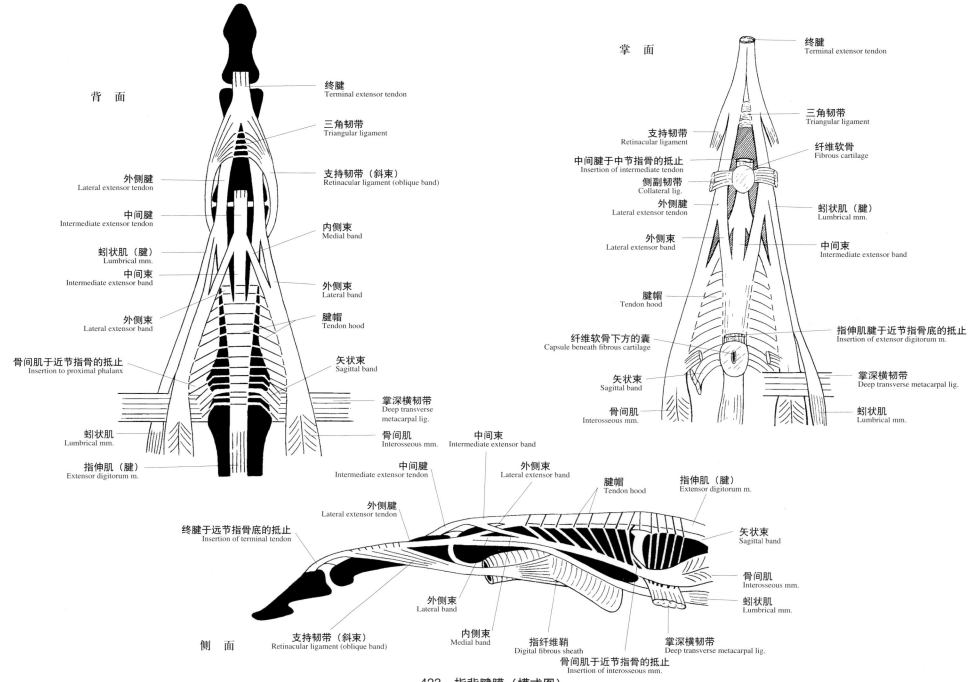

背 面

终腱
Terminal extensor tendon

三角韧带
Triangular ligament

支持韧带（斜束）
Retinacular ligament (oblique band)

外侧腱
Lateral extensor tendon

中间腱
Intermediate extensor tendon

内侧束
Medial band

蚓状肌（腱）
Lumbrical mm.

外侧束
Lateral band

中间束
Intermediate extensor band

外侧束
Lateral extensor band

腱帽
Tendon hood

骨间肌于近节指骨的抵止
Insertion to proximal phalanx

矢状束
Sagittal band

掌深横韧带
Deep transverse metacarpal lig.

蚓状肌
Lumbrical mm.

骨间肌
Interosseous mm.

指伸肌（腱）
Extensor digitorum m.

掌 面

终腱
Terminal extensor tendon

三角韧带
Triangular ligament

支持韧带
Retinacular ligament

中间腱于中节指骨的抵止
Insertion of intermediate tendon

纤维软骨
Fibrous cartilage

侧副韧带
Collateral lig.

外侧腱
Lateral extensor tendon

蚓状肌（腱）
Lumbrical mm.

外侧束
Lateral extensor band

中间束
Intermediate extensor band

腱帽
Tendon hood

纤维软骨下方的囊
Capsule beneath fibrous cartilage

指伸肌腱于近节指骨底的抵止
Insertion of extensor digitorum m.

矢状束
Sagittal band

掌深横韧带
Deep transverse metacarpal lig.

骨间肌
Interosseous mm.

蚓状肌
Lumbrical mm.

中间腱
Intermediate extensor tendon

中间束
Intermediate extensor band

外侧束
Lateral extensor band

腱帽
Tendon hood

指伸肌（腱）
Extensor digitorum m.

外侧腱
Lateral extensor tendon

矢状束
Sagittal band

终腱于远节指骨底的抵止
Insertion of terminal tendon

骨间肌
Interosseous mm.

蚓状肌
Lumbrical mm.

支持韧带（斜束）
Retinacular ligament (oblique band)

外侧束
Lateral band

内侧束
Medial band

指纤维鞘
Digital fibrous sheath

骨间肌于近节指骨的抵止
Insertion of interosseous mm.

掌深横韧带
Deep transverse metacarpal lig.

侧 面

423. 指背腱膜（模式图）
Schematic drawings of the digital dorsal aponeurosis

指伸肌腱的分区

指伸肌腱依位置可分 8 区（依 Verdan 法），奇数区与关节对应，偶数区与骨干对应，各区肌腱有其结构和功能特征，对治疗修复有重要意义。

Ⅰ区（远侧指间关节区） 此区有终腱抵止于末节指骨底，皮肤薄而连接紧密。可产生闭合性或开放性损伤，指甲手术亦可累及终腱。终腱损伤后可导致槌状指畸形。夹具固定时应避免关节过伸。

Ⅱ区（中节指骨区） 两外侧腱在此区合成终腱。

支持韧带经近侧指间关节两侧进入此区与外侧腱连接，纤维进而在两外侧腱之间横行，组成三角韧带。此区肌腱损伤亦导致槌状指畸形。

Ⅲ区（近侧指间关节区） 此区皮肤在手指伸直时聚成褶皱，屈曲时则绷紧。有一个中间腱（由指伸肌中间束与两侧骨间肌内侧束组成）抵止于中节指骨底，有两个外侧腱（由骨间肌外侧束与蚓状肌腱纤维组成）经关节背外侧走向中节指背侧并靠拢。中间腱的滑动幅度为 5～8 mm。此腱断裂可导致近侧指间关节屈曲、远侧指间关节伸展，随着两个外侧腱不断向掌侧移位

可继发产生纽孔状畸形（后述）。因之此区损伤宜及时处理，以防止畸形发生。

Ⅳ区（近节指骨区） 此区近侧的指伸肌宽阔并与骨间肌浅纤维形成的腱帽相连，可在指骨背面自由滑动，单纯的损伤可很方便地予以修复。

Ⅴ区（掌指关节区） 指伸肌在此区滑动幅度为 5～8 mm。起自掌深横韧带的矢状束将伸肌腱系缚于掌骨头的背侧中央。掌指关节的钝性或不完全损伤初期常被忽略，因其余完整部分尚可代偿。这种损伤可使矢状束和腱帽变薄或局部断裂，随着时间推移，伸

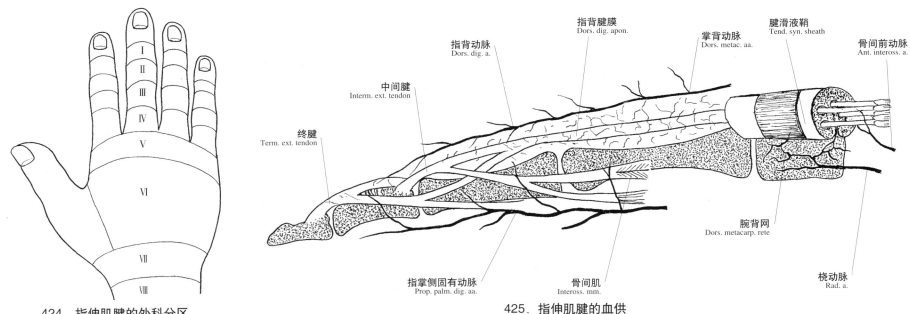

424. 指伸肌腱的外科分区
Surgical zones of the extensor tendon of the hand

425. 指伸肌腱的血供
Blood supply of the digital extensor tendons

肌腱可向健侧半移位，致使掌指关节不能伸直。主动活动时，肌腱可产生疼痛性"响指"。矢状束和腱帽损伤后，如果发生皱缩或粘连，可产生内在肌阳性畸形，即掌指关节屈曲、指间关节伸展。

VI区（掌骨区） 区内有浅层 4 条指伸肌腱和深层 2 条示指和小指肌腱。腱间结合的存在可掩盖邻位肌腱损伤的体征。示指或小指肌腱受损，如不进行外科暴露难于做出诊断。而中、环指伸肌腱受损后，通过掌指关节伸展功能障碍可得到初步确认。

VII区（腕区） 此区为腱鞘区，在伸肌支持带下方通行有 6 个包裹伸肌腱的腱滑液鞘。区内闭合性损伤类似于鞘内肌腱粘连，偶尔发展成"扳机指"体征，开放性损伤则易产生粘连，较难处理。主张及早治疗者较多。

VIII区（前臂区） 区内通行有 12 条肌腱。进行肌腱缝合时，宜充分考虑肌腱的长度，到拇指的肌腱最短，腕伸肌腱最长。闭合性损伤多为钝性损伤，可引起出血和充血。开放性损伤要注意断裂肌腱的回缩。

指伸肌腱的血供

指伸肌腱除于桡腕关节平面行于腱滑液鞘内，其余部分均被腱周包绕，血运比较丰富。

1. 在前臂远端 尺动脉发出的骨间前动脉穿过前臂骨间膜达前臂背侧，经筋膜分布至各条肌腱。另外，

在肌、腱连接处，有纵行血管延续至腱束间，以滋养肌腱。

2. 平桡腕关节 伸肌腱皆通行于伸肌支持带深面的腱滑液鞘内，这里有 6 个腱鞘。来自桡动脉腕背支和腕背网的血管，经腱系膜分布至各腱。起自腕背面的滑膜将指伸肌和示指伸肌的数条腱包裹在一个鞘内，它们先形成基底系膜，再由此发出至各腱的固有系膜，血管则通行于基底系膜和固有系膜中。

3. 在掌骨体至腕掌关节平面 指伸肌腱接受来自掌背动脉分支分布于腱周组织的血管网供应各腱。

4. 在指背 指背腱膜的血供来自指掌侧固有动脉的分支和指背动脉的分支。

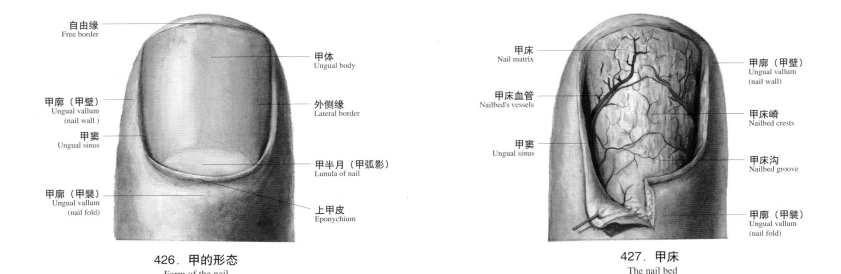

426. 甲的形态
Form of the nail

427. 甲床
The nail bed

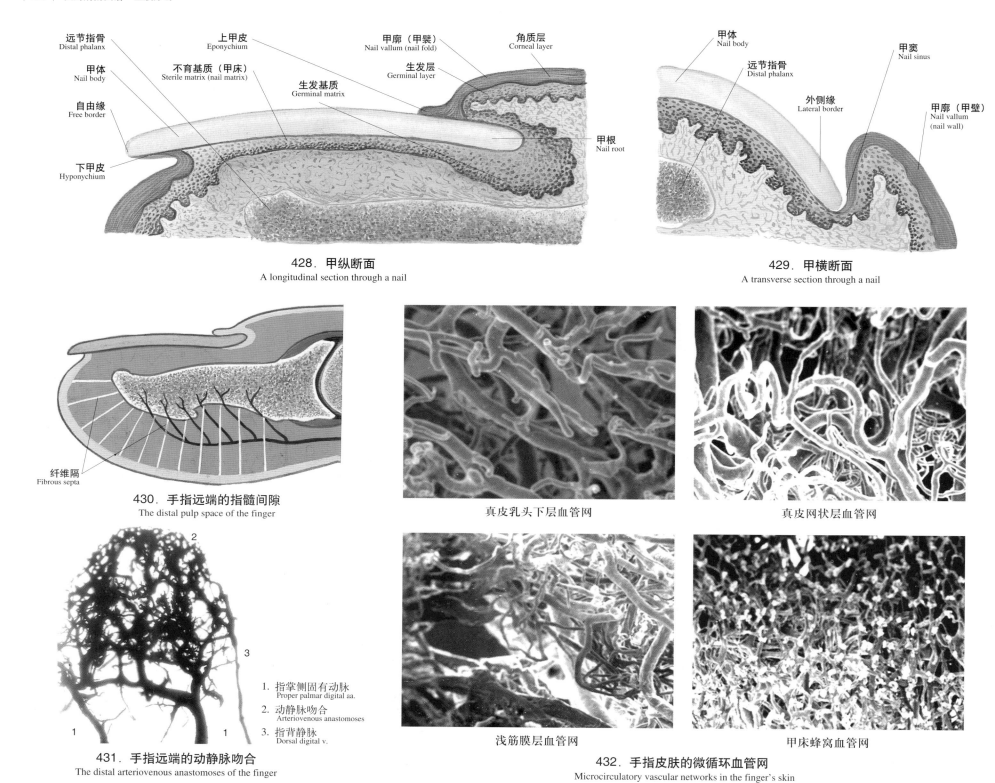

428．甲纵断面
A longitudinal section through a nail

远节指骨 Distal phalanx
甲体 Nail body
自由缘 Free border
下甲皮 Hyponychium
上甲皮 Eponychium
不育基质（甲床）Sterile matrix (nail matrix)
生发基质 Germinal matrix
甲廓（甲襞）Nail vallum (nail fold)
生发层 Germinal layer
角质层 Corneal layer
甲根 Nail root

429．甲横断面
A transverse section through a nail

甲体 Nail body
远节指骨 Distal phalanx
外侧缘 Lateral border
甲窦 Nail sinus
甲廓（甲壁）Nail vallum (nail wall)

430．手指远端的指髓间隙
The distal pulp space of the finger

纤维隔 Fibrous septa

431．手指远端的动静脉吻合
The distal arteriovenous anastomoses of the finger

1. 指掌侧固有动脉 Proper palmar digital aa.
2. 动静脉吻合 Arteriovenous anastomoses
3. 指背静脉 Dorsal digital v.

真皮乳头下层血管网

真皮网状层血管网

浅筋膜层血管网

甲床蜂窝血管网

432．手指皮肤的微循环血管网
Microcirculatory vascular networks in the finger's skin

甲和远节手指

甲（Nail）是扁平而有弹性的角质化的表皮，由椭圆形的角质细胞凝聚而成，呈半透明长方形硬板状，覆于手指和足趾的末端背面，给远节手指垫以支持。大的外露部分与下层皮肤相连，叫甲体（Nail body）；甲体远端与皮肤脱离部，称为自由缘（Free border）；近端隐藏于皮肤之下，叫甲根（Nail root）。甲体大部分呈淡红色，

是因甲体下方皮肤的血管透过半透明的角质层而显出。甲体基部有半月形区域，颜色发白，称甲半月（甲弧影）（Lunula of nail）。拇指的甲半月最大，越向小指，甲半月越小，直到被皮肤掩盖起来。

掩盖甲周围的皮肤皱襞，称甲廓（Nail vallum 或称甲壁 Nail wall）；覆于甲根的角质层向远侧又延伸一薄的表皮皱襞，完全地或部分地覆盖着甲半月，称此表皮皱襞为上甲皮（Eponychium）；甲外侧缘（Lateral border）与甲壁之间的沟，称甲窦（Nail sinus）；甲体下面连接的皮肤，叫甲床（Matrix, Nail bed）；甲自由缘下面的表皮角质层特厚，延伸到甲下，叫下甲皮（Hyponychium），没有颗粒层及透明层，其生发层与甲床的生发层延续。

甲床由未角化的表皮和真皮合成，表皮相当于皮肤的生发层，浅部为多层棘细胞，深部为柱细胞。甲床表面隆起许多纵嵴以代替真皮乳头，称甲床嵴（Crests of nail bed），富有血管，透过甲体呈淡红色。近甲根部下面，嵴较小，排列不规则，血管稀少，加之甲半月中含有多数屈光的细胞，故甲半月颜色发白。甲下的真皮有纵行纤维束，沿甲长径排列，又有垂直的纤维束，连接到甲下方的指骨外膜。

甲床的生发层在功能上可分两部分，在甲根和甲半月下方的部分，生发层极厚，叫生发基质（Germinal matrix）；其表层细胞积极繁殖，不断角化、肥厚，加入半透明的甲，是甲的生长区。在甲体下方的部分，

生发层较薄，叫不育基质（Sterile matrix），与甲的生长无关，仅提供甲生长时向前移动的滑面。所以，甲的生长发生于甲根。如果甲根和甲半月下方的生发基质未受严重损伤，既或切除甲体，仍将由此区长出新甲。甲板的厚度各部一致。当急性疾病或局部创伤时，可引起甲生长的紊乱，在甲的表面产生横沟，横沟随甲的生长逐渐移向远侧。

成人甲的生长每日约新生 0.1 mm，每周平均长 0.5 mm。中指甲生长最快，小指甲生长最慢，夏日比冬季生长稍快，手指甲比足趾甲生长约快四倍。

末节手指的皮肤具有丰富的触觉和痛觉神经末梢，触觉小体每平方毫米多达 50 个，触觉极为敏锐，受损时或疾病时疼痛极为剧烈。血管在末节手指中形成多数动静脉吻合，在寒冷条件下可调节指端的温度，但也是偶尔产生血管球瘤的基础。皮下组织中有许多纤维束，将皮肤紧紧连接到远节指骨骨膜上。纤维中间

的小腔中充满有脂肪组织。在炎症水肿时，由于纤维被拉紧，压迫末梢神经而感到剧烈疼痛。此外，滋养远节指骨的动脉行于小腔的脂肪组织中，发炎时，小腔内张力增大，容易压迫骨的滋养血管，可使血循环受阻，有导致远节指骨坏死的危险，应及早切开。

甲床的血管丰富，其血供来自：①指掌侧固有动脉甲床支，甲床支在甲根附近由固有动脉发出，有 1～2 支，口径 0.2～0.3 mm。分布到甲床及甲廓。②指背动脉弓甲床支，指背动脉弓位远侧指间关节与上甲皮间中、远 1/3 交界处的浅筋膜内，为指掌侧固有动脉在指背的横行吻合。由弓发出 2～6 支甲床支（外径 0.2 mm），分布甲床根部及甲廓浅面。

甲床的静脉与指掌侧固有动脉甲床支基本伴行，由甲廓转向指背。甲床根部的静脉有 3～4 支，不与动脉伴行，在上甲皮和甲廓深面行向指背，汇入指背静脉远侧网。甲床动、静脉之间存在有动静脉吻合。

手指的关节韧带

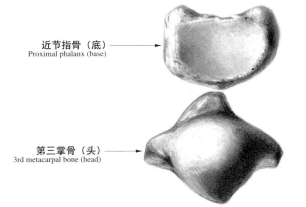
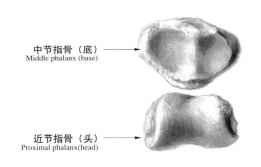
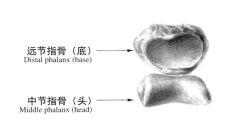

近节指骨（底）
Proximal phalanx (base)

第三掌骨（头）
3rd metacarpal bone (head)

中节指骨（底）
Middle phalanx (base)

近节指骨（头）
Proximal phalanx(head)

远节指骨（底）
Distal phalanx (base)

中节指骨（头）
Middle phalanx (head)

433．掌指关节和近侧、远侧指间关节的骨性关节面
The osseous articular surfaces of the metacarpophalangeal, proximal and distal interphalangeal joints

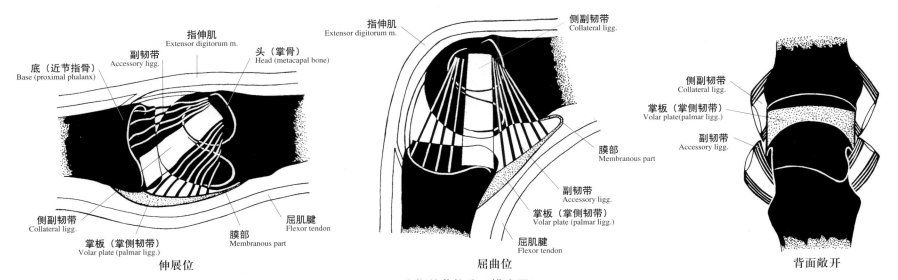

指伸肌
Extensor digitorum m.

头（掌骨）
Head (metacapal bone)

副韧带
Accessory ligg.

底（近节指骨）
Base (proximal phalanx)

侧副韧带
Collateral ligg.

掌板（掌侧韧带）
Volar plate (palmar ligg.)

膜部
Membranous part

屈肌腱
Flexor tendon

伸展位

指伸肌
Extensor digitorum m.

侧副韧带
Collateral ligg.

膜部
Membranous part

副韧带
Accessory ligg.

掌板（掌侧韧带）
Volar plate (palmar ligg.)

屈肌腱
Flexor tendon

屈曲位

侧副韧带
Collateral ligg.

掌板（掌侧韧带）
Volar plate (palmar ligg.)

副韧带
Accessory ligg.

背面敞开

434．掌指关节构造（模式图）
Schematic drawings to show the structure of the metacarpophalangeal joints

1. 掌指关节（Metacarpophalangeal joints） 是由球状的掌骨头和凹陷的近节指骨底构成的多轴性球窝关节，可营屈伸、收展和环转运动。关节囊松弛，两侧有侧副韧带和副韧带增强，掌侧有掌板，四周皆有肌腱通过，使关节既灵活又稳固。

2. 侧副韧带（Collateral ligg.） 起于掌骨头两侧的压迹，斜向掌面，止于近节指骨底的侧方结节，宽 4～8 mm，厚 1.5～3 mm，各指的侧副韧带在大小和方位上有差异。关节伸直时，侧副韧带松弛，允许指骨偏位，而以尺偏范围较大；关节屈曲时，由于两关节面接触范围大，又因该韧带越过掌骨头侧方的骨隆起，遂使侧副韧带绷紧，同时限制了手指的侧方运动和回旋运动，使关节趋于稳定。手外伤后，如果将关节制动于伸直位，侧副韧带逐渐挛缩，最终将影响掌指关节的屈曲功能。

3. 副韧带（Accessory ligg.） 是一薄层纤维自掌骨头压迹呈扇形放散达掌板侧缘，并与屈肌腱鞘相连。掌指关节屈曲时，此韧带如一吊索悬住掌板，可防止指骨向前脱位。

4. 掌板（Volar plate，又名掌侧韧带 Palmar ligg.） 为一长方形的致密纤维软骨板，远端厚而坚固，附于近节指骨底掌唇，近端薄而松弛，为膜性，附于掌骨颈掌侧并与深筋膜交织。两侧缘与扇形的副韧带相连。当掌指关节屈伸时，只是掌板膜部呈弛张变化，它可允许掌指关节过伸约 30°。掌板可经受 5～8 kg 的张力，如果超此限度，掌板膜部将破裂，可引起关节脱位，失去稳定性。

5. 掌深横韧带（Deep transverse metacarpal lig.） 宽 9～12 mm，连于相邻掌指关节的掌板侧缘，其远缘距指蹼游离缘约 10 mm，其间充有疏松组织。示指桡侧和小指尺侧的掌板边缘分别与第一骨间背侧肌和小指展肌的纤维相连。指血管神经束和蚓状肌越过该韧带掌侧，骨间肌经行该韧带背侧。掌深横韧带保持手指稳定，可限制手指过度散开。类风湿关节炎时，横韧带即失去其正常形态和配列，加上小指展肌牵缩，可导致手指尺偏畸形。

掌指关节由于骨折，感染、侧副韧带及关节囊挛缩、肌腱粘连等原因可造成关节僵直。

近侧指间关节和远侧指间关节

1. 近侧指间关节（Proximal interphalangeal joints） 是近节指骨头和中节指骨底构成的滑车关节，只能营屈伸运动。头有两髁，中为髁间沟，底有两凹，中为中央嵴。髁与凹相贴，沟与嵴相对，但两指骨的长轴不在一直线上，呈锐角相交，关节屈曲时，各指尖可稍偏向桡侧。

关节囊松弛，两侧有侧副韧带（Collateral ligg.）起自头侧面的圆形压迹，止于底外侧的结节，它不像掌指关节的侧副韧带，关节屈曲时也不太紧张。侧副韧带下方的扇形三角区，亦有纤维放散至掌板和结节下部，或称副韧带。

2. 掌板（Volar plate，掌侧韧带 Palmar ligg.） 广阔地附着于中节指骨底的掌唇，向近侧形成一游离缘，并与骨膜延续，构成指纤维鞘的底，指血管的分支穿过掌板近缘，经短腱纽滋养屈肌腱。掌板近缘并以两个外侧角牢固地附于近节指骨颈的外侧嵴，此结构可限制关节过度伸展。

掌板扩大了关节腔，允许头沿软骨面作正常滑动，并提供屈肌腱的滑道。当关节屈曲时，关节滑膜沿掌板近缘突出，形成一掌侧滑膜囊，掌板可贴近近节指骨体。关节伸展时，由于短腱纽的牵拉以及掌板和屈肌腱的压迫，滑膜囊又被挤向背面。此掌板比掌指关节的掌板坚固，可经受 19 kg 以内的张力（Moberg）。掌板的破裂多发生于远侧附着部，掌板近缘如被离断，侧副韧带虽然完好，但指间关节将产生过伸运动。

应当指出，近侧指间关节虽有韧带和掌板支持，但周围的肌肉进一步增强了它的稳定性。关节囊背面被指背腱膜的中间腱所增强，腱纤维密切与囊交织，并止于中节指骨底背面的结节，中间腱的损伤常伴有关节囊的破裂。在关节背外侧，有指背腱膜的外侧腱行于每一髁的斜坡上。关节屈曲时，外侧腱沿斜坡移向掌侧，伸展时移向背侧。支持韧带斜束居外侧腱掌侧，还有皮系韧带从关节囊和骨膜呈弓形走向外前方，延伸到手指中线的皮肤，并包围着指血管神经束。

3. 远侧指间关节（Distal interphalangeal joints） 是由中节指骨头和远节指骨底构成的滑车关节，营屈伸运动。头有双髁面与髁间凹，底有卵圆形凹面与前后突出的缘。关节囊被侧副韧带、掌板、指深屈肌腱和指背腱膜终腱所增强。

4. 侧副韧带（Collateral ligg.） 从头的两侧压迹抵于底的侧掌结节，更掌侧的纤维（副韧带）则抵于掌板侧缘。掌板在远侧附于底的掌缘，在近侧附于头的掌面侧嵴。它可容许远侧指间关节有少许过伸。深屈肌腱常分两个终腱呈扇状止于远节指骨底，并与掌板的远侧纤维和骨膜交织。血管穿过多数小孔，经短腱纽分布于腱。指背腱膜的终腱牢固地附于关节囊背面，延续止于底背结节。

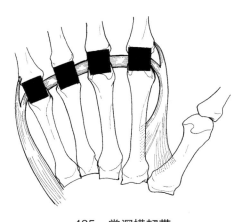

435. 掌深横韧带
The deep transverse metacarpal ligament

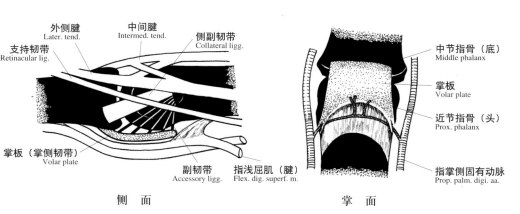

外侧腱 Later. tend.
中间腱 Intermed. tend.
侧副韧带 Collateral ligg.
支持韧带 Retinacular lig.
掌板（掌侧韧带）Volar plate
副韧带 Accessory ligg.
指浅屈肌（腱）Flex. dig. superf. m.

侧 面

436. 近侧指间关节构造（模式图）
Schematic drawing to show the structure of the proximal interphalangeal joints

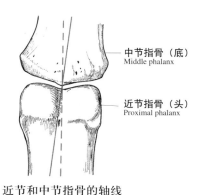

中节指骨（底）Middle phalanx
掌板 Volar plate
近节指骨（头）Prox. phalanx
指掌侧固有动脉 Prop. palm. digi. aa.

掌 面

中节指骨（底）Middle phalanx
近节指骨（头）Proximal phalanx

近节和中节指骨的轴线

手指的断面

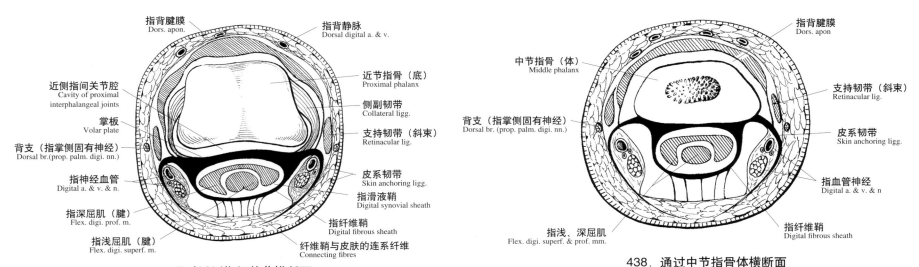

437. 通过近侧指间关节横断面
A transverse section through the proximal interphalangeal joints

图437 标注：

- 指背腱膜 Dors. apon.
- 指背静脉 Dorsal digital a. & v.
- 近侧指间关节腔 Cavity of proximal interphalangeal joints
- 掌板 Volar plate
- 背支（指掌侧固有神经）Dorsal br.(prop. palm. digi. nn.)
- 指神经血管 Digital a. & v. & n.
- 指深屈肌（腱）Flex. digi. prof. m.
- 指浅屈肌（腱）Flex. digi. superf. m.
- 近节指骨（底）Proximal phalanx
- 侧副韧带 Collateral ligg.
- 支持韧带（斜束）Retinacular lig.
- 皮系韧带 Skin anchoring ligg.
- 指滑液鞘 Digital synovial sheath
- 指纤维鞘 Digital fibrous sheath
- 纤维鞘与皮肤的连系纤维 Connecting fibres

438. 通过中节指骨体横断面
A transverse section through the shaft of the middle phalanges

图438 标注：

- 中节指骨（体）Middle phalanx
- 背支（指掌侧固有神经）Dorsal br. (prop. palm. digi. nn.)
- 指浅、深屈肌 Flex. digi. superf. & prof. mm.
- 指背腱膜 Dors. apon
- 支持韧带（斜束）Retinacular lig.
- 皮系韧带 Skin anchoring ligg.
- 指血管神经 Digital a. & v. & n
- 指纤维鞘 Digital fibrous sheath

近节指骨头掌侧可见近侧指间关节腔，关节囊侧壁被侧副韧带增强，囊前壁即掌板（掌侧韧带），再前为屈肌腱和指纤维鞘，鞘两侧通行有血管神经束。指掌侧固有神经居指掌侧固有动脉掌侧，并有细的指静脉伴行。皮系韧带起自囊侧壁和掌板侧缘，绕血管神经束背侧、外侧，达掌侧，终于指掌侧面皮肤。支持韧带斜束通过皮系韧带。指背腱膜覆于指骨头的背侧和外侧。

指骨体掌侧为屈肌腱及指纤维鞘，皮系韧带起自指骨掌面侧缘，支持韧带斜束经其背外方。

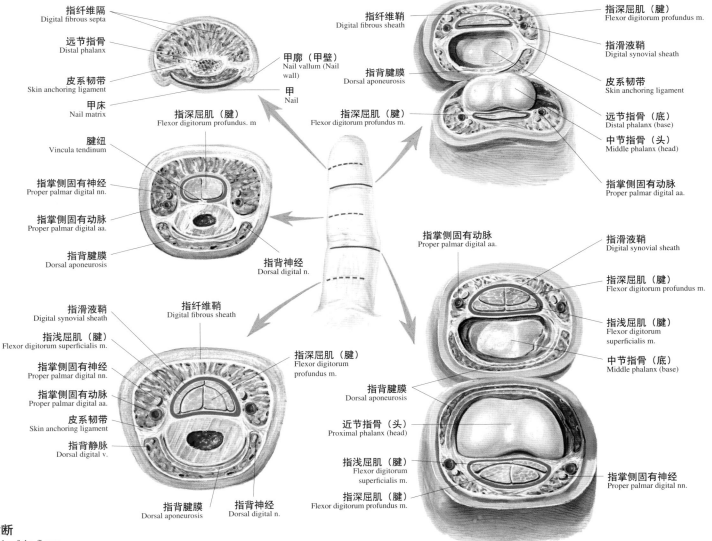

439. 手指不同平面的横断
Transverse sections through the different levels of the finger

图439 标注：

- 指纤维隔 Digital fibrous septa
- 远节指骨 Distal phalanx
- 皮系韧带 Skin anchoring ligament
- 甲床 Nail matrix
- 甲廓（甲壁）Nail vallum (Nail wall)
- 甲 Nail
- 腱纽 Vincula tendinum
- 指掌侧固有神经 Proper palmar digital nn.
- 指掌侧固有动脉 Proper palmar digital aa.
- 指背腱膜 Dorsal aponeurosis
- 指深屈肌（腱）Flexor digitorum profundus. m
- 指背神经 Dorsal digital n.
- 指滑液鞘 Digital synovial sheath
- 指浅屈肌（腱）Flexor digitorum superficialis m.
- 指掌侧固有神经 Proper palmar digital nn.
- 指掌侧固有动脉 Proper palmar digital aa.
- 皮系韧带 Skin anchoring ligament
- 指背静脉 Dorsal digital v.
- 指纤维鞘 Digital fibrous sheath
- 指深屈肌（腱）Flexor digitorum profundus m.
- 指背腱膜 Dorsal aponeurosis
- 指背神经 Dorsal digital n.
- 指纤维鞘 Digital fibrous sheath
- 指深屈肌（腱）Flexor digitorum profundus m.
- 指背腱膜 Dorsal aponeurosis
- 指深屈肌（腱）Flexor digitorum profundus m.
- 远节指骨（底）Distal phalanx (base)
- 中节指骨（头）Middle phalanx (head)
- 指掌侧固有动脉 Proper palmar digital aa.
- 指滑液鞘 Digital synovial sheath
- 皮系韧带 Skin anchoring ligament
- 指掌侧固有动脉 Proper palmar digital aa.
- 指滑液鞘 Digital synovial sheath
- 指深屈肌（腱）Flexor digitorum profundus m.
- 指浅屈肌（腱）Flexor digitorum superficialis m.
- 中节指骨（底）Middle phalanx (base)
- 近节指骨（头）Proximal phalanx (head)
- 指浅屈肌（腱）Flexor digitorum superficialis m.
- 指深屈肌（腱）Flexor digitorum profundus m.
- 指掌侧固有神经 Proper palmar digital nn.

手指入路局解

示 指 桡 侧 入 路

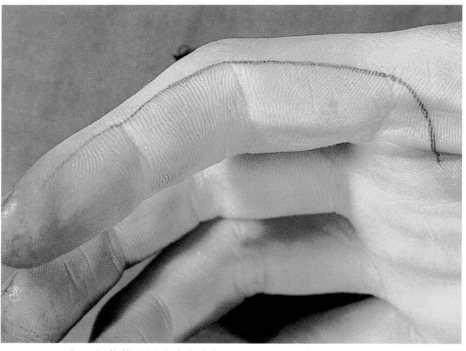

440-1．切口沿指横纹尽头赤白肉际，由远侧延至掌指关节近侧并稍弯向尺侧。此口适用于指纤维鞘手术、指屈肌腱手术、指间关节的手术等。

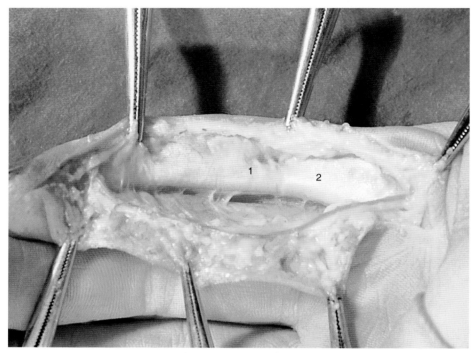

440-2．切开皮肤及皮下组织，皮系韧带亦随之切断，指掌侧固有动脉和神经随皮瓣翻向掌侧，注意勿损伤指掌侧固有神经背支。显露指纤维鞘[1]和指滑液鞘[2]。

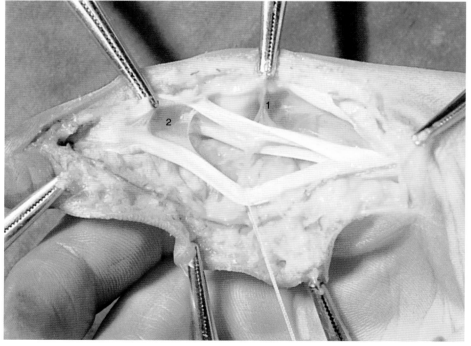

440-3．切开指纤维鞘和指滑液鞘，将指浅、深屈肌腱牵向掌侧，显示长[1]、短[2]腱纽。

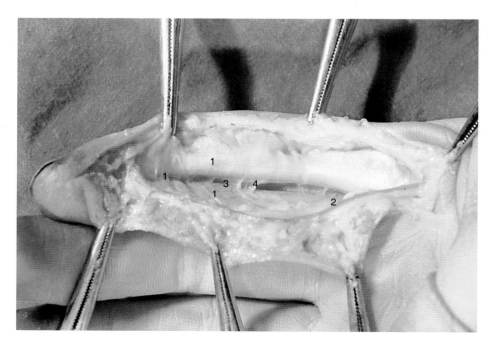

440-4．指浅、深屈肌腱已切除，只余末端抵止[1]，显示指骨[2]、指间关节[3]及掌板[4]。

440．示指桡侧入路
Radial approach of the indicis

手指的运动

掌指关节对手的功能极为重要，如果掌指关节不能屈曲，手仅能用指钩住东西，既不能攥拳，也不能握物，影响甚大。掌指关节能屈曲的手才成为有功能的手。

掌指关节是滑动的球窝关节，指伸直时，能营屈、伸、收、展和环转运动。掌指关节屈曲时，可提供牢固的抓握功能，但手指的侧方运动和环转运动即大受限制，这是由于：①掌指关节屈曲时，近节指骨底的关节面与掌骨头掌侧宽阔的关节面相贴，无活动余地；伸直时则不然，近节指骨底可在掌骨头狭窄的鞍状面上作自由的侧方运动。当然，不是纯粹的外展和内收，同时伴有旋转，即手指向尺侧偏位时伴以外旋，向桡侧偏位时伴以内旋。②掌指关节侧副韧带在手指伸直时呈斜位，松弛；屈曲位时，由于近节指骨底向掌侧滑动，韧带随距离增大而拉紧，且居正侧位，从而限制了侧方运动。

掌指关节的屈伸程度各指不同，以小指活动范围最大，示指最小，一般为 0°～85°（示、中、环、小各指平均分别为 82°、86°、86°、89°）。伸展可达 30°，小指最大，示指次之。

掌指关节的屈肌有骨间肌和蚓状肌，小指还有小指短屈肌和小指展肌，指深、浅屈肌对屈掌指关节起有限作用。

掌指关节的伸肌有指伸肌和示指、小指伸肌，包括指背腱膜的腱帽和矢状束的纤维。在指间关节屈曲状态下，骨间肌亦参与活动。

手指外展（散开）的肌肉为骨间背侧肌，辅助肌有指伸肌、示指伸肌、小指伸肌和小指展肌。手指散开可为抓握物体作准备姿势。

手指内收（并拢）的肌肉为骨间掌侧肌。辅助肌为示指伸肌。掌指关节屈曲位的手指内收为骨间掌侧肌及指长屈肌的自然牵引。

骨间肌为原发屈肌，依掌指关节和指间关节所处的位置，对掌指关节可行使屈曲、外展、内收和伸展的功能。由于它有两个抵止（一止于近节指骨底的侧掌结节，一止于指背腱膜），一般说来，它可屈掌指关节，伸指间关节。如手处于伸直位时，骨间背侧肌可外展手指，骨间掌侧肌可内收手指。如掌指关节伸展、指间关节屈曲状态下，这种外展和内收手指的功能较为微弱。但在此姿势中，骨间肌对掌指关节的伸展作用更强，伸展范围也更大。这是因为：①手指屈曲状态下伸掌指关节时，克服了屈指肌腱长度不够的限制，为骨间肌伸掌指关节的

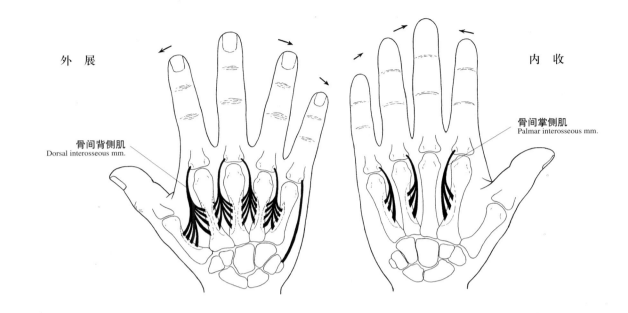

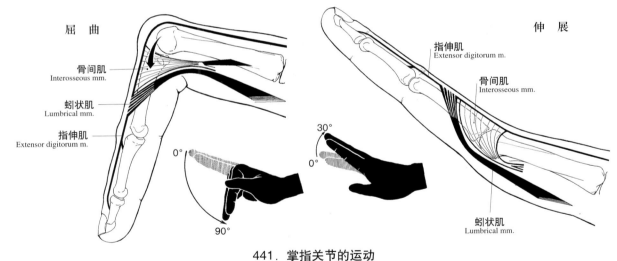

441. 掌指关节的运动
Movement of the metacarpophalangeal joints

作用提供了条件，所以伸展范围较大。②在此姿势下，骨间肌的牵拉线后移，移至掌指关节运动轴后方，从而起伸展作用。掌指关节过伸活动中，骨间肌有一动作电位。

蚓状肌亦是手指运动的强有力的肌肉，它联系着指深屈肌腱和指背装置。一般说来，它与骨间肌类似，可屈掌指关节，伸指间关节，并可缓解指伸肌的紧张。但在各人和各指，蚓状肌的形态和功能具有变化。

指伸肌腱借腱帽和矢状束的联系纤维永远保持于掌指关节背面中间位，并借腱深面的稀疏的或稠密的纤维连结于掌指关节囊，直接地或间接地抵于近节指骨底，因之，它是掌指关节的主要伸肌，可行有限的独立的伸展运动。当掌指关节屈伸时，腱帽可移位 1 cm 左右。关节屈曲时，腱帽移向远侧，伸直时，移向近侧。

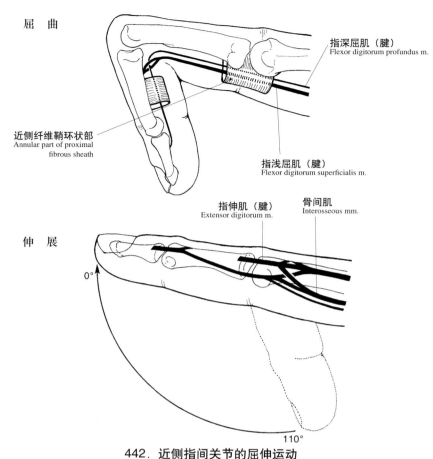

442. 近侧指间关节的屈伸运动
Movement of flexion and extension in the proximal interphalangeal joints

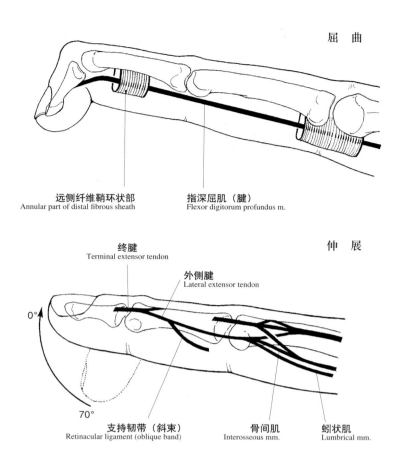

443. 远侧指间关节的屈伸运动
Movement of flexion and extension in the distal interphalangeal joints

　　远、近侧指间关节是典型的滑车关节，除屈伸外，不能收展、环转，也不能过伸。指间关节的运动范围有个体差异，但近、远侧两个指间关节运动范围的总和是同样的。它们的运动范围大致为：

	近侧指间关节	远侧指间关节
示　指	105°（90°～130°）	72°（55°～90°）
中　指	103°（90°～130°）	75°（60°～95°）
环　指	104°（90°～125°）	73°（55°～95°）
小　指	100°（85°～120°）	76°（65°～95°）

　　近侧指间关节的屈肌主要为指浅屈肌，辅助肌为指深屈肌。远侧指间关节的屈肌是指深屈肌。近侧指间关节的伸肌主要为骨间肌，辅助肌为指伸肌。远侧指间关节的伸肌主要是蚓状肌和骨间肌。

　　指深屈肌腱的收缩距离（于腕关节中立位时测量）为：

	在掌指关节	在腕部		在掌指关节	在腕部
示　指	2.75 cm	3.0 cm	环　指	4.0 cm	4.5 cm
中　指	3.5 cm	4.0 cm	小　指	3.0 cm	3.5 cm

　　指浅屈肌腱的收缩距离小，平均为 0.5～0.75 cm。骨间肌的收缩距离在手指自发屈伸时为 1.25～2.25 cm。蚓状肌的收缩距离相当大，在中指可达 3.5～4.5 cm，其他指相应小些。指伸肌腱的收缩距离：

	在掌指关节	在腕部		在掌指关节	在腕部
示　指	3.0 cm	3.0 cm	环　指	2.5 cm	4.0 cm
中　指	3.5 cm	4.0 cm	小　指	2.5 cm	3.0 cm

　　上述各肌的收缩距离可有变化（提琴家或钢琴家的蚓状肌有较大的收缩距离，老人腱的滑动距离要小），一个肌的收缩距离可随关节运动和锻炼而有变化，了解肌腱的滑动距离对于外科腱移植和腱修补手术具有重要意义。

手指运动的协调

　　手指的关节、韧带和肌肉结构复杂，运动精细灵巧。呈节链状的手指可做各式运动，简单的运动也需要各关节的相互配合和多组肌肉的参与，只是某些肌肉活动占居优势，起主要作用。

　　1. 屈肌与伸肌的协调平衡　手指每一关节的屈伸活动有赖屈肌与伸肌活动的协调平衡才能完成。在掌指关节，指伸肌腱和骨间肌蚓状肌（受长屈肌的帮助）的活动必须协调平衡；在近侧指间关节，指背腱膜中间腱与指浅屈肌的活动必须协调平衡；在远侧指间关节，指背腱膜终腱与指深屈肌腱的活动必须协调平衡。屈肌活动占优势可使指屈，伸肌活动占优势可使指伸。

　　从整体观察，长伸肌较短，不允许同时完成充分的屈腕和屈指动作，因此，远、近侧指间关节若充分屈曲，腕必须伸展（如握拳）。此时，桡侧腕长、短伸肌和尺

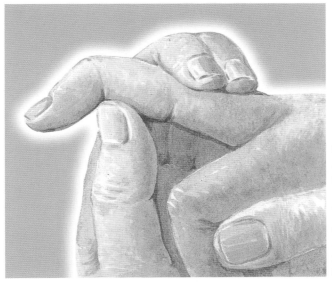

指深屈肌的作用是与指浅屈肌一道屈手指并协助屈腕。单独检查指深屈肌功能的方法是将近侧指间关节固定于伸直位后，指深屈肌能主动使末节手指屈曲。该肌瘫痪将不能屈末节手指，同时屈腕、屈掌、屈中节指无力。该肌挛缩，末指将出现屈曲畸形。

444．指深屈肌的作用
Action of the flexor digitorum profundus

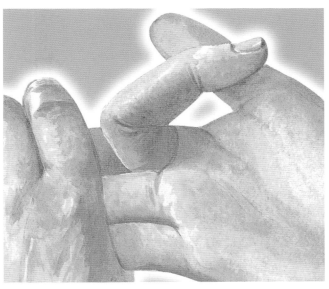

指浅屈肌的作用是与指深屈肌一道屈手指并协助屈腕。单独检查指浅屈肌功能的方法是用手握住被检指以外的其余各指，基于指浅屈肌的收缩可屈被检指的近侧指间关节。指浅屈肌瘫痪可引起握持和屈腕无力，打字、弹琴等手指功能将受影响。由于近侧指间关节失去稳定性，当伸手指时，该关节将过伸。该肌挛缩将产生近侧指间关节屈曲畸形。

445．指浅屈肌的作用
Action of the flexor digitorum superficialis

侧腕伸肌与长屈肌一道收缩，固定腕于背伸位。当长屈肌与腕伸肌的关系失调时，如屈肌腱断裂、正中神经或尺神经损伤或灰质炎等，病人想屈手指，却代之以伸腕。而桡侧腕伸肌的损伤将导致50%抓握能力的丧失。反之，长屈肌亦较短，不允许同时完成充分的伸指和伸腕动作，当腕和掌指关节居于伸展位时，手指伸不直，常停留于半屈位。而当腕充分屈曲或下垂时，手指则能充分伸展。

如果用手指抓握物体，要求远、近间关节强力屈曲，则掌指关节和腕关节必由指伸肌等诱发于伸展位，以帮助屈中、远节指，从而提供强大的抓握能力。外科腱移接时，必须考虑长屈肌与长伸肌的这一情况，避免绷得过紧而影响手指的屈伸。

Nepcort 等（1958）观察到当所有手指均屈曲时，指伸肌（拮抗肌）无活动；反之，当所有手指均伸直时，指浅屈肌（拮抗肌）也无活动；但当单一手指动作时，则相应的拮抗肌即出现电位以固定其他手指，如其他手指被固定时，拮抗肌的电位即随之消失。

Brown 及 Long 等（1960、1961）研究手指运动的肌电图认为，手指的长肌仅保持各关节作握拳及伸展等大幅度运动；除此之外，手指其他方式的运动均需短肌参与。

2．指浅、深屈肌在屈远、近侧指间关节的相关作用 指深屈肌可屈末节指，在捏握物体时，手指的力平均为3.1 kg，最大可达9 kg。在手握拳或远、近侧指间关节同时屈曲紧紧抓握时，指浅屈肌和指深屈肌都呈现最大的活动。但是，单独屈末节指时，情况则不同。有的人在屈末节指时，常伴同指浅屈肌的收缩而同时屈中节指，就是说不能单独使末节指屈曲；也有的人在屈末节指时，指背腱膜中间腱收缩克服了指浅屈肌的作用，固定中节指于伸展位，从而能单独屈末节指。这些情况因人而异。

屈中节指通常以指浅屈肌为主，指深屈肌不参加活动。但在某些条件下，指深屈肌亦可屈中节指并引起掌指关节的屈曲：①腕和指完全背伸时，指深屈肌伴同指浅屈肌主动屈末节指，并将引起掌指关节的微弱屈曲。②尺神经深支麻痹后，指深屈肌可主动屈环、小指的指间关节和掌指关节。

指浅、深屈肌腱共同包裹于指滑液鞘中，两者收缩距离在掌指关节处相差3～5 mm，在握拳或紧紧抓握物体时，它们同时收缩引起两个指关节同步屈曲。过度的独立活动即被腱纽所限制。完全切除一个肌腱，另一肌可独立作用，尤其保留深肌对屈末节指更为有效。检查指深屈肌功能的方法是将手指的近侧指间关节固定，观察被检者能否主动屈末节指，如果深腱断裂、粘连或神经损伤，末指则不能屈曲。

检查指浅屈肌的方法是用手握住其余三指，留下被检指并令其屈近侧指间关节。此时，由于其他三指的深屈肌腱已被拉向远端，被检指的深肌腱也随着变得松弛，不能再起屈指作用，只能依靠浅肌腱屈近侧指间关节，从而可查出指浅屈肌的功能。

3．骨间肌、蚓状肌和支持韧带对指间关节及掌指关节运动的协调作用 近侧指间关节的伸肌是指背腱膜的一个中间腱和由蚓状肌、骨间肌、指伸肌外侧束组成的两个外侧腱，这三个成分必须平衡，它们的长度必须适应两个指间关节的同时伸展。两个指间关节的同时屈曲亦有赖这三个成分与屈肌的协调活动。

当末节指屈曲时，外侧腱和支持韧带斜束像弓弦一样被拉紧，继通过指伸肌腱外侧束将中间腱拉向远端；由于中间腱松弛，外侧腱向掌侧移位，力线跨过运动轴的掌侧，加上支持韧带斜束的紧张，近侧指间关节随之屈曲。当近侧指间关节屈曲时，

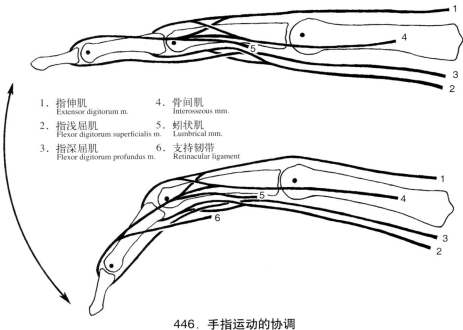

1．指伸肌 Extensor digitorum m.
2．指浅屈肌 Flexor digitorum superficialis m.
3．指深屈肌 Flexor digitorum profundus m.
4．骨间肌 Interosseous mm.
5．蚓状肌 Lumbrical mm.
6．支持韧带 Retinacular ligament

446．手指运动的协调
Coordination of movement of the finger

中间腱被拉紧，然后外侧腱随同骨间肌至中间腱的纤维被拉向远端，并向掌侧移位而绷紧，于是远侧指间关节随之屈曲。当然，两个指间关节的屈曲几乎是同时发生的。

手指伸展的情况也是如此。中间腱收缩，伸近侧指间关节，此时两个外侧腱亦被拉紧，由于近节指骨远端掌面宽背面窄，侧面呈斜坡状，两外侧腱遂向指背中央移位而通过运动轴的背侧，于是远侧指间关节伸展。看来，远侧指间关节的伸展，主要借两个外侧腱完成，支持韧带（斜束）和三角韧带可能起着联系和支持作用。

蚓状肌是指间关节的重要伸肌。不论伸指间关节还是使手指保持伸展位，蚓状肌都积极参与活动，是指伸肌的一个真正的协同肌。但当掌指关节在屈曲时或已屈曲时，蚓状肌是伸指间关节的主要活动肌。当手充分握拳时，蚓状肌则不参加活动。

骨间肌似乎是指间关节的预备伸肌，增强蚓状肌的功能。这一预备动作只有在掌指关节屈曲状态下、维持手指于伸直位时，骨间肌才发挥协同作用。在全手张开时，骨间肌起的作用不大，因为蚓状肌－指伸肌的联合作用可充分满足伸手指的需要。

指间关节的伸展是手握物前的准备姿势，丧失此功能，握物即感困难。正常握拳时，两指关节和掌指关节协调一致地屈曲；手内在肌麻痹后，只能依靠长屈指肌的作用，必须充分屈曲两指间关节后，方能使掌指关节屈曲，运动出现分解，也影响握物。内在肌功能丧失后，影响最大的是手的精细动作。通过肌腱移植，可以重建屈掌指关节和伸指间关节的动作，但手的精细功能却难以恢复到正常状态。

<h2 style="text-align:center">手 指 的 变 形</h2>

伸 肌 腱 损 伤 所 致 的 手 指 畸 形

A. 锤状指畸形（Mallet finger deformity）　系因指背腱膜于远侧指间关节背面断裂所引起，此种损伤有时伴以关节囊撕裂，有时并发远节指骨撕脱骨折。引起远节手指不能伸直，呈锤状指畸形。因伸肌腱牵拉集中于近侧指间关节上，常继发近侧指间关节过伸。

B. 纽孔状指畸形（Bouton finger deformity）　系因指背腱膜于近侧指间关节背面

断裂所引起。产生近侧指间关节屈曲、远侧指间关节伸展的畸形。当近侧指间关节屈曲时，由于指背腱膜中间腱受损，通行于指间关节运动轴背侧的两个外侧腱仍能伸直近侧指间关节，此时不能简单缝合皮肤而了事。因两个外侧腱随中间腱和三角韧带的断裂能自由地滑向两旁，非但不能伸近侧指间关节，反起屈肌腱的作用，于是形成了近侧指间关节屈曲畸形，近节指骨头从断裂的肌腱中突出，宛如从纽孔中突出一样。同时，骨间肌蚓状肌不能大力伸近侧指间关节，遂造成远侧指间关节伸过伸。再加上深屈肌缺乏伸肌的正常拮抗作用，在近关节屈曲状态下，末节指即丧失了独立的屈曲动作。如果损伤深达关节并累及两个外侧腱断裂，上述畸形会立刻出现。

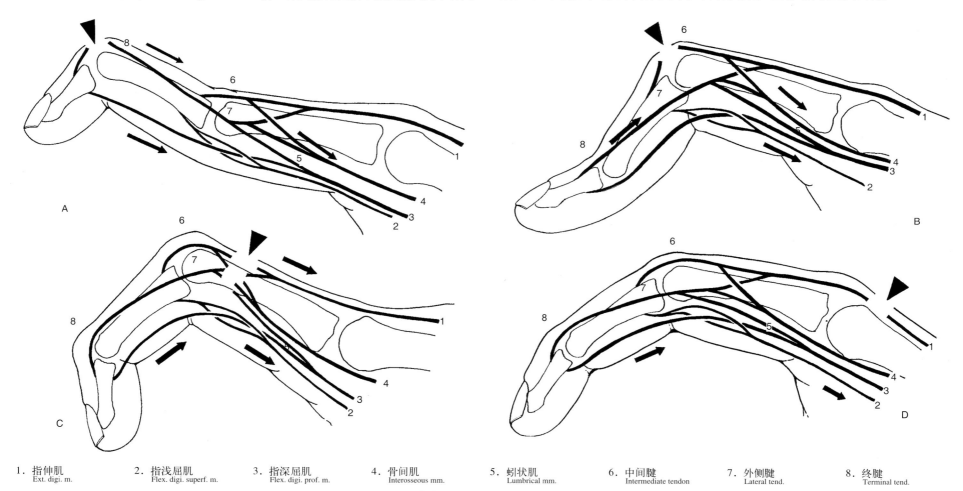

| 1. 指伸肌
Ext. digi. m. | 2. 指浅屈肌
Flex. digi. superf. m. | 3. 指深屈肌
Flex. digi. prof. m. | 4. 骨间肌
Interosseous mm. | 5. 蚓状肌
Lumbrical mm. | 6. 中间腱
Intermediate tendon | 7. 外侧腱
Lateral tend. | 8. 终腱
Terminal tend. |

447. 指伸肌腱损伤所致的手指畸形
Finger deformities induced by injuries of the extensor digitorum tendon

C. **指背腱膜于近节指骨背面损伤产生掌指关节过伸畸形**　指背腱膜于近节指骨背面损伤后的特殊表现是掌指关节过伸，此系由于腱帽向近侧移位，随之牵引指伸肌腱过度移向近侧所引起的。至于两个指间关节呈现屈曲还是伸展，则依损伤程度而异。如果骨间肌蚓状肌至伸肌腱的纤维未损伤，指间关节便能伸直，如受损伤，指间关节即呈屈曲状态。如单纯腱帽损伤，一侧腱间纤维纵行断裂，当伸手指时，伸肌腱将从掌骨小头中央位移向腱侧，伸掌指关节功能也受影响。

D. **手背部肌腱损伤**　伸肌腱如果在腱间结合近侧断裂，邻指的伸肌腱通过腱间结合仍可伸直损伤腱的掌指关节。如断裂发生在腱间结合远侧或掌指关节背面，掌指关节即不能伸直。此时，将手掌贴于桌面上伸手指时，由于短肌收缩，指间关节可主动伸直，掌指关节不能背伸，受累指不能从桌面上抬起。示指和小指有两根伸肌腱，其中一根断裂，对伸该两指掌指关节可无大影响。

肌 肉 功 能 障 碍 导 致 的 手 畸 形

A. **内在肌阳性畸形**（The intrinsic-plus deformity）　或称内在肌优势手（The intrinsic-plus hand），系由于中枢神经系疾患（如脑瘫、帕金森病）、风湿性关节炎及外伤等所引起，骨间肌和蚓状肌痉挛和过度活动，手由此产生掌指关节屈曲和近、远侧指间关节伸展的变形。

B. **内在肌阴性畸形**（The intrinsic-minus deformity）　或称内在肌劣势手（The intrinsic-minus hand），系由于神经系统损伤（由脊髓前角至终板）、骨间肌和蚓状肌麻痹所引起。掌指关节由于指伸肌无对抗地牵拉呈过伸状态，指间关节由于指伸肌缺乏蚓状肌骨间肌的牵拉不能伸手指而保持半屈位。因之，促使掌指关节能主动屈曲是治疗中的关键措施。

小鱼际肌瘫痪，掌骨弓变平，小指的外展、内收功能丧失。第一骨间肌麻痹，则示指不稳，与拇指的夹捏功能减退。

C. **鹅颈畸形**（The swan-neck deformity）　常由于切割伤、脱位和类风湿关节炎等所引起。具体机制是：

（1）内在肌的过度收缩：骨间肌的力量大于指伸肌的力量引起掌指关节屈曲，蚓状肌的力量大于指浅屈肌的力量导致近侧指间关节过伸。

（2）指背腱膜腱帽的过度松弛或断裂：允许指伸肌较大幅度向近侧移位而使近侧指间关节过伸。在这种情况下，指背腱膜外侧束向背侧中线移位，支持韧带斜束也移向近侧指间关节屈伸轴背侧。近侧指间关节过伸后，同时增大了指深屈肌腱的紧张度，遂继发地使远侧指间关节屈曲。

（3）外来肌（如长伸肌）的过度活动：偶尔也可产生鹅颈，腕屈曲时出现，腕伸展时消失。

（4）错误切除指浅屈肌的远侧抵止，腱保留过短，失去关节平衡的一个动力因素，指深屈肌的收缩不足以抗拒内在和外来伸指肌的活动，在极度松弛的手，就可继发产生鹅颈变形。

（5）继发性锤状指：由于指背腱膜终腱断裂，继发性地产生远侧指间关节屈曲、近侧指间关节多少过伸，如果指背腱膜外侧束缩向近侧并松解了中间腱，就能促使近侧指间关节进一步过伸。但这种鹅颈变形不常发生掌指关节屈曲现象。

D. **伸肌阳性指**（The extensor-plus finger）　系由于伸肌腱帽过度紧张，在跨越掌指关节及近侧指间关节时产生移位所引起，其原因或由于指伸肌弹性丧失、粘连及腱帽瘢痕形成等。由此遂导致掌指关节及指间关节不能同时屈曲，即掌指关节屈曲时指间关节伸展，或指间关节屈曲时掌指关节伸展，严重影响手的抓握功能。恢复伸肌腱的位置和长度即可矫正此畸形。

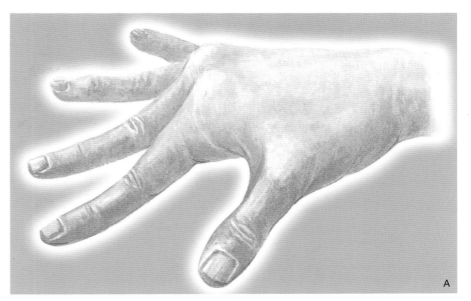
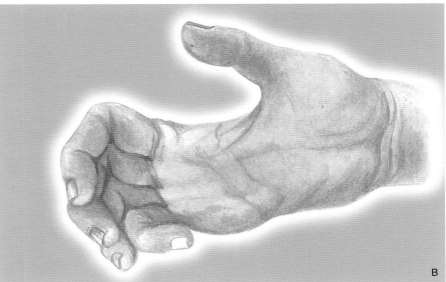
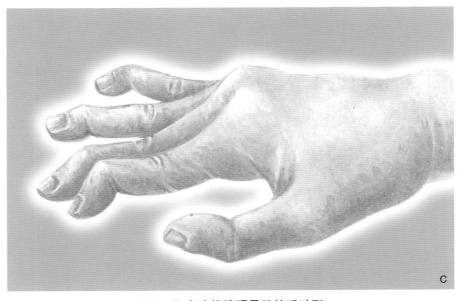

448.肌肉功能障碍导致的手畸形
Hand deformities resulted from loss of muscle function

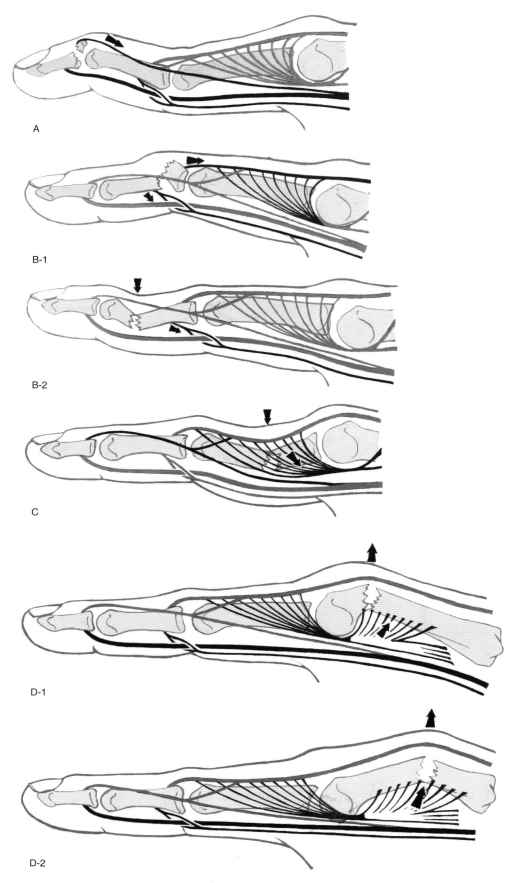

A

B-1

B-2

C

D-1

D-2

449. 掌指骨骨折引起的手畸形
Hand deformities induced by the fragments of the metacarpals and phalanges

掌指骨骨折引起的手畸形

　　A. **远节指骨骨折**　最常为粉碎骨折，有时为屈肌腱或伸肌腱撕脱骨折，较少为横断骨折。伸肌腱撕脱骨折时，近侧指间关节由于蚓状肌和指浅屈肌的牵引而过伸，末节指由于指深屈肌的牵引而屈曲，呈锤状指畸形。

　　B. **中节指骨完全骨折**　变形依部位而异，骨折如发生于指浅屈肌腱抵止的近侧（B-1），近折片因指背腱膜中间腱的牵拉向背侧，呈向背侧成角，远折片因有指浅屈肌的附着可不移动。此种情况下，手指宜固定于伸展位。如骨折发生于指浅屈肌抵止的远侧（B-2），近折片因指浅屈肌的牵拉移向前，远折片也随之前移，呈向前成角。此时，两指间关节宜固定于屈曲位，并辅以指端牵引而矫正。

　　C. **近节指骨完全骨折**　由于骨间肌蚓状肌的牵引，经常使近节指骨向掌侧成角。此时，宜固定手指于屈曲状态并辅以指端牵引。

　　D. **掌骨骨折**　常由于握拳冲击等直接暴力引起。第二～五掌骨底骨折（D-2），由于腕掌关节活动范围小，周围韧带坚韧，骨折后一般无明显变位。第二～五掌骨干骨折较为多见，可为单一或多发，可为横断式或螺旋形骨折，由于长屈肌及骨间肌的牵拉作用，骨折多向背侧成角。掌骨颈骨折以第五掌骨颈骨折多见，其次是第二掌骨，亦多因传导暴力或直接暴力所致（D-1）。因骨间肌牵拉，掌骨头向掌侧倾斜，折片向背侧成角。由于掌骨头不是一个规则的半球形，并突向掌侧，而且侧副韧带附着于掌骨头两侧偏背部，故掌骨颈骨折后，若将掌指关节置于伸直位牵引，则以侧副韧带在掌骨头的止点为轴，可使掌骨头向掌侧旋转，反而加重掌屈畸形。因此，必须将掌指关节屈曲90°，使掌指关节侧副韧带处于紧张状态，此时再沿近节指骨纵轴顶推，同时在掌骨背部向下加压，畸形才可矫正。

　　第一掌骨底骨折，可分通过腕掌关节与不通过腕掌关节两种。在腕掌关节以外的掌骨底骨折，远折片由于拇长屈肌和拇收肌的牵拉向掌侧内侧移位，近折片由于拇长展肌拉向背外侧，两折片形成向桡背侧成角畸形，折片内侧可以互相嵌入，拇外展、内收、对掌等动作受限。可在外展位牵引拇指，同时在掌骨底加压，骨折移位可以整复。通过关节的掌骨底骨折，又称 Bennett 骨折，特点是骨折斜线通过关节，同时合并有腕掌关节脱位，治疗比较困难。

第四节　拇　指

拇指掌面

拇指局解　掌面（一）

切开皮肤后，皮下脂肪垫剥除，掌腱膜翻向尺侧，显露拇指掌面和鱼际的浅层诸结构。

分布鱼际的皮神经有：

1. **正中神经掌支**　自屈肌支持带近缘近侧发出后，分外侧支和内侧支。外侧支分布鱼际表面的皮肤并与前臂外侧皮神经吻合；内侧支分布手掌中部皮肤，并与尺神经掌支吻合。

2. **前臂外侧皮神经**　于腕区行于桡动脉浅面，下降分布于鱼际基部，其末梢与桡神经浅支和正中神经掌支的外侧支吻合。

拇指掌面由两条指掌侧固有神经分布于其内外侧缘。此二神经有时共干，有时单独起自正中神经的第一指掌侧总神经。至拇指外侧的指掌侧固有神经跨过拇长屈肌腱浅面，达拇指外侧缘。

图中显示一支指掌侧总动脉，发支至拇指两侧和示指桡侧。

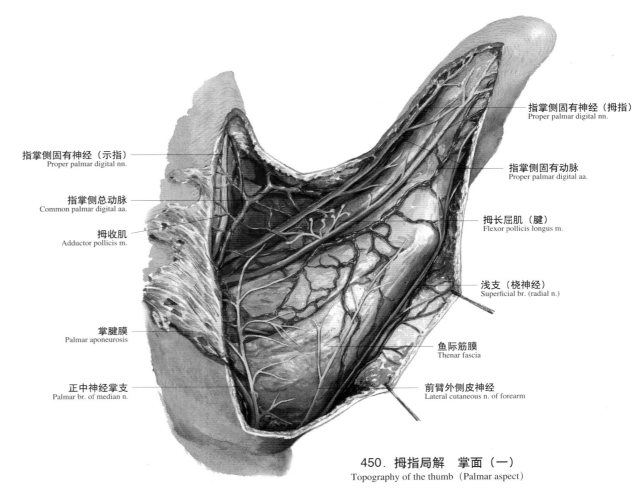

指掌侧固有神经（示指）Proper palmar digital nn.
指掌侧总动脉 Common palmar digital aa.
拇收肌 Adductor pollicis m.
掌腱膜 Palmar aponeurosis
正中神经掌支 Palmar br. of median n.
指掌侧固有神经（拇指）Proper palmar digital nn.
指掌侧固有动脉 Proper palmar digital aa.
拇长屈肌（腱）Flexor pollicis longus m.
浅支（桡神经）Superficial br. (radial n.)
鱼际筋膜 Thenar fascia
前臂外侧皮神经 Lateral cutaneous n. of forearm

450. 拇指局解　掌面（一）
Topography of the thumb (Palmar aspect)

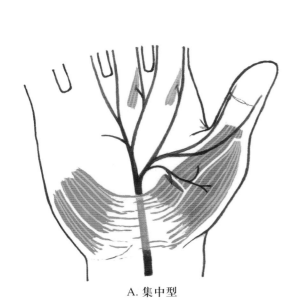

A. 集中型

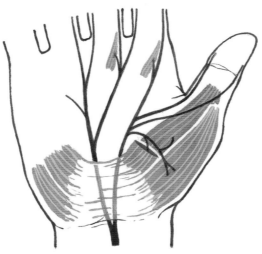

B. 分散型

C. 中间型

451. 手部正中神经的分支及其类型
Branches of median nerve and its forms in the region of the hand

手部正中神经分支及其类型

正中神经沿指浅屈肌桡侧入腕管，于腕管中，神经变扁，紧贴屈肌支持带深面和屈肌腱浅面，出腕管后即分为内外两股。外侧股发出返支（肌支）和第一指掌侧总神经，分布拇指两侧、示指桡侧和第一蚓状肌。内侧股发出第二、三指掌侧总神经，分布示、中、环指毗邻侧和第二蚓状肌，有时还支配第三蚓状肌。

指掌侧总神经行于掌腱膜和掌浅弓深面、长屈肌腱的浅面。第一指掌侧总神经分两支，至拇指尺侧和示指桡侧，另发一支至拇指桡侧，实际上至拇指两侧的固有神经借一总干起始。至拇指桡侧的固有神经跨过拇长屈肌腱前方，分布拇指外侧缘，至示指桡侧的固有神经尚发一支支配第一蚓状肌。

返支为肌支，支配鱼际肌肉。或起自第一指掌侧总神经，或起自正中神经干，绕过屈肌支持带远缘，弓形折向近侧。行于拇短屈肌浅面，发一小支支配该肌，继达拇短屈肌内缘，发支支配该肌，然后从上述二肌中间潜入深部，支配拇对掌肌。

内侧股发出的第二指掌侧总神经分两支指掌侧固有神经至示、中指毗邻侧，第三指掌侧总神经分两支至中、环指毗邻侧，并有一支与尺神经发出的吻合支吻合。

正中神经于手部的分支可分为集中型、中间型和分散型三种。

A. **集中型** 占 57.5%。正中神经于屈肌支持带远缘稍远处以锐角分为内外两股。外侧股远行 1 cm 左右即分为三支，内侧股远行 1 cm 多的距离后分为第二、三指掌侧总神经。此种类型当内外侧股损伤后手术修复较易。

B. **分散型** 占 1.25%。正中神经于入腕管前或于腕管中即以锐角分为内外两股，远行一段距离后再分支为指掌侧总神经。

C. **中间型** 占 41.25%。正中神经约于屈肌支持带远缘分支。外侧股极短，依次发出返支、三支指掌侧固有神经；内侧股稍长，分出第二、三指掌侧总神经。外侧股损伤后，手术较为困难。

正中神经返支有少数例穿过屈肌支持带而分布鱼际，在屈肌支持带手术中必须注意。

拇指局解　掌面（二）

掌腱膜外侧部和鱼际筋膜已切除，至拇指和示指桡侧的指神经大部切除，显示鱼际肌肉和血管。

1. **拇短展肌** 为长三角形，起自屈肌支持带和舟骨结节，纤维斜向下外越过掌指关节，止于拇指近节指骨底桡侧和外侧籽骨，部分纤维转向背侧，形成指背腱膜的腱帽。正中神经返支，发一小支从其内侧缘进入。肌重 2.61g，肌长 60.4 mm，纤维长 41.6 mm。

2. **拇短屈肌** 有浅深二头，浅头起自屈肌支持带、桡侧腕屈肌腱鞘和大多角骨结节。深头起自小多角骨及第二、三掌骨底等处，两头汇合，中为一沟，夹有拇长屈肌腱。肌纤维与拇短展肌并列，亦止于拇指近节指骨底和外侧籽骨，并与关节囊和掌板相连。肌重 2.58g，肌长 57.2 mm，纤维长 41.5 mm。

拇长屈肌腱通行于拇短屈肌两头之间的沟中，沿浅头内侧缘远行。示指的长屈肌腱桡侧为第一蚓状肌，蚓状肌的深面为拇收肌，再深面可见第一骨间背侧肌。

分布拇指掌面和示指桡侧的血管为拇主要动脉和示指桡侧动脉。它们多数取如下行程。

3. **拇主要动脉**（A.princeps pollicis） 桡动脉出现于手掌时发出，行于拇收肌斜头深面，继居拇长屈肌腱深面，分二支，至拇指掌面两侧缘。有小支与掌浅弓分支吻合。

4. **示指桡侧动脉**（A.radialis indicis） 有时与拇主要动脉共干，有时单独由桡动脉发起，于第一骨间背侧肌和拇收肌横头之间远行，分布于示指桡侧缘。亦有小支与掌浅弓分支吻合。

由于二动脉皆与掌浅弓有侧支循环，故桡动脉损伤后，不致影响拇、示二指血运。

但是，拇主要动脉和示指桡侧动脉亦有另一种走行，即作为指掌侧总动脉由掌浅弓发出，本标本即属于这种情况。依调查，掌浅弓发支至拇指桡侧者，占 12.75%，分布于拇指尺侧者，占 31%，分布于示指桡侧者，占 39%。换言之，桡侧一个半指的血液供应，大部由桡动脉供给，少数例中由尺动脉供给。

指掌侧固有神经
Proper palmar digital nn.

指掌侧总动脉
Common palmar digital aa.

指浅屈肌（腱）
Flexor digitorum superficialis m.

第一蚓状肌
1st lumbrical m.

拇收肌
Adductor pollicis m.

返支（正中神经外侧股）
Recurrent br.

掌腱膜
Palmar aponeurosis

屈肌支持带
Flexor retinaculum

正中神经掌支
Palmar br. of median n.

第一骨间背侧肌
1st dorsal interosseous m.

示指桡侧动脉
A. radialis indicis

指掌侧固有神经
Proper palmar digital nn.

指掌侧固有动脉
Proper palmar digital aa.

拇长屈肌（腱）
Flexor pollicis longus m.

拇短屈肌（浅头）
Flexor pollicis brevis m.(superficial head)

拇短展肌
Abductor pollicis brevis m.

浅支（桡神经）
Superficial br. (radial n.)

452. 拇指局解　掌面（二）
Topography of the thumb (Palmar aspect)

鱼际肌的神经支配

A. 正中神经的第一指掌侧总神经发出返支支配鱼际诸肌。

第一指掌侧总神经有时发出细支与尺神经深支吻合，称这一吻合为鱼际襻（Thenar loop）。

B. 返支的拇短屈肌浅头支与尺神经深支形成鱼际襻。

C. 第一指掌侧总神经发出的拇指桡侧神经与尺神经深支形成鱼际襻。

D. 第一指掌侧总神经至示指桡侧的神经与尺神经深支形成鱼际襻。

解剖学、肌电及临床表明，鱼际肌经此襻可获得双重神经支配，了解这些变异对神经损伤的临床诊断具有意义。

鱼际肌	正中神经支配(%)	尺神经支配(%)	双重神经支配(%)
拇短展肌	95	2.5	2.5
拇短屈肌浅头	57	20.0	23.0
拇短屈肌深头	12	67.0	21.0
拇对掌肌	83	9.0	7.5

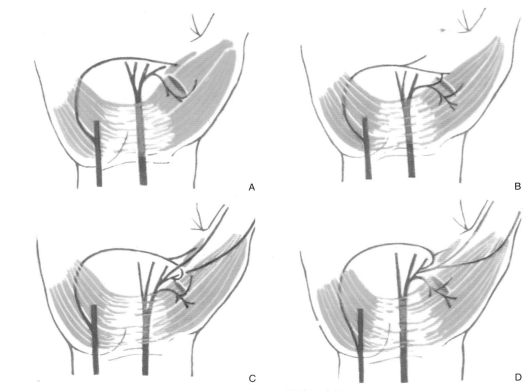

453. 鱼际肌的神经支配
Innervation of the thenar muscles

拇指局解 掌面（三）

屈肌支持带切除一部，暴露腕管。指浅、深屈肌腱和血管神经切除，只余一段正中神经。拇短展肌切断并翻起，拇短屈肌浅头切除，主要显示拇对掌肌、拇收肌、拇短屈肌深头和拇长屈肌腱。

1. **拇对掌肌** 居拇短展肌深面，为一扁形肌，起自屈肌支持带和舟骨结节等处，肌纤维斜向下外，止于第一掌骨外侧缘全长。肌重 3.51 g，肌长 55.5 mm，纤维长 35.5 mm。作用可使拇指对掌。该肌麻痹可引起鱼际变扁，第一掌骨处于伸、收位，不能持笔书写，持物不稳。

2. **拇收肌** 位置最深，有两头。斜头起自头状骨，第二、三掌骨底及桡侧腕屈肌腱鞘等处，横头起自第三掌骨掌面远侧 2/3，两头向桡侧集聚，与拇短屈肌深头一道，止于拇指近节指骨底尺侧和内侧籽骨，并与关节囊和掌板相连，有部分纤维还转向指背，形成腱帽，参与组成指背腱膜。肌重 6.78 g，肌长 54.6 mm，纤维长 34.0 mm。作用为内收和屈曲拇指腕掌关节，帮助实现对掌。该肌麻痹可导致握拳时拇指不能靠紧拳头。

拇长屈肌腱周围包以腱滑液鞘，出腕管后转向外行，介于外侧的拇短屈肌浅头、内侧的拇短屈肌深头和拇收肌之间，然后进入拇指的指纤维鞘，止于拇指远节指骨底掌侧。

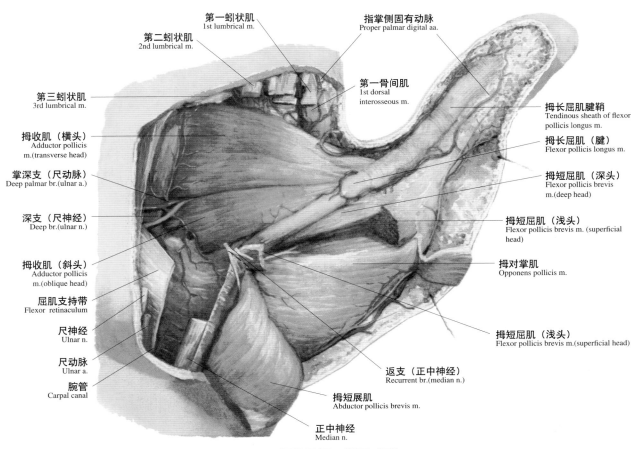

454. 拇指局解 掌面（三）
Topography of the thumb（Palmar aspect）

骨间掌侧肌
Palmar interosseous mm.

第二骨间背侧肌
2nd dorsal
interosseous m.

掌心动脉
Palmar metacarpal a.

拇收肌（横头）
Adductor pollicis
m.(transverse head)

掌深弓
Deep palmar arch

深支（尺神经）
Deep br.(ulnar n.)

拇收肌（斜头）
Adductor pollicis
m.(oblique head)

拇短屈肌（深头）
Flexor pollicis brevis
m.(deep head)

屈肌支持带
Flexor retinaculum

正中神经
Median n.

拇长屈肌腱鞘
Tendinous sheath of flexoris pollicis longi m.

第一骨间背侧肌
1st dorsal interosseous m.

拇长屈肌（腱）
Flexor pollicis longus m.

拇收肌
Adductor pollicis m.

籽骨
Sesamoid bones

拇短屈肌（浅头）
Flexor pollicis brevis
m.(superficial head)

拇短屈肌（深头）
Flexor pollicis brevis m.
(deep head)

桡动脉
Radial a.

拇对掌肌
Opponens pollicis m.

关节囊（拇指腕掌关节）
Articular capsule (carpometacarpal
joint of thumb)

拇短屈肌
Flexor pollicis brevis m.

远侧环形滑车
Distal annular pulley

拇收肌
Adductor pollicis m.

斜行滑车
Oblique pulley

近侧环形滑车
Proximal annular pulley

第一掌骨
1st metacarpal bone

455. 拇指局解　掌面（四）
Topography of thumb（Palmar aspect）

456. 拇指的腱纤维鞘
Tendinous fibrous sheath of the thumb

拇指局解　掌面（四）

拇收肌、拇短屈肌深头和拇对掌肌切除，拇长屈肌腱及其腱纽亦切除，显示骨间肌、掌深弓和尺神经深支。

拇长屈肌腱只有一个短纽，呈宽而坚厚的三角形，将肌腱连于骨面上，多从近节指骨近端至末节指骨底，跨过指间关节（86%）。

桡动脉终支穿过第一掌骨间隙的第一骨间背侧两头中间出现于手掌，于手掌深部横行，先经拇收肌斜头深面，继于斜头与横头之间或通过横头，在第五掌骨底与尺动脉深支吻合，形成掌深弓，由其发出掌心动脉。

拇指的腱纤维鞘

拇指的腱纤维鞘有两个环形滑车和一个斜行滑车。近侧环形滑车位于腕掌关节平面，宽 7～9 mm，厚 0.5 mm，其近侧 2/3 部的纤维附于掌指关节的掌板，远侧 1/3 部的纤维附于近节指骨底。斜行滑车位于近节指骨中部，宽 9～11 mm，厚 0.5～0.75 mm，纤维从近节指骨的尺侧斜行止于其桡侧，并有拇收肌止点的一部分纤维与之相连。远侧环形滑车位于近节指骨头和指间关节平面，宽 8～10 mm，厚 2.5 mm。这三个滑车以斜行滑车最为重要、手术中宜保持和重建斜行滑车。

拇长屈肌腱的血供

拇长屈肌腱的血供来自腕部的腱系膜和远端的腱纽。短纽内的血管吻合成弓，从弓上发出分支，分布至腱的背侧，血管向近侧走行，至掌指关节平面变细。来自腱系膜的血管分布在腕的尺侧掌面，远行至掌指关节平面与来自短纽的血管彼此错位分布。这样，该腱的血管分布表现出偏侧性和不均匀性的特点。这可能由于屈拇指时肌肉收缩产生的拉力使腱在通过腕部和指关节的狭窄部位时成角及腱各部受到的压力不同所致。

拇长屈肌腱外科分区

拇长屈肌为拇指的重要肌肉，其腱的解剖关系与其他屈指肌腱有所不同。可分成五区以适应腱的修复。

I 区（指区） 由拇指近节指骨中点至拇长屈肌腱止点，长约 1.5 cm。此区只有一条拇长屈肌腱，被部分地包裹在腱鞘内，近端无蚓状肌附着，亦无腱组相连，断裂后回缩很大。

II 区（掌指关节区） 由近节指骨中点到拇指掌指关节近侧 2.5 cm。掌指关节掌面有两个籽骨，肌腱宛如在两峰之间狭窄的峡谷中通过，正常时可自由滑动。损伤缝合后，膨大的结合点往往嵌在这里而不能通过，极易形成粘连，失去屈拇指作用。鉴于此点，应避免在掌指关节近侧附近缝合肌腱。

III 区（鱼际区） 自掌指关节近侧 2.5 cm 至屈肌支持带远缘，此段拇长屈肌腱通行于鱼际的拇短屈肌浅、深头之间，并被滑液鞘包裹，位置较深，损伤机会较少，损伤后可以直接缝合。

IV 区（腕管区） 居腕管内，被桡侧滑液囊包绕，位居肌腱的最深层，其尺侧有正中神经和屈指肌腱，缝合后亦应避免粘连。

V 区（腕区） 自拇长屈肌腱起始至屈肌支持带近缘。周围疏松结缔组织丰富，有腱系膜相连，此区肌腱断裂后，术后粘连轻，对肌腱滑动无大影响，适于早期缝合。

拇指伸肌腱外科分区

I 区（拇指指间关节区） 宽阔的拇长伸肌腱抵止于拇指末节指骨底背面，该区的闭合性损伤多因拇指末端受到强烈打击引起，产生骨折及"槌状指"，治疗中需修复肌腱及骨折。开放性损伤时，肌腱缝合亦较易。

II 区（拇指近节指骨区） 只有拇长伸肌腱行于指背，闭合性损伤影响不大，开放性损伤也不存在肌腱回缩问题。但有时因粘连而产生指间关节伸展障碍。

III 区（拇指掌指关节区） 有拇短伸肌腱抵止于近节指骨底背面，并常有一副腱与拇长伸肌腱相连，抵止于中节指骨底。该区闭合性损伤可累及肌腱并使腱帽变薄，向尺侧拉长。开放性损伤可使伸肌腱及腱帽部分或全部断裂，而引起掌指关节不能伸直，但肌腱的回缩往往很小。

IV 区（第一掌骨区） 此区拇长伸肌腱的闭合性损伤很少引起特别问题，主要是骨折可能引起肌腱粘连。在开放性损伤中，拇长伸肌腱常常回缩至前臂，因之，拇长伸肌腱断裂后应在 2 个月内修复，以免丧失其弹性。

V 区（腕区） 与指伸肌腱腕区相同。

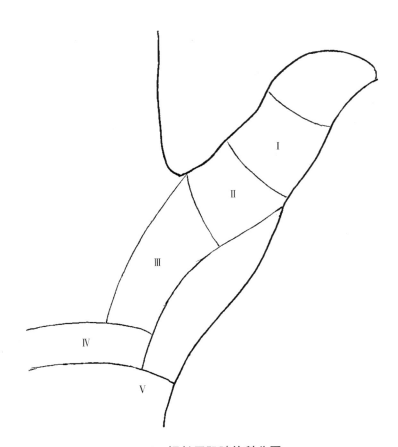

457．拇长屈肌腱外科分区
Surgical zones of tendon of the flexor pollicis longus m.

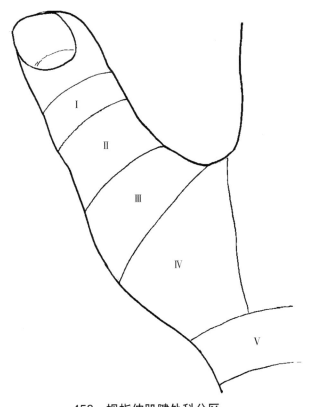

458．拇指伸肌腱外科分区
Surgical zones of tendons the extensores of the thumb

拇指背面

拇指局解 背面（一）

皮肤切除，显示浅组织。

拇指背面的指桡侧静脉和指尺侧静脉沿拇指背面两侧缘而行，中途形成指静脉弓，再向近侧形成掌背静脉，掌背静脉行向腕背面桡侧，汇合成为头静脉的起始。

桡神经浅支于腕部穿出深筋膜，分成 4～5 支指背神经（Dorsal digital nn.）。第一支指背神经分布于拇指桡侧和鱼际桡侧皮肤，向远侧可达甲根，并与前臂外侧皮神经吻合。第二支分布拇指尺侧，第三支分布示指桡侧，第四支分布示、中二指毗邻侧，第五支与尺神经背支的小支吻合。

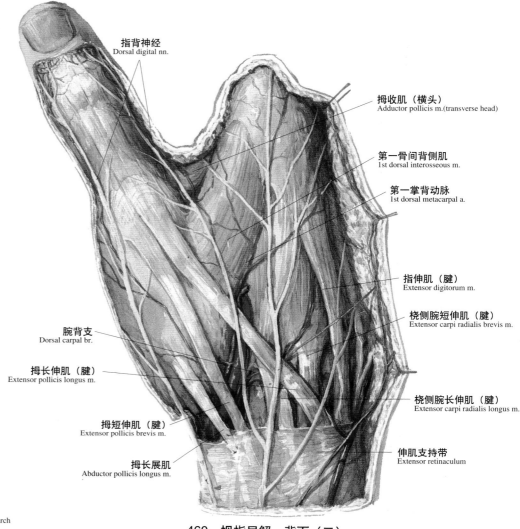

指背神经
Dorsal digital nn.

拇收肌（横头）
Adductor pollicis m.(transverse head)

第一骨间背侧肌
1st dorsal interosseous m.

第一掌背动脉
1st dorsal metacarpal a.

指伸肌（腱）
Extensor digitorum m.

桡侧腕短伸肌（腱）
Extensor carpi radialis brevis m.

腕背支
Dorsal carpal br.

拇长伸肌（腱）
Extensor pollicis longus m.

桡侧腕长伸肌（腱）
Extensor carpi radialis longus m.

拇短伸肌（腱）
Extensor pollicis brevis m.

拇长展肌
Abductor pollicis longus m.

伸肌支持带
Extensor retinaculum

460. 拇指局解 背面（二）
Topography of the thumb（Dorsal aspect）

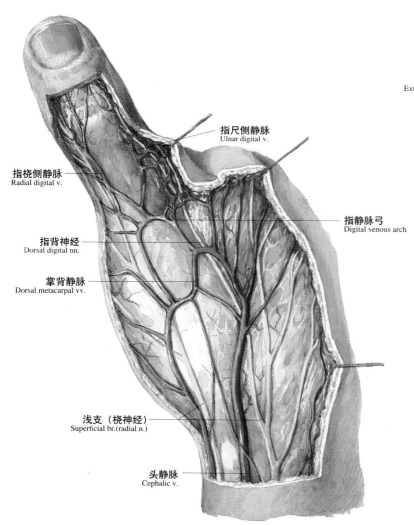

指尺侧静脉
Ulnar digital v.

指桡侧静脉
Radial digital v.

指静脉弓
Digital venous arch

指背神经
Dorsal digital nn.

掌背静脉
Dorsal metacarpal vv.

浅支（桡神经）
Superficial br.(radial n.)

头静脉
Cephalic v.

459. 拇指局解 背面（一）
Topography of the thumb（Dorsal aspect）

拇指局解 背面（二）

浅静脉和深筋膜切除，显示拇指和第一掌骨间隙背面的肌肉和血管。

1. **拇长展肌与拇短伸肌** 两腱通过伸肌支持带深面的骨纤维鞘（第一区格）出现于手背桡侧。拇长展肌腱止于第一掌骨底外侧（拇长展肌常出现副腱），此肌的腱鞘炎是临床上腱鞘炎多发部位之一。拇短伸肌腱止于拇指近节指骨底背侧，常有一腱束与拇长伸肌腱相连，抵于远节指骨底。

2. **桡侧腕长伸肌和桡侧腕短伸肌** 两腱经伸肌支持带深面的第二区格出现于手背，两肌分别抵止于第二、三掌骨底背侧，两腱于抵止处的深面与掌骨底之间常存在着滑液囊。

3. **拇长伸肌** 腱经伸肌支持带深面的第三区格出现于手背，向桡侧斜行越过桡侧腕长、短伸肌腱浅面，行向拇指背面，止于拇指远节指骨底背面。

于第一掌骨间隙，可见第一骨间背侧肌以两头起自第一、二掌骨毗邻侧，向远侧抵于示指近节指骨底桡侧和指背腱膜。于第一骨间背侧肌深面远方，可见拇收肌横头。

拇指局解 背面（三）

伸肌腱大部切除，第一骨间背侧肌外侧头翻起，显露鱼际深部的拇收肌及桡动脉的走行和分支。

腕背外侧有一三角形凹陷，为腕桡侧窝（通称解剖学鼻烟窝），此窝桡侧界由拇长展肌腱与拇短伸肌腱，尺侧界由拇长伸肌腱，近缘由伸肌支持带和桡骨茎突围成。凹陷之底有桡骨茎突尖、舟骨、大多角骨及第一掌骨底。窝中通行有桡动静脉。舟骨骨折后，此部可有压痛。

桡动脉经拇长展肌与拇短伸肌腱深面斜行入腕桡侧窝，继经拇长伸肌腱深面出窝，迅即穿过第一掌骨间隙近端的第一骨间背侧肌两头之间进入手掌。在穿此间隙之前，发出第一掌背动脉（1st metacarpal a.），沿第一骨间背侧肌表面远行，分两支，分布拇、示两指毗邻侧，拇指桡侧常由桡动脉直接发出一支分布。桡动脉行于拇短伸肌腱深面时，还发一小的腕背支（Dorsal carpal br.），经桡侧腕长、短伸肌腱和拇长伸肌腱深面，沿腕关节背面向尺侧行，与尺动脉腕背支、骨间后动脉和骨间前动脉终支吻合，形成腕背网。

鼻烟窝皮瓣

鼻烟窝皮瓣（Snuff fossa flap）的血供来自桡动脉皮支。桡动脉自桡骨茎突至第二掌骨底的行程中，发出 3～5 个皮支，其中以桡骨茎突附近发出的皮支最粗，称第一皮支或鼻烟窝桡动脉皮支。距桡骨茎突约 4.63 mm，起始直径 0.28 mm，大部在桡动脉前内壁发出（占 81.6%）。皮支蒂长约 4.2 mm，至皮下分上下两支，上支长约 15.7 mm，分布于腕背桡侧；下支恒定地分布于鼻烟窝。有两条伴行静脉，头静脉也起源此区，皮神经为桡神经浅支。

沿拇长伸肌腱切开皮肤 3～5 cm，在腱的桡侧切开深筋膜并上翻，即可显露桡动脉皮支及其伴行静脉。鼻烟窝中点恰是该皮支的穿出点，也是皮瓣逆向转移的旋转点。在拇长伸肌腱与拇长展肌腱之间切开约 1.5 cm 直径的深筋膜，此时皮瓣基本游离，仅有血管蒂与桡动脉相连。可切取长 12～15 cm，宽 3～5 cm 的皮瓣。

该皮瓣皮肤质地好，最大优点是不损伤桡动脉干。逆行转移可适于修复虎口挛缩以及手背、腕背、腕掌侧及鱼际的皮肤缺损。

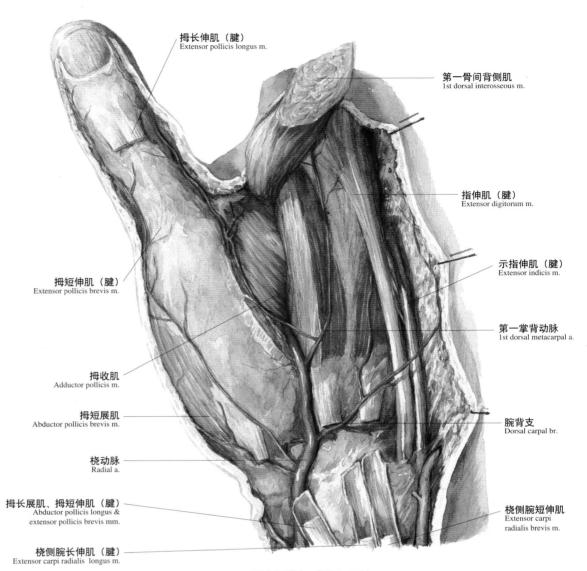

461. 拇指局解 背面（三）
Topography of the thumb（Dorsal aspect）

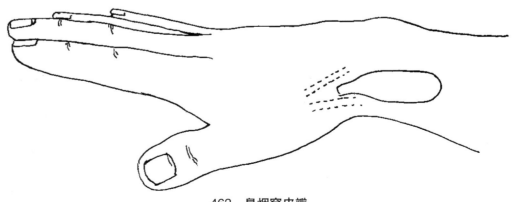

462. 鼻烟窝皮瓣
The snuff fossa flap

拇指的关节韧带

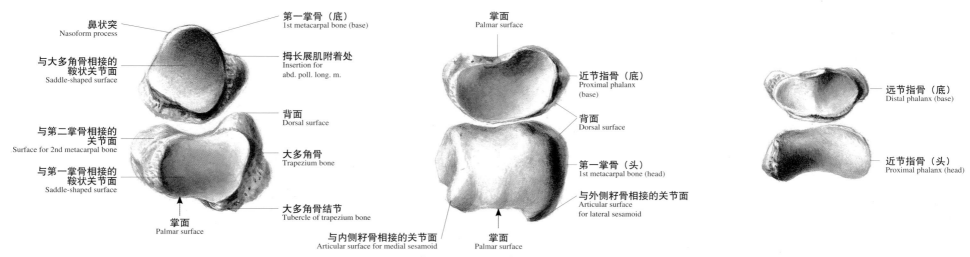

鼻状突
Nasoform process

与大多角骨相接的鞍状关节面
Saddle-shaped surface

与第二掌骨相接的关节面
Surface for 2nd metacarpal bone

与第一掌骨相接的鞍状关节面
Saddle-shaped surface

掌面
Palmar surface

第一掌骨（底）
1st metacarpal bone (base)

拇长展肌附着处
Insertion for abd. poll. long. m.

背面
Dorsal surface

大多角骨
Trapezium bone

大多角骨结节
Tubercle of trapezium bone

与内侧籽骨相接的关节面
Articular surface for medial sesamoid

掌面
Palmar surface

近节指骨（底）
Proximal phalanx (base)

背面
Dorsal surface

第一掌骨（头）
1st metacarpal bone (head)

与外侧籽骨相接的关节面
Articular surface for lateral sesamoid

掌面
Palmar surface

远节指骨（底）
Distal phalanx (base)

近节指骨（头）
Proximal phalanx (head)

463. 拇指腕掌关节、拇指掌指关节和指间关节的骨性关节面
The osseous articular surfaces of the carpometacarpal joint, metacarpo-phalangeal joint and interphalangeal joint of the thumb

拇指腕掌关节

拇指腕掌关节（Carpometacarpal joint of thumb）是随拇指对掌功能而特化的由大多角骨与第一掌骨底所构成的鞍状关节，可营屈伸、收展和旋转运动。此关节与手掌不在一个平面上，而是与掌平面呈向外开放的 45°角。大多角骨远端关节面在背掌方向是凸面，在内外方向是凹面；第一掌骨底的关节面与之相反，背掌方向是凹面，内外方向是凸面。两关节面不是紧紧相贴，当拇指外展、伸直并牵拉时，关节面的尺掌侧分离；拇指内收、屈曲并牵拉时，关节面的桡背侧有些分离。

关节囊松弛，附着于关节面周围 1.5 ~ 2 mm 处，形成一关节内隐窝，允许关节有较大范围的活动。关节囊被五个韧带所增强，即桡侧副韧带、尺侧（前斜）副韧带、背侧（后斜）副韧带及前、后骨间韧带（第一、二掌骨间）。其中，尺侧副韧带较厚，由大多角骨嵴至第一掌骨底的鼻状突。掌指关节屈曲时，此韧带松弛，但它可限制掌指关节的过伸即限制复位的程度。当第一掌骨底（鼻状突）骨折（Bennett 骨折）时，鼻状突仍与大多角骨保持正常位置关系，掌骨本身则由于拇长展肌和拇长、短伸肌的牵拉而移向背侧。拇指腕掌关节脱位时，掌骨亦移向背侧居于大多角骨后方。

拇指腕掌关节的周围有数条肌腱跨过并增强关节。桡侧腕屈肌腱通过大多角骨内面的沟，止于第二掌骨底；拇长屈肌腱及腱鞘跨过关节的尺侧；拇短展肌和拇短屈肌的肌-腱性起始部跨过关节的前方；拇长展肌腱跨过关节的桡侧，覆盖着桡侧副韧带并止于第一掌骨底；拇短伸肌腱跨过关节的背面，并覆盖着背侧副韧带。

拇指掌指关节

拇指掌指关节（Metacarpophalangeal joint of thumb）是由第一掌骨头和近节指骨底构成的带有两个籽骨的球窝关节。掌骨头为略呈四边形的球，近节指骨底是大圆形凹面。关节面的形状可因人有较大差异，约有 10% 的人，髁状的球较为扁平，其运动范围即受限制。拇指掌指关节主要营屈伸运动，亦可作侧方和旋转运动。屈

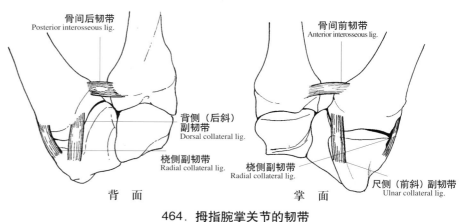

骨间后韧带
Posterior interosseous lig.

背侧（后斜）副韧带
Dorsal collateral lig.

桡侧副韧带
Radial collateral lig.

骨间前韧带
Anterior interosseous lig.

桡侧副韧带
Radial collateral lig.

尺侧（前斜）副韧带
Ulnar collateral lig.

背 面　　　　掌 面

464. 拇指腕掌关节的韧带
Ligaments of the carpometacarpal joint of the thumb

曲程度比其他指稍小些，伸可达 180°，有些人可产生过伸。

关节囊背面薄，掌面稍厚，两侧有侧副韧带增强。侧副韧带从掌骨头两侧斜行止于近节指骨底侧掌结节。此韧带宽而厚，可经受 36kg 的张力。关节伸时，侧副韧带稍为松弛，屈时绷紧。此韧带的断裂多发生于近节指骨附着处。副韧带薄而平，由掌骨头止于掌板和籽骨。

掌板广阔附着于近节指骨底掌缘和第一掌骨头掌面，随关节屈曲而移位，屈指时，掌板滑向掌骨体掌面，伸指时滑向远侧。掌板中有两个籽骨，籽骨与掌板合为一体，内、外侧籽骨分别接受拇收肌和拇短屈肌的抵止，该两肌通过籽骨和掌板将力量传递到近节指骨。籽骨远侧的掌板厚而坚硬，近侧的掌板薄而易弯。此关节的掌板可经受 16kg 的张力（示指掌指关节的掌板可经受 6kg 的张力）。掌板断裂发生于近端附着部。当掌指关节由于过伸暴力产生脱位时，近节指骨常呈过伸位，指骨底滑向掌骨头后方，形成拇指短缩、鱼际隆起的变形（图 466）。此时，掌板常自近端撕脱，嵌在脱位的关节中间，影响手法整复。

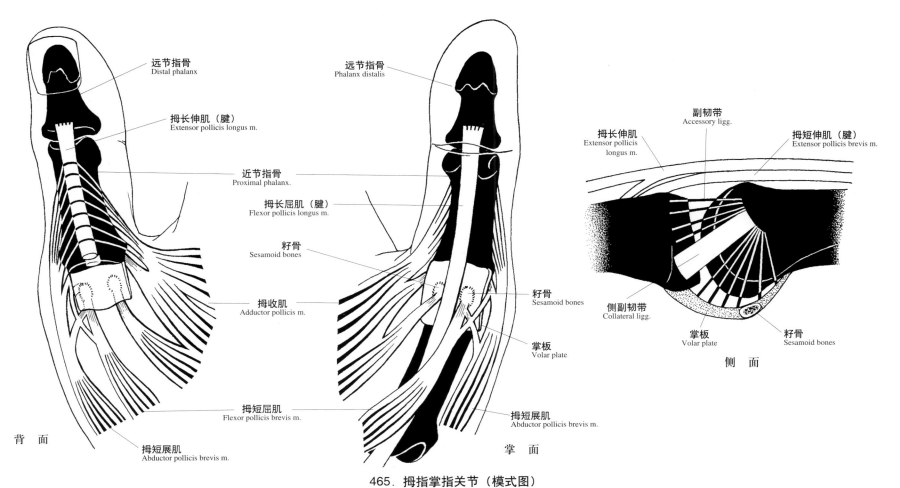

远节指骨
Distal phalanx

拇长伸肌（腱）
Extensor pollicis longus m.

近节指骨
Proximal phalanx.

拇长屈肌（腱）
Flexor pollicis longus m.

籽骨
Sesamoid bones

拇收肌
Adductor pollicis m.

拇短屈肌
Flexor pollicis brevis m.

拇短展肌
Abductor pollicis brevis m.

背 面

远节指骨
Phalanx distalis

籽骨
Sesamoid bones

掌板
Volar plate

拇短展肌
Abductor pollicis brevis m.

掌 面

副韧带
Accessory ligg.

拇长伸肌
Extensor pollicis longus m.

拇短伸肌（腱）
Extensor pollicis brevis m.

侧副韧带
Collateral ligg.

掌板
Volar plate

籽骨
Sesamoid bones

侧 面

465. 拇指掌指关节（模式图）
Schematic drawings of the metacarpophalangeal joint of the thumb

466. 拇指掌指关节脱位导致的手畸形
Hand deformity induced by dislocation of the metacarpophalangeal joint of thumb

467. 拇指指间关节的屈曲
Flexion of the interphalangeal joint of thumb

关节周围被肌肉增强。在掌面，拇长屈肌腱经过掌板两个籽骨之间的凹沟，其腱鞘与掌板和籽骨密切相连。在背面，拇长、短伸肌腱腱纤维与囊密切交织，增强关节囊，拇短伸肌并止于近节指骨底。拇短展肌斜向桡侧，止于关节囊桡侧面，并有纤维与拇短屈肌腱相连，止于外侧籽骨，因而可使指骨屈曲、外展及旋前；另一部纤维呈扇状越过关节桡侧，像吊带一样止于指背腱膜，从而加强指间关节伸展力量，使捏物有力。拇短屈肌位于拇长屈肌腱桡侧，止于外侧籽骨和近节指骨底的外侧结节。拇收肌腱位于拇长屈肌腱尺侧，止于内侧籽骨和近节指骨底的内侧结节，并有部分纤维参与形成指背腱膜。这样，拇指指背腱膜系由拇长伸肌、拇短伸肌、拇短展肌和拇收肌构成，从三方面包围着掌指关节，并借短肌腱系于掌板。

拇 指 指 间 关 节

拇指指间关节（Interphalangeal joint of thumb）除较大外，与其他指间关节类似。是由近节指骨头和远节指骨底构成的滑车关节，主要营屈伸运动。近节指骨底较大，可增强关节的稳定，但指骨底内外隆起的关节面不一致，故屈曲时，指腹有些旋前，便于对指。在行拇指指间关节融合术时，应注意这点。侧副韧带增强两侧关节囊，可经受10kg的张力（比示指的稍弱）。掌板也较宽，拇长屈肌腱越过掌板止于远节指骨底，其附着部较宽。背面的拇长伸肌腱与囊相连并抵于远节指骨底背面。皮肤与关节紧相贴近，因此，皮肤和腱的损伤常累及关节。

拇指入路局解

拇指及鱼际的弧形入路

◀468-1. 切口沿拇指桡侧缘赤白肉际处，由远向近达拇指掌指关节，继弧形弯向尺侧，沿鱼际尺缘达腕远纹附近。此口可依需要变短，或取直线沿鱼际外侧缘延伸，以分别适用于拇指的骨关节手术、Bennett骨折切开复位术及拇长屈肌腱修复术等。

▶468-2. 切开皮肤，连同脂肪垫翻向两侧，显露鱼际的拇短屈肌（浅头）(1)，拇长屈肌腱(2) 伴同腱滑液鞘沿拇短屈肌内缘行向拇指，并包以指纤维鞘。桡动脉掌浅支(3) 沿鱼际肌表面远行，参与组成掌浅弓。至拇指桡侧的指固有神经和动脉(4) 亦随皮掀起。

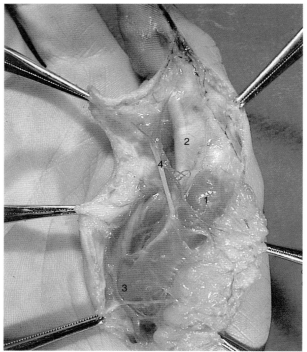

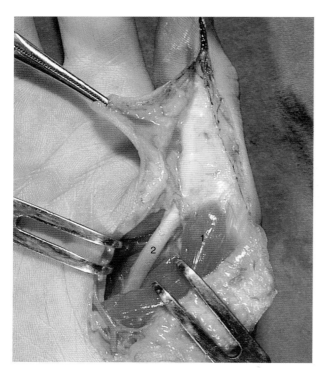

468-3. 将拇短屈肌浅头(1) 牵向桡侧，进一步暴露拇长屈肌腱(2)，该腱行于拇短屈肌浅头和深头所形成的沟中，被浅头掩盖。

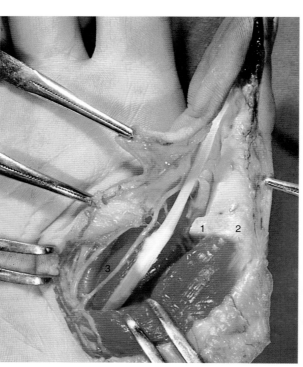

468-4. 将指纤维鞘和腱滑液鞘切开，拇长屈肌腱从掌指关节内外两个籽骨(1)(2) 中间的沟中提起，可见肌腱深面有长腱纽和短腱纽。拇长屈肌腱深面可见拇收肌(3)。

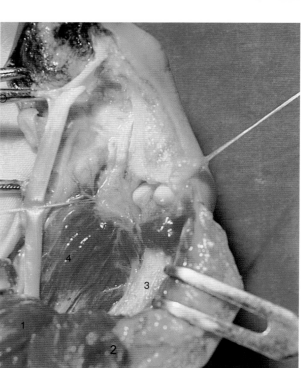

468-5. 将拇短屈肌(1) 和拇短展肌(2) 于抵止处切断并翻向近侧，显露第一掌骨(3)。将拇指掌指关节的掌板切开并翻向两侧，拇收肌(4) 亦翻向内侧显示拇指掌指关节。

468. 拇指及鱼际的弧形入路
Curved approach of the thumb and the thenar

拇指的运动

拇指的运动

拇指腕掌关节是一个鞍状关节，能营屈、伸、收、展和对掌（环转）运动。由于第一掌骨向掌侧转了近 90°，与其他掌骨不在同一平面上，故拇指的运动轴与其他掌骨也有区别。拇指沿冠状轴的屈、伸运动等同于其他指的收、展运动，位于同一平面上。即拇指在手掌平面上向示指靠拢谓之屈（尺侧内收）。拇指在手掌平面上离开示指的运动，谓之伸（桡侧外展）。而拇指沿矢状轴的收、展运动则垂直于手掌平面。拇指在此平面上向示指靠拢谓之收（掌侧内收），拇指在此平面上离开示指的运动，谓之展（掌侧外展）。

拇指的外展

又称掌侧外展（Palmar abduction），是拇指在与手掌垂直的平面上离开示指的运动，范围从 0°~90°。这一动作主要发生于拇指腕掌关节，但也包括掌指关节的伸展。主要运动肌为拇长展肌、拇短展肌和拇对掌肌，拇短屈肌稍有活动。此时，桡侧腕长、短伸肌和尺侧腕伸肌收缩，固定腕于伸展位，指伸肌收缩防止手指屈曲，掌长肌亦行收缩，看来，其作用在于固定手掌的浅层结构。

拇指的伸展

又称桡侧外展（Radial abduction），是拇指在手掌平面上离开示指的运动，范围从 0°~60°。这一动作主要发生于拇指腕掌关节，但也包括掌指关节的伸展。主要运动肌为拇长展肌、拇短展肌和拇长伸肌，拇对掌肌亦参与活动。当拇指伸展时，尺侧腕伸肌和尺侧腕屈肌收缩，防止手向桡侧偏斜。掌长肌亦收缩，以固定手掌的浅部结构。当桡神经麻痹时，拇指伸展即不可能。有时患者为了伸拇指，尺侧腕屈肌和尺侧腕伸肌强力收缩使手向尺侧倾斜，产生一假性动作从而加宽了拇指和手的距离。

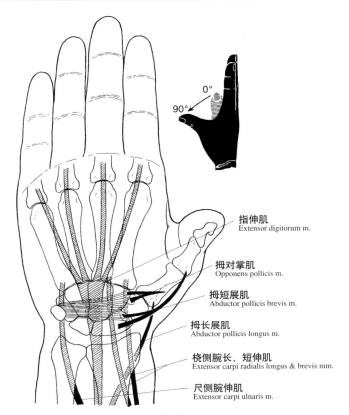

470. 拇指的外展
Abduction of the thumb

指伸肌
Extensor digitorum m.

拇对掌肌
Opponens pollicis m.

拇短展肌
Abductor pollicis brevis m.

拇长展肌
Abductor pollicis longus m.

桡侧腕长、短伸肌
Extensor carpi radialis longus & brevis mm.

尺侧腕伸肌
Extensor carpi ulnaris m.

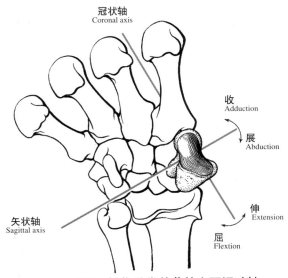

469. 拇指腕掌关节的主要运动轴
Chief axes of movement of the carpometacarpal joint of the thumb

冠状轴
Coronal axis

收
Adduction

展
Abduction

伸
Extension

屈
Flextion

矢状轴
Sagittal axis

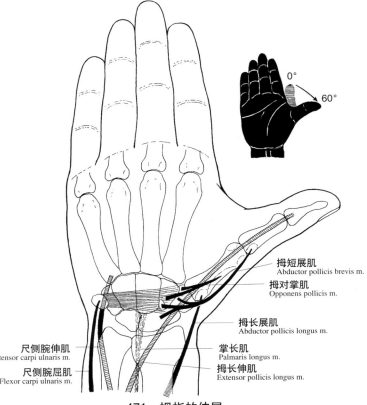

471. 拇指的伸展
Extension of the thumb

拇短展肌
Abductor pollicis brevis m.

拇对掌肌
Opponens pollicis m.

拇长展肌
Abductor pollicis longus m.

掌长肌
Palmaris longus m.

拇长伸肌
Extensor pollicis longus m.

尺侧腕伸肌
Extensor carpi ulnaris m.

尺侧腕屈肌
Flexor carpi ulnaris m.

拇指的内收

可分两种，一种为伸展的拇指在手掌平面上向示指靠拢，称尺侧内收（Ulnar adduction），范围从 60°～0°；一种为外展的拇指在与手掌垂直的平面上向示指靠拢，称掌侧内收（Palmar adduction），范围从 90°～0°。这两种动作主要发生于拇指腕掌关节，但也包括掌指关节的屈曲。内收与对掌的区别是，从掌面看，内收时只能见到指甲的侧面，对掌时则能见到指甲的正面或接近正面。内收动作由拇收肌和拇长伸肌引起，第一骨间背侧肌亦参与活动。

拇指的对掌

为第一掌骨倒向掌心的动作，拇指从伸展位移至各指之前，拇指肚可碰及各指肚。对掌运动包括第一掌骨在拇指腕掌关节的伸展、屈曲和旋转，辅以掌指关节的屈曲和外展以及指间关节的伸展。极度对掌时，拇指肚可触及小指肚，但此时伴以小指在掌指关节的屈曲，并增加了掌骨的横弓。从拇指伸展到极度对掌运动范围约为 110°（包括屈曲和旋转）。参与这一动作的肌肉较多。在轻轻的对掌动作中，拇对掌肌、拇短展肌和拇收肌在拇长展肌和拇短伸肌的协助下，起着主要作用，以拇对掌肌为主。当用力对掌时，拇短屈肌成为主要运动肌，拇长屈肌、拇长伸肌和拇收肌起着重要的辅助作用。同时，小指展肌、小指短屈肌和小指对掌肌亦行收缩。

对掌时，拇对掌肌永远是最活动的肌肉。它能使第一掌骨旋前，当旋前超出一定限度，拇对掌肌和小指对掌肌开始联合活动，以增大掌横弓。估计两个对掌肌与屈肌支持带一道联系着第一和第五掌骨。

复位（Restoration）是拇指从对掌位离开小指或其他指向桡侧方向的弧线运动，包括第一掌骨的伸展、旋转以及掌指关节和指间关节的伸展。

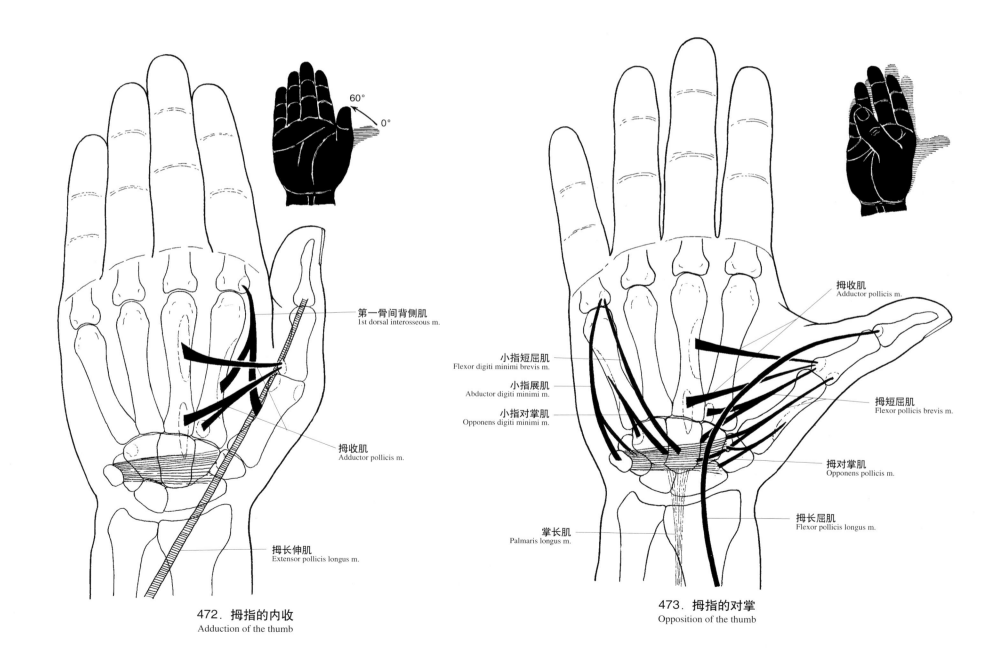

472. 拇指的内收
Adduction of the thumb

第一骨间背侧肌
1st dorsal interosseous m.

拇收肌
Adductor pollicis m.

拇长伸肌
Extensor pollicis longus m.

473. 拇指的对掌
Opposition of the thumb

拇收肌
Adductor pollicis m.

小指短屈肌
Flexor digiti minimi brevis m.

小指展肌
Abductor digiti minimi m.

小指对掌肌
Opponens digiti minimi m.

拇短屈肌
Flexor pollicis brevis m.

拇对掌肌
Opponens pollicis m.

拇长屈肌
Flexor pollicis longus m.

掌长肌
Palmaris longus m.

拇指掌指关节的屈伸

拇指掌指关节主要营屈伸运动，但亦可作少许的侧方和旋转运动，尤其当拇指对掌时。屈曲范围从0°～(60°～70°)。使掌指关节屈曲的肌肉主要为拇长屈肌和拇短屈肌。伸展范围从0°～(10°～30°)，伸展的肌肉主要为拇长伸肌和拇短伸肌。拇短展肌可使近节指骨产生轻度的外展和旋转运动。

拇指指间关节的屈伸

拇指指间关节可营屈伸运动。屈曲范围从0°～(80°～90°)。在拇指掌指关节伸直或屈曲状态下，拇指末节可单独屈曲，这一动作由拇长屈肌完成。正中神经损伤后，拇指末节即不能屈曲。指间关节的伸展范围可因人有很大变化，从0°～60°。这一动作主要由拇长伸肌完成，但拇短展肌织入指背腱膜的纤维亦起伸展作用，因此，当桡神经或骨间后神经损伤后，患者由于拇短展肌等的收缩，仍保留些伸末节拇指的能力。

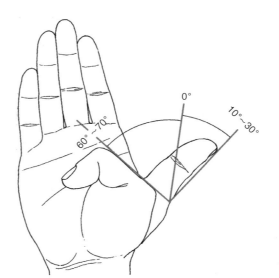

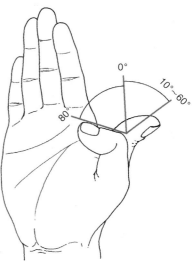

474．拇指掌指关节的屈伸
Flexion and extension of the meta-carpophalangeal joint of the thumb

475．拇指指间关节的屈伸
Flexion and extension of the interphalangeal joint of the thumb

◀ **拇短屈肌**　作用是屈拇指掌指关节。当拇指指间关节伸直位，抗阻力屈掌指关节时，于第一掌骨掌面桡侧，可触及拇短屈肌的收缩。此肌麻痹可引起拇指屈曲不力而导致持物不稳，甚至表现为拇指掌指关节过伸畸形。

▶ **拇短展肌**　可使拇指向掌侧外展。被检者手背平置桌上，加阻力于拇指尖，拇短展肌收缩时，拇指可垂直翘起。于鱼际可触知拇短展肌。于腕部还可触知拇长展肌的收缩。此动作还包括拇对掌肌和拇短屈肌的功能。如果这几块鱼际肌麻痹，即丧失真正的外展动作，但偶尔拇长展肌可给予掌骨一轻微的外展运动。单独拇短展肌麻痹可引起拇指外展无力，难以翘起，对大的物体难以握住，并可表现为拇指内收位畸形。

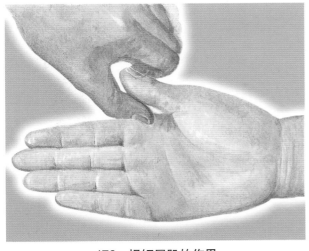

476．拇短屈肌的作用
Action of the flexor pollicis brevis

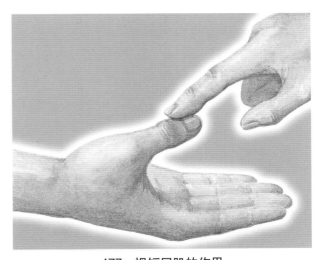

477．拇短展肌的作用
Action of the abductor pollicis brevis

◀ **拇收肌**　可使竖起的拇指靠近手掌。被检者抗阻力内收拇指时，于第一指蹼深部可触及拇收肌的收缩。拇收肌麻痹后，拇长伸肌也有一些收拇指的功能，但握拳时拇指不能靠紧拳头。该肌挛缩时，拇指呈内收畸形。

▶ **拇长伸肌**　可伸拇指指间关节和掌指关节。拇指末节抗阻力伸直时，可见并可触知拇长伸肌腱。该肌瘫痪后则不能伸拇指，严重时，拇指指间关节可出现屈曲畸形。

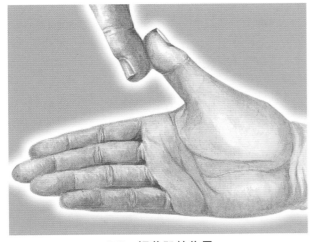

478．拇收肌的作用
Action of the adductor pollicis

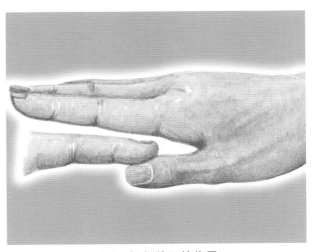

479．拇长伸肌的作用
Action of the extensor pollicis longus

1. 拇长伸肌
   Extensor pollicis longus m.
2. 拇长屈肌
   Flexor pollicis longus m.
3. 拇短伸肌
   Extensor pollicis brevis m.
4. 拇收肌
   Adductor pollicis m.
5. 第一骨间背侧肌
   1st dorsal interosseous m.
6. 拇对掌肌
   Opponens pollicis m.
7. 拇长展肌
   Abductor pollicis longus m.
8. 指深屈肌
   Flexor digitorum profundus m.
9. 指伸肌
   Extensor digitorum m.
10. 指浅屈肌
    Flexor digitorum superficialis m.
11. 桡侧腕长伸肌
    Extensor carpi radialis longus m.
12. 桡侧腕短伸肌
    Extensor carpi radialis brevis m.

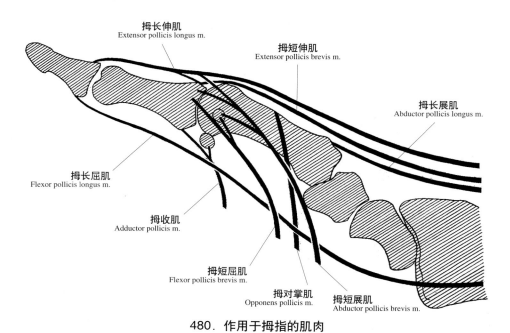

480. 作用于拇指的肌肉
Muscles moving the thumb

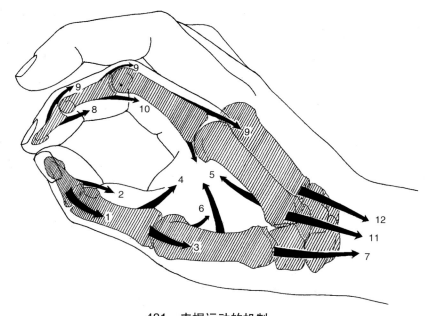

481. 夹捏运动的机制
Mechanism of movement of the pinch

拇指运动的协调

人手的最大特征是拇指较长，形成一独立的单位，可作对掌等运动；恒定地存在一拇长屈肌，具有最大的屈曲能力。人手的最重要活动是在拇指和示指间进行的抓握和挟捏运动。

特化的拇指腕掌关节是拇指营伸、展、收和对掌运动中起主要作用的一个关节，而拇指的掌指关节和指间关节主要营屈伸运动。

抵止于拇指的肌肉主要有8块,计4块外来肌（拇长屈肌、拇长伸肌、拇长展肌和拇短伸肌）和4块内在肌（拇短展肌、拇短屈肌、拇对掌肌和拇收肌）。另有第一骨间掌侧肌和第一骨间背侧肌也附着于第一掌骨和拇指。

拇长屈肌可屈远、近节拇指。拇长伸肌可伸远、近节拇指，并使第一掌骨后伸。因拇长伸肌腱位置走向关系，还可内收和旋转拇指。拇短伸肌可伸近节拇指和使第一掌骨外展。拇长展肌可使第一掌骨外展。拇短展肌可使拇指掌侧外展。拇短屈肌可使近节拇指屈曲。拇对掌肌可牵拉第一掌骨移向手掌并使之旋前。拇收肌可使拇指内收。

拇指这一复杂结构能沿多个运动轴和面运动，参与这一运动的不是单纯一两块原发运动肌的收缩，一块肌肉也不是仅完成其名称所示的动作，而依赖于各肌的复杂协调作用，包括协同肌、拮抗肌和固定肌的共同作用才能完成。就像屈末节拇指这一简单动作，亦需5块以上的肌肉参与。其中，拇长展肌必须稳定腕关节于伸展位，拇短伸肌、拇收肌和拇短屈肌必须稳定掌指关节于伸展位或屈曲位，只有近侧的关节稳固，拇长屈肌才能发挥屈末节拇指的作用。

拇指与示指间的牢固夹捏是每天行使的一种极为重要的功能。Littler 把拇指这种强大力量归功于拇短展肌和拇收肌。认为它们能使拇指同各指的联合力量相抗衡。Weathersby 等用肌电图研究拇指的动作，注意到拇指对掌时，拇指的8块肌肉几乎皆参与活动。夹捏动作充分表现出运动肌与固定肌的协调。桡侧腕长、短伸肌和拇长展肌必须稳定腕关节于背伸位，拇收肌必须稳定掌指关节于屈曲位，示指的指浅、深屈肌和骨间肌等必须稳定示指的关节于半屈位，只有拇、示二指的纵弓得到维持，二指才能夹捏成钳形。如果稳定因素有一种丧失（例如桡神经麻痹，拇指外展肌肉的功能丧失；尺神经麻痹，拇收肌力量丧失及掌指关节脱位等），拇指的纵弓便减弱，拇指掌指关节将塌陷呈过伸状态，拇指末节将过屈，从而丧失夹捏功能。

第七章　上肢诸神经

第一节　臂　丛

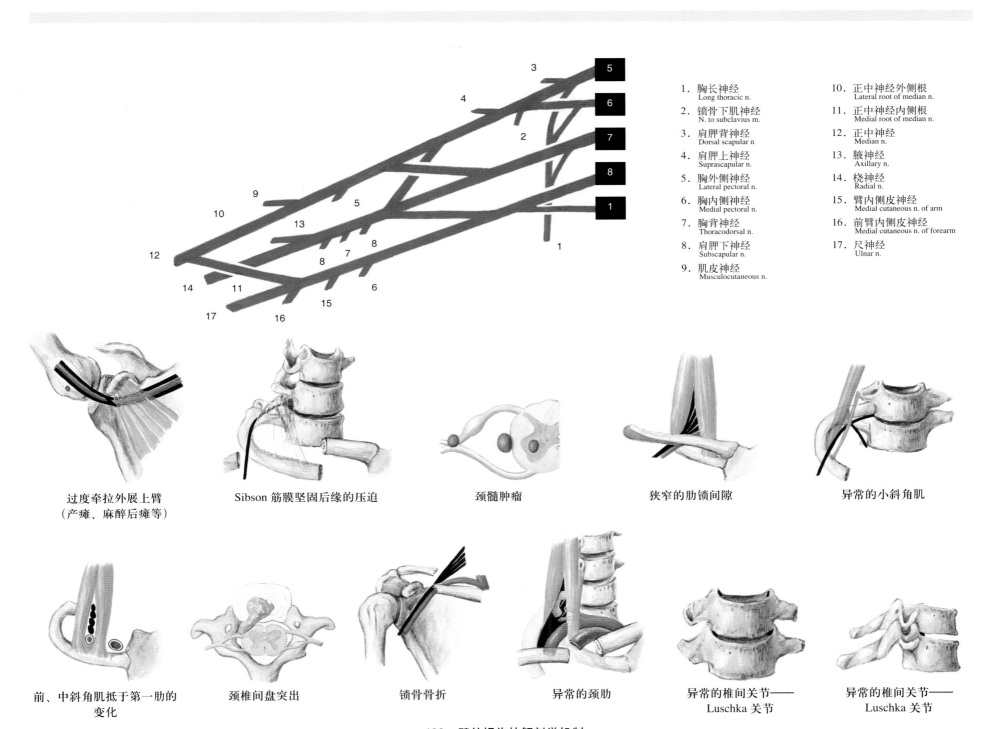

1. 胸长神经
   Long thoracic n.
2. 锁骨下肌神经
   N. to subclavius m.
3. 肩胛背神经
   Dorsal scapular n
4. 肩胛上神经
   Suprascapular n.
5. 胸外侧神经
   Lateral pectoral n.
6. 胸内侧神经
   Medial pectoral n.
7. 胸背神经
   Thoracodorsal n.
8. 肩胛下神经
   Subscapular n.
9. 肌皮神经
   Musculocutaneous n.
10. 正中神经外侧根
    Lateral root of median n.
11. 正中神经内侧根
    Medial root of median n.
12. 正中神经
    Median n.
13. 腋神经
    Axillary n.
14. 桡神经
    Radial n.
15. 臂内侧皮神经
    Medial cutaneous n. of arm
16. 前臂内侧皮神经
    Medial cutaneous n. of forearm
17. 尺神经
    Ulnar n.

过度牵拉外展上臂
（产瘫、麻醉后瘫等）

Sibson 筋膜坚固后缘的压迫

颈髓肿瘤

狭窄的肋锁间隙

异常的小斜角肌

前、中斜角肌抵于第一肋的变化

颈椎间盘突出

锁骨骨折

异常的颈肋

异常的椎间关节——Luschka 关节

异常的椎间关节——Luschka 关节

482. 臂丛损伤的解剖学机制
Anatomical mechanics of the brachial plexus lesions

臂　丛

一、臂丛的走行

颈 5、颈 6 根稍斜行于前、中斜角肌之间，合为上干，从前斜角肌后外缘出现后，继续沿中斜角肌前面下降，构成颈外侧三角的底，然后跨过前锯肌第一肌齿入腋窝。

颈 7 根独成中干，行程如上干，在其下方。

颈 8 根出现于第七颈椎横突下方，过胸膜上膜（Sibson 筋膜）后缘，胸 1 根从第一胸椎弓根下方的椎间孔走出，先上升，贴第一肋颈与颈 8 根合成下干，通过斜角肌间隙，沿第一肋上面向下外行，居锁骨下动脉上方、后方或下方。

于第一肋外缘，上、中、下干居腋动脉第一段上后方，各干于此分前后股，三个后股连成后束，居腋动脉第二段后方，上、中干前股连成外侧束，行于腋动脉外侧，下干前股形成内侧束，行于腋动脉内侧。

二、臂丛根的肌肉支配

每一肌肉由一个或多个节段的运动神经支配，依据周围肌肉的运动障碍，可判断是否属于根的损伤，如果是，则可判定是哪个根或哪些根。臂丛各根支配的主要肌肉如下表所示。

臂丛各根支配的主要肌肉

臂丛根	支配肌肉	主理功能
颈 5	冈上肌、冈下肌、三角肌、小圆肌、大圆肌、肱二头肌、胸大肌锁骨部	臂外展、外旋、前臂屈曲、旋后
颈 6	胸大肌胸骨部、喙肱肌、肱肌、肩胛下肌、旋前圆肌、肱三头肌	臂内收、内旋、前屈、前臂后伸
颈 7	桡侧腕长、短伸肌、指伸肌、小指伸肌、尺侧腕伸肌等	伸腕、伸指
颈 8	桡侧腕屈肌、掌长肌、指浅屈肌、尺侧腕屈肌、指深屈肌等	屈腕、屈指
胸 1	拇短展肌、拇短屈肌、拇对掌肌、拇收肌、小指展肌、小指短屈肌、小指对掌肌、蚓状肌、骨间肌	手指运动及上肢的交感神经支配

三、臂丛束的肌肉支配

臂丛束的肌肉支配

束	支配肌肉	主理功能
外侧束	喙肱肌、肱二头肌、肱肌（肌皮神经） 旋前圆肌、旋前方肌、桡侧腕屈肌、掌长肌、指浅屈肌、指深屈肌桡侧半、拇长屈肌（正中神经外侧根）	屈肘、前臂旋前、屈腕
后　束	三角肌、小圆肌（腋神经） 肱三头肌、肘肌、肱桡肌、桡侧腕长短伸肌、指伸肌、小指伸肌、尺侧腕伸肌、旋后肌、拇长展肌、拇短伸肌、拇长伸肌、示指伸肌（桡神经）	臂外展、前臂后伸、伸腕、伸指

续表

束	支配肌肉	主理功能
内侧束	尺侧腕屈肌、指深屈肌尺侧半、小指展肌、小指短屈肌、小指对掌肌、骨间肌、三、四蚓状肌、拇收肌、拇短屈肌（尺神经） 拇短展肌、拇短屈肌、拇对掌肌、一、二蚓状肌（正中神经内侧根）	屈 4、5 指、拇指运动、手指运动

四、臂丛根、干、束的分支

臂丛根发出：

1. **胸长神经**（Long thoracic n.）　由颈 5、6、7 根纤维于中斜角肌前面形成。在臂丛和腋动脉后方，跨过第一肋和前锯肌第一肌齿，沿腋内侧壁垂直下降，发支支配前锯肌。

当负荷重物的肩强力向下时，胸长神经可受牵拉，有时伴以臂丛上干的损伤；在麻醉后或异常体位、颈部肿大的淋巴结、动脉瘤、颈肋等均可造成对胸长神经的压迫。颈、腋部手术中的意外也可累及胸长神经。

前锯肌麻痹后，当臂屈伸时，肩胛下角由于失去前锯肌的拮抗充分内旋，喙突因受喙肱肌和肱二头肌的牵拉随上肢的重量而移向下内。臂前屈推墙壁时，患侧出现翼肩。臂外展时，由于失去前锯肌对肩胛骨下角的牵拉，只能外展 90°，同时还需借斜方肌上提肩胛的帮助。

2. **锁骨下肌神经**（N.to subclavius m.）　由颈 5、6 根会合处发出，沿臂丛和锁骨下血管前方下降，支配锁骨下肌。

3. **肩胛背神经**（Dorsal scapular n.）　来自颈 5 根纤维，通过中斜角肌达肩后部，跨过第一肋，在前锯肌第一肌齿后面斜向下降，达肩胛提肌深面，发支支配该肌，继下行于菱形肌深面并支配菱形肌。此神经单独麻痹少见，其诊断意义在于标志臂丛在该平面损伤。

臂丛干发出：

4. **肩胛上神经**（Suprascapular n.）　由臂丛上干发出，纤维来自颈 5，有时还来自颈 6，经过颈外侧三角的底和肩胛舌骨肌后腹的深面，并随该肌潜入斜方肌上缘深面，达肩胛骨上缘，通过肩胛上切迹的骨纤维孔达冈上窝，从深面发支支配冈上肌，继绕过肩胛冈冈盂切迹达冈下窝，发支支配冈下肌。并发小支至肩关节。

在颈外侧三角，肩胛上神经居浅位，易受刺伤或贯通伤。神经通过肩胛上切迹时，位置相当固定，随肩部运动可受摩擦和牵拉伤，引起冈上、下肌痉挛和肩胛深部疼痛。神经也可因肩胛骨骨折而受损。神经损伤后，冈上、下肌麻痹、萎缩，肩外旋微弱。

臂丛束发出：

5. **胸外侧神经**（Lateral pectoral n.）　由外侧束发出，含颈 5、6、7 根纤维，支配胸大肌。

6. **胸内侧神经**（Medial pectoral n.）　由内侧束发出，含颈 8、胸 1 根纤维，支配胸大、小肌。胸大肌的神经支配饶有趣味，其锁骨部由颈 5、6 支配，胸骨部由颈 7、8 和胸 1 支配。没有其他肌肉像胸大肌这样可精确地反映臂丛各成分损伤的情况。

7. **肩胛下神经**（Subscapular nn.）　发自后束，较短，可分上肩胛下神经和下肩胛下神经。前者来自颈 5、6 根，支配肩胛下肌上部。后者主要来自颈 7 根，支配肩胛下肌下部和大圆肌。这两块肌肉既可显示臂丛后束的状态，又可用于腱移植以恢复臂的外旋。

8. **胸背神经**（Thoracodorsal n.）　亦起自后束，主要含颈 7 根纤维，神经较长，沿胸后壁与肩胛下动脉和胸背动脉伴行达背阔肌，途中并围有腋淋巴结后群，在腋淋巴结摘除时易受损。受损后，背阔肌麻痹，臂内收、后伸和内旋的动作障碍，这几个动作的联合表现即将手背置于臀部的动作，由于背阔肌麻痹，上述动作受到影响。

五、臂丛损伤的解剖学机制

1. **颈根部压迫损伤——颈根综合征**（Cervical root syndrome）　颈髓和颈神经根压迫或损伤常引起上肢的神经性反射性疼痛，而且呈节段性分布；肌肉运动微弱、麻痹或痉挛；并伴有营养障碍。这些可总称为颈根综合征。颈根部损伤较多的因素有：

（1）颈髓瘤：依位置可分髓内瘤、硬膜外瘤和椎间孔瘤。髓内瘤可引起该当平面所支配的肌肉产生麻痹（如颈 5 平面引起菱形肌、三角肌、冈上、下肌、肱二头肌等的麻痹），损伤平面以下所支配的肌肉则表现为痉挛。硬膜外瘤和椎间孔瘤常涉及单个神经根，支配区产生疼痛和过敏。

（2）颈椎间盘突出：颈区纤维环出现裂孔，髓核疝出，可压迫和激惹颈髓和神经根。

（3）异常的椎间关节（又称 Luschka 关节或钩椎关节）：为颈椎（C2 ~ T1）椎间盘外侧发生的一组副关节，位神经根的前内方，椎动脉的内侧。由于椎体上面外缘形成刺状小唇，与椎体下面的相关部位摩擦、滑动而形成。它们靠近神经和血管，构成一重要刺激，引起颈、肩、臂的恒定的模糊的定位痛，其后有一尖锐的放射性痛达拇指，累及拇、示指者表明于第五颈椎间隙激惹了颈 6 神经根，这是最通常的位置，中指受累时表明激惹了颈 7 神经根。

（4）其他：如颈椎骨折脱位、骨关节炎、颈椎分离、颈椎横突挫伤等。

2. **斜角肌区压迫损伤——斜角肌综合征**（Scalene syndrome）　前、中斜角肌起于颈椎横突，附于第一肋，形成斜角肌间隙。臂丛干和锁骨下动脉通过此间隙时，由于结构的异常配列而产生对臂丛的压迫，由此引起的症状总称斜角肌综合征。

（1）胸膜上膜对臂丛下干的压迫：胸膜上膜（Suprapleural membrane）即 Sibson 筋膜，为一半锥状筋膜，形如半个帐篷，覆于胸膜顶上方。尖附于第七颈椎横突根部，向下呈锥形散开，抵于第一肋内缘。其后缘坚固锐利如一弦，前内缘变薄，逐渐消失于颈部结缔组织中。后缘与第七颈椎横突至第一肋颈之间有一裂隙，颈8和胸1根及交感干等由此间隙通过。有时，此裂隙变窄，形成对臂丛下干的摩擦损伤。

（2）斜角肌间隙变窄：造成斜角肌间隙狭窄的因素有：在疲劳姿势时肩下降；短而肥厚的斜角肌；前、中斜角肌在第一肋附着部呈镰状，下部纤维交织；第一肋骨的异常位置；有时，在前、中斜角肌之间出现一异常的小斜角肌（Scalenus minimus）等，这些情况出现时都可形成对臂丛的压迫。

（3）颈肋：第七颈椎横突异常发育如肋骨状，当深呼吸、颈椎后伸和回旋时，可压迫臂丛及血管。

3. 肋锁间隙压迫损伤——肋锁综合征（Costoclavicular syndrome）

（1）牵引压迫损伤：臂强力被牵向上外，外展超过直角时，减小了第一肋和锁骨之间的距离，绷紧的臂丛于胸小肌后方绕过喙突，肱骨头从关节盂突向前下，更增加了臂丛的弓形绷紧，从而造成丛的外侧束或内侧束以及丛的各束受累。如新生儿产瘫，即因过度向外上牵拉上肢损伤臂丛所致；又如麻醉后瘫，即因手术麻醉后，由于肌肉松弛，任意加大肩和肩的角度，或使上肢处于极度外展外旋位，亦可损伤臂丛。

（2）锁骨与第一肋的间隙变窄：如不良姿势时，肋骨与锁骨接近；老年人的肩部下降；肩负重荷时锁骨下降；过度下牵上肢；肩锁关节脱位；腋动脉瘤或第一肋骨肿瘤等都可造成对臂丛的压迫损伤。

（3）锁骨内 1/3 骨折常造成血管神经的损伤。

六、臂丛损伤体征鉴别

1. 上位型臂丛损伤 累及颈5、颈6，有时包括颈7，典型体征是上肢外侧麻木，肩不能外展外旋（三角肌、冈上肌等麻痹），上肢悬于体侧呈内收内旋位（基于肩胛下肌、背阔肌和大圆肌的作用），肘不能主动屈伸，前臂居旋前位。产生 Erb-Duchenne 型麻痹。

2. 下位型臂丛损伤 累及颈8胸1，有时包括颈7，临床特征主要是手内在肌、屈指、屈腕肌麻痹，手指尤其是环、小指屈伸功能丧失，不能屈腕，上肢内侧麻木。如果损伤贴近脊柱旁及交感干分节后纤维，则出现患侧瞳孔缩小、眼球凹陷、睑裂变窄、无汗和皮肤营养障碍等所谓 Horner 综合征。

3. 全臂型损伤 患肢肌肉萎缩呈弛缓性下垂，肩关节呈半脱位，随躯干运动而摇摆。血液回流不畅，患肢浮肿，皮肤出现脱毛、变薄、脱屑等现象。

臂丛损伤情况复杂，常为混合型，只有依据解剖知识才可做出比较准确的判断。

第二节　正中神经

正 中 神 经

一、起源、走行

正中神经由臂丛内、外侧束的内、外侧根汇合而成，外侧根来自颈5～7，内侧根来自颈8和胸1。内侧根越过腋动脉第三段与外侧根连接，沿内为腋动脉外乎肌皮神经和缘肱肌之间下降入臂。在臂上半，与肱动脉伴行，平喙肱肌抵止处，越过动脉居其内侧，贴肱肌前方入肘窝。神经在肘窝随肱动脉深行，前方被肘正中静脉、臂内侧皮神经和肱二头肌腱膜所掩，后方隔肱肌与肘关节相对，外为肱二头肌腱，内为旋前圆肌。神经继远行穿旋前圆肌肱头与尺头之间出现于前臂，通过指浅屈肌腱弓下方，行于指浅、深屈肌之间达腕。在屈肌支持带上方，正中神经从指浅屈肌腱桡侧缘下方出现，居指浅屈肌腱与桡侧腕屈肌腱之间，在掌长肌腱的深面略偏桡侧。最后随屈肌腱经过腕管达手掌，分肌支和皮支而终止。

正中神经组成情况变化颇多。由内、外侧束的内、外侧根合成者占94.57%，单根正中神经者占5.43%。外侧根大于内侧根者占50%，内侧根大于外侧根者占35.46%，二根等大者占14.54%。正中神经二根会合点至喙突的距离平均为4.09 cm（即高位型），占90.49%。低位型的距离平均为11.65 cm，占9.51%。正中神经干的粗细平均为4.90 mm。

二、分支

臂部 肱动脉支，偶尔发旋前圆肌支

肘部 肘关节支、桡尺近侧关节支、旋前圆肌支、指浅屈肌支、掌长肌支、至肱动脉及桡、尺动脉支

前臂部 指浅屈肌支、桡侧腕屈肌支
　　　　骨间前神经——指深屈肌支、拇长屈肌支、旋前方肌支、至桡尺远侧关节和腕关节支
　　　　尺神经交通支
　　　　掌支

手部 返支——拇短屈肌支、拇短展肌支、拇对掌肌支
　　　　第一、二、三指掌侧总神经→指掌侧固有神经，第一、二蚓状肌支，与尺神经交通支

正中神经肌支的发出顺序：旋前圆肌支–掌长肌支–指浅屈肌支–指深屈肌支–桡侧腕屈肌支–拇长屈肌支–旋前方肌支–鱼际肌支。

正中神经肌支的最短、最长距离（自内上髁上方10 cm 至该肌支达于支配肌肉表面止）：

支配肌肉	最短距离（mm）	最长距离（mm）
旋前圆肌支	115～170	130～191
掌长肌支	130～189	142～189
桡侧腕屈肌支	130～216	141～219
指浅屈肌支	131～275	141～219
指深屈肌支	147～240	156～294
拇长屈肌支	150～261	155～287
旋前方肌支	198～405	201～410

三、易损部位

（1）在臂上部，正中神经行于肱二头肌内侧沟的血管神经束中，位置表浅，易受损伤，如切割伤、止血带较长时间的压迫、为控制出血嵌夹或结扎肱动脉时误将正中神经夹于其中等。

（2）动脉瘤的压迫 正中神经内、外侧根围拥着腋动脉，腋动脉瘤时，易造成对正中神经的压迫。

（3）肱骨三角肌止点以下骨折，上折片被胸大肌等牵向内侧，易损伤正中神经。

（4）在肘部，肱骨髁上骨折时，肱骨上折片被牵向前，虽隔以肱肌，但有时锐利的折片可造成对神经和血管的牵拉、压缩、划破甚至断裂。肘关节后脱位亦可造成对正中神经的牵拉损伤。

（5）肱骨存在异常的髁上棘和髁上韧带时，正中神经伴随肱动脉有时先向后行绕过骨纤维性孔，再前行回到肘部前方，在这种情况下，神经易受到摩擦损伤，引起分布区的感觉异常和疼痛，并随前臂屈曲和旋前而加重。髁上棘常为双侧性，可借 X 线确认，应与外生骨疣或骨软骨瘤鉴别。

（6）在前臂，正中神经穿出旋前圆肌后，直接通过指浅屈肌腱弓下方，此弓架于尺桡骨之间，在少数情况下，神经可受到坚韧的腱弓的限制和压迫，而引起骨间前神经炎，导致拇长屈肌和指深屈肌示指头的麻痹。

（7）正中神经行于前臂的指浅、深屈肌之间，但

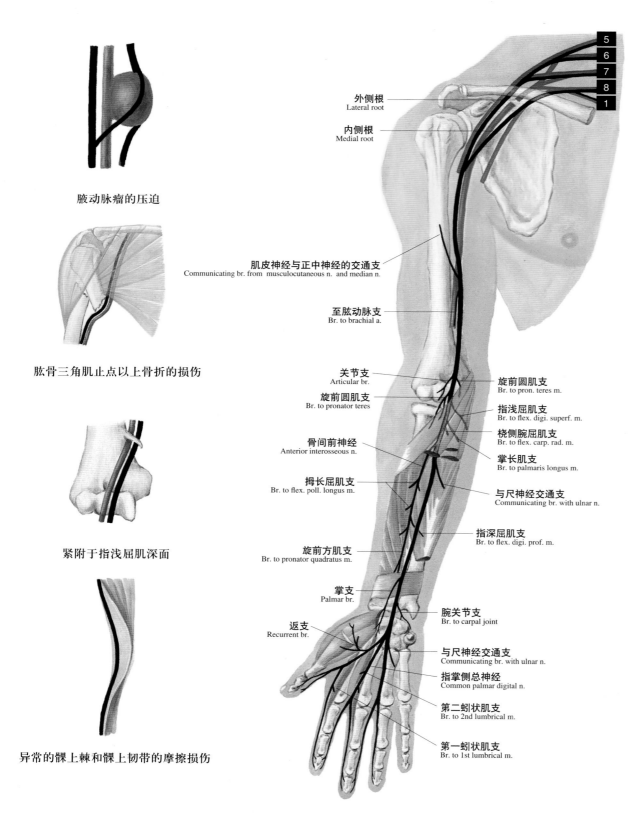

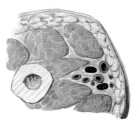

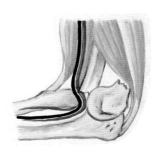

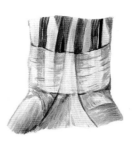

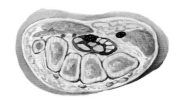

腋动脉瘤的压迫

肱骨三角肌止点以上骨折的损伤

紧附于指浅屈肌深面

异常的髁上棘和髁上韧带的摩擦损伤

外侧根
Lateral root

内侧根
Medial root

肌皮神经与正中神经的交通支
Communicating br. from musculocutaneous n. and median n.

至肱动脉支
Br. to brachial a.

关节支
Articular br.

旋前圆肌支
Br. to pronator teres

骨间前神经
Anterior interosseous n.

拇长屈肌支
Br. to flex. poll. longus m.

旋前方肌支
Br. to pronator quadratus m.

掌支
Palmar br.

返支
Recurrent br.

旋前圆肌支
Br. to pron. teres m.

指浅屈肌支
Br. to flex. digi. superf. m.

桡侧腕屈肌支
Br. to flex. carp. rad. m.

掌长肌支
Br. to palmaris longus m.

与尺神经交通支
Communicating br. with ulnar n.

指深屈肌支
Br. to flex. digi. prof. m.

腕关节支
Br. to carpal joint

与尺神经交通支
Communicating br. with ulnar n.

指掌侧总神经
Common palmar digital n.

第二蚓状肌支
Br. to 2nd lumbrical m.

第一蚓状肌支
Br. to 1st lumbrical m.

浅损伤（切割、压迫等）

髁上骨折的损伤

浅损伤和手术意外

腕管综合征

483. 正中神经的起源、走行、分支和易损部位
Origin, course, branches and vulnerable sites of the median nerve

它借分支攀附于指浅屈肌的深面，当术中翻开指浅屈肌时，神经随肌移位，注意勿损伤神经。

（8）桡骨下端骨折可引起正中神经原发的或继发的损伤，原发损伤发生于骨折的当时，神经可强力地成角地跨过骨折片；继发损伤或因桡骨下端不完全复位，或因骨痂隆起的摩擦等。

（9）正中神经于腕上方位置表浅，介于内侧的指浅屈肌、外侧的桡侧腕屈肌腱之间，居于掌长肌腱的深面偏桡侧，易受切割损伤。另方面，手术中应悉心将正中神经与掌长肌腱相鉴别。神经口径扁圆，色泽粉红，上有血管，居深位。掌长肌腱扁而薄，色亮白，无明显滋养血管，居浅位正中。

（10）正中神经通行于腕管中，由于种种原因受到损伤产生腕管综合征。如腕部急性屈曲和过伸，腕管内压增大；月骨脱位、舟骨骨折、屈肌支持带肥厚、肥大性腕关节炎和腱鞘炎等导致腕管容积减小；腕管内出血；脂肪瘤和纤维瘤侵袭正中神经以及其他不明原因等。

（11）正中神经返支行于鱼际近侧部皮下，易受浅部切割伤。手术切口时，不宜作垂直切口以免损伤返支而招致鱼际肌的麻痹。

（12）其他损伤，如开放性损伤、贯通伤等。

四、损伤后体征

正中神经损伤后的功能障碍依损伤平面和程度而定。

1. 变形

（1）鱼际肌萎缩，隆起消失，手掌变平。

（2）示、中指呈纺锤形变形，因环层小体脱失神经后萎缩，末节指垫消瘦所致。

（3）甲具有特殊的沟。

2. 运动障碍

（1）拇指不能外展。

（2）拇指不能对掌。但此两动作可依鱼际肌的双重神经支配及拇长展肌和拇长屈肌的作用而得到不同程度的补偿。

（3）因第一、二蚓状肌麻痹，紧握拳时，示、中两指合拢不严。

（4）如高位损伤，由于旋前圆肌和旋前方肌受累，前臂不能旋前。

（5）因拇长屈肌受累，拇指末节不能屈曲。

3. 桡侧三个半指感觉障碍

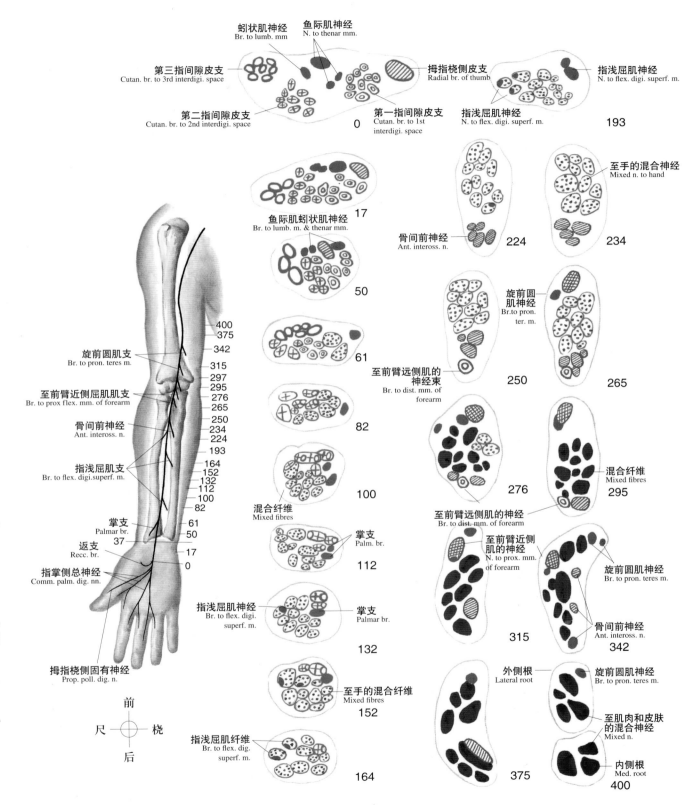

484. 正中神经干内局解（依 Sunderland, S. 改绘）
Intraneural topography of the median nerve

正中神经干内局解

了解神经干不同平面中神经纤维束的数目、神经束占神经横断面的百分比以及单个肌支或皮支在神经干中的局部定位的知识，对于神经损伤后神经束的吻接以保证神经功能的早日恢复具有应用意义（束的数目和定位有些个体差异）。

1. 在腕部（0 ~ 54 mm）　正中神经此段呈扁圆形，有前后面和桡尺缘。平均含有 23 个神经束，神经束约占神经横断面的 42%，结缔组织约占神经横断面的 58%。

尺侧缘——第三指间隙皮支纤维束

桡侧缘——拇指桡侧皮支和第一指间隙皮支纤维束

中间部——前为鱼际肌和第一、二蚓状肌纤维束，后为第二指间隙皮支纤维束

2. 在前臂下 1/4 段（54 ~ 109 mm）　神经由卵圆形逐渐变圆形，平均含 17 个神经纤维束，神经束约占神经横断面的 60%。

尺侧缘——第一指间隙皮支纤维束

桡侧缘——掌皮支纤维束

中间部——前为第二、三指间隙皮支纤维束

后为鱼际肌、蚓状肌、第一指间隙和拇指桡侧皮支纤维束

3. 在前臂中段（109 ~ 191 mm）　神经呈圆形，此段平均含 13 个纤维束，约占神经横断面的 53%，结缔组织约占 47%。

尺侧缘和前内区——指浅屈肌纤维束

桡侧缘——掌皮支纤维束

前外区——第二、三指间隙皮支纤维束

后外区——鱼际肌、蚓状肌、第一指间隙和拇指桡侧皮支纤维束

4. 在前臂上 1/4 与下 3/4 交界区（191 ~ 220 mm）　神经断面呈扁圆形，此段平均含 15 个纤维束，约占神经横断面的 43%，结缔组织约占 57%。

尺侧区——指浅屈肌纤维束

桡侧极——掌皮支纤维束

前外侧——第二、三指间隙皮支纤维束

由桡侧经前面到尺侧——指浅屈肌近侧支纤维束

5. 在肘窝及稍下方（220 ~ 273 mm）　正中神经前、后面分别成为内、外面，桡尺缘分别成为前、后缘。此段平均含 14 个纤维束，约占神经横断面的 51%。

前极——内侧有旋前圆肌纤维束，外侧有前臂近侧屈肌纤维束

中部——终末肌支和皮支纤维束、指浅屈肌纤维束

后极——内侧有前臂远侧屈肌纤维束，外侧有骨间前神经纤维束

内侧面——旋前圆肌纤维束由后极移向前极

6. 在臂下半部（273 ~ 375 mm）　神经分外侧深面、内侧浅面和前后极，此段平均含有 16 ~ 17 个纤维束，占神经横断面的 40% ~ 50%。

前极——旋前圆肌纤维束

前内区——前臂近侧屈肌纤维束、终末肌支、皮支及指浅屈肌的混合纤维束

前外区——终末肌支、皮支及指浅屈肌的混合纤维束

中后区——混合纤维束

后区——骨间前神经前臂远侧屈肌纤维束

7. 在腋出口（375 ~ 400 mm）　正中神经由内侧根和外侧根组成。

内侧根：后极——前臂远侧屈肌纤维束

后外侧——骨间前神经纤维束

其余部——混合纤维

外侧根：前部——旋前圆肌纤维束

外和中部——骨间前神经纤维束、指浅屈肌纤维束和终末混合纤维束

后部——近侧屈肌和旋前圆肌纤维束

第三节　尺神经

尺　神　经

一、起源、走行

尺神经是臂丛内侧束的主要延续，其纤维来自颈 8、胸 1（有时还来自颈 7）。起始后稍位于腋血管后方，贴腋后壁而行，并被胸小肌下缘掩盖。尺神经入臂后，介于腋动脉（外）和腋静脉（内）之间，在肱三头肌长头和喙肱肌形成的浅沟中下降。达喙肱肌于臂中部抵止处，尺神经离开血管神经束，向后行穿过臂内侧肌间隔上端，伴随尺侧上副动脉走在肱三头肌内侧头的表面并被深筋膜掩盖。然后进入肱骨内上髁后方的肘管中，此时，神经前贴尺神经沟，后界尺侧腕屈肌和纤维膜，内界尺侧副韧带和尺骨鹰嘴。出肘管后，尺神经伴同尺侧上、下副动脉和尺侧返动脉的吻合支行于尺侧腕屈肌肱头和尺头之间，伏于指深屈肌上。在前臂中、上 1/3 交界处，开始与由桡侧来的尺动脉并行，在尺侧腕屈肌的深面下达腕。在腕部，尺神经浅在，居于指浅屈肌腱和尺侧腕屈肌腱之间，行于屈肌支持带浅面，腕掌侧深筋膜和掌短肌的深面即尺管中。于此分成浅支和深支。浅支继续远行，支配掌短肌，并发出第四、五指掌侧总神经，分布尺侧一个半指的皮肤；深支经小指展肌和小指短屈肌之间行于豆钩管中，并绕过钩骨钩转向桡侧，与掌深弓伴行，在屈肌腱深面，支配骨间肌、第三、四蚓状肌和拇收肌。

二、分支

1. 肘部　关节支、尺侧腕屈肌支

2. 前臂部　尺侧腕屈肌支、指深屈肌支、尺动脉支

3. 腕部　掌支、手背支、关节支

4. 手部　浅支——掌短肌支，第四、五指掌侧总神经，指掌侧固有神经，与正中神经交通支

深支——小指展肌支，小指短屈肌支，小指对掌肌支，第四、三、二、一骨间肌支，第四、三蚓状肌支，拇收肌横头支，拇收肌斜头支，关节支

从内上髁上方 10 cm 到达肌支所支配的肌肉表面的最短、最长距离：尺侧腕屈肌支的最短距离为 115 ~ 159 mm，最长距离为 131 ~ 225 mm。指深屈肌支的最短距离为 120 ~ 180 mm，最长距离为 147 ~ 233 mm。

三、易损部位

（1）神经在臂部的位置表浅，易受切割伤、压迫伤、打击伤等。由于其行于血管神经束中，也可受腋、肱动脉瘤的压迫。

（2）臂内侧肌间隔上方薄弱狭窄，下端强韧宽阔，正常时神经由前向后跨过或通过隔的上端。为了需要，欲使尺神经通过内上髁前方时，必须尽可能向上游离尺神经，使神经全部皆居于隔的前方，避免使神经跨过坚固的隔的边缘而受到磨损和压迫。

（3）尺神经行于内上髁后方时，居浅位，易受切割伤、压迫伤、打击伤等。肱骨内上髁骨折、内髁骨折、肘关节炎及肘关节后脱位时，也常损伤尺神经，或为当时的原发性损伤，或为延期的继发性受累。

（4）肘管综合征：尺神经过肘部时，从臂的伸侧进入前臂的屈侧，通过一骨纤维性管即肘管，继行于尺侧腕屈肌肱头与尺头之间，此二头借一腱膜弓掩于神经上方。肘关节炎症、骨增生、尺侧副韧带增厚、

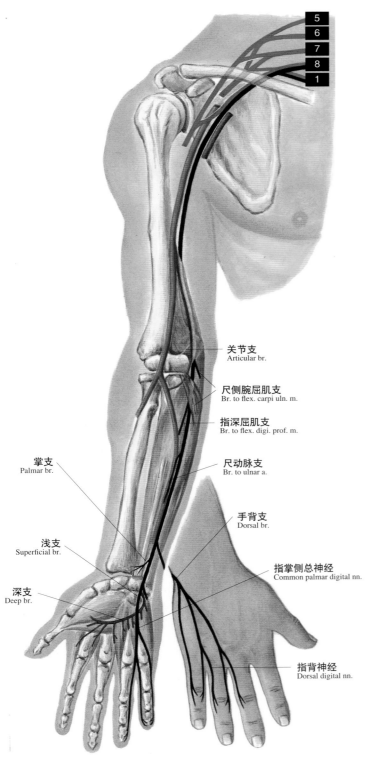

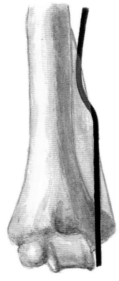

485. 尺神经的起源、走行、分支和易损部位
Origin,course,branches and vulnerable sites of the ulnar nerve

关节支
Articular br.

尺侧腕屈肌支
Br. to flex. carpi uln. m.

指深屈肌支
Br. to flex. digi. prof. m.

尺动脉支
Br. to ulnar a.

掌支
Palmar br.

手背支
Dorsal br.

浅支
Superficial br.

指掌侧总神经
Common palmar digital nn.

深支
Deep br.

指背神经
Dorsal digital nn.

软组织瘤等均可形成对尺神经的压迫。此外，肘屈曲时，腱膜被拉紧，管容积减小，每屈曲 45°，腱膜弓即被拉长 5 mm（即腱膜的肱、尺骨附着距离加大 5 mm）。屈曲 135° 时，腱膜弓可延长 40%。此狭窄的解剖学通道对神经压迫可产生肘管综合征。明显的体征是尺侧腕屈肌软弱或轻瘫，尺神经分布区皮肤呈现麻木或刺痛，随屈肘而加重。

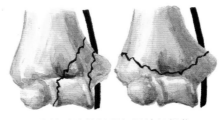

肱骨下端骨折引起尺神经损伤

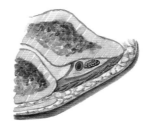

肘管综合征

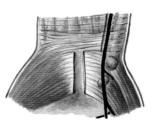

腕的浅切割伤和尺管综合征

当把尺神经转移于内上髁前方时，不应使其跨过隔的坚固的边缘

（5）尺神经在腕部仅被腕掌侧深筋膜所掩，位置浅在，易受切割伤。通过尺管时，神经由于腕部骨折、肿瘤和使用劳动工具的震荡压迫等可产生尺管综合征。小鱼际肌、骨间肌和拇收肌可出现麻痹和消瘦，但不伴有皮肤感觉障碍。

四、损伤后体征

1. 变形

（1）手呈爪状畸形。由于指深屈肌尺侧半麻痹，环、小指掌指关节过伸。又由于骨间肌、第三、四蚓状肌麻痹，环、小指指间关节屈曲。

（2）由于小鱼际肌萎缩，小鱼际变平甚至凹陷。

（3）由于骨间肌萎缩，掌骨突出。

（4）由于拇收肌和拇短屈肌深头萎缩，鱼际尺侧面消瘦。

（5）由于尺侧腕屈肌萎缩，前臂上半尺侧面圆隆外貌消失。

2. 运动障碍

（1）拇指内收障碍：正常时拇指内收主要由拇收肌和拇短屈肌深头引起，该两肌麻痹，拇内收障碍，但可由拇长屈肌和拇长伸肌所代偿。用力捏物时，则出现拇指掌指关节过伸和指间关节屈曲的畸形，即所谓 Froment 阳性征。

（2）对掌功能障碍：由于小鱼际肌麻痹，对掌时，拇指不能接触小指，小指掌指关节过伸和外展，指间关节屈曲，第五掌骨不能提起。

（3）由于骨间肌麻痹，手指不能分开和靠拢。

3. 手内侧缘感觉障碍

尺神经干内局解

尺神经于腕部和前臂远侧 3/4，呈扁平形或卵圆形，具有前、后面和桡、尺缘。于前臂上 1/4，它居于尺侧腕屈肌、指浅屈肌和指深屈肌的间隙中，有外、内面和前、后缘。在肱骨内上髁的沟中，神经呈扁平形，内缘朝向内上髁尖，外缘朝向鹰嘴，有后面（浅面）和前面（贴于骨）。在内上髁上方，神经呈卵圆形，有浅面（内侧面）、深面（外侧面）和前、后缘。

神经束在各平面的神经干切片中定位如下。

1. **在腕部**（0~40 mm）　神经束约 16 个，占神经干横断面的 40%。

　　尺侧缘——鱼际皮支和深支

　　中　部——小指尺侧皮支

　　桡侧缘——第四指间隙皮支

2. **在前臂远 1/3**（40~80 mm）　神经束约 16 个，占神经干横断面的 40%。

　　尺侧缘——深支

　　其余部位——浅支

3. **在前臂中段**（80~114 mm）　神经束约 17 个，占神经干横断面的 40%。

　　尺侧缘——手背皮支

　　中　部——深支

　　桡侧缘——浅支

4. **在前臂上 1/4 与下 3/4 交界处**（114~187 mm）神经束约 13 个，占神经干横断面的 40%。

　　尺侧半——手背皮支

　　桡侧半——终末肌支和皮支

　　桡侧缘——尺动脉支

5. **在前臂上 1/4**（187~240 mm）　神经束约 13 个，占神经干横断面的 40%。

　　前部偏尺侧——终末肌支和皮支

　　尺侧后部——手背皮支

　　桡侧后部——指深屈肌支（238 mm 以远）

　　桡侧缘——尺动脉支、尺侧腕屈肌支

6. **在髁下区**（240~264 mm）　神经束约 8 个，占神经干横断面的 45%。

　　后部——桡侧为尺侧腕屈肌支、指深屈肌支尺侧为手背皮支

　　前部——终末肌支、皮支和动脉支

　　内面——尺侧腕屈肌支

7. **在内上髁区**（264~294 mm）　神经束约 7 个，占神经干横断面的 50%。

　　后面——尺侧腕屈肌支

　　前内侧部——终末肌支和皮支

　　外侧部——后为手背支、前为尺侧腕屈肌支

8. **在髁上区**（294~309 mm）　神经束为 7~8 个，占神经干横断面的 60%。

　　内面和深部——尺侧腕屈肌支、手背皮支，指深屈肌支

　　前缘和深面——终末肌支和皮支

　　后内部——肘关节支

9. **在臂中上部**（309 mm 以上）　神经束为 6~7 个，占神经干横断面的 50%。

　　浅部和深部（331 平面）——尺侧腕屈肌支

　　内后部——肘关节支

　　其余部位——混合神经支

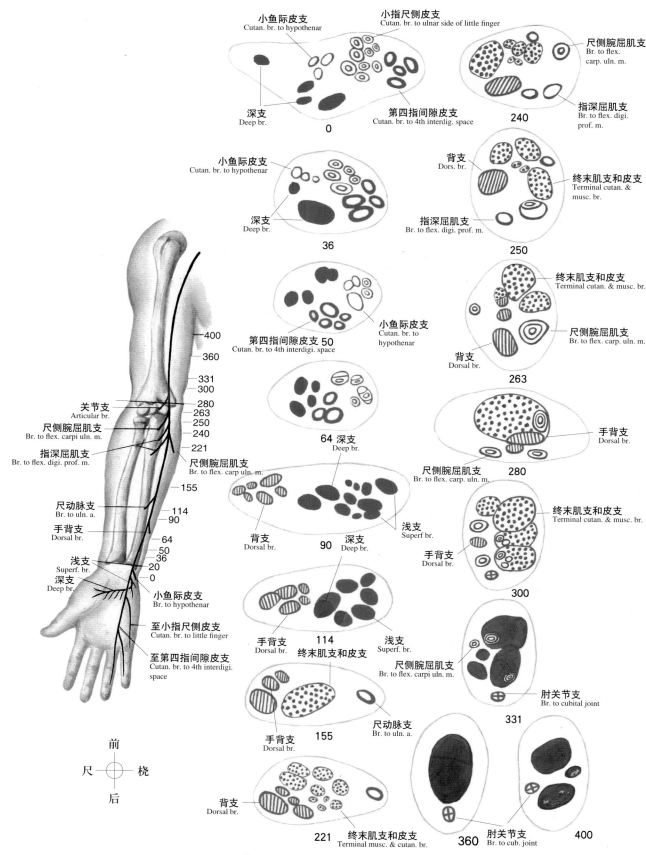

486. 尺神经干内局解（依 Sunderland, S. 改绘）

Intraneural topography of the ulnar nerve

第四节 桡神经

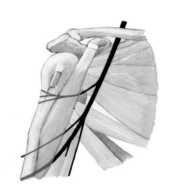

神经在臂腋角受背阔肌和大圆肌的坚硬的腱性压迫（如拐杖瘫）

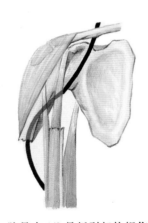

肱骨中 1/3 骨折引起的损伤

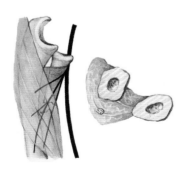

骨间后神经通行旋后肌时易随桡骨上 1/3 骨折或桡尺近侧关节脱位而受损

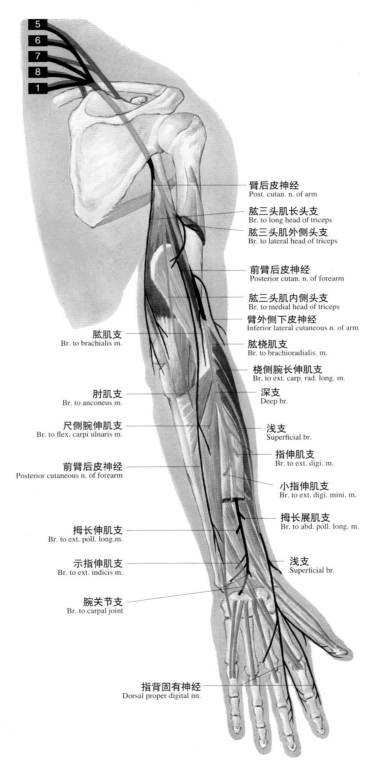

臂后皮神经
Post. cutan. n. of arm

肱三头肌长头支
Br. to long head of triceps

肱三头肌外侧头支
Br. to lateral head of triceps

前臂后皮神经
Posterior cutan. n. of forearm

肱三头肌内侧头支
Br. to medial head of triceps

臂外侧下皮神经
Inferior lateral cutaneous n. of arm

肱肌支
Br. to brachialis m.

肱桡肌支
Br. to brachioradialis. m.

桡侧腕长伸肌支
Br. to ext. carp. rad. long. m.

肘肌支
Br. to anconeus m.

深支
Deep br.

尺侧腕伸肌支
Br. to flex. carpi ulnaris m.

浅支
Superficial br.

指伸肌支
Br. to ext. digi. m.

前臂后皮神经
Posterior cutaneous n. of forearm

小指伸肌支
Br. to ext. digi. mini. m.

拇长伸肌支
Br. to ext. poll. long.m.

拇长展肌支
Br. to abd. poll. long. m.

示指伸肌支
Br. to ext. indicis m.

浅支
Superficial br.

腕关节支
Br. to carpal joint

指背固有神经
Dorsal proper digital nn.

487. 桡神经的起源、走行、分支和易损部位
Origin, course, branches and vulnerable sites of the radial nerve

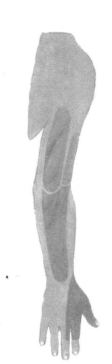

皮肤感觉障碍区

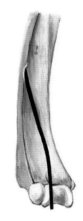

桡神经在环绕肱骨外侧面并穿过臂外侧肌间隔的部位易受压迫伤和牵拉伤

桡 神 经

一、起源、走行

桡神经的纤维来自颈 8～胸 1 根，是臂丛后束的延续，为臂丛最大的分支。行于腋动脉之后，肩胛下肌、背阔肌和大圆肌之前，经过由背阔肌下缘和肱三头肌长头腱面所形成的臂腋角（Brachio-axillary angle）前方。然后，桡神经伴肱深动脉斜向下外，行于肱三头肌长头和内侧头之间达臂后方，继行于肱三头肌外侧头和内侧头之间入桡神经沟中。在沟中，神经大多借内侧头纤维与肱骨后面相隔并居外侧头深面。桡神经于三角肌止点下外方绕行肱骨外侧缘，穿臂外侧肌间隔转至臂的前方，走在内为肱肌、外为肱桡肌和桡侧腕长伸肌所形成的窄沟中。约平肱骨外上髁平面，桡神经分为浅深两终支。

深支又名骨间后神经，环绕桡骨干上 1/4 外行，穿旋后肌两层之间转至前臂背面，沿浅深层肌肉之间下降，在腕背面终于节状膨大，由膨大发出细支支配腕关节。

浅支在肱桡肌前缘深面下降，依次跨过旋后肌、旋前圆肌止点、指浅屈肌和拇长屈肌浅面，伴行于桡动脉外侧。于前臂中、下 1/3 交界处，浅支经肱桡肌腱深面转至前臂背侧，跨过拇长展肌、拇短屈肌和伸肌支持带浅面，分内、外侧支，最终支配手背桡侧两个半指的皮肤。

二、分支

1. **腋区和臂腋角** 肱三头肌长头支、外侧头支、内侧头支、臂后皮神经、前臂后皮神经。

2. **桡神经沟** 肱三头肌外侧头支、肱三头肌内侧头支-肘肌支。

3. **肱肌和肱桡肌间的窄沟** 肱肌支、肱桡肌支、桡侧腕长伸肌支、桡侧腕短伸肌支、旋后肌支、肘关节支、浅支、深支。

4. **旋后肌中** 旋后肌支、肘肌支。

5. **前臂背面** 尺侧腕伸肌支、指伸肌支、小指伸肌支、示指伸肌支、拇长展肌支、拇长伸肌支、拇短伸肌支、腕关节支。

三、易损部位

（1）桡神经行于腋区和臂腋角时，有时可因背阔肌和大圆肌坚固的腱性压迫而受损，如拐杖瘫。肱三头肌长头支、内侧头支和外侧头支在此区已由桡神经本干发出一段距离，游离桡神经时宜注意这些分支。桡神经也可因肱骨上 1/3 骨折而受累。

（2）在肱骨桡神经沟中，桡神经最常随肱骨中 1/3 骨折而受牵拉伤和割裂伤。主干损伤时，肱三头肌各头的肌支和前臂后皮神经多已从此平面上方发出，故可免受损伤。

（3）桡神经穿臂外侧肌间隔时，恰位于三角肌于肱骨中部抵止后下方，于此改变行程，位置相当固定，并与肱骨外侧面相贴。桡神经于此位置可因骨折受到损伤，也可蒙受直接的压迫伤和器物打击伤。当以臂枕于头下睡眠时，有时神经受到牵拉和压迫可引起睡眠瘫。此种情况下，肱三头肌肌支和桡神经皮支可不受损。

（4）在通过旋后肌的行程中，桡神经深支密切与骨相关，可随桡骨上 1/3 骨折或桡尺近侧关节脱位而受损。有时脂瘤和桡骨粗隆滑囊炎等也可造成对神经的压迫和损伤。

四、损伤后体征

1. 变形

（1）桡神经损伤的特点是腕下垂、前臂旋前畸形。屈肘时，手悬于屈曲位。

（2）高位损伤时，臂和前臂背面显著消瘦，尺桡骨之间的背面出现特殊的沟，外上髁肌肉隆起消失。

2. 运动障碍

（1）伸肘功能减弱，前臂旋后功能减弱。

（2）由于桡侧腕长、短伸肌和尺侧腕伸肌麻痹，腕不能伸展。

（3）由于拇长展肌和桡侧腕长伸肌麻痹，手不能外展（桡侧偏斜）。

（4）由于尺侧腕伸肌麻痹，手内收（尺侧偏斜）功能减弱，尺偏时伴以腕屈曲。

（5）由于指伸肌、示指和小指伸肌麻痹，当把持腕于中立位时，掌指关节不能伸展。如强力屈腕时，掌指关节则能伸展。

（6）由于拇长伸肌的麻痹，拇指末节伸展障碍，但可以借拇短展肌织入拇长伸肌的纤维诱发拇指末节伸展，但同时伴以整个拇指的外展。

（7）由于拇长展肌和拇短伸肌的麻痹，拇指不能外展。

3. 感觉障碍
以手背第一掌骨间隙最为显著，其他部位影响不大。

桡 神 经 干 内 局 解

桡神经在肘部分叉前的形状呈扁平形，有前后缘和内外面。在外上髁至穿臂外侧肌间隔之间，神经呈卵圆形，有前后极、浅的外面和深的内面。在桡神经沟中，桡神经外面变成了后面（浅面），内面变成了前面（深面）并有上外缘和下内缘。

1. **分叉前（0～26 mm）** 约含 10 个神经束，占神经干横断面的 39%。

前部——浅支
后部——深支
内侧部——旋后肌支
外侧部——桡侧腕短伸肌支

肌支的最短距离和最长距离

肌 支	最短距离（mm）	最长距离（mm）
肱三头肌长头支	定点上	定点上
肱三头肌外侧头支	定点上	定点上
肱三头肌内侧头支	定点上	定点上
肱桡肌支	30～129	68～138（自外上髁上方 10 cm 的一点）
桡侧腕长伸肌支	81～132	90～149（自外上髁上方 10 cm 的一点）
桡侧腕短伸肌支	80～197	80～209（自外上髁上方 10 cm 的一点）
尺侧腕伸肌支	63～135	75～167（自外上髁起）
指伸肌支	63～193	73～152（自外上髁起）
示指伸肌支	76～229	76～284（自外上髁起）
小指伸肌支	73～230	73～230（自外上髁起）
拇长展肌支	81～217	81～217（自外上髁起）
拇长伸肌支	80～243	80～243（自外上髁起）
拇短伸肌支	90～208	104～208（自外上髁起）

2. **外上髁上方**（26～52 mm） 约含 10 个神经束，占神经干横断面的 43%。

前部——浅支

后部——深支

内侧部——旋后肌支

外侧部——桡侧腕伸肌支

3. **在臂外侧肌间隔前方**（52～70 mm） 约含 9 个神经束，占神经干横断面的 48%。

前内部——浅支

前外部——肱桡肌支

后　部——深支

内侧部——深支

外侧部——桡侧腕伸肌支

4. **在更近侧的平面**（70 mm 以上） 运动和感觉纤维趋于混合，但仍有些分离，可看出些规律。

前部——肱肌支

前外部或外部——肱桡肌支、桡侧腕伸肌支

前内部和中央部——浅支

后部——深支

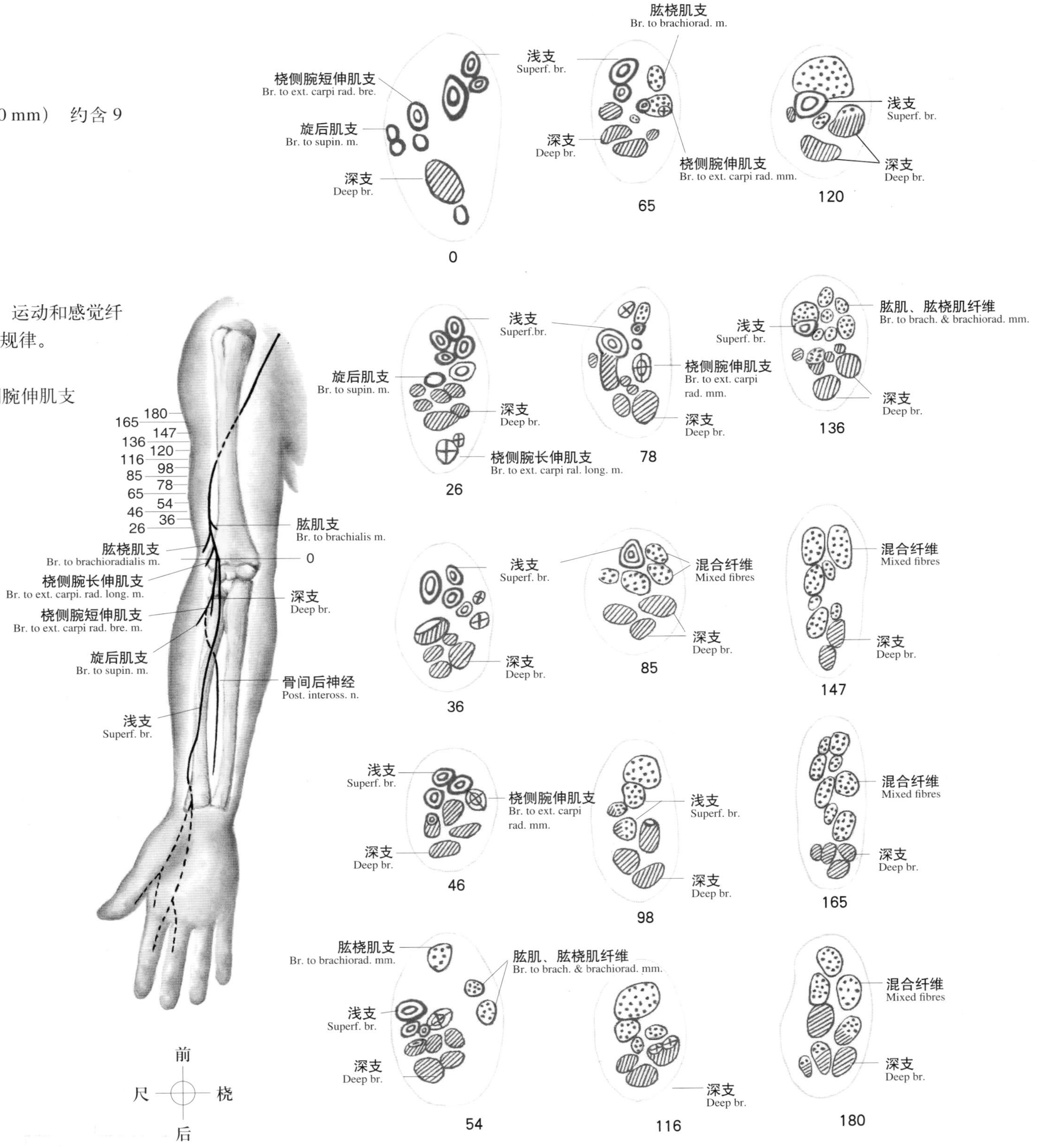

488. 桡神经干内局解（依 Sunderland, S. 改绘）

Intraneural topography of the radial nerve

第五节　肌皮神经

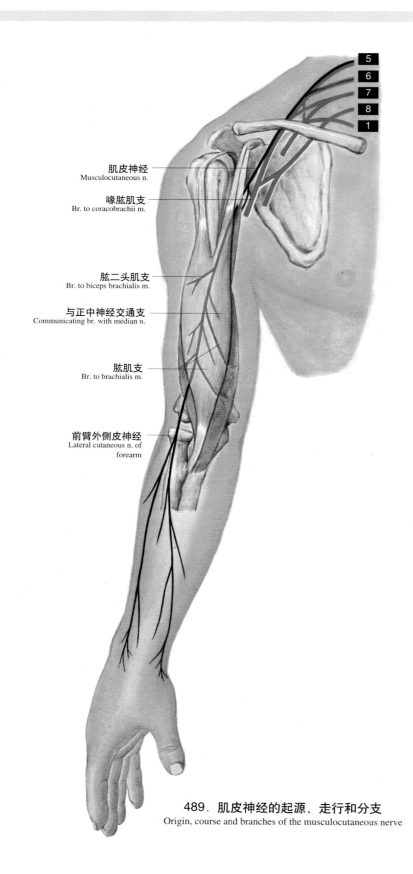

肌皮神经
Musculocutaneous n.

喙肱肌支
Br. to coracobrachii m.

肱二头肌支
Br. to biceps brachialis m.

与正中神经交通支
Communicating br. with median n.

肱肌支
Br. to brachialis m.

前臂外侧皮神经
Lateral cutaneous n. of forearm

489. 肌皮神经的起源、走行和分支
Origin, course and branches of the musculocutaneous nerve

肌　皮　神　经

一、起源、走行

肌皮神经主要来自颈 5、颈 6 根纤维，有时还包括颈 7。神经约于胸小肌下外缘起自臂丛外侧束，斜向下外，行于腋动脉与喙肱肌之间，进入喙肱肌。肌皮神经干平均粗 3.33 mm，自发起至喙突尖的平均距离为 3.31 cm，自发起至锁骨前缘的平均距离为 4.12 cm。自发起至喙肱肌的长度平均为 3.6 cm。神经穿过喙肱肌者占 93.09%，不经喙肱肌者占 0.91%。肌皮神经通过喙肱肌后行于肱二头肌和肱肌之间，斜向下外行，于肘横纹上方 2.5 cm 处出现于肱二头肌外侧缘，名为前臂外侧皮神经，行于头静脉与肘正中静脉的夹角中，分成前后终支，分布于前臂桡侧缘前后面。

二、分支

1. 喙肱肌支　在穿入喙肱肌前由肌皮神经发出，进入喙肱肌，也可直接起自臂丛外侧束。

2. 肱二头肌支　有 1～5 支，在肌皮神经沿肱二头肌和肱肌之间下降时发出，进入肌肉的位置在臂上部者占 19%，在臂中部者占 50%，在臂下部者占 31%。

3. 肱肌支　为 2～5 支，多进入肌肉较厚的内侧半。

4. 关节支　由肱二头肌支或肱肌支发出，达肘关节。

5. 动脉支　由肱肌支发出到肱动脉和肱骨滋养动脉。

与正中神经交通支：可在不同平面直至肘窝发出，两条神经之间借一条或几条神经相连。

三、易损部位

（1）肌皮神经进入喙肱肌之前密切与臂丛外侧束相关，在臂部牵拉或贯穿伤中，常与外侧束联合受损。

（2）在肘区，神经先位于深筋膜下方，继穿出深筋膜，行于肘部皮下，可受切割伤。肘外侧面静脉注射时，易损伤前臂外侧皮神经。

四、损伤后体征

（1）肱二头肌和肱肌萎缩，臂前面消瘦。

（2）屈肘虽受影响，但可由肱桡肌和前臂屈肌代偿。

（3）皮肤麻痹区限于前臂桡侧缘。

第六节 腋 神 经

腋 神 经

一、起源、走行

腋神经来自颈5、6根纤维，发自臂丛后束，是后束较小的一个终支。发出后在腋动脉后方贴肩胛下肌前面下降。在肩胛下肌下缘处，腋神经转而向后，与肱深动脉伴行，通过四边间隙。此间隙上界为肩关节囊和肩胛下肌，下界大圆肌，内界肱三头肌长头，外界肱骨外科颈。过此间隙后，腋神经出现于小圆肌下方、大圆肌上方和三角肌深面。于此分为一个大的前支和一个小的后支。

后支内行，达三角肌后缘，途中发支支配三角肌后部，然后绕过肌的后缘，成为臂外侧上皮神经，分布于三角肌浅面的臂上外面皮肤。

前支伴随旋肱后动脉向前进，距肩峰外缘下方约5 cm 远，行于三角肌深面。途中发出 6 ～ 8 个分支支配三角肌中部和前部。

二、分支

1. 关节支 当腋神经行于肩关节囊下方时发1 ～ 2小支支配肩关节囊。

2. 小圆肌支 腋神经穿出四边间隙时发出，内行进入小圆肌下面。

三、易损部位

（1）腋神经行于腋区时，可受压迫损伤，如拐杖瘫。

（2）臂外展外旋、肱骨头下脱位时，腋神经跨过肱骨头，易受牵拉损伤。

（3）肱骨外科颈骨折时，腋神经易受损。用手法按摩矫正脱位和骨折时，也可损伤腋神经。

（4）肩部手术中，对三角肌的不正确切口，可损伤腋神经前后支。

四、损伤后体征

（1）由于三角肌萎缩，肩部圆隆外貌消失，变平甚至凹陷。肩峰突出，肱骨头易于摸及。

（2）臂不能外展，患者欲外展臂时，肩胛骨充分外旋，肩胛骨下角外移。由于其他肌肉的代偿，肩关节仍可营伸展和外旋运动。小圆肌虽麻痹，肩外旋和内收动作可被其余肌肉所代替。

（3）肩外面感觉障碍。

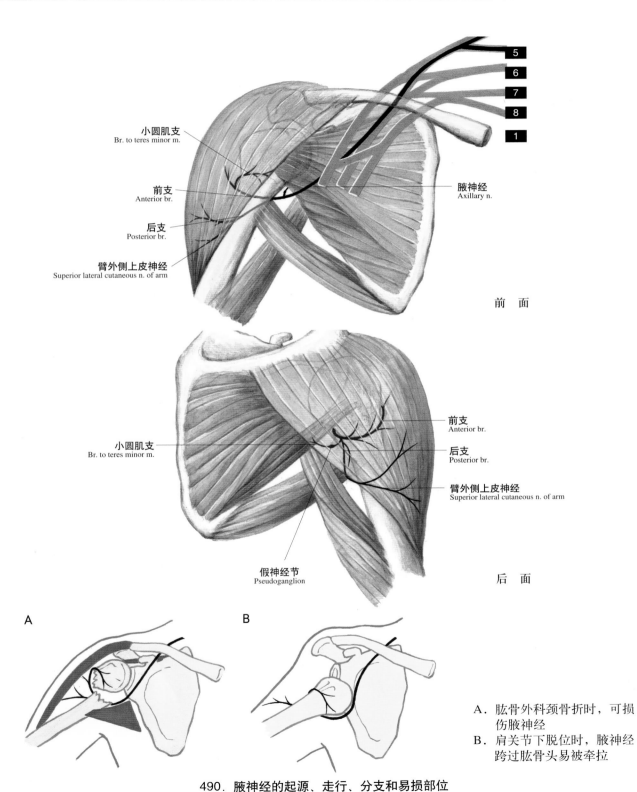

前 面

后 面

A. 肱骨外科颈骨折时，可损伤腋神经
B. 肩关节下脱位时，腋神经跨过肱骨头易被牵拉

490. 腋神经的起源、走行、分支和易损部位
Origin, course, branches and vulnerable sites of the axillary nerve

第七节　上肢神经损伤与肌腱移接

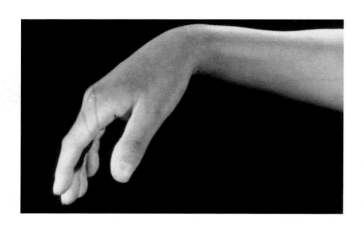

◀ 桡神经损伤后，腕下垂，但指间关节的伸展不受影响，因这一运动借骨间肌蚓状肌来完成。

▶ 腕被把持于中立位时，由于指伸肌、示指伸肌和小指伸肌麻痹，患者不能伸掌指关节和指间关节。当手悬于屈曲位时，腕伸肌虽麻痹，因其腱被绷紧，遂引起掌指关节和指间关节伸直。

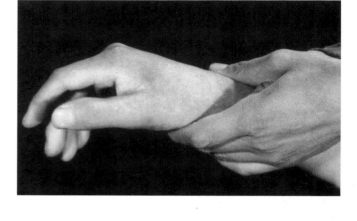

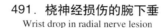

491．桡神经损伤的腕下垂
Wrist drop in radial nerve lesion

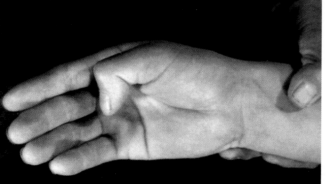

◀ 拇指末节的伸展是由拇长伸肌完成的，桡神经损伤后，拇指末节的伸展即受影响。

▶ 拇短展肌有部分纤维绕过拇指桡侧缘，形成腱帽，织入拇指背面的指背腱膜中，它的收缩可产生一假性动作，使末节拇指能做一定程度的伸展，但这一动作常伴有整个拇指的伸展，即拇指从掌面抬起。

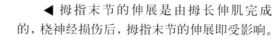

492．桡神经损伤：不能伸末节拇指
Radial nerve lesion. The patient has no ability to extend the terminal phalanx of the thumb.

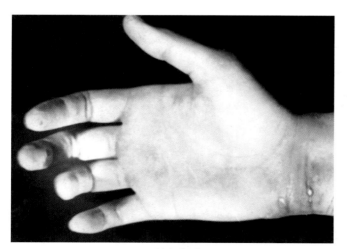

◀ 尺神经损伤后，环、小指呈特殊的爪状变形，即环、小指掌指关节过伸（由于指深屈肌尺侧半麻痹）及指间关节屈曲（由于骨间肌和第三、四蚓状肌麻痹）。中指可受不同程度的影响。

▶ 尺神经损伤后，小指居外展位。由于小指收肌（即骨间掌侧肌）麻痹及小指伸肌无对抗的外展活动，所以小指在掌指关节处稍呈外展位。

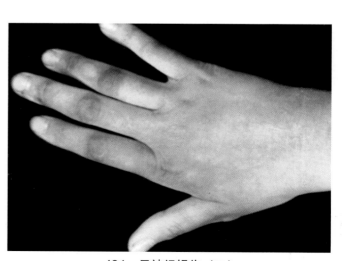

493．尺神经损伤（一）
Ulnar nerve lesion

494．尺神经损伤（二）
Ulnar nerve lesion

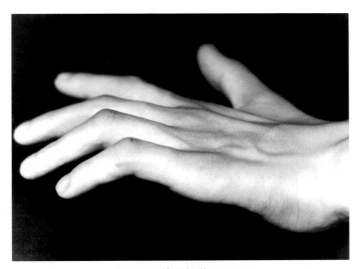

▲ 尺神经损伤后，由于骨间肌萎缩，导致掌骨间隙凹陷，掌骨更为突出，手外貌呈"骨骼"状。小鱼际隆起因小鱼肌萎缩亦变平。

495. 尺神经损伤（三）*
Ulnar nerve lesion

▶ 尺神经损伤。用力挟捏时出现拇指掌指关节过伸、指间关节屈曲的畸形。

在挟捏动作中，拇收肌和拇短屈肌深头主要行使拇指内收的功能。该两肌麻痹后，拇长屈肌和拇长伸肌代偿其功能，用力捏物时，则出现拇指掌指关节过伸、指间关节屈曲的畸形，即 Froment 阳性征。

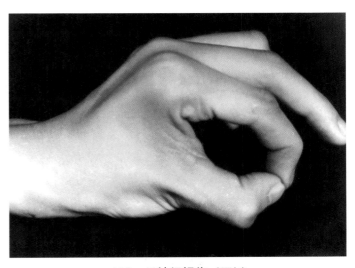

496. 尺神经损伤（四）*
Ulnar nerve lesion

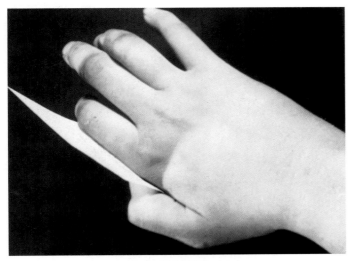

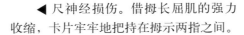

497. 尺神经损伤（五）
Ulnar nerve lesion

▲ 尺神经损伤。借拇长屈肌的强力收缩，卡片牢牢地把持在拇示两指之间。

由于拇收肌麻痹，拇长屈肌可承担麻痹的拇收肌的功能。仍可将薄的物体牢固地把持于伸展的拇指和示指桡侧缘之间，此时，拇指末节屈曲。此为 Froment 阳性征。但 Froment 未考虑拇长伸肌也可完成这一动作。

▶ 尺神经损伤。如果制止掌指关节过伸，指伸肌则能伸指间关节。

骨间肌和蚓状肌可伸展指间关节，尺神经损伤后，两肌麻痹，环、小指指间关节即不能过伸。试图伸手指时，却引起环、小指掌指关节过伸和指间关节屈曲（示、中两指指间关节由于第一、二蚓状肌完好以及第一、二骨间肌可能有双重神经支配仍能伸直）。但指伸肌的作用可达于指间关节，重要之点是必须防止掌指关节过伸（正常时，蚓状肌可防止掌指关节过伸），否则，指伸肌即不能代偿骨间肌蚓状肌的作用而行使伸指的功能。

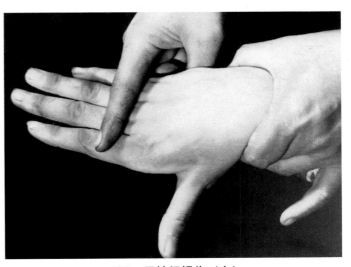

498. 尺神经损伤（六）
Ulnar nerve lesion

◀ 用力夹捏时，出现拇指掌指关节过伸、指间关节屈曲的畸形。

▶ 鱼际肌和小鱼际肌萎缩，联合"爪状"变形。

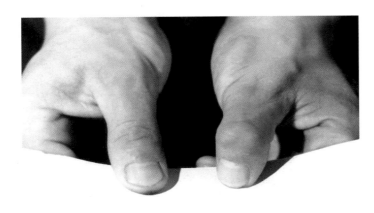

499. 尺神经损伤（七）*
Ulnar nerve lesion

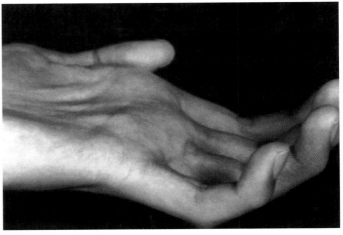

500. 正中神经和尺神经于臂部损伤*
Lesions of the median and ulnar nerve in the upper arm

* 由北京积水潭医院供稿

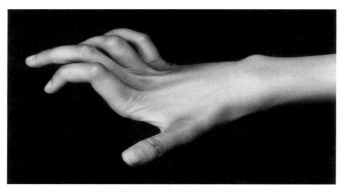

501. 正中神经和尺神经于臂部损伤：联合"爪状"变形 *
Lesions of the median and ulnar nerve in the arm.
Combined griffe deformity

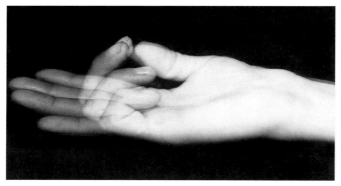

502. 正中神经损伤：鱼际消瘦，拇指不能外展和对掌 *
Median nerve lesion. Wasting of the thenar eminence.
The thumb is unable to abduct and to opposite

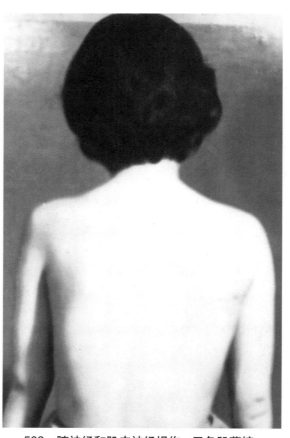

503. 腋神经和肌皮神经损伤：三角肌萎缩，
肩部正常圆隆外貌消失
Lesions of the axillary and musculocutaneous nerve.
Atrophy of the deltoid muscle

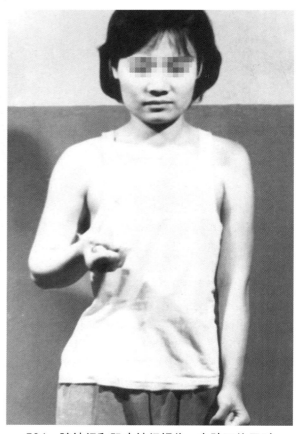

504. 腋神经和肌皮神经损伤：患肢不能屈肘
Lesions of the axillary and musculocutaneous nerve.
Affected limb is unable to flex the elbow joint

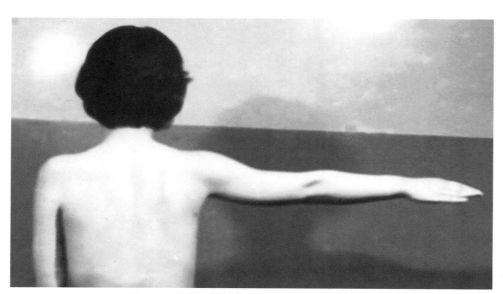

505. 腋神经和肌皮神经损伤：患臂不能外展
Lesions of the axillary and musculocutaneous nerve.
Affected arm is unable to abduct

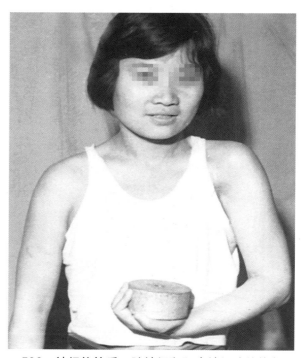

506. 神经修补后，腋神经和肌皮神经功能恢复
Function of axillary and musculocutaneous nerve had recoverde after
nerve repair

肌腱移位

手是劳动的器官，是进化和文明的产物。由25块骨、25个关节、123条韧带、35块肌肉、30多条动脉、60多条静脉、无数条淋巴管和48条神经组成，能进行包括书法、绘画、演奏、雕塑在内的多种多样的活动。手的活动需有肩、肘、腕的参与配合，还有赖于动力肌、拮抗肌、协同肌和固定肌活动的平衡、共济、协调和统一。这一切是在神经系统主理下进行的。

手外在的伸指肌可使手指张开，手外在的屈指肌可使手指捏拢，手内在肌则协调各指的运动。这三群肌肉在长度、力量和滑动距离方面都不相同。手外在屈伸肌是手指的动力肌，但要实现手的正常功能必须有手内在肌的参与。手指屈肌的力量最大，腱最坚韧，具有明显的力学优势，手指伸肌在腕平面与屈肌相近，但在腕平面以远，力量明显减小。在掌骨远端平面，手内在肌、指伸肌和指屈肌的滑动距离之比为1:2:4～5。

肌腱移位 Tendon transfer 是将功能正常的肌腱切断或离断其止点，与受损的肌腱吻接或重新与骨建立止点，来加强或代偿受损肌腱的功能。它只是改变肌腱的附着部位，并不影响其形态构造的完整性。与肌腱移植不同，肌腱移植 Tendon transplantation 则是用一段游离肌腱来修复或延长缺损的肌腱。

肌腱移位应注意几项原则：

（1）被移肌腱必须有适当的肌力，不宜过弱或过强，否则将起不起作用或矫枉过正。肌力大小与肌肉生理横断面成正比，肌力等于生理横断面乘 3.65 kg。

（2）移位肌腱必须有足够的滑动距离。一般屈腕、伸腕肌腱的滑动距离平均为 3.3 cm，指伸肌为 5.0 cm，指屈肌为 7.0 cm。

（3）移位肌腱的肌肉必须保持适当的张力，张力过大或过小将影响腱的滑动距离。

（4）不能将一块肌肉的腱同时移接于两块肌力和滑动距离不相同的肌腱上。

关于手指从伸直状态被动牵拉至屈曲状态时，各指屈肌腱在掌部和腕部的滑动距离如下：

拇长屈肌腱的滑动距离：在掌部为 1.87 cm，在腕部为 3.20 cm。

指浅屈肌腱的滑动距离：在掌部平均为 2.22 cm。其中环指腱（2.37）＞中指腱（2.34）＞示指腱（2.17）＞小指腱（1.98）。在腕部平均为 3.73 cm。其中，环指腱（3.90）＞中指腱（3.66）＞小指腱（3.40）＞示指腱（3.26）。

指深屈肌腱的滑动距离：在掌部平均为 2.89 cm，其中，中指腱（3.26）＞示指腱（3.00）＞环指腱（2.94）＞小指腱（2.36）。在腕部平均为 4.12 cm，其中，中指腱（4.39）＞环指腱（4.20）＞小指腱（3.96）＞示指腱（3.93）。

以上测量表明，手指越长，指屈肌腱的滑动距离越大。同一条肌腱，越接近止点，滑动距离越小。其临床意义在于：肌腱滑动距离越短，修复后的效果越好，如拇、示、小指比中指为好；同样程度的粘连，越靠近肌腱的远端，效果越好。

神经损伤与肌腱移位

一、正中神经损伤

可引起前臂旋前和屈腕功能减弱，屈拇、示、中指功能丧失和拇指对掌功能障碍。

1. 重建屈指功能　可在前臂切断至示指和中指的指深屈肌腱，将其远侧断端缝合于至环指和小指的指深屈肌腱上，以重建示、中两指的屈指功能。同时，切断肱桡肌的止点，将其近侧断端移接到拇长屈肌上（White）。另一方法为：将肱桡肌腱移接到示、中指的指深屈肌腱上，以加强屈指力量，将桡侧腕短伸肌腱移接到拇长屈肌腱上，以重建屈拇指功能（Boyes）。

2. 重建拇指对掌功能　拇指对掌包括第一掌骨前倾（掌侧外展）、内收（掌侧内收）和旋前的连续运动。它由三个方向的力来实现。一是由拇长展肌和拇短伸肌产生的桡侧力，二是由拇短展肌和拇对掌肌产生的中间力，二力相合可使拇指前倾、轻微内收和部分旋转；三是由拇短屈肌产生的尺侧力，使拇指内收和完成旋转。单纯的正中神经损伤后，手对掌肌、拇短展肌和拇短屈肌麻痹，影响第一掌骨的前倾和旋转，因此，在重建对掌功能时要注意移位肌腱的方向和移位肌腱的固定部位。

动力肌的选择应注意肌腱应有足够的长度，能达到肌腱需要固定的部位。可依次选择：至环指和小指屈指肌腱、示指伸肌、小指伸肌、拇短伸肌、桡侧腕伸肌、掌长肌等，依情况而定。

为使拇指恢复对掌功能，首先要使第一掌骨最大程度的前倾并使之旋转，因此，Bunnell 提出了著名的原则：①在豌豆骨平面建立环扣（滑车），移位肌腱经环扣和皮下隧道，改变方向，行向拇指掌指关节平面，以使拇指前倾。②将移位肌腱绕过拇指背侧，固定于近节指骨的尺侧，以使拇指能够旋转，此法一直被临床应用。

使用上述方法，要求做环扣的肌腱必须具有收缩功能，否则环扣会因缺乏张力而被拉长；再有，移位肌腱被单纯地固定于近节指骨的尺侧，伴随着拇指活动，肌腱会滑向第一掌骨背面而引起掌指关节过伸。因此，Brand 做了改进，他将移位肌腱的远端劈成两股，一股固定于近节指骨的尺侧，另一股穿越拇短展肌腱固定于拇长伸肌腱上。

Eancolli 认为，正中神经损伤主要是拇短展肌和拇对掌肌麻痹，肌腱移位的方向应与拇短展肌的方向一致。他的方法是在桡侧腕屈肌腱止点的筋膜上建成一个"隧道口"作为扣环，移位肌腱穿过这个扣环行向远侧，固定在拇指的伸指腱上。

Tubiana 认为最理想的供体是示指伸肌腱。将示指伸肌腱切断后，穿过骨间膜的开窗，再经旋前方肌、

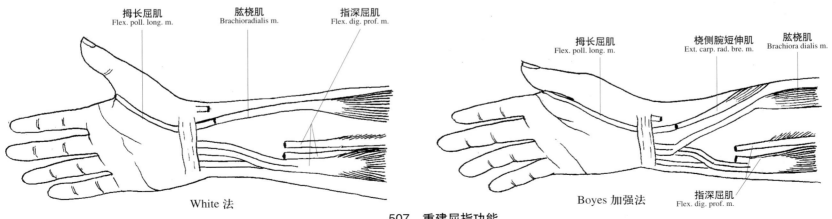

White 法　　　　　　　Boyes 加强法

507. 重建屈指功能
Reestablishment of flexion of the finger

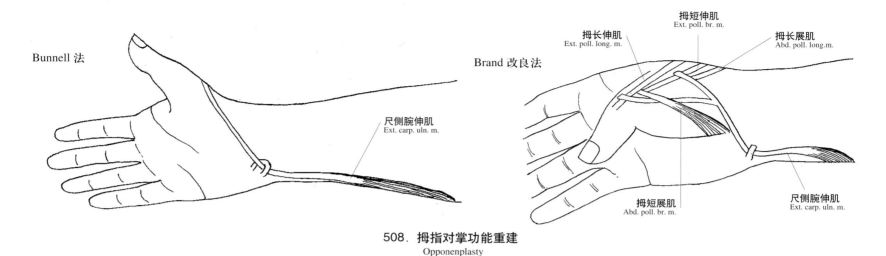

Bunnell 法

尺侧腕伸肌
Ext. carp. uln. m.

Brand 改良法

拇短伸肌
Ext. poll. br. m.

拇长伸肌
Ext. poll. long. m.

拇长展肌
Abd. poll. long.m.

拇短展肌
Abd. poll. br. m.

尺侧腕伸肌
Ext. carp. uln. m.

508．拇指对掌功能重建
Opponenplasty

屈肌支持带和拇短展肌浅面，固定于拇指的伸指腱器上。这样就无需建立扣环。

　　关于移位肌腱的固定位置，Littler 的研究表明，拇指的旋转是第一掌骨的前倾和内收的联合效应，只要重建了拇指的前倾和内收功能，自然就实现了旋转。因此，将移位肌腱固定在拇短展肌腱上就是一种很好的方法。

二、桡神经损伤

　　手指和拇指不能张开，不能握持物体，腕不能伸，拇指不稳定。

　　1. 重建伸指功能　　过去，曾用过不同肌肉代替伸指肌，以恢复伸指功能。如尺侧腕屈肌（Franke）、桡侧腕屈肌（Cappelen）、中指指浅屈肌腱（Fiori）、尺侧腕伸肌（Vulpius）、1/2 尺侧腕屈肌（Bergen）等，临床报道多趋向于尺侧腕屈肌、桡侧腕屈肌和中指指浅屈肌。Lieber 指出，指伸肌的滑动距离不少于 50 mm，屈腕肌仅 33 mm，中指指浅屈肌达 68 mm，最接近指深肌，可考虑列为首选。

　　2. 重建拇指伸展功能　　早期用尺侧腕伸肌替代拇长展肌和拇长伸肌，用桡侧腕伸肌替代拇长伸肌；其后，用掌长肌替代拇长展肌（Schreigg），用掌长肌同时替代拇长伸肌和拇短伸肌（Jones）。近年，用小指指浅屈肌腱替代拇长伸肌（Beasley），用中指指浅屈肌腱代替拇长伸肌（Goldner）。根据各肌关系指数的测量，掌长肌应列为首选供体。

　　3. 重建伸腕功能　　用旋前圆肌腱移位来替代桡侧腕长、短伸肌收到很好效果，迄今仍广泛应用（Jones）。

　　4. 重建拇指稳定功能　　拇指稳定主要靠拇长展肌和拇短伸肌，Boyes 把桡侧腕屈肌腱与拇长展肌和拇短伸肌吻接，达到了稳定效果；Riordan 和 Omer 把桡侧腕屈肌桡侧半移接于拇长展肌，既稳定了拇指，也保存了桡侧腕屈肌的功能。

三、尺神经损伤

　　可引起屈腕力减弱，掌指关节不能屈曲、指间关节不能伸展的"鹰爪"畸形，拇指不能内收，其他四指不能并拢和散开的障碍。

　　1. 矫正"鹰爪"畸形　　选择动力肌要考虑肌腱的滑动距离和肌肉强度。蚓状肌在掌指关节屈曲 90° 时的滑动距离为 1.5 cm，指间关节伸直时为 0.5 cm，合为 2.0 cm。因此，多数跨过腕关节的肌腱都能满足要求。关于肌肉强度（用肌肉的平均总张力分数来表示），骨间肌 −2.0，蚓状肌 −0.2，示指伸肌 + 小指伸肌 −2.0，中指指浅屈肌腱 −3.4，桡侧腕短伸肌 −4.2，桡侧腕长伸肌 −3.5，掌长肌 −1.2。动力肌张力过大或小都不相宜，其选择的顺序可考虑为：①掌长肌。②示指伸肌和小指伸肌。③桡侧腕长伸肌。④中指指浅屈肌腱。⑤桡侧腕短伸肌。

　　移位肌腱的远方固定点通常有 3 处：①近节指骨。②指背腱膜外侧束。③屈指肌腱纤维鞘的 A$_2$ 滑车（即近侧滑车远侧部）。

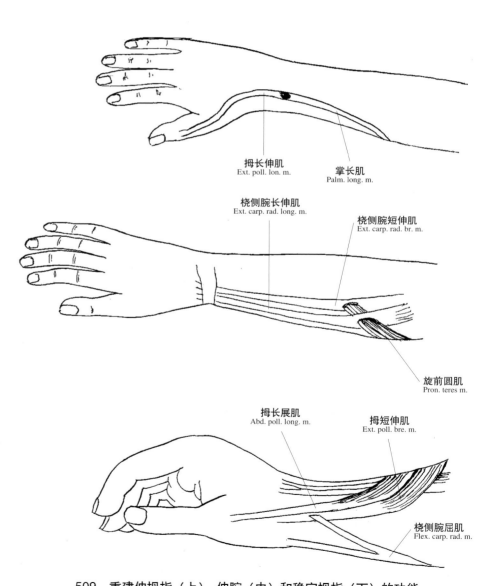

拇长伸肌
Ext. poll. lon. m.

掌长肌
Palm. long. m.

桡侧腕长伸肌
Ext. carp. rad. long. m.

桡侧腕短伸肌
Ext. carp. rad. br. m.

旋前圆肌
Pron. teres m.

拇长展肌
Abd. poll. long. m.

拇短伸肌
Ext. poll. bre. m.

桡侧腕屈肌
Flex. carp. rad. m.

509．重建伸拇指（上）、伸腕（中）和稳定拇指（下）的功能
Reestablishment of extention of the thumb (superior), the wrist (middle)and stabilization of the thumb (inferior)

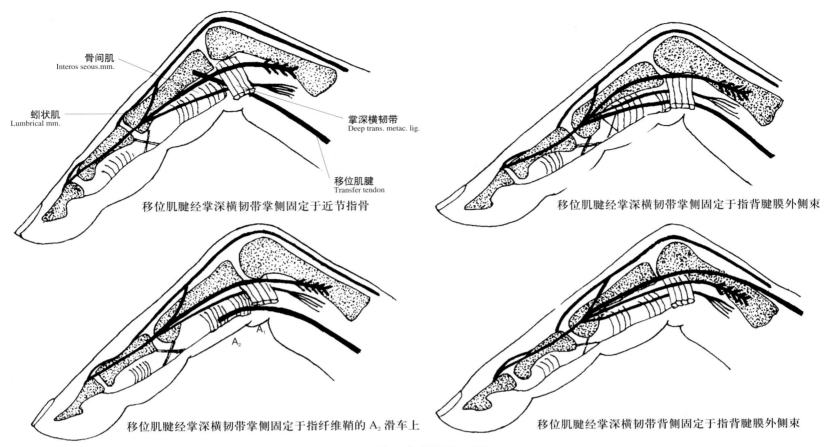

骨间肌
Interos seous.mm.

蚓状肌
Lumbrical mm.

掌深横韧带
Deep trans. metac. lig.

移位肌腱
Transfer tendon

移位肌腱经掌深横韧带掌侧固定于近节指骨

移位肌腱经掌深横韧带掌侧固定于指背腱膜外侧束

移位肌腱经掌深横韧带掌侧固定于指纤维鞘的 A_2 滑车上

移位肌腱经掌深横韧带背侧固定于指背腱膜外侧束

510. 矫正 "爪形手" 畸形
Correction of the "claw hand" deformity

纠正 "鹰爪" 手的术式有多种，归纳起来，不外乎两类。一类是移位肌腱经掌深横韧带掌侧固定在指背腱膜外侧束上，或直接固定在内在肌上，这样，可通过屈掌指关节和伸指间关节来恢复功能。另一类是移位肌腱固定在指纤维鞘的 A_2 滑车上，这样可产生较大屈力直接屈掌指关节，同时保留指伸肌的伸指间关节的作用。

具体术式很多，今举几个代表性例子。将一条至环指的指浅屈肌腱分成两股，分别固定于环指和小指桡侧的指背腱膜外侧束上。将示指伸肌腱和小指伸肌腱各分两股，分别固定于示指桡侧的外侧束、中指桡侧的外侧束、环指和小指尺侧的外侧束上 (Fouler)。将指浅屈肌腱固定于近节指骨底 (Littler)，或固定于指屈肌腱纤维鞘的近侧环形滑车 (A_1) 上 (Eancolli)。将延长的前臂屈肌腱通过掌部皮下固定于 A_2 滑车上 (Brooks)。用掌长肌腱及其腱膜固定于屈指肌腱鞘的 A_2 滑车上 (Ochiai)。后几种方法可使掌指关节屈曲有力，增加握持功能，而且手术简便易行。

2. 重建拇指捏持功能 尺神经损伤后，拇收肌麻痹，出现掌指关节不稳和指间关节过屈，即 Forment 征。重建捏持功能在于恢复拇指指掌关节的稳定性，改善内收和后倾以增加捏持力。

动力肌倾向于示指伸肌，其次是小指伸肌和至环指的指浅屈肌，也可用加长的拇短伸肌。移位肌腱在穿过腕管前，有四条路线可走：①用示指伸肌或加长的拇短伸肌经腕管桡侧和桡血管深面至腕管深面。②用示指伸肌或小指伸肌在旋前方肌近缘穿过骨间膜至腕管深面。③将环指的指浅屈肌腱移至腕管深面。④将示指伸肌或小指伸肌腱绕腕的尺侧，经尺血管神经束和屈肌腱深面至腕管。

早期的术式效果不太理想。近年，将移位肌腱经腕管至中、环指屈肌腱深面，再固定到拇指掌指关节的桡侧籽骨上，使产生的内收和后倾运动减小，但对捏持运动中掌指关节的稳定性增强。

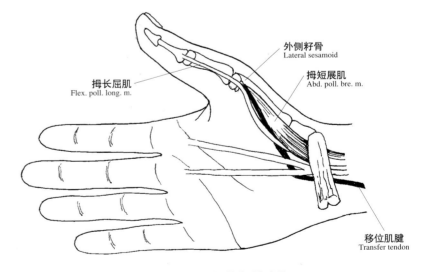

外侧籽骨
Lateral sesamoid

拇短展肌
Abd. poll. bre. m.

拇长屈肌
Flex. poll. long. m.

移位肌腱
Transfer tendon

511. 重建拇指捏持功能
Reestablishment of pinch-hold function of the thumb

[附] 经络穴位

一、十四经经穴

1. 手太阴肺经

穴 名	位 置	主 治	针 法
中府	胸骨正中线旁开6寸,锁骨下1寸,第一、二肋间隙处	咳嗽、喘息、胸痛、胸闷、肺结核、支气管炎	直刺 0.5～1.0 寸
尺泽	肘横纹中央,肱二头肌腱外侧	咳嗽、咯血、气喘、潮热、咽喉肿痛、肘风湿症	直刺 0.5～1.0 寸点刺出血可治胃肠炎
孔最	在尺泽与太渊穴联线上,尺泽穴下5寸或太渊穴上7寸	咯血、咳嗽、气喘、扁桃体炎、肘痉挛	直刺 1.0～1.5 寸
列缺	在桡骨茎突上方,腕横纹上1.5寸	头痛、咳嗽、气喘、咽喉肿痛、颈强项痛	斜刺 1.0～1.5 寸针尖向上
太渊	腕掌侧横纹的桡侧端	咳嗽、咯血、无脉症、腕风湿症	直刺 0.5 寸斜刺 0.5～1.0 寸
鱼际	鱼际肌中心点或第一掌骨掌侧中点赤白肉际	咳嗽、哮喘、咯血、咽喉肿痛、发热	直刺 0.5～1.0 寸或点刺出血
少商	拇指桡侧距指甲角后0.1寸	咳嗽、气喘、鼻出血、卒中昏迷、发热	点刺出血

2. 手阳明大肠经

穴 名	位 置	主 治	针 法
商阳	示指桡侧距指甲角1分处	耳聋、牙痛、咽喉肿痛、声嘶、手指麻木、卒中	点刺出血
三间	第二掌指关节后桡侧凹陷中	目痛、齿痛、咽喉肿痛、五指拘急	直刺 0.5～1.0 寸
合谷	第二掌骨桡侧中点外开5分处	头痛、齿痛、面瘫、眼病、咽喉肿痛、鼻痛、经闭、痢疾、便秘	直刺 0.5～1.0 寸
阳溪	腕背侧横纹桡侧端,拇长、短肌腱凹陷处	头痛、眼病、耳聋、耳鸣、牙痛、腕风湿症	直刺 0.5 寸
偏历	阳溪穴上3寸	鼻出血、扁桃体炎、面瘫、水肿、前臂神经痛	直刺 0.5 寸
手三里	阳溪穴与曲池穴联线上,曲池穴下2寸	肩臂痛、上肢瘫、腹泻、腹痛、呕吐	直刺 1.0～2.0 寸
曲池	屈肘,在肘横纹桡侧端稍外方	网球肘、高血压症、发热、荨麻疹、偏瘫	直刺 1.0～1.5 寸
肩髃	臂外展时,肩端前的凹陷中	肩关节周围炎、偏瘫	斜刺向下 1.0～2.0 寸
扶突	喉结旁开3寸,胸锁乳突肌的胸骨头和锁骨头之间	咽喉肿痛、声嘶、甲状腺肿、喘息	直刺 0.5～1.0 寸
迎香	鼻翼旁开5分	鼻塞、鼻炎、鼻窦炎、面瘫	斜刺向内上方 0.3～0.5 寸

3. 足阳明胃经

穴 名	位 置	主 治	针 法
承泣	眼平视,瞳孔直下,眶下缘边缘上	目赤肿痛、流泪、夜盲、近视、散光、视神经炎、白内障、睑痉挛	直刺 0.5～1.0 寸沿眶下缘勿提插法,横刺 0.5 寸
四白	承泣穴下3～4分,当眶下孔处	面瘫、流涎、面肌痉挛	直刺 3～5 分,横刺向睛明穴 0.5～1.0 寸
地仓	口角旁四分处,四白直下方	面瘫、流涎、面肌痉挛	横刺 1.0～2.0 寸向颊车穴方向
颊车	下颌角前上方约一横指,咬肌最高点	牙痛、腮腺炎、面瘫	直刺 0.5 寸 斜刺 1.0～2.0 寸向地仓穴
下关	下颌小头前方,颧弓后下缘凹陷处,闭口取之	牙关紧闭、牙痛、三叉神经痛、中耳炎、面瘫、下颌关节炎	直刺 1.5 寸斜刺 0.5 寸
头维	在额角入发际0.5寸	偏头痛、眼痛、迎风流泪	斜刺 0.5～1.0 寸
人迎	喉结旁开1.5寸,胸锁乳突肌前缘	高血压、哮喘、声嘶、咽喉肿痛	直刺 0.5～1.0 寸注意避开动脉
梁门	脐上4寸,中脘穴旁开2寸处	溃疡病、胃炎、胃神经官能症、呃逆、癫痫、胆石症、胆道蛔虫症	直刺 1.0～2.0 寸
天枢	脐旁2寸	腹痛、腹胀、腹泻、痢疾、便秘、呕吐	直刺 0.5～1.0 寸
归来	脐下4寸,中极穴旁开2寸	腹痛、疝气、经闭、子宫脱垂、附件炎、带症、睾丸炎	直刺 0.5～1.0 寸
髀关	直立,在髂前上棘直下与耻骨联合下缘水平线交点处	偏瘫、小儿麻痹、股内侧疼痛、腹股沟淋巴结炎、腰痛	直刺 1.0～3.0 寸
伏兔	屈膝,髌骨上缘上6寸,即股四头肌最高点	下肢瘫痪、麻痹、膝关节炎、荨麻疹	直刺 1.0～2.0 寸斜刺 1.0～3.0 寸
梁丘	髌骨外上缘上2寸凹陷处,屈膝取之	胃痛、腹泻、乳腺炎、膝风湿痛	直刺 0.5～1.0 寸
犊鼻	屈膝,髌韧带外侧凹陷中（即外膝眼）	膝关节炎、膝扭伤	斜刺向对侧方向 1.0～1.5 寸
足三里	外膝眼直下3寸外开一横指,当胫骨前肌上	胃痛、腹痛、腹泻、高血压、贫血、下肢瘫痪、膝风湿症、癫痫、神经症	直刺 1.0～2.0 寸

续表

穴 名	位 置	主 治	针 法
上巨虚	足三里穴下 3 寸	腹痛、腹胀、腹泻、偏瘫、阑尾炎、痢疾	直刺 1.0 ～ 2.0 寸
条口	上巨虚下 2 寸，相当于犊鼻与解溪的联线中点	膝风湿症、下肢瘫、肩周炎	直刺 1.0 ～ 3.0 寸
下巨虚	条口穴下 1 寸，相当犊鼻穴下 9 寸	偏瘫、腹痛、腹泻、肋间神经痛	直刺 1.0 ～ 2.0 寸
丰隆	条口穴外一横指，即外踝上 8 寸处	咳喘、痰多、眩晕、腹痛、便秘、癫痫、下肢疼痛、咽喉肿痛	直刺 1.0 ～ 1.5 寸
解溪	踝横纹中央，两筋之间陷中	足下垂、踝风湿痛、下肢瘫痪	直刺 0.5 ～ 1.0 寸
冲阳	解溪穴下 1.5 寸，足背最高点	足背痛、下肢瘫痪、牙痛、牙龈炎、癫痫	直刺 0.5 ～ 1.0 寸避开血管
内庭	足背第二、三趾缝间后 5 分取之	胃痛、头痛、牙痛、痢疾、扁桃体炎	直刺 0.5 寸斜刺 0.5 ～ 1.0 寸
厉兑	第二趾甲外侧，距趾甲角一分处	面瘫、鼻出血、牙痛、扁桃体炎、肝炎、神经症、癔症、消化不良	点刺

4．足太阴脾经

穴 名	位 置	主 治	针 法
隐白	足蹬趾内侧，距趾甲 1 分处	腹胀、经漏、失眠、惊风	点刺
太白	第一跖骨头后下方，赤白肉际间	胃痛、腹胀、痢疾、便秘、吐泻、下肢瘫	直刺 0.5 ～ 1.0 寸
公孙	太白穴后上 1 寸处，赤白肉际间	胃痛、消化不良、呕吐、腹泻、痛经、痢疾	直刺 1.0 ～ 2.0 寸
商丘	内踝前下与舟骨结节间陷中	胃肠炎、踝扭伤、腹胀	直刺 0.5 寸
三阴交	内踝尖上 3 寸，胫骨后缘	月经不调、痛经、带症、失眠、崩漏、遗精、阳痿、早泄、盆腔炎、遗尿、偏瘫、神经症	直刺 1.0 ～ 2.0 寸
地机	阴陵泉下 3 寸，阴陵泉至内踝尖的联线上，胫骨后缘	腹痛、腹胀、痛经、遗精	直刺 1.0 ～ 2.0 寸
阴陵泉	屈膝，胫骨内踝下缘凹陷处，平胫骨粗隆	腹痛、水肿、尿少、遗尿、遗精、月经不调、痢疾	直刺 1.0 ～ 2.0 寸
血海	屈膝，髌内上缘上 2 寸	月经不调、经漏、荨麻疹	直刺 0.5 ～ 1.0 寸
箕门	血海上 6 寸，在血海与冲门穴联线上，当缝匠肌内侧缘	小便不通、遗尿、腿痛、腹股沟肿痛	直刺 1.0 ～ 2.0 寸
腹结	大横下 1.3 寸，腹直肌外侧	疝痛、便秘、腹泻、腹痛、肠蛔虫症	直刺 0.5 ～ 1.0 寸
大横	脐旁 4 寸	腹胀、便秘、腹泻、腹痛、肠蛔虫症	直刺 0.5 ～ 1.0 寸

5．手少阴心经

穴 名	位 置	主 治	针 法
少海	屈肘，肘横纹内侧端与肱骨内上髁之间	手颤、胁肋痛、肘风湿症、尺神经痛	直刺 0.5 ～ 1.0 寸
通里	神门穴上 1 寸	心绞痛、神经症、癔症性失语、腕风湿	直刺 0.5 ～ 1.0 寸
神门	仰掌，腕横纹尺侧捎上方凹陷	失眠、多梦、癔症舌蹇、心悸、气短、胁痛、癫痫	直刺或斜刺 0.5 ～ 1.0 寸
少府	握拳时，第四、五指尖之间所对的掌心中	心悸、胸痛、阴痒、尿少、遗尿、掌中热	直刺 0.5 寸
少冲	小指桡侧，距指甲角 1 分许	心悸、胸痛、卒中昏迷	点刺

6．手太阳小肠经

穴 名	位 置	主 治	针 法
少泽	在小指尺侧距指甲角 1 分处	高热病、少乳、眼病、卒中昏迷	点刺
后溪	握拳时，第五掌指关节后外侧，掌横纹尽头处	腰痛、耳聋、目赤、项强、癫痫、疟疾、手拳急	直刺 0.5 ～ 1.0 寸
腕骨	握拳时，第五掌骨的基底与钩骨间的凹陷处	腕风湿痛、头痛、耳鸣、胆囊炎、手拳急	直刺 0.5 ～ 1.0 寸
养老	屈肘，掌心对胸，尺骨头桡侧缘上 2 分处	舌蹇、肩周炎、后头痛、落枕、偏瘫	斜刺向上 0.5 ～ 1.0 寸
小海	屈肘，在尺神经沟中	肩周炎、癫痫、癔症、腮腺炎、耳鸣	直刺 0.5 寸
肩贞	垂臂，在腋后纹端上 1 寸处	肩周炎、耳鸣、耳聋	直刺 1.0 ～ 2.0 寸
天宗	肩胛骨冈下窝的中央	肩周炎、手、肘、臂的外侧疼痛	直刺 0.5 ～ 1.0 寸
秉风	肩胛骨冈上窝的中央，天宗穴直上	肩胛疼痛、上肢麻木	斜刺 0.5 ～ 1.0 寸
天容	下颌角后方，胸锁乳突肌前缘	扁桃体炎、声嘶、颌下淋巴结炎、腮腺炎	直刺 0.5 ～ 1.0 寸避开血管
颧髎	外眼角直下，颧弓下缘凹陷中	面瘫、牙痛、三叉神经痛	直刺 0.5 ～ 1.0 寸
听宫	耳屏中点前 0.2 寸处，张口陷中取穴	耳聋、耳鸣、耳痛、中耳炎	直刺 1.0 ～ 1.5 寸

7. 足太阳膀胱经

穴 名	位 置	主 治	针 法
睛明	内眼角鼻侧 1 分处	各种眼病	直刺 0.5～1.0 寸沿眶缘缓慢进针，不提插
攒竹	眉头内侧的凹陷处	眼病、头痛、睑挛急、眶上神经痛	横刺向侧 0.5～1.0 寸
天柱	哑门穴外开 1.3 寸，斜方肌外缘	后头痛、鼻炎、肩背痛、神经症、咽喉炎、癔症	直刺 0.5～1.0 寸
大杼	第一胸椎棘突下旁开 1.5 寸处	咳喘、肩背酸痛、落枕	斜刺 0.5～1.0 寸
风门	第二胸椎棘突下旁开 1.5 寸处	外感、支气管炎、荨麻疹、项背疼痛	斜刺 0.5～1.0 寸
肺俞	第三胸椎棘突下旁开 1.5 寸处	肺炎、支气管炎、肺结核、腰背痛	斜刺 0.5～1.0 寸防止气胸
厥阴俞	第四胸椎棘突下旁开 1.5 寸处	咳嗽、胸痛、呃逆、呕吐、神经症、心包炎	斜刺 0.5～1.0 寸
心俞	第五胸椎棘突下旁开 1.5 寸处	神经衰弱、心悸、癔症、神经分裂、癫痫	斜刺 0.5～1.0 寸
督俞	第六胸椎棘突下旁开 1.5 寸处	心内膜炎、皮肤瘙痒症、肠鸣、腹泻、呃逆症	斜刺 0.5～1.0 寸
膈俞	第七胸椎棘突下旁开 1.5 寸处	贫血、出血性疾患、呃逆、呕吐、荨麻疹	斜刺 0.5～1.0 寸
肝俞	第九胸椎棘突下旁开 1.5 寸处	肝病、胃病、眼病、神经症、肋间神经痛	斜刺 0.5～1.0 寸
胆俞	第十胸椎棘突下旁开 1.5 寸处	胆囊炎、肝炎、神经症	斜刺 0.5～1.0 寸
脾俞	第十一胸椎棘突下旁开 1.5 寸处	消化系统疾患、血液病、腰背风湿症	斜刺 0.5～1.0 寸
胃俞	第十二胸椎棘突下旁开 1.5 寸处	消化系统疾患、胃下垂	斜刺 0.5～1.0 寸
三焦俞	第一腰椎棘突下旁开 1.5 寸处	胃痛、腹痛、腰背痛、肾炎、遗尿、神经症	直刺 1.0～1.5 寸
肾俞	第二腰椎棘突下旁开 1.5 寸处	遗精、遗尿、阳痿、肾炎、月经不调、盆腔炎、耳聋、神经症、带症	直刺 1.0～1.5 寸
大肠俞	第四腰椎棘突下旁开 1.5 寸处	肠炎、痢疾、便秘、腰痛	直刺 1.0～1.5 寸
关元俞	第五腰椎棘突下旁开 1.5 寸处	腰痛、肠炎、泌尿生殖系统疾患	直刺 1.0～1.5 寸
小肠俞	平第一骶后孔的后正中线旁开 1.5 寸处，即髂后上棘内缘与骶骨间	坐骨神经痛、腰痛、遗精、遗尿、便秘、盆腔炎	直刺 0.5～1.0 寸
膀胱俞	平第二骶后孔的后正中线旁开 1.5 寸处	膀胱炎、腰骶痛、坐骨神经痛、便秘、糖尿病、腹泻	直刺 0.5～1.0 寸
白环俞	平第四骶后孔的后正中线旁开 1.5 寸处	阳痿、遗精、遗尿、坐骨神经痛	直刺 1.0～1.5 寸
八髎	第一骶后孔为上髎，以后第 2～4 骶后孔递次为次、中、下髎穴	睾丸炎、附件炎、月经不调等泌尿生殖系统疾患、痔疮、坐骨神经痛、腰骶痛	直刺 1.5～2.0 寸
承扶	臀下横纹中央	坐骨神经痛、腰背痛、便秘、痔疮	直刺 2.0～3.0 寸
殷门	承扶下 6 寸，承扶与委中穴联线上	下肢麻痹、瘫痪、腰背痛、坐骨神经痛	直刺 1.5～2.0 寸
委中	腘窝横纹中点处	腰腿痛、下肢瘫痪、急性胃肠炎	直刺 0.5～1.0 寸点刺出血
膏肓俞	第四胸椎棘突下旁开 3 寸，平厥阴俞	肺结核、支气管炎、胸膜炎、神经症	斜刺 0.5～1.0 寸
阳纲	第十胸椎棘突下旁开 3 寸平胆俞	腹泻、肠鸣、腹痛、黄疸	斜刺 0.5～1.0 寸
志室	第二腰椎棘突下旁开 3 寸处	遗精、阳痿、水肿、腰痛、尿少	直刺 1.0～1.5 寸
秩边	第四骶椎棘突下旁开 3 寸，平白环俞	膀胱炎、痔疮、腰骶痛、坐骨神经痛、下肢瘫痪	直刺 2.0～3.0 寸
承山	用力伸足，在小腿人字缝的尖端	腓肠肌痉挛、腰背痛、小腿麻痛、瘫痪、脱肛、痔疮	直刺 1.0～2.0 寸
昆仑	外踝后 5 分处陷中	足跟痛、后头痛、坐骨神经痛	直刺 0.5～1.0 寸
申脉	外踝下缘下 5 分处	眩晕、癫痫、头痛	直刺 0.5 寸
束骨	第五跖趾关节后外侧凹陷处	五趾挛急、偏瘫、头痛、癫痫	直刺 0.5～1.0 寸
至阴	足小趾外侧，距趾甲角后 1 分处	头痛、难产、矫正胎位	点刺、灸法转胎

8. 足少阴肾经

穴 名	位 置	主 治	针 法
涌泉	在足心人字缝尖端，即跷足时呈凹陷处	头痛、休克、小儿惊风、癔症、偏瘫、癫痫	直刺 0.5～1.0 寸
然谷	舟骨前下凹陷中	月经不调、膀胱炎、糖尿病、足背肿痛	直刺 0.5～1.0 寸
太溪	内踝尖与跟腱联线的中点	肾炎、膀胱炎、遗尿、月经不调、下肢瘫痪	直刺 0.5～1.0 寸
水泉	太溪穴直下 1 寸，跟骨结节内侧部凹陷处	月经不调、子宫脱垂、近视、小便不利	直刺 0.5 寸
照海	内踝尖直下 1 寸处	子宫脱垂、扁桃体炎、神经症、月经不调、癫痫	直刺 0.5 寸
复溜	太溪直上 2 寸	肾炎、睾丸炎、腰痛、水肿、腹泻	直刺 1.0～1.5 寸
筑宾	太溪穴直上 5 寸，胫骨后缘 2 寸处	腓肠肌痉挛、癫痫、神经症	直刺 1.0～2.0 寸
横骨	耻骨联合上际，曲骨穴旁开 5 分	疝痛、小便不利、遗精、遗尿、阳痿	直刺 0.5～1.0 寸
俞府	第一肋间隙与锁骨下缘凹陷处，任脉旁开 2 寸	咳喘、呕吐、胸痛	斜刺 0.5 寸向外侧

9. 手厥阴心包经

穴 名	位 置	主 治	针 法
曲泽	在肘横纹上，肱二头肌腱尺侧缘	心悸、心痛、网球肘、手颤、胃痛、呕吐	直刺 0.5～1.0 寸
郄门	腕横纹正中直上 5 寸，两筋之间	心悸、心痛、胸膜炎、乳腺炎、神经症	直刺 1.0～1.5 寸
间使	内关穴上 1 寸，两筋之间	心悸、胃痛、呕吐、热病、疟疾、癫痫、臂痛	直刺 1.0～1.5 寸
内关	腕横纹正中直上 2 寸，两筋之间	胸肋痛、胃痛、心悸、呃逆、呕吐、哮喘、癔症、癫痫、神经症	直刺 0.5～1.0 寸
大陵	掌侧腕横纹中点两筋之间	心肌炎、肋间神经痛、扁桃体炎、精神病、心悸	直刺 0.5 寸 斜刺 1.5 寸 向劳宫穴
劳宫	握拳，第三、四指尖间所对的掌心点	胁痛、卒中昏迷、小儿惊风、瘫痪、精神病	直刺 0.5 寸
中冲	中指尖中央，距指甲处	心绞痛、头痛、休克、耳鸣、热病、舌蹇	点刺出血

10. 手少阳三焦经

穴 名	位 置	主 治	针 法
关冲	无名指尺侧缘距指甲角 1 分处	头痛、咽喉肿痛、热病、目疾、心悸	点刺
中渚	握拳，第四、五掌指关节后近侧端 1 寸	聋哑、耳鸣、肩周炎、手挛急、咽喉肿痛	直刺 0.5～1.0 寸
阳池	背侧腕横纹稍偏尺侧陷中，即指伸肌腱的尺侧	手腕痛、肩臂痛、疟疾、耳聋	直刺 0.5 寸
外关	背侧腕横纹正中直上 2 寸两骨之间，即指伸肌腱的桡侧	前臂麻痛、偏瘫、腮腺炎、耳聋、耳鸣、落枕	直刺 0.5 寸 斜刺 1.5 寸
支沟	外关穴上 1 寸，两骨之间	便秘、肩周炎、胁痛、咽喉肿痛、耳聋、耳鸣	直刺 1.0～1.5 寸
三阳络	支沟穴上 1 寸，两骨之间	耳聋、耳鸣、失语、臂痛	直刺 0.5～1.0 寸
四渎	尺骨鹰嘴下 5 寸，两骨之间或三阳络上 3 寸	耳聋、臂痛、牙痛、上肢瘫痪	直刺 1.0～1.5 寸
天井	尺骨鹰嘴上 1 寸许陷中	淋巴结结核、偏头痛、网球肘	直刺 0.5 寸 斜刺 1.0～1.5 寸
臑会	在肩髎与尺骨鹰嘴的联线上，当三角肌的后缘处	肩背酸痛、目疾	直刺 1.0～1.5 寸
肩髎	手臂、肩上呈现两个凹陷，后方的凹陷为本穴	肩周炎、上肢瘫痪	直刺 1.0～2.0 寸
翳风	耳垂后凹陷处	耳聋、耳鸣、面瘫、三叉神经痛、中耳炎	直刺 1.0～1.5 寸
耳门	耳屏上切迹前方凹陷处张口取穴	耳聋、耳鸣、中耳炎、牙痛	直刺 0.5 寸 斜刺向下 0.5～1.0 寸
丝竹空	眉梢外侧端凹陷处	眼病、偏头痛、面瘫、牙痛	斜刺 0.5～1.0 寸

11. 足少阳胆经

穴 名	位 置	主 治	针 法
瞳子髎	在外眼角外 5 分处	头痛、目疾、面瘫	斜刺 0.5 寸
听会	在屏间切迹前方凹陷处，听宫穴下 0.5 寸	耳聋、耳鸣、中耳炎、牙痛、面瘫、下颌关节病	直刺 0.5～1.0 寸
率谷	耳尖直上入发际 1.5 寸	偏头痛、三叉神经痛	斜刺 0.5～1.0 寸
阳白	直对瞳孔，眉中点上 1 寸	前头痛、眼痛、面瘫、眼睑痉挛	横刺 0.5 寸（向下）
风池	风府与翳风联线大筋外侧凹陷处，即胸锁乳突肌与斜方肌之间陷中	后头痛、眼病、鼻炎、偏瘫、耳聋、耳鸣	直刺 0.5 寸 斜刺 0.5～1.0 寸向对侧
肩井	大椎穴与肩峰联线之中点，肩部最高处取之	肩背痛、高血压、落枕、乳腺炎、乳少、经漏、甲亢症	直刺 0.5 寸防气胸
日月	期门穴下一肋，即第七肋间	肋间神经痛、胆囊炎、胃脘痛、肝炎、黄疸、呃逆、胆道蛔虫症	斜刺 0.5～1.0 寸
京门	十二肋游离端，侧腹部	肾炎、肋间神经痛	直刺 0.5～1.0 寸
带脉	十一、十二肋端联线中点，向下引线与脐相平处	月经不调、带症、疝气、腰胁部痛、子宫内膜炎	直刺 1.0～1.5 寸
居髎	髂前上棘与大转子联线中点处，或髂嵴最高点后 3 寸处	腰痛症、瘫痪、膀胱炎、睾丸炎	直刺 1.0～2.0 寸
环跳	侧卧（或俯卧），尾骨尖上 2 寸（腰俞元）与股骨大转子联线中，外 1/3 交点处	坐骨神经痛、下肢瘫、腰腿痛	直刺 3.0～4.0 寸
风市	直立，两手下垂，中指尖所压之点，或腘横纹上 7 寸的大腿外侧处	下肢麻痹、瘫痪、坐骨神经痛	直刺 1.0～1.5 寸
膝阳关	股骨外髁上方凹陷处，若屈膝取穴时，在阳陵泉穴上 3 寸	膝风湿症、下肢麻痹瘫痪	直刺 1.0～2.0 寸
阳陵泉	在腓骨小头前下方的凹陷处	膝风湿症、偏瘫、胆囊炎、腹胀、筋挛急、坐骨神经痛	直刺 0.5～1.0 寸
光明	外踝尖直上 5 寸处，腓骨前缘	目疾、偏头痛、小腿麻痹、瘫痪、疼痛	直刺 0.5～1.0 寸
阳辅	外踝尖直上 4 寸处，腓骨前缘	腰痛、膝风湿痛、偏头痛、胸胁痛	直刺 1.0～2.0 寸
悬钟（又名绝骨）	外踝尖直上 3 寸处，腓骨后缘	小腿风湿痛症、落枕、偏瘫、胁痛	直刺 1.0～2.0 寸
丘墟	外踝后下方凹陷处	踝风湿症、胁痛、胆囊炎、坐骨神经痛	直刺 0.5 寸
足临泣	第四、五跖骨结合部前方的凹陷处	偏头痛、胁痛、乳腺炎、月经不调、耳聋、耳鸣	直刺 0.5 寸
足窍阴	第四趾外侧，距趾甲角 1 分许	胸膜炎、哮喘、头痛、咽喉炎、耳聋、耳鸣、神经症	点刺

12. 足厥阴肝经

穴 名	位 置	主 治	针 法
大敦	足大趾外侧，距趾甲角 1 分许	子宫脱垂、疝痛、崩漏、遗尿、月经不调	点刺
太冲	第一、二趾缝间上 1.5 寸	头痛、高血压、闭经、乳腺炎、目疾、癫痫、疝气	直、斜刺 0.5～1.0 寸
蠡沟	内踝尖直上 5 寸，胫骨内缘	疝痛、月经不调、遗精、阳痿、闭经	直刺 0.5～1.0 寸
中都	内踝尖直上 7 寸胫骨内缘	崩漏、疝痛、腹痛、肝炎	直刺 0.5～1.0 寸
曲泉	腘横纹内侧端，半膜肌前，胫骨内髁之后	子宫脱垂、阴痒、遗精、大腿内侧痛、膝风湿痛	直刺 1.0～1.5 寸
章门	侧腹部，第十一肋端	胸胁痛、肝炎、腹胀、腹痛、呕吐	直刺 0.5～1.0 寸（勿伤脾脏）
期门	在乳头线上，第六肋间隙	肝炎、肋间神经痛、胸膜炎、呃逆	斜刺 0.5～1.0 寸

13. 督脉

穴 名	位 置	主 治	针 法
长强	后正中线，尾骨尖下 5 分	痔疮、脱肛、腰痛	斜刺向上 0.5～1.0 寸
腰阳关	第四腰椎棘突下	下肢瘫痪、腰骶部痛、月经不调、遗精、阳痿、肠炎、腹泻	直刺 0.5～1.0 寸
命门	第二腰椎棘突下	腰痛、遗尿、阳痿、白带、附件炎、耳鸣、头痛	直刺 0.5～1.0 寸
脊中	第一腰椎棘突下	癫痫、黄疸、腹泻、小儿脱肛、痔疮	直刺 0.5～1.0 寸
至阳	第七胸椎棘突下	肝炎、胆囊炎、胃痛、肋间神经痛、腰背痛	直刺 0.5～1.0 寸
灵台	第六胸椎棘突下	哮喘、支气管炎、腰背痛、胃痛、疔疮	直刺 0.5～1.0 寸
神道	第五胸椎棘突下	神经症、背痛、咳喘、肋间神经痛、疟疾、小儿惊风	直刺 0.5～1.0 寸
身柱	第三胸椎棘突下	支气管炎、肺炎、胸背痛、精神病、小儿惊风	直刺 0.5～1.0 寸
大椎	第七颈椎棘突下	热病、疟疾、咳喘、癫痫、神经症、湿疹、脊背风湿症、头痛	直刺 0.5～1.0 寸
哑门	后正中线入发际 5 分处	聋哑症、脑瘫、后头痛、精神病、癫痫	直刺 0.5～1.0 寸
风府	后发际正中上 1 寸	后头痛、项强、癫痫、卒中不语、咽喉肿痛	直刺 0.5 寸
脑户	风府穴上 1.5 寸，相当枕骨粗隆稍上方	头晕、癫痫、头项强痛	斜刺 0.5 寸

续表

穴 名	位 置	主 治	针 法
百会	头顶正中线与两耳尖联线之交点处	头痛、头晕、脱肛、子宫脱垂、神经症	斜刺 0.5 寸
神庭	前发际正中上 5 分	前头痛、眩晕、鼻炎、癫痫、失眠、惊悸	斜刺 0.5 寸
素髎	鼻之尖端	鼻塞、鼻出血、鼻疖、休克、心动过缓、癔症	直刺 0.3 寸 斜刺向上 0.5 寸
人中	鼻中沟上 1/3 处	休克、虚脱、中暑、昏迷、癔症、癫痫、急性腰扭伤	斜刺向上 0.3～0.5 寸
兑端	上唇尖端，赤白肉际交界处	口舌生疮、口臭、牙痛	点刺

14. 任脉

穴 名	位 置	主 治	针 法
曲骨	前正中线、脐下 5 寸，当耻骨联合之上方	遗尿、阳痿、遗精、白带、月经不调、痛经、盆腔炎、尿失禁	直刺 1.0～1.5 寸
中极	前正中线，脐下 4 寸	泌尿生殖系统疾患，同曲骨	直刺 1.0～1.5 寸
关元	前正中线，脐下 3 寸	泌尿生殖系统疾患，同曲骨，肠蛔虫症	直刺 1.5～2.0 寸
气海	前正中线，脐下 1.5 寸	腹胀、腹痛、崩漏、遗尿、遗精、神经症、月经不调	直刺 1.0～2.0 寸
下脘	前正中线，脐上 2 寸	胃痛、胃下垂、肠炎、腹泻、腹胀	直刺 1.0～2.0 寸
中脘	前正中线，脐上 4 寸	胃脘痛、呕吐、腹泻、便秘、高血压、神经症、胃下垂	直刺 1.0～2.0 寸
上脘	前正中线，脐上 5 寸	胃炎、溃疡病、呕吐、腹胀、呃逆	直刺 1.0～2.0 寸
巨阙	前正中线，脐上 6 寸	心悸、呕吐、胃脘痛	斜刺向下 1.0～1.5 寸
鸠尾	前正中线，脐上 7 寸	呃逆、癫痫、呕吐、胃痛、神经症、精神病	斜刺向下 0.5～1.0 寸
膻中	前正中线，两乳之间，平第四肋间隙	咳喘、胸痛、胸闷、乳腺炎、肋间神经痛、乳少	横刺 0.5～1.0 寸
天突	胸骨柄上缘凹陷处	咳嗽、气短、喘息、咽喉肿痛、甲状腺肿大、呕吐、呃逆	直刺 0.2 寸转向下方沿胸骨柄刺入 1.5 寸，防气胸
廉泉	喉结上方凹陷处	咽喉炎、舌炎、喘咳、哑症、气管炎、癔症	斜刺向上 0.5～1.0 寸
承浆	颏唇沟之中央凹陷处	面瘫、唇炎、牙痛、流涎	斜刺 3～5 分

二、经外奇穴

穴 名	位 置	主 治	针 法
印堂	两眉头联线之中点	前头痛、眩晕、鼻痛、眼病、高血压、感冒、小儿惊风、喉炎	斜刺向下 0.3～0.5 寸
鱼腰	眼平视，瞳孔直上眉中心凹陷处	眼病、偏头痛、三叉神经痛、面瘫、牙痛	斜刺 0.5～1.0 寸
太阳	眉梢与外眼角联线中点外 1 寸处凹陷中	眼病、偏头痛、三叉神经痛、面瘫、牙痛	斜刺 0.5～1.0 寸
子宫	中极旁开 3 寸处	子宫脱垂、月经不调、不孕症	直刺 0.5～1.0 寸
喘息（定喘）	大椎穴旁开 1 寸处	喘息、荨麻疹	斜刺 0.5～1.0 寸向脊柱侧
腰眼	第四腰椎棘突下旁开 3.8 寸凹陷处	腰痛、睾丸炎、妇科病	直刺 1.0～2.0 寸
腰奇	第二骶椎棘突下的凹陷处	癫痫、脱肛	斜刺向上 1.0～1.5 寸
十宣	两手十指尖端，距指甲 1 分处	昏迷、中暑、小儿惊风、癔症、癫痫、休克、高热	点刺
四缝	第二～五指的第一指横纹的中点	小儿疳积、百日咳	点刺、放出黄白色液体少许斜刺 0.5 寸
八邪	两手指缝间，左右手共八个穴	手挛急、麻痹、头痛、牙痛	点刺出血
中泉	阳溪穴与阳池穴之间的背侧腕横纹陷中	胸闷、胃痛、癔病、腕风湿痛	直刺 0.5 寸
二白	掌侧腕横纹上 4 寸、一穴在两筋之间，一穴在筋外的桡侧	痔疮、脱肛、前臂痛	直刺 0.5～1.0 寸
八风	两足趾缝间，左右足共八个穴	趾挛急、牙痛、头痛、月经不调、疟疾	斜刺 0.5 寸点刺出血
鹤顶	屈膝，髌骨上缘正中陷中	膝风湿痛、下肢瘫痪	直刺 0.5 寸
膝眼	髌韧带两侧陷中（包括犊鼻穴）	膝风湿痛、下肢瘫痪	斜刺向对侧，1.0～1.5 寸

三、新 穴

穴 名	位 置	主 治	针 法
苏醒	迎香穴下 0.5 寸	癔症、休克、神经症、精神分裂症	平刺向对侧 0.5～1.0 寸
红阳	太阳穴上 0.5 寸	三叉神经痛、牙痛、偏头痛	斜刺 1.0～2.0 寸
球后	眶下缘外 1/4 处	各种眼病	直刺 1.0～1.5 寸勿提插法
上廉泉	廉泉穴上 1 寸处或颏与喉结联线中点	癔症性失语、球麻痹、舌蹇、失声	向舌根直刺 2.0～3.0 寸向两侧 15°角各 1.0～2.0 寸
强音	上廉泉旁开 1 寸	失声症、喉返神经瘫、声带麻痹	向舌根直刺 1.0～2.0 寸
安眠一号	医风穴后 0.5 寸，乳突下缘	失眠、神经症	直刺 0.5～1.0 寸
安眠二号	医风穴后 1.5 寸，发际边缘	嗜睡、神经症、精神病	直刺 0.5～1.0 寸
落枕	第二、三掌指关节后凹陷处	落枕、牙痛、肩周炎	直刺 0.5～1.0 寸
上池	落枕穴上 1 寸或阳池穴上 2 寸处	癔症、神经症、失语、舌蹇昏迷、诸痛	斜刺向上 1.0～1.5 寸
肩三针	肩髃穴和肩真穴再加肩前穴（腋横纹端上 1 寸处的肩前面）	肩周炎、上肢麻木、瘫痪	直刺 2.0～3.0 寸（对透）
治瘫穴	在肘横纹与腕横纹联线中点，两筋间	上肢瘫痪、麻痹、五指痉挛	直刺 1.0～2.0 寸
新环跳	平尾骨尖旁开五横指处	坐骨神经痛、偏瘫、腰腿痛、癔症性瘫、遗精、阳痿	直刺 3.0～4.0 寸
阑尾穴	足三里穴下 2 寸	阑尾炎、腹痛	直刺 0.5～1.0 寸
胆囊穴	阳陵泉穴下 1 寸	胆囊炎、肝炎、腹胀	直刺 0.5～1.0 寸
跟平	内外踝尖联线交叉在跟腱尖点	尖足、脑瘫、足跟痛、小儿麻痹症	直刺 0.5 寸
通气穴	天突与膻中穴联线的中点处	胸闷、胸痛、咳喘、癔症性喘息、心悸、乳少	平刺 0.5～1.0 寸向上或向下
胃上穴	脐上 2 寸（下脘穴）旁开 4 寸	胃下垂、胃痛、腰痛	平刺向脐 1.0～1.5 寸
止泻穴	脐下 2.5 寸	腹泻、腹痛、痢疾	直刺 1.0～1.5 寸

图书在版编目（CIP）数据

实用解剖图谱·上肢分册 / 高士濂主编. —3版. —上海：
上海科学技术出版社，2012.7（2023.3重印）
ISBN 978-7-5478-1231-0

Ⅰ. ①实…　Ⅱ. ①高…　Ⅲ. ①人体解剖学－图谱 ②上肢－
人体解剖学－图谱　Ⅳ. ① R322-64

中国版本图书馆 CIP 数据核字（2012）第 081973 号

上海世纪出版（集团）有限公司
上 海 科 学 技 术 出 版 社　出版、发行
（上海市闵行区号景路 159 弄 A 座 9F–10F）
邮政编码 201101　www.sstp.cn
浙江新华印刷技术有限公司印刷
开本 889×1194　1/12　印张 28　插页 4
字数 600 千字
1980 年 2 月第 1 版　2004 年 1 月第 2 版
2012 年 7 月第 3 版　2023 年 3 月第 12 次印刷
ISBN 978-7-5478-1231-0/R · 415
定价：298.00 元